# 心血管药物应用精要

## Drugs for the Heart

（中文翻译版　原书第8版）

原　　著　Lionel H. Opie

　　　　　Bernard J. Gersh

原著前言　Eugene Braunwald

制　　图　Jeannie Walker

主　　译　王炳银　郭继鸿

译者名单　（以姓氏笔画为序）

　　　　　王　浩　孙艺红　吴　兵

　　　　　何　榕　林　荣　洪恢宏

　　　　　唐筱静　海　鑫　葛利军

　　　　　游斌权

科学出版社

北　京

图字：01-2018-6602

# 内 容 简 介

本书是由 Lionel H. Opie 和 Bernard J. Gersh 教授编写的一本驰名世界的心血管病药物治疗专著。至今已是第 8 版，深受欧美国家心血管病医生的欢迎。全书 12 章，分别介绍了 β 受体阻滞药、钙通道阻滞药、利尿药、肾素-血管紧张素-醛固酮系统拮抗药、硝酸酯类和新型防治心绞痛药，以及心力衰竭、高血压、糖尿病治疗用药，抗心律失常、抗血栓、调脂与抗动脉硬化药物等。在每章之末将本章重点内容和用药特点都逐一做introduction、总结。对心血管疾病各类药物在临床各种情况时的应用，包括最佳适应证、用药注意事项、用药经验和体会等都做了重点阐述。编写注重临床实际需要，并针对临床常见问题给出相应的解答。同时配有 100 多幅图片用以说明药物的作用和药理机制，使全书内容更加生动，更便于读者理解和掌握。

本书可作为临床心血管科医师、社区医师，以及其他相关学科医师常备用书。

## 图书在版编目（CIP）数据

心血管药物应用精要：原书第 8 版 ／（美）郎尼（Lionel H. Opie），（美）布纳德（Bernard J. Gersh）著；王炳银，郭继鸿主译. —北京：科学出版社，2019. 1
书名原文：Drugs for the Heart
ISBN 978-7-03-060079-0

Ⅰ. ①心… Ⅱ. ①郎… ②布… ③王… ④郭… Ⅲ. ①心脏血管疾病-药物-研究 Ⅳ. ①R972

中国版本图书馆 CIP 数据核字（2018）第 281485 号

策划编辑：路 弘／责任校对：韩 杨
责任印制：赵 博／封面设计：龙 岩

科 学 出 版 社 出版
北京东黄城根北街 16 号
邮政编码：100717
http://www.sciencep.com

三河市骏杰印刷有限公司印刷
科学出版社发行 各地新华书店经销
*
2019 年 1 月第 一 版 开本：880×1168 1/32
2020 年 12 月第三次印刷 印张：22 1/4
字数：600 000
定价：139.00 元
（如有印装质量问题，我社负责调换）

ELSEVIER

Elsevier (Singapore) Pte Ltd.

3 Killiney Road, #08-01 Winsland House I, Singapore 239519

Tel: (65) 6349-0200; Fax: (65) 6733-1817

**注 意**

　　本译本由 Elsevier (Singapore) Pte Ltd. 和科学出版社完成。相关从业及研究人员必须凭借其自身经验和知识对文中描述的信息数据、方法策略、搭配组合、实验操作进行评估和使用。由于医学科学发展迅速，临床诊断和给药剂量尤其需要经过独立验证。在法律允许的最大范围内，爱思唯尔、译文的原文作者、原文编辑及原文内容提供者均不对译文或因产品责任、疏忽或其他操作造成的人身及/或财产伤害及/或损失承担责任，亦不对由于使用文中提到的方法、产品、说明或思想而导致的人身及/或财产伤害及/或损失承担责任。

# ➡ 原著者

Keith A.A. Fox, MBChB, FRCP, FmedSci
Professor of Cardiology
University of Edinburgh
Edinburgh, Scotland, UK
*Chapter 9.Antithrombotic Agents*

Bernard J. Gersh, MBChB, DPhil, FACC
Professor of Medicine
Cardiovascular Division
Mayo Clinic
Rochester, Minnesota
*Chapter 8. Antiarrhythmic Drugs and Strategies; Chapter 9.
   Antithrombotic Agents; Chapter 12.Which Therapy for Which
   Condition?*

Antonio M. Gotto, Jr., MD, DPhil
Dean Emeritus and Co-Chairman of the Board of Overseers
Lewis Thomas University Professor
Weill Cornell Medical College;
The Stephen and Suzanne Weiss Dean and Professor of Medicine
Weill Medical College of Cornell University
New York, New York;
Vice President and Provost for Medical Affairs Emeritus
Cornell University
New York, New York
*Chapter 10.Lipid-Modifying and Antiatherosclerotic Drugs*

John D. Horowitz, MBBS, PhD
Professor of Cardiology
Department of Medicine
University of Adelaide;

Director, Cardiology and Clinical Pharmacology Units
Queen Elizabeth Hospital
Adelaide, Australia
*Chapter 2.Nitrates and Newer Antianginals*

Norman M. Kaplan, MD
Clinical Professor of Medicine
Hypertension Division
University of Texas Southwestern Medical School
Dallas, Texas
*Chapter 4.Diuretics ; Chapter 7.Antihypertensive Therapies*

Henry Krum, MBBS, PhD, FRACP, FESC
Professor of Medicine
CCRE Therapeutics
Monash University;
Director, Department of Clinical Pharmacology
Alfred Hospital
Melbourne, Victoria, Australia
*Chapter 7.Antihypertensive Therapies*

Juris J. Meier, MD
Professor of Medicine
Division of Diabetes and Gastrointestinal Endocrinology
University Hospital St.Josef-Hospital, Ruhr-University Bochum
Bochum, Germany
*Chapter 11. Metabolic Syndrome, Hyperglycemia, and Type
2 Diabetes*

Stanley Nattel, MD
Professor and Paul-David Chair in Cardiovascular Electrophysiology
Department of Medicine
University of Montreal;
Cardiologist and Director, Electrophysiology Research Program
Department of Medicine
Montreal Heart Institute
Montreal, Quebec, Canada
*Chapter 8.Antiarrhythmic Drugs and Strategies*

Lionel H. Opie, MD, DPhil, DSc, FRCP

Senior Scholar and Professor Emeritus
Hatter Institute for Cardiovascular Research in Africa
Department of Medicine and Groote Schuur Hospital
Faculty of Health Sciences
University of Cape Town
Cape Town, South Africa
*Chapter 1. b-Blocking Agents; Chapter 2. Nitrates and Newer Antianginals; Chapter 3. Calcium Channel Blockers; Chapter 4. Diuretics; Chapter 5. Inhibitors of the Renin-Angiotensin-Aldosterone System; Chapter 6. Heart Failure; Chapter 7. Antihypertensive Therapies; Chapter 8. Antiarrhythmic Drugs and Strategies; Chapter 9. Antithrombotic Agents; Chapter 10. Lipid-Modifying and Antiatherosclerotic Drugs; Chapter 11. Metabolic Syndrome, Hyperglycemia, and Type 2 Diabetes; Chapter 12. Which Therapy for Which Condition?*

**Marc A. Pfeffer, MD, PhD**
Dzau Professor of Medicine
Department of Medicine
Harvard Medical School;
Senior Physician
Cardiovascular Division
Brigham and Women's Hospital
Boston, Massachussetts
*Chapter 5. Inhibitors of the Renin-Angiotensin-Aldosterone System*

**Karen Sliwa, MD, PhD, FESC, FACC**
Professor, Hatter Institute for Cardiovascular Research in Africa
and IIDMM
Cape Heart Centre
University of Cape Town;
Professor or Medicine and Cardiology
Groote Schuur Hospital
Cape Town, South Africa
*Chapter 6. Heart Failure, chronic section*

**John R. Teerlink, MD, FACC, FAHA, FESC, FRCP(UK)**
Professor of Medicine
School of Medicine
University of California, San Francisco;

Director, Heart Failure
Director, Echocardiography
Section of Cardiology
San Francisco Veterans Affairs Medical Center;
San Francisco, California
*Chapter 6. Heart Failure, acute section*

**Ronald G. Victor, MD**
George Burns and Gracie Allen Professor of Medicine
Director, Hypertension Center of Excellence
Co-Director, The Heart Institute
Associate Director of Clinical Research, The Heart Institute
Cedars-Sinai Medical Center
Los Angeles, California
*Chapter 4. Diuretics; Chapter 7. Antihypertensive Therapies*

**Harvey D. White, DSc**
Director of Coronary Care and Green Lane Cardiovascular
Research Unit
Green Lane Cardiovascular Services, Cardiology Department
Auckland City Hospital
Auckland, New Zealand
*Chapter 9. Antithrombotic Agents*

# ➡ 译者前言

又是春光明媚时,而今年的春色格外撩人。放眼望去,那姹紫嫣红的世界,分明就是张扬生命活力的一幅幅绚丽画卷。画卷中,迈着轻盈步履的人们去踏青赏花,张开双臂去拥抱春天。与戊戌年春色同行的《心血管药物应用精要》一书已揭开面纱,付梓登场了。

众所周知,心血管疾病至今仍高居致死性疾病的首位,仍是人类健康的最大杀手,仍在肆无忌惮地吞噬着数以万计无辜者的生命。而控制与防治心血管疾病仍然是当今医学科学艰巨而迫切的使命。

在心血管疾病的防治中,非药物治疗技术正在异军突起,不断创造着奇迹:心外科医生为心力衰竭晚期患者置入的永久心脏辅助装置已使需要心脏移植患者的数量大为减少;冠脉 PCI 技术的不断精细与提高,已使开胸做冠状动脉旁路移植术的人数锐减,而导管消融术也使越来越多的心律失常患者得到根治。但同时还要看到,在心血管疾病患者的整体人群中,药物治疗仍是应用最多而又有效的方法,药物仍然承担着多数心血管疾病患者的一线治疗,正在救治着无数心血管疾病患者的生命。

即将面世的《心血管药物应用精要》一书,是英文原著第 8 版的中文译本,是一本驰名世界的心血管病药物治疗的专著。第 1版于 1984 年发行至今已 30 多年。当下,有关心血管病的各种著作琳琅满目、数不胜数,但有关药物治疗的专著却匮乏稀少,其与药物治疗进展、学术前沿进展而及时跟进的书籍更是凤毛麟角、格外短缺。很多临床心血管医生都期盼和渴望能有一本随时能备查且有问必有答的药物指导用书,这正是本书最早引进与翻译的初衷。

毫不夸张地说,《心血管药物应用精要》一书凭借着众多的学术亮点夺魁数十载,经久不衰,并成为很多临床医师每日不可缺少的良师益友。本书的亮点表现在:

1.内容翔实,紧扣临床:在9类心血管疾病药物各自独立为章的标题下,均设有2~4个小节的文字对该类药物的药代学和药效学做全面概述。随后就是10~20个小节分别阐述本类药物在临床不同情况时的应用,包括最佳适应证、用药的注意事项及经验体会。这些章节涉及的内容都从临床的实际需要而来,又反馈到读者的临床实践。这使带着问题而查询本书的医生能按图索骥,很快找到答案。而能针对临床诸多常见的实际问题给出翔实解答则属本书独树一帜的撰写风格。

2.图文并茂,插图精美:本书的另一个亮点就是全书拥有大量新颖、精美的示意图。作者精心为读者设计并绘制了很多与正文内容遥相呼应的插图,借此深入阐明药物的各种作用和药物独特的药理机制等。这些精心设计、精美制作的插图雀跃在全书,为全书文字插上了翅膀,使文字也动了起来,飞了起来,这些插图除了使书中内容更加形象生动外,更利于读者对内容的理解、归纳、记忆及日后的应用。

3.书体修长,易阅易带:本书采用了与众不同的开本格式,凸显玲珑清秀,别具一格。硕长的书体冲击着读者的视觉和审美观,还使整书易带、易读、易用,能够成为临床医师真正的口袋书,随时备查。

上述诸多亮点,使本书30年来在世界各国都享有盛名,我坚信,本次中译本也一定能成为众多中国医师爱不释手的读本、形影不离的伴侣和可靠可信的忠实助手。

借助本书前言,还要郑重介绍本书的主译王炳银教授。

王炳银教授是原浙江医科大学和北京医科大学两所名校的精英才子,博士毕业后长期赴美国斯坦福大学医学中心求学就职,逐渐成为学富五车、学识厚积的学者。我与炳银教授已是长达40年之久的莫逆之交,早在20世纪80年代,他和我分别在北京医科大学和同济医科大学同时攻读心血管博士学位,而且都主攻心脏电生理专业。同龄又是同专业,这使我们拥有更多机会进行学术商讨与书信往来。博士毕业后,他赴美留学深造,而我从同济医科大学分配到他原来所在的北京医科大学人民医院工作。两人的人生轨迹在此发生了重叠与交叉,也为两人的情谊续添佳话。前几年,炳银教授回国定居并工作,在上海交通大学医学院附属九龙医院心脏中心任职。距离的拉近,使我们的交往更趋频繁。

几十年来,我与炳银教授一直无话不谈,互诉衷肠,相互敬重。有时我去苏州和他晤面促膝长谈,有时他来北京小聚,互诉专业心得与人生感悟。用"以书会友,以友辅仁"一语形容我们的情谊与交往最恰不过。炳银教授学识渊博,他对学术的执着追求和真诚的为人厚道一直让我敬重钦佩,一直激励我笃学前行。本次合译《心血管药物应用精要》一书,无疑为我们原本敦厚的私人情谊再添重彩。为使本书的翻译更信、达、雅,他浸透了大量心血,逐字逐句地推敲,使全书翻译水平不断升华,我也从中再次领略和见识了他出众的中英文水平。

除炳银主译之外,我还要衷心感谢其他几位译者,是他们的忘我奉献,构筑了本部译著的大成。

笔蘸书香,腾踔万象;真力弥满,风规自远。衷心祝愿本书香飘万里,祝愿本书的各位知音学识进取,学有所成。

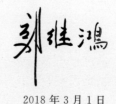

2018 年 3 月 1 日

# ➡ 原著序

随着发达国家人口老龄化,以及发展中国家逐渐富裕和肥胖人群增多,缺血性心脏病的流行,心血管疾病注定成为发病率和死亡率更重要的原因。幸运的是,对心血管系统有效的药物不断增加。这些药物比它们的前辈更有效和更好地耐受,不仅在治疗疾病方面,而且在预防方面也更有效。然而,医学和心脏病学的学员和临床工作者在决定如何为患者选择合适的治疗方面都越来越困难。Opie 教授和 Gersh 教授的重要著作的第 8 版提供了合理的方法来帮助完成这些重要的决策。《心血管药物应用精要》对心脏药理学和治疗学作了简明而全面的介绍。它以一种非常可读和容易理解的方式提供了关于药物对心脏和血液循环影响的大量重要信息。他们聘请的编辑和才华横溢的作者具有独特的能力,能够以直截了当且不言过其实地方式解释药物的作用机制。这本书还总结了那些形成了监管批准和实践指南的重要临床试验的结果。最后,本书为临床医生提供了重要的实用信息。

汲取前人长处而精心编写的第 8 版备受推崇。优美的图解比前版本更好更多,在这个快速发展的领域,其文字和参考文献新若周刊。例如,自第 7 版出版以来,许多心血管疾病的诊断与治疗有了相当大的改善,为了阐述新的进展,编辑们邀请了一些杰出的临床科学家参与编写。包括 John R. Teerlink and Karen Sliwa(心力衰竭)、Henry Krum and Ronald G. Victor(高血压治疗)、Stanley Nattel(抗心律失常药物)、Harvey D. White(抗血栓和抗血小板药物),以及 Juris Meier(代谢综合征和糖尿病)。这些新作者加入组成了一个真正优秀的全球团队。

我强烈推荐这本简明的书,它将对所有希望深入了解当代心血管药理学,清晰理解并应用这一信息的临床医师,以及各层次的学员、教师和科学家——都具有重要的价值和兴趣。有助于他们有效地诊断和治疗心血管疾病患者。

Eugene Braunwald,MD

马萨诸塞州波士顿

哈佛医学院

杰出医学教授

# 原著前言

"如果没有图片，一本书的用处是什么呢?"爱丽丝想。

——Lewis Carroll(1832－1898),《爱丽丝梦游仙境》

"受到公众对旧版的认可的鼓舞,作者不惜耗费劳力与财力,尽其所能,使该书尽善尽美。知识的进步是如此之快,国内外的发现又是如此之多,以至于这本书与其说是一本旧书的再版,不如说是一本新著作。

因此,读者可能会期待看到关于更重要的变化作简短的列举。

——William Withering,"洋地黄的医学用途的发现者。"
《植物学》,第三版,1801 年。

根据这两位早期作者的深刻建议,对这本第 8 版本的更改如下:

1.要保持最新状态,必须快速访问新信息和新的参考文献。我们预计本书的在线使用会越来越多。此外,此版本现已在 Expert Consult 网站上在线提供。该网站包含我们对重要新药试验的定期更新。通过简单的点击来访问该书在线版本中的参考文献,该点击将读者链接到 PubMed 中的文章摘要,然后链接到原始文章。

2.我们的目标是以独特的风格和形式提供易于获取的心血管药物指南。这本紧凑的书籍再次以广受好评的独特形式,为医师,心脏病学研究员和高年级学生(当然还有顾问)提供易于获取的重要信息。我们相信这个新版本将比以往更受欢迎,因为它将比以前的版本更能保持更新。

3.许多插图要么是新的,要么是最近重新创作的,力求最大的清晰度,以保持我们生活在日益前进的视觉时代。在《柳叶刀》杂志上,Kim Eagle 说这本书里有他见过的最清晰的图片。我们由衷地感谢 Jeannie Walker 的艺术才华,技巧和耐心。

Lionel H. Opie

Bernard J. Gersh

# ➡ 目　　录

第1章　β受体阻滞药 ……………………………………… （1）

一、作用机制 ……………………………………………… （3）

二、β受体阻滞药的心血管作用 ………………………… （7）

三、心绞痛 ………………………………………………… （10）

四、急性冠状动脉综合征 ………………………………… （11）

五、急性 ST 段抬高型心肌梗死 ………………………… （12）

六、心绞痛的研究缺乏成果 ……………………………… （14）

七、β受体阻滞药治疗高血压 …………………………… （14）

八、β受体阻滞药治疗心律失常 ………………………… （16）

九、心力衰竭中β受体阻滞药的应用 …………………… （18）

十、心力衰竭中如何使用β受体阻滞药 ………………… （22）

十一、其他心脏疾病适应证 ……………………………… （23）

十二、β受体阻滞药用于非心脏疾病 …………………… （24）

十三、β受体阻滞药的药理特性 ………………………… （26）

十四、β受体阻滞药的药动学特性 ……………………… （29）

十五、伴随疾病和β受体阻滞药的选择 ………………… （35）

十六、β受体阻滞药的不良反应 ………………………… （36）

十七、β受体阻滞药禁忌证 ……………………………… （38）

十八、β受体阻滞药过量使用 …………………………… （38）

十九、特定β受体阻滞药 ………………………………… （41）

二十、超短效静脉使用β受体阻滞药 …………………… （44）

二十一、从过去到未来 …………………………………… （45）

二十二、总结 ·············································· (46)

**第2章 硝酸酯类和新型防治心绞痛药物** ············· (49)

一、劳力性心绞痛的本质 ····························· (49)

二、硝酸酯类药治疗心绞痛的作用机制 ·········· (50)

三、硝酸酯类药的药动学 ····························· (55)

四、硝酸酯类药与其他药物的相互作用 ·········· (55)

五、短效硝酸酯酯类药治疗急性心绞痛 ·········· (60)

六、预防心绞痛的长效硝酸酯类药 ················ (60)

七、局限性：硝酸酯类药的不良反应和不足 ····· (62)

八、硝酸酯类药治疗急性冠状动脉综合征 ········ (64)

九、急性心力衰竭和急性肺水肿 ···················· (65)

十、充血性心力衰竭 ·································· (66)

十一、硝酸酯类药耐药和 NO 抵抗 ················· (66)

十二、劳力性心绞痛分级治疗 ······················ (71)

十三、心绞痛联合治疗方案 ························· (72)

十四、生物代谢类新型抗心绞痛药物 ·············· (73)

十五、其他新型抗心绞痛药物 ······················ (75)

十六、硝酸酯类药真的安全吗 ······················ (77)

十七、总结 ·············································· (77)

**第3章 钙通道阻滞药** ································ (80)

一、药理特性 ··········································· (82)

二、钙通道阻滞药的分类 ····························· (85)

三、钙通道阻滞药的主要适应证 ···················· (88)

四、钙通道阻滞药的安全性和有效性 ·············· (92)

五、维拉帕米 ··········································· (93)

六、地尔硫䓬 ··········································· (102)

七、硝苯地平，第一个二氢吡啶类药物 ··········· (106)

八、氨氯地平：第一个二代二氢吡啶类药物 ······ (112)

九、非洛地平 ··········································· (116)

十、其他第二代二氢吡啶类药物 ················· (117)

十一、第三代二氢吡啶类药物 ··················· (117)

十二、总结 ············································· (118)

**第4章　利尿药** ········································ (120)

一、利尿药在充血性心衰和高血压中的不同
作用 ··············································· (121)

二、襻利尿药 ········································· (122)

三、噻嗪类利尿药 ··································· (128)

四、保钾利尿药 ····································· (138)

五、排水利尿药 ····································· (140)

六、联合保钾利尿药 ······························ (142)

七、弱效利尿药 ····································· (142)

八、补钾作用有限 ··································· (143)

九、特殊的利尿问题 ······························ (144)

十、不常见的利尿药用法 ························· (147)

十一、利尿药在治疗慢性心衰中的应用 ······· (147)

十二、总结 ············································ (149)

**第5章　肾素-血管紧张素-醛固酮系统拮抗药** (152)

一、血管紧张素转换酶抑制药 ··················· (153)

二、血管紧张素转换酶抑制药与血管紧张素受体
阻滞药 ············································· (187)

三、血管紧张素受体阻滞药 ······················ (187)

四、醛固酮、螺内酯和依普利酮 ················· (205)

五、肾素抑制药:阿利吉仑 ························ (209)

六、总结 ··············································· (211)

**第6章　心力衰竭** ····································· (215)

一、急性与慢性心力衰竭 ························· (215)

二、急性心力衰竭 ··································· (217)

三、心源性休克 ····································· (243)

四、慢性心力衰竭 ························ (244)

五、心力衰竭治疗的总结 ··············· (257)

六、地高辛应用的展望 ················· (260)

七、收缩功能保留的心力衰竭:舒张性心力衰竭 ······· (267)

八、右心室衰竭 ······················ (271)

九、肺高压 ·························· (273)

十、肺动脉高压 ······················ (276)

十一、女性患者的心力衰竭 ············· (279)

十二、妊娠性心肌病 ·················· (280)

十三、总结 ·························· (281)

第7章　高血压治疗 ················· (284)

一、高血压病的治疗原则 ············· (288)

二、白大衣高血压及高血压前期 ········ (294)

三、确定总体心血管病风险 ············ (295)

四、治疗的目标 ······················ (295)

五、改良生活方式 ···················· (297)

六、控制其他危险因素 ················· (298)

七、联合治疗 ························ (304)

八、利尿药 ·························· (304)

九、钙通道阻滞药 ···················· (310)

十、血管紧张素转换酶抑制药 ·········· (313)

十一、血管紧张素Ⅱ1型受体阻滞药 ····· (318)

十二、直接肾素抑制药 ················· (319)

十三、醛固酮受体阻滞药 ············· (320)

十四、β受体阻滞药 ·················· (321)

十五、α肾上腺素受体阻滞药 ·········· (323)

十六、直接血管扩张药 ················· (324)

十七、中枢性肾上腺素抑制药 ·········· (325)

十八、联合用药方案 ·················· (325)

十九、特殊患者群体:老年人 ……………………………… (327)

二十、其他特殊患者群体 …………………………………… (330)

二十一、降压治疗的特殊目标 ……………………………… (334)

二十二、高血压危象 ………………………………………… (336)

二十三、最大剂量药物治疗 ………………………………… (339)

二十四、肾交感神经消融治疗 ……………………………… (340)

二十五、压力反射激活治疗高血压 ………………………… (341)

二十六、小结 ………………………………………………… (341)

**第8章　抗心律失常药物及治疗策略** ……………………… (344)

一、最新进展概述 …………………………………………… (344)

二、抗心律失常药物 ………………………………………… (345)

三、抗心律失常药物及器械治疗的选择 …………………… (389)

四、植入型心脏复律除颤器预防心源性猝死 ……………… (411)

五、总结 ……………………………………………………… (414)

**第9章　抗血栓治疗:血小板抑制药、急性期抗凝药、**
**纤溶药和慢性期抗凝药** …………………………… (418)

一、血栓形成的机制 ………………………………………… (418)

二、抗血小板药物:阿司匹林与心血管保护 ……………… (428)

三、其他抗血小板药物:氯吡格雷和双嘧达莫(作为
单一抗血小板治疗) ……………………………………… (435)

四、双联抗血小板治疗 ……………………………………… (441)

五、新型抗血小板药物:普拉格雷、替格瑞洛和沃拉
帕沙 ……………………………………………………… (443)

六、糖蛋白Ⅱb/Ⅲa受体拮抗药 ………………………… (447)

七、口服抗凝药:华法林、抗凝血酶和抗凝血因子Xa
药物(达比加群、利伐沙班、阿哌沙班) ……………… (453)

八、直接凝血酶抑制药和因子Xa抑制药 ………………… (461)

九、急性抗凝治疗:肝素 …………………………………… (468)

十、依诺肝素 ………………………………………………… (476)

十一、磺达肝癸钠 ································· (477)

十二、来比卢定 ································· (479)

十三、哪种治疗方案更好 ······················ (479)

十四、纤维蛋白溶解(溶栓)治疗 ··············· (484)

十五、小结 ································· (496)

第10章 调脂与抗动脉粥样硬化药物 ············· (500)

一、炎症和动脉粥样硬化的形成 ················ (501)

二、预防和危险因素 ·························· (503)

三、血脂谱 ································· (507)

四、饮食和非药物治疗 ························ (514)

五、药物相关的血脂异常 ······················ (516)

六、他汀:3-羟基-3-甲基戊二酰辅酶 A 还原酶

　抑制药 ································· (518)

七、胆酸螯合剂:树脂 ························ (538)

八、抑制脂肪分解的烟酸 ······················ (539)

九、贝特类药物 ································· (540)

十、胆固醇吸收抑制药:依折麦布 ··············· (543)

十一、联合治疗 ································· (544)

十二、天然的抗动脉粥样硬化物质 ··············· (546)

十三、总结 ································· (547)

第11章 代谢综合征、高血糖和 2 型糖尿病 ······· (550)

一、从代谢综合征到显性糖尿病和心血管疾病 ······· (555)

二、2 型糖尿病患者的心血管保护 ··············· (559)

三、理想的血糖、血压和血脂控制:多重危险因素

　综合管理 ································· (577)

四、糖尿病和需要介入治疗的冠心病 ············· (579)

五、糖尿病和心力衰竭 ························ (579)

六、总结 ································· (581)

第12章 对症治疗 ································· (584)

一、心绞痛 ……………………………………………（584）

二、急性冠状动脉综合征 ………………………………（593）

三、血管痉挛性变异型心绞痛 …………………………（602）

四、急性心肌梗死早期 …………………………………（603）

五、急性心肌梗死后的长期治疗 ………………………（618）

六、心肌梗死后的心脏保护药物 ………………………（623）

七、心房颤动 ……………………………………………（626）

八、其他室上性心律失常 ………………………………（636）

九、缓慢性心律失常 ……………………………………（639）

十、室性心律失常和致心律失常的问题 ………………（640）

十一、充血性心力衰竭 …………………………………（643）

十二、严重稳定型左心室功能障碍的介入治疗 ………（649）

十三、舒张性心力衰竭 …………………………………（652）

十四、急性肺水肿 ………………………………………（653）

十五、肥厚型心肌病 ……………………………………（655）

十六、其他心肌病 ………………………………………（658）

十七、心脏瓣膜病 ………………………………………（660）

十八、肺源性心脏病 ……………………………………（665）

十九、特发性肺动脉高血压 ……………………………（665）

二十、感染性心内膜炎 …………………………………（668）

二十一、周围血管疾病 …………………………………（673）

二十二、雷诺现象 ………………………………………（675）

二十三、脚气病性心脏病 ………………………………（676）

二十四、妊娠期心血管药物 ……………………………（676）

二十五、心肺复苏 ………………………………………（678）

**附录　常用医学英语缩略语** …………………………（684）

# 第1章 β受体阻滞药

## LIONEL H.OPIE

"β肾上腺素-G蛋白腺苷酸环化酶系统是增强人类心脏功能最重要的机制。心力衰竭时其慢性脱敏现象损害和削弱了心脏功能。"

Brodde,2007

β受体阻滞药(β肾上腺素受体阻滞药)在治疗缺血性心脏病的各个阶段均具有优势,包括由血管痉挛所致的变异型心绞痛。β受体阻滞药仍被认为是劳累性、混合性、静息及不稳定型心绞痛的标准疗法。从长远来看,β受体阻滞药减少了心肌梗死(MI)的病死率,对慢性心力衰竭(CHF)患者结局产生了良好的影响。β受体阻滞药是抗心律失常药物,是减慢持续性心房颤动时心室率的标准疗法。但美国已改变了一些曾确定的适应证(表1-1),例如β受体阻滞药曾一度是高血压的一线用药,现已不再是明确的"一线"治疗药。当正确应用时,β受体阻滞药是比较安全的。对于老年人,β受体阻滞的风险因素有过度抑制心脏节律点和减少心排血量,这些风险在衰老的心脏中更易引起心力衰竭。

表 1-1　β受体阻滞药适应证及美国 FDA 批准药物

| β受体阻滞药适应证 | FDA 批准药物 |
| --- | --- |
| **1.缺血性心脏病** | |
| 心绞痛 | 阿替洛尔、美托洛尔、纳多洛尔、普萘洛尔 |

续表

| β受体阻滞药适应证 | FDA 批准药物 |
|---|---|
| 无症状心肌缺血 | 无 |
| 急性心肌梗死,早期阶段 | 阿替洛尔、美托洛尔 |
| 急性心肌梗死,随访阶段 | 普萘洛尔、噻吗洛尔、美托洛尔、卡维地洛 |
| 围术期心肌缺血 | 比索洛尔*、阿替洛尔* |
| **2.高血压** | |
| 系统性高血压 | 醋丁洛尔、阿替洛尔、比索洛尔、拉贝洛尔、美托洛尔、纳多洛尔、奈比洛尔、吲哚洛尔、普萘洛尔、噻吗洛尔 |
| 高血压危象 | 拉贝洛尔 |
| 高血压合并左心室肥厚 | ARB 更优 |
| 单纯收缩期高血压 | 研究没有结论,首选利尿药及 CCB |
| 嗜铬细胞瘤(总是接受 α 受体) | 普萘洛尔 |
| 围术期高血压危象 | 艾司洛尔 |
| **3.心律失常** | |
| 严重窦性心动过速 | 艾司洛尔 |
| 心动过速(窦性、室上性、室性) | 普萘洛尔 |
| 围术期室上性心动过速 | 艾司洛尔 |
| 复发心房颤动及心房扑动 | 索他洛尔 |
| 控制心房颤动及心房扑动的心室率 | 普萘洛尔 |
| 洋地黄诱发的心动过速 | 普萘洛尔 |
| 麻醉药诱发的心动过速 | 普萘洛尔 |
| 室性期前收缩的控制 | 醋丁洛尔、普萘洛尔 |
| 严重的室性心动过速 | 索他洛尔 |
| **4.充血性心力衰竭** | 卡维地洛、美托洛尔、比索洛尔* |

续表

| β 受体阻滞药适应证 | FDA 批准药物 |
|---|---|
| **5.心肌病** | |
| 肥厚梗阻性心肌病 | 普萘洛尔 |
| **6.其他心血管疾病适应证** | |
| 直立性心动过速综合征 | 小剂量普萘洛尔* |
| 主动脉夹层、马方综合征、二尖瓣脱垂、先天性 QT 间期延长、法洛四联症、胎儿心动过速 | 所有*？仅一些测试过* |
| **7.中枢系统的适应证** | |
| 焦虑 | 普萘洛尔* |
| 特发性震颤 | 普萘洛尔 |
| 偏头痛预防 | 普萘洛尔、纳多洛尔、噻吗洛尔 |
| 酒精戒断 | 普萘洛尔*、阿替洛尔* |
| **8.内分泌** | |
| 甲状腺功能亢进症（心律失常） | 普萘洛尔 |
| **9.胃肠道** | |
| 食管静脉曲张？（数据不充分） | 普萘洛尔*？噻吗洛尔阴性研究* |
| **10.青光眼（局部使用）** | 噻吗洛尔、卡替洛尔、左布诺洛尔、美替洛尔、倍他洛尔 |

*.测试结果良好，但未经 FDA 批准；ARB.肾上腺素受体阻滞药；CCB.钙通道阻滞药

　　极度复杂的 β 肾上腺素能受体信号可能在几百万年前即已进化完善，人类狩猎和抵抗动物需要其快速激活，而休息恢复时需要快速失活。接下来将分析其作用机制。

## 一、作用机制

　　1.β1 肾上腺素受体和信号传导　位于心肌细胞膜上的 β1 受体是腺苷酸环化酶的组成部分（图 1-1），是 G 蛋白偶联受体家族一

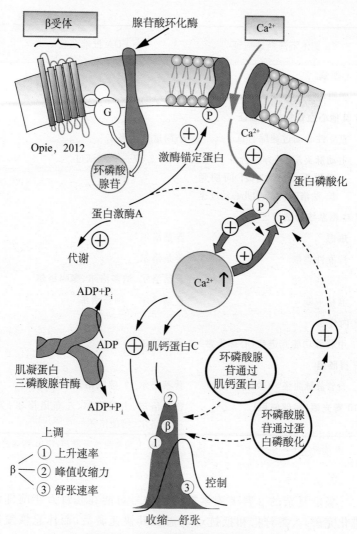

**图 1-1 β 肾上腺素能受体信号系统**

涉及正性变力和正性舒张效应,当 β 肾上腺素能激动药与 β 受体相互作用时,一系列 G 蛋白介导的变化导致腺苷酸环化酶激活生成环磷酸腺苷(cAMP),cAMP 通过蛋白激酶 A 刺激代谢和使 $Ca^{2+}$ 通道蛋白磷酸化。结果使 $Ca^{2+}$ 通道开放增加,$Ca^{2+}$ 经横管肌膜向内移动增多。这些 $Ca^{2+}$ 促使肌浆网释放更多的 $Ca^{2+}$,使胞质内 $Ca^{2+}$ 增多,进而激活肌钙蛋白 C。$Ca^{2+}$ 也加快 ATP 分解为 ADP 和磷酸盐的速率。肌凝蛋白(ATP 酶)活性增加使收缩率增快,肌钙蛋白 C 活性增加使峰值收缩力发展增快。受磷蛋白位于肌浆网膜,控制着肌浆网摄取 $Ca^{2+}$ 速率。cAMP 激活受磷蛋白增加舒张速率[正性舒张效应(图© L.H.Opie,2012)]

员。当 G 蛋白处于激活状态(Gs/Gas),G 蛋白系统促使 $β_1$ 受体偶联腺苷酸环化酶(AC)。由迷走神经激活致毒蕈碱样作用抑制耦联,G 蛋白处于失活状态(Gi/Gai)。被激活的 AC 促使三磷腺苷(ATP)生成环磷腺苷(cAMP)。cAMP 是 $β_1$ 受体细胞内的第二信使,其加快钙通道"开放"速度,增加了心肌收缩力(正性肌力作用),促进胞质钙进入肌浆网的再摄取(SR;松弛效应见图 1-1),窦房结起搏电流增加(积极的变时效应)和传导的速度加快(积极的变传导作用)。β 受体阻滞药的疗效取决于其被吸收的方式、与血浆蛋白结合效力、其生成的代谢产物、抑制 β 受体的程度(锁钥配合)。

2.$β_2$ 受体　经典的 β 受体分类为心肌上的 $β_1$ 受体及支气管和血管平滑肌上的 $β_2$ 受体。如果 β 受体阻滞药物选择 $β_1$ 受体的作用强于 $β_2$ 受体,那么这样的 $β_1$ 选择性阻滞药与支气管 $β_2$ 受体相互作用的可能性不大,由此可给予一定程度的保护,避免非选择性 β 受体阻滞药引起的肺相关并发症。相当数量的心力衰竭患者心肌上的 $β_2$ 受体相对上调约 50%,这类人群占 20%～25%。各种 $β_1$ 受体介导的"抗 cAMP"作用(见本章后文)可能在生理上有助于限制儿茶酚胺对 β 受体过度刺激的不利影响。其他机制也减少了在靠近受体局部微环境区域 $β_2$ 介导的 cAMP 产物的生成。限制 cAMP 作用的这些机制在心力衰竭时可能是有害的,其中 β 诱导的切断机制已经抑制 cAMP 的活性(见下一节)。

3.β 刺激切断　β 受体刺激也唤起"切断"机制,其通过激活 β 肾上腺素受体激酶[β-ARK 现更名为 G 蛋白偶联受体激酶 2(GRK2)],使受体磷酸化,导致 β 抑制蛋白的趋化,使激活的受体脱敏(图 1-7)。β 抑制蛋白不仅在心力衰竭中介导脱敏,而且在生理学上起信号转换器作用,例如其诱导抗凋亡信号。

4.$β_3$ 受体　β 受体阻滞药奈必洛尔刺激内皮 $β_3$ 受体,其介导一氧化氮致血管舒张(图 1-10)。

5.β 受体阻滞药的次要影响　在 β 肾上腺素生理刺激期间,细胞内钙离子更多更快的上升增加收缩功能(图 1-2),其耦合三磷腺苷酶(ATP 酶)上的肌球蛋白而增加 ATP 的分解。肌浆网/内质网钙摄取泵的活性增加,导致松弛速率增加,因此,钙摄取伴随着胞质内钙的快速下降,从而加速松弛。同时活化的cAMP也增加肌钙蛋白-I磷酸化,从而加速终止肌球蛋白和肌动蛋白之间的相互作用。因此,通过抑制窦房结的除极电流,β受体阻滞药不仅减慢心率,而且减弱收缩力及降低松弛速度。代谢方面,β阻断使得心肌从有氧酵解转换为无氧酵解。无氧酵解在缺血性心脏病的治疗中极其重要。在脂肪组织中,抑制脂肪分解解释了为什么体重的增加可能是β受体阻滞药治疗的长期不良反应。

6.心力衰竭患者受体下调　心肌β受体对长期过度的β肾上

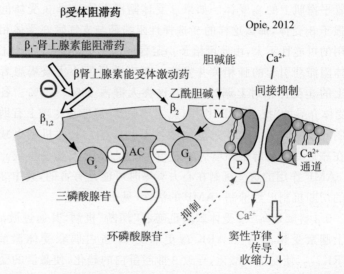

图 1-2　β肾上腺素能受体通过活化刺激 G 蛋白(Gs)被耦合到腺苷酰环化酶(AC),第二信使环磷腺苷随后激活蛋白激酶 A(PKA)磷酸化(P),使钙通道开放,增加钙离子进入。乙酰胆碱(ACh)的抑制亚基耦合抑制 G-蛋白(Gi)降低腺苷酸环化酶的活性。磷酸二酯酶(PDE)分解 cAMP,因此,磷酸二酯酶抑制药物具有拟交感神经效应。Ⅲ型 PDE 抑制药西地那非优于V 型 PDE(图 2-6)。当前假设 β₂ 受体通过抑制 G 蛋白(Gi)激活附加信号,从而调节过量肾上腺素活性的危害(图© L.H.Opie,2012)

腺素刺激做出内化和下调反应,从而降低 β 肾上腺素收缩反应。正如上文所述 β$_2$ 受体"存在着内源性抗肾上腺素策略",其为一种自我保护机制,抵抗过度肾上腺素刺激产生的不良作用。然而,β$_2$ 受体在严重心力衰竭中的作用仍未完全阐明。对于 β$_1$ 受体,内化第一步是 β$_1$ ARK 活性增加,现更名为 GRK2(图 1-7)。然后,GRK2 使 β$_1$ 磷酸化,Gs 解离 β 抑制蛋白并且内化。如果 β 刺激持续存在,那么内化的受体可能发生溶酶体破坏及受体密度损失或下调。下调是一个术语,还常常泛用于任何导致受体反应消失的步骤。

　　长期的 β 受体激动药治疗导致临床性 β 受体下调。持续输注 β 受体激动药多巴酚丁胺期间,治疗功效逐渐消失或减少,这被称为快速耐受。下调所需要的时间和受体下调的程度取决于多种因素,包括剂量和输注的速率、患者的年龄和慢性充血性心力衰竭本身已经存在的受体下调的程度。在慢性充血性心力衰竭中,高循环儿茶酚胺水平使 β$_1$ 受体下调,因此,相应地减少了 β$_1$ 刺激。心脏 β$_2$ 受体没有被下调到相同的程度,因此,其相对量增加;它们在偶联机制中存在一些缺陷。双信号通路导致的 β$_2$ 受体刺激效应最近被重视起来,有关提议是慢性充血性心力衰竭中 β$_2$ 受体持续的活性可能具有有益的后果,如防止程序性细胞死亡或凋亡。然而,在实践中,具有 β$_1$ 及 β$_2$ 受体阻断的卡维地洛在心力衰竭治疗中可能优于 β$_1$ 选择性阻断。

　　7.受体数量上调　　在持续 β 受体阻滞药治疗中,β 受体数量增加。这种受体密度增加可以解释长期 β 受体阻滞药的应用对心脏衰竭的巨大作用,即增加收缩功能及抵消了短期负性肌力作用。这种变力作用减少心力衰竭的病死率,其他制剂如血管紧张素转换酶(ACE)抑制药则不具有此特性。

## 二、β 受体阻滞药的心血管作用

　　β 受体阻滞最初由诺贝尔奖获得者詹姆斯·布莱克爵士研制,用以抵消肾上腺素刺激产生的心脏不良影响。他的理由是肾上腺素增加心肌耗氧量和加重心绞痛。他研制了标准 β 受体阻滞药普萘洛尔,展示了这些 β 受体阻滞药通过阻断心脏 β 受体可抑制窦房结、房室(AV)结及心肌收缩,现在这些抑制作用众所周知。它们分别是负性变时、负性变传导和负性变力作用(图 1-3)。其中,尤其是心动过缓和负性肌力作用减少心肌需氧量(图 1-4),它们与心绞痛的治疗作用有关。房室结的抑制作用对室上性心动过速(SVTs;见第 8 章)的治疗有特殊意义,β 受体阻断也用于控制心房颤动时心室率。

1.对冠状动脉血流和心肌灌注的影响 在运动中 β 肾上腺素刺激增强可导致 β 受体介导的冠状动脉血管扩张。该血管平滑肌信号系统再次涉及 cAMP 的形成,后者增加心脏细胞内钙,但它减少血管平滑肌细胞的钙浓度(图 3-2)。因此,运动时心脏泵更快更有力,同时冠状动脉流量增加。相反,β 受体阻断引起冠状动脉血管收缩,使冠状动脉血管阻力增加。运动中心率降低引起充盈时间延长,从而带来更好的舒张期心肌灌注,使整体的治疗

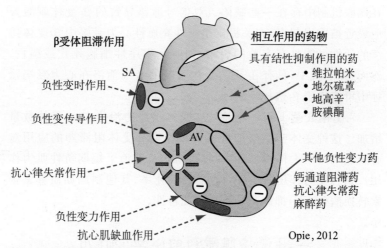

图 1-3 β 肾上腺素能阻断药物在窦房(SA)结、房室(AV)结、传导系统和心肌水平的强心作用

其主要药效学相互作用的药物显示在右边(图© L.H.Opie,2012)

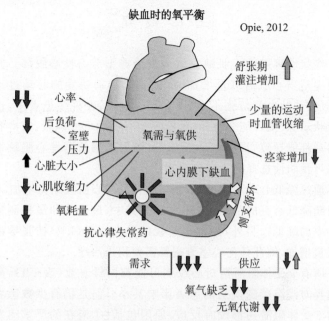

**图 1-4　β 受体阻滞对缺血心脏的影响**

β 受体阻滞对缺血心肌具备有益的影响,除了部分痉挛性心绞痛患者。需要注意的是 β 受体阻滞减少运动引起的血管收缩(图© L.H.Opie,2012)

效果更好。

2.对体循环的影响　前面所述研发者预测 β 受体阻滞药具有抗心绞痛作用。对其降压作用了解得较少。某些 β 受体阻滞药缺乏外周的负性作用(图 1-11),其最初减小静息心排血量约 20%,伴外周血管阻力代偿性反射增大。因此,在治疗的第一个 24h 内动脉压力不变。1～2d 外周阻力开始下降,随着心率和心排血量降低,动脉压开始下降。附加的降压机制可能涉及:①β 受体抑制促进去甲肾上腺素释放的末端神经元(前交叉 β 受体),因此,减轻肾上腺素介导的血管收缩;②肾上腺素释放的产物影响中枢神经;③因 β 受体介导肾素释放,故抑制肾素-血管紧张素系统(RAS),这可以部分解释心脏衰竭时的受益。

# 三、心 绞 痛

症状性可逆性心肌缺血常表现为典型劳力性心绞痛。其根本问题是当心肌需氧量增加时（通常是运动诱发的心动过速所致）冠状动脉血管舒张不全（图 2-1）。然而，在许多患者中，也有与冠状动脉（及可能全身的）血管收缩有关的可变因素，寒冷刺激及运动都能导致"混合型心绞痛"。根据推测的诱发心肌缺血的机制可预防性选择抗心绞痛药物。

通过降低心率和血压，限制运动诱发的心肌收缩力增加，β 受体阻断降低心脏的需氧量（图 1-4）。其中，最重要和最易测量的是心率的降低。另外，经常被忽视的是左心室（LV）扩张导致的需氧量增加，因此任何心室衰竭都需要积极治疗。

所有 β 受体阻滞药对心绞痛可能都同样有效（表 1-1），药物的选择对没有伴随疾病的患者影响甚小。但是仍有少数患者对任何 β 受体阻滞药都没有反应，原因包括：①潜在的严重闭塞性冠状动脉疾病导致的心绞痛即使在低水平劳力运动和心率 100 次/分或更低时发作；②过度的负性肌力作用导致不正常的 LV 舒张末期压力增加，随之心内膜下血流减少。常规调整 β 受体阻滞药的剂量，确保静息心率为 55～60 次/分，在个别患者可接受心率＜50 次/分，只要避免心脏传导阻滞或无自觉症状。静息心率的减少反映了因肾上腺素刺激性降低所致的迷走神经张力的相对增加。β 受体阻滞药的主要优点是限制运动时心率的增加，理想情况下心绞痛患者应不超过 100 次/分。β 受体阻滞药的使用是稳定型心绞痛有效的药物治疗中最关键的部分，相当于经皮冠状动脉支架置入术。

1.联合抗心肌缺血治疗心绞痛　β 受体阻滞药经常联合硝酸盐类血管扩张药和钙通道阻滞药（CCBs）治疗心绞痛（表 2-4）。然而，一般应避免 β 受体阻滞药联合非二氢吡啶类钙拮抗药的使用（如维拉帕米、地尔硫䓬），因为会发生过度的心动过缓和诱发心力衰竭，而有充分证据支持可联合长效的二氢吡啶。

2.心绞痛的联合治疗　心绞痛根本上是血管疾病,需要设定长期具体的血管保护治疗方案。每个心绞痛患者都应考虑以下药物:①阿司匹林和(或)氯吡格雷抗血小板;②他汀类药物减肥降低脂质减少血管损伤;③ACE抑制药已证明具有防护作用(见第5章)。预防性抗心绞痛药物联合治疗在减少有些患者症状时是必要的,但缺少明确的预后意义。

3.变异型心绞痛　一般认为β受体阻断对变异型心绞痛是无效的,甚至是有害的。另一方面,有极好的证据显示CCBs是标准的有益的治疗方法。在变异型心绞痛患者运动诱发心绞痛发作的情况下,一个包括20例小的前瞻性随机对照研究表明硝苯地平远较普萘洛尔有效。

4.寒冷不耐受和心绞痛　严寒时劳力性心绞痛可能更容易(混合型心绞痛的现象)发生。传统的普萘洛尔不如CCBs的血管舒张治疗有效,提示普萘洛尔防止这些患者局部冠状动脉血管收缩无效。

5.无症状性心肌缺血　例如连续心电图记录检测可通过心率的轻微增加分析出心肌缺血发作,这可能解释了为什么β受体阻滞药极其有效地减少了无症状性心肌缺血发作的频率和次数。在无症状缺血和轻度或无心绞痛患者,给予阿替洛尔1年可减少新的事件(心绞痛加重,血管重建术)发生,并减少联合终点事件。

6.β受体阻滞药的撤离　长期的β受体阻滞增加了β受体密度。当β受体阻滞药突然撤停,心绞痛可能加剧,有时可导致心肌梗死。停药综合征的治疗是再使用β受体阻滞药,最好的疗法是通过逐步撤离逐步减少剂量避免这种情况。

# 四、急性冠状动脉综合征

急性冠状动脉综合征(ACS)是一个通用术语,以便风险分层(图12-3)管理,包括不稳定型心绞痛和急性心肌梗死(AMI)。其基本病理是冠状动脉斑块破裂与局部冠状动脉血栓形成或内皮破坏区域血小板聚集。肝素(普通肝素或低分子肝素)或其他抗血栓药的紧急抗栓治疗加上阿司匹林是基本疗法(见第9章)。目前,高风险患者早期使用多重抗血小板药物是标准疗法。

β受体阻滞药是常规的住院四联疗法的一部分,其他3个药物是他汀类药物、抗血小板药物和ACE抑制药。使用四联疗法与未使用相比,6个月病死率减少90%。尤其是在血压升高和心率增快的患者中,早期开始β受体阻滞药减少心肌需氧量和减轻缺血(图1-4)。应用β受体阻滞药的主要论点是可以防止高危不稳定型心绞痛患者发生心肌梗死。从逻辑上讲,心率越低,复发性缺血的风险越小。然而,不稳定型心绞痛使用β受体阻断药,其实际的客观有利证据仅限于在一个安慰剂对照试验中得到的边缘性结果,加上两个观察性研究的间接证据。

## 五、急性ST段抬高型心肌梗死

1.ST段抬高型心肌梗死早期　在溶栓时代,再灌注早期使用β受体阻滞药没有很好的试验数据。从逻辑上讲,持续性疼痛、不恰当的心动过速、高血压或不稳定的室性节律存在时最应该早期使用β受体阻滞药。COMMIT试验中,超过45 000例亚洲患者早期静脉注射美托洛尔,其中约有1/2的人使用了溶栓药物治疗,而未经皮冠状动脉介入治疗,口服抗栓药。结果每1000例接受治疗者中再梗死<5例,出现心室纤颤<5例。另一方面心源性休克、心力衰竭、持续性低血压和心动过缓(总计88例发生严重不良事件)增加了。在美国,AMI中允许静脉使用的β受体阻滞药仅有美托洛尔和阿替洛尔。但总体而言,常规的早期静脉使用β受体阻滞药没有令人信服的数据。选择和严密监测的患者除外,简单的做法是当血流动力学稳定后口服β受体阻滞药。目前美国心脏病学会(ACC)-美国心脏协会(AHA)指南建议,开始半剂量口服β受体阻滞药(如血流动力学稳定),第2天逐渐增加剂量,以达到完全或最大耐受剂量,继之以心肌梗死后长期β受体阻滞药维持治疗。

2.2011年AHA心肌梗死后治疗建议 ①β受体阻滞药适用于所有心肌梗死患者以降低病死率,包括射血分数(EF)≤0.40,除非有禁忌证。其使用限于卡维地洛、美托洛尔或比索洛尔(Ⅰ类,A级证据)。②AMI或ACS合并左心室功能正常患者的管理,使用β受体阻滞药3年(Ⅰ类,B级证据)。继续使用β受体阻滞药超过3年也是合理的(Ⅱa类,B级证据)。

3.心肌梗死后使用β受体阻滞药的益处 试验数据表明,β受体阻滞药降低心肌梗死后期病死率23%,在包括糖尿病患者的一组观察性研究中,其降低病死率35%~40%。噻吗洛尔、普萘洛尔、美托洛尔和阿替洛尔均有效且获得许可。美托洛尔具有极好的长期试验数据。在溶栓时代,卡维地洛是唯一进行了研究的β受体阻滞药。这些患者也接受了ACE阻滞药治疗。以左心室功能障碍作为切入点,卡维地洛剂量逐渐增加,全因死亡率降低。有关机制是多方面的,包括减少室性心律失常,降低心肌再梗死。伴有部分激动药活性的β受体阻滞药可能因为心率快而相对无效。

悬而未决的问题是:①低风险患者是否真正能从β受体阻滞药中获益(尤其是在患者有临界高血糖时,不用β受体阻滞药的趋势上升)。②何时开始使用(早期使用β受体阻滞药的时间是不固定的,患者情况许可时开始口服β受体阻滞药,例如第3天或者1~3周后)。③β受体阻滞药应持续多长时间。铭记心绞痛患者β受体阻滞药撤离的风险,许多临床医生在获得一次看似成功的结果后继续长期使用β受体阻滞药。在高危人群如老年人或者那些低EF患者中,超过24个月后β受体阻滞药的好处逐渐增加。

受益最多的高风险患者通常被认为是那些β受体阻滞药禁忌者。虽然此前充血性心力衰竭被视为β受体阻滞药禁忌证,但心肌梗死后患者心力衰竭使用β受体阻滞药受益比其他疾病受益更多。这类患者在治疗体液潴留后谨慎地给予β受体阻滞药治疗,逐渐增加卡维地洛、美托洛尔或比索洛尔剂量。SAVE试验表明,ACE抑制药联合β受体阻滞药减少心肌梗死后病死率,至少是在 EFs 减低的患者中。ACE 抑制药与 β 受体阻滞药的联合治疗的好处是降低病死率 23%～40%。钙通道阻滞药或阿司匹林联合治疗并不减少心肌梗死后使用 β 受体阻滞药所带来的好处。

尽管有这些论据和建议,但心肌梗死后患者中仍未充分利用 β 受体阻滞药,使患者付出了生命代价。从长远来看,每 42 例患者治疗 2 年可以减少 1 例病死,这优于其他治疗方法。

## 六、心绞痛的研究缺乏成果

由心肌梗死后使用 β 受体阻滞药降低病死率的可靠证据可得到一种假设,能改善劳力性心绞痛或不稳定型心绞痛的结果。遗憾的是,没有得到令人信服的研究结果支持这一假设。在不稳定型心绞痛,美托洛尔短期利益是模棱两可的。在劳力性心绞痛 90 个研究的荟萃分析表明,β 受体阻滞药和钙离子拮抗药有相同的疗效和安全性,但 β 受体阻滞药更易耐受,可能是因为短效硝苯地平胶囊随后经常使用。在心绞痛合并高血压的直接比较中,钙离子拮抗药维拉帕米更胜一筹(见下节)。

## 七、β 受体阻滞药治疗高血压

β 受体阻滞药不再是美国全国联合委员会(JNC)推荐的一线治疗高血压药物,已退居为英国国家临床卓越研究所推荐的第四甚至第五线药物。β 受体阻滞药在标准抗高血压药物中预防主要心血管事件,尤其是卒中作用最强。β 受体阻滞药更可能诱发新的糖尿病,它们是主要降压药中成本效益最差的一种(住院的费用、临床事件和新型糖尿病治疗)。ASCOT 研究很关键,其中氨氯地平和(或)不伴培哚普利与阿替洛尔和(或)不伴利尿药相比有更好的心血管病治疗效果,氨氯地平降低中心动脉压可以解释。2003 年,JNC7 中所列的使用 β 受体阻滞药"引人注目的适应证":心力衰竭合并高血压、心肌梗死后高血压、冠心病高风险及糖尿病。将于今年出台的 JNC8 对 β 受体阻滞药的看法将引起大家极大的兴趣。β 受体阻滞药降低血压的确切机制仍然是一个悬而未决的问题(图 7-10),心排血量的持续下降和后期外周血管阻力降低(初始上升之后)是重要的机制,肾素释放的抑制也有助于解释,特别是对后期舒张。β 受体阻滞药都是降压药物,但很少有确切的研究证据。

根据美国心脏协会推荐,对于冠状动脉疾病高风险的患者,例如合并糖尿病、慢性肾病或 10 年弗雷明汉风险评分≥10% ,β 受体阻滞药不作为一线降压药物。

1.高血压合并劳力性心绞痛,新发糖尿病的风险　INVEST 研究随访 6391 例高血压合并冠状动脉疾病患者 2 年以上,β 受体阻滞药阿替洛尔与非二氢吡啶类钙离子拮抗药维拉帕米发生的主要心血管事件类似,但 β 受体阻滞药组有更多的心绞痛发作、新发的糖尿病和心理抑郁。阿替洛尔组中更多的新发糖尿病的可能解释:①更多地使用附加的利尿药;②维拉帕米组更多地使用 ACE 抑制药群多普利。

2.年长的患者　某些高血压亚组如老年人,特别是那些合并左心室肥厚(LVH),对照研究显示,其他药物如利尿药和血管紧张素受体阻断药(ARB)氯沙坦效果更好。可能是在相同肱动脉的压力时,β 受体阻滞药比其他药物降低中心动脉压少。

3.黑种人患者　在年长的黑种人中,阿替洛尔降压效果仅略超过安慰剂。没想到的是,阿替洛尔对于年轻的黑种人(年龄<60 岁)是第二个最有效的药物,仅次于地尔硫䓬,而且比利尿药氢氯噻嗪更有效。

4.糖尿病合并高血压患者　在降低血压治疗方面,阿替洛尔与卡托普利没有显著差异,尽管 β 受体阻滞药组增加体重,需要降糖治疗控制血糖。

5.联合降压治疗　为了降低血压,β 受体阻滞药可以联合钙通道阻滞药、α 受体阻滞药、中枢性降压药,还可以谨慎地与利尿药联合。由于 β 受体阻滞药降低肾素水平,其联合 ACEI 或 ARB

不是那么合乎逻辑。β受体阻滞药联合噻嗪类增加了新发糖尿病风险。试验中风险是使用卡维地洛,可能因其增加胰岛素敏感性。比索洛尔/氢氯噻嗪片成分是比索洛尔(2.5～10mg)与低剂量的氢氯噻嗪(6.25mg)。美国食品和药品监督管理局已批准这种药物组合(比索洛尔2.5mg加氢氯噻嗪6.25mg)作为一线药物用于系统性高血压治疗,这个机构很少批准组合产品。此组合使高剂量噻嗪类致代谢方面的不良反应减至最低程度,仅少数增加疲劳和头晕。在美国广泛使用的组合为阿替洛尔和氯噻酮及酒石酸美托洛尔和氢氯噻嗪,组合中含的利尿药剂量经常比理想的(例如氯噻酮25mg;见第7章)更高。这种剂量利尿药与β受体阻滞药的组合本身引起新发糖尿病的风险高,显然是不可取的。注意β受体阻断药或利尿药的标准剂量,避免新发糖尿病的发生。ASCOT高血压研究表明,氨氯地平伴和(或)不伴培哚普利较阿替洛尔伴和(或)不伴苄氟噻嗪有更好的结果,其中包括新发糖尿病减少(见第7章)。

## 八、β受体阻滞药治疗心律失常

β受体阻滞药有多种抗心律失常机制(图1-5),并能有效对抗多种室上性和室性心律失常。基础研究表明,它们对抗过量儿茶酚胺刺激致心律失常效应是由其对抗cAMP增加和钙依赖性触发的致心律失常作用。从逻辑上来讲,β受体阻滞药对肾上腺素能驱动的心律失常(AMI早期、心力衰竭、嗜铬细胞瘤、焦虑、麻醉、手术后状态、一些运动后心律失常及二尖瓣脱垂)和增加了心脏对儿茶酚胺的敏感性(甲状腺功能亢进)的心律失常特别有效。β受体阻滞药可抑制心房异位搏动,有助于预防SVTs的发生,可降低房室结传导和减慢心室反应速度治疗SVT。令人惊讶的是,在持续性室性心动过速中使用美托洛尔与电生理指导下的抗心律失常治疗一样有效。同样,ESVEM研究表明,具有Ⅲ类活性的β受体阻滞药索他洛尔(图1-5),在治疗室性心动过速中比多种Ⅰ类抗心律失常药更有效。

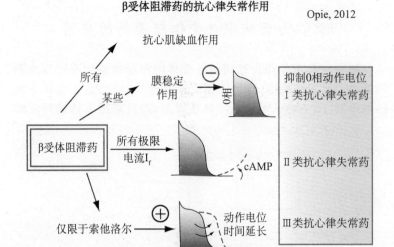

**β受体阻滞药的抗心律失常作用**

Opie, 2012

图 1-5　β 受体阻滞药的抗心律失常特性

抗缺血效应间接减少心律失常。请注意,只有索他洛尔增加了Ⅲ类抗心律失常作用。值得怀疑的是普萘洛尔的膜稳定作用是否赋予了额外的抗心律失常特性

　　对于心房颤动患者,当前的实践往往着眼于心室率("心率控制")而不是恢复和维持窦性心律("节律控制")。β 受体阻滞药与低剂量地高辛在心房颤动患者心室率控制中起重要作用。

　　对于心肌梗死后患者,β 受体阻滞药优于其他抗心律失常药物,其减少心律失常性心脏性死亡。CAST 的回顾性研究数据分析显示,在心肌梗死后合并左心室功能下降和室性心律失常患者中,β 受体阻滞药降低全因病死率和心律失常病死率。虽然受益的机制不仅限于抗心律失常的作用机制,但 β 受体阻滞药远不如置入式除颤器显著效果(降低 2~3 级心力衰竭病死率 23%)。在围术期患者中,β 受体阻滞药可以防止心房纤颤。

　　艾司洛尔静脉注射剂是一种超短效药物,以前围术期急性 SVT 使用维拉帕米或地尔硫䓬的标准已受到艾司洛尔的挑战,虽然腺苷仍是健康人患 SVT 治疗的首选(见第 8 章)。艾司洛尔静脉注射剂也可以用于心房颤动或心房扑动,减少快速心室反应率。

## 九、心力衰竭中 β 受体阻滞药的应用

如果说具负性肌力作用的 β 受体阻滞药能增加心肌收缩和降低心力衰竭病死率,这肯定是有悖常理的,特别是 $\beta_1$ 受体下调已被悉知(图 1-6)。不仅心排血量增加,而且基因表达的异常形

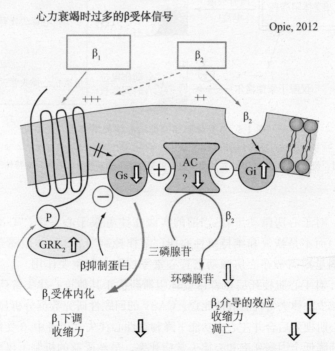

**图 1-6　重度心力衰竭时 β 肾上腺素能受体的变化**

β 肾上腺素能受体信号系统的下调和解耦联导致环磷腺苷(cAMP)的低水平及低收缩性,其可以被看作是对 cAMP 不利影响的一种自动保护。注:①β 受体下调开始作为由 G 蛋白偶联受体激酶介导的受体抑制性磷酸化的结果[GRK2,$\beta_1$ 肾上腺素能受体激酶($\beta_1$ ARK)],过度的 β 肾上腺素能刺激引起 GRK2 增加;②β 抑制蛋白激活使 β 受体从 GS 解联;③β 受体下调是内化的结果;④Gi 的增加是信使核糖核酸酶活性增加的结果;⑤$\beta_2$ 受体相对上调,其似乎是通过增强 Gi 产生抑制收缩作用[详见 Opie LH,心脏生理学:从细胞到循环.利平科特·威廉姆斯和威尔金斯·费城,2004;508(图©L.H.Opie,2012)]

式恢复正常。以下几种机制被提出,其中前 3 个已做深入性研究。

1.改良 β 肾上腺素信号　长期和过度 β 肾上腺素能刺激,心肌 β 受体发生内化和下调(图 1-6)。β 肾上腺素反应将会降低。这是防止过度肾上腺素刺激的不良影响的自我保护机制。$β_1$ 受体内化的第一步是 $β_1$ ARK 的活性增加,现在改名 G 蛋白耦联受体激酶 2(GRK2)。然后,GRK2 磷酸化 $β_1$ 受体,在 β 抑制蛋白帮助下脱离 Gs 内化(图 1-7)。如果持续的 β 刺激,那么内化受体可能会发生溶酶体破坏,此时受体密度真正损失或下调。然而,下调是一个术语,还常常泛用于任何导致受体反应消失的步骤。实

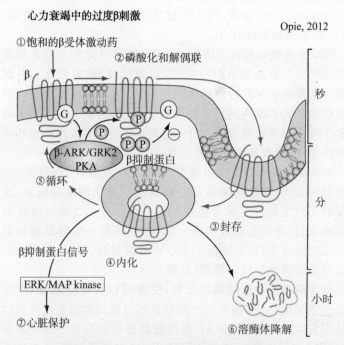

**图 1-7　β 肾上腺素能受体脱敏机制和细胞内化机制**

注意:联系内化受体复合物和通过丝裂原活化的蛋白(MAP)激酶刺激生长。β-ARK.β 激动药受体激酶;ERK.细胞外信号调节激酶;GRK2.G 蛋白偶联受体激酶;PKA.蛋白激酶 A。[改编自 Hein L,科比尔卡·BK.肾上腺素受体.体内功能的分子结构.心血管医学趋势,1997(7):137(图© L.H.Opie,2012)]

验中 β 受体阻滞药减少 GRK2 的表达和增加 AC 的活性，从而提高收缩功能。$\beta_2$ 受体的相对上调可具有抑制作用 (图 1-6)，包括持续过度 Gi 的形成和 SR 超磷酸化 (图 1-7)。但是，$\beta_2$ 受体在严重心力衰竭的作用还没有完全阐明。因此，临床心力衰竭研究中 $\beta_1$，$\beta_2$，$\beta_3$ 受体阻滞药卡维地洛优于 $\beta_1$ 选择性阻滞药美托洛尔丝毫不奇怪。

2.自我调节 机体有强效快速的生理关闭反馈机制减弱 β 肾上腺素能受体刺激和避免持续激活受体 (图 1-7)。生理上，β 受体脱敏非常迅速，在几秒钟至几分钟内完成。持续 β 受体激动药刺激迅速诱导 GRK2 的活性，从而 β 受体的亲和力增加，成为另一种蛋白质家族，即激动药-受体复合物解离的抑制蛋白。β 抑制蛋白不仅减少了 AC 激活，而且抑制其活性，更进一步切断激动药，从 Gs 改变到抑制性的 Gi。

3.过度磷酸化假说 该假说认为，持续过量肾上腺素刺激导致肌浆网上钙释放通道 (也称为兰尼碱受体) 超磷酸化。引起这些通道功能缺陷导致过量钙从肌浆网漏出，细胞内钙超载。因为调节钙吸收到肌浆网的钙泵被同时下调，细胞质中的钙离子的上升和下降受损使收缩减弱和舒张延迟。β 受体阻滞药使这些异常恢复正常，钙释放通道也恢复正常。

4.心动过缓 β 受体阻滞至少可以降低部分心率 (图 1-8)。多项研究表明，静息心率高是心血管疾病独立的危险因素，这可能反映了过度的肾上腺素能紧张的作用。心动过缓可改善冠状动脉血流量，降低心肌需氧量。实验中，长期心率降低减轻细胞外基质的胶原蛋白，也改善了左心室射血分数。达到适当的心动过缓可能需要加伊伐布雷定 (见第 6 章)。

如果磷酸酶使磷酸基团分裂，受体可以更容易地与 Gs 发生链接受体复敏。β 抑制蛋白的信号也可以通过激活表皮生长因子受体引发保护性 ERK/MAP 激酶通路途径引发另一种平衡保护途径 (图 1-7 第 7 项)。β 受体阻滞药经 β 抑制蛋白激动，可能有复杂的作用。虽然受体抑制蛋白的作用最好描述为 $\beta_2$ 受体的作用，它们也会产生轻微 $\beta_1$ 受体作用。

在心力衰竭中，长期的高肾上腺素 β 受体刺激产生不良的最终结果，既损害收缩功能也增强不良信号。在慢性心力衰竭中，β

**β受体阻滞药在心力衰竭中的作用**

Opie, 2012

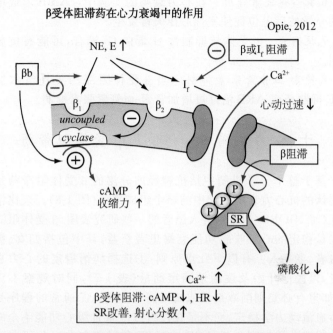

**图 1-8 β 受体阻滞在心力衰竭中的作用机制**

通过抑制去甲肾上腺素(NE)和肾上腺素(E)的影响,β受体阻滞药减轻了反馈机制,使 G 蛋白受体激酶抑制受体活性(图 1-6)。从而 β受体阻滞间接增加环磷腺苷(cAMP)的形成和改善收缩。β受体阻滞通过降低心率,减少钙离子进入细胞从而降低细胞内钙超载。β受体抑制 If 电流和其他非特异性起搏电流引起心动过缓。β受体阻滞抑制肌浆网的磷酸化(SR),因此,促进钙离子释放和钙离子间接被 SR 摄取〔(图 1-7)(图© L.H.Opie,2012)〕

肾上腺素受体有长期的代偿性脱敏。相反,GRK2 转基因小鼠(以前 β 肾上腺素受体激酶,BARK)过度表达可免除心力衰竭。值得注意的是,当特异性抑制 G 蛋白(图 1-6)的抑制蛋白活性大大提高,使 β 肾上腺素信号变得更加正常,实验性心脏再同步治疗中所见脱敏过程是可逆的。

5.保护心肌细胞免除儿茶酚胺的毒性作用 实验发现,严重心力衰竭时循环中去甲肾上腺素很高,直接毒害心肌,部分通过细胞内钙超载损坏细胞膜和促进破坏亚细胞结构。

6.抗心律失常作用 在心力衰竭的实验中,cAMP形成增加和钙介导的后电位促使室性心律失常发生。

7.抗凋亡 $\beta_2$受体与抑制性 G 蛋白 Gi 耦合,可能有抗凋亡作用。

8.肾素-血管紧张素抑制 当 $\beta$ 受体阻滞药美托洛尔加入 ACE 抑制药或 ARB 治疗可增加肾素-血管紧张素抑制。

## 十、心力衰竭中如何使用 $\beta$ 受体阻滞药

基于整个分子机制中拮抗神经内分泌的 $\beta$ 受体阻滞药是目前公认的抗心力衰竭治疗中的一个组成部分(图 1-8)。奈比洛尔研究(SENIORS)和在黑种人患者的一些研究表明,$\beta$ 受体阻滞药使大量稳定的心脏收缩功能衰竭患者获益,其中包括妇女、糖尿病患者、老年人。有以下几点原则:①选择病情稳定的心力衰竭患者,慢慢地开始及逐渐地滴定剂量(表 1-2),同时观察不良影响,如果有必要则削减剂量或减慢滴定速度。②通常的程序是当患者血流动力学稳定,而不是在 Ⅳ 级或严重 Ⅲ 级心功能不全时,$\beta$ 受体阻滞药添加到包括 ACE 抑制药、利尿药和在一些研究中加用地高辛的现有治疗中。③但是,考虑到过量压力感受器介导的肾上腺素能活化可能是心力衰竭的重要初始事件,最近的几个研究显示,在 ACE 抑制药之前给予 $\beta$ 受体阻滞药是合乎逻辑的(图 5-8)。④不要突然停用 $\beta$ 受体阻滞药(以加重缺血和梗死的风险)。⑤$\beta$ 受体阻滞药的使用剂量很容易了解和界定明确,并经过验证它们是有益的,特别是卡维地洛、美托洛尔、比索洛尔和奈必洛尔(表 1-2)。在大型试验中证实,前 3 个药物降低病死率约 1/3。其中,在美国被批准的只有卡维地洛和长效美托洛尔。然而,COMET 试验显示,卡维地洛证据最多;卡维地洛降低病死率超过美托洛尔。到目前为止,没有证据表明 $\beta$ 受体阻滞药能改善心脏舒张功能衰竭。

23 项 $\beta$ 受体阻滞药研究包括了19 209例患者,而这些患者中有超过95%的人有心脏收缩功能障碍,这些研究发现,通过 $\beta$ 受体阻滞药心率每分钟减少 5 次,病死率将会下降18%(心脏指数,

6%～29%）。有些出乎意料的是,β 受体阻滞药的剂量与患者的
获益没有任何关系。β 受体阻滞药开始发挥作用是一个缓慢的过
程,这个过程可能暂时性加重心力衰竭,因此需要密切观察,我们
强烈建议只有那些被证实过的 β 受体阻滞药能够使用这个已经
检测过的准确剂量方案(表 1-2)。普萘洛尔(最初的金标准 β 受
体阻滞药)和阿替洛尔,这两个最常用的制剂在心力衰竭治疗中
并没有很好的研究。

**表 1-2　心力衰竭:β 受体阻滞药使用指示-滴定与药物剂量[1]　(单位:mg)**

| β 受体阻滞药 | 初始剂量 | 第 3 周 | 第 5～6 周 | 最终剂量 |
| --- | --- | --- | --- | --- |
| 卡维地洛 | 3.125 | 6.25×2 | 12.5×2 | 25×2 |
| 美托洛尔 SR | 25[2] | 50 | 100 | 200 |
| 比索洛尔 | 1.25 | 3.75 | 5 | 10 |
| 奈比洛尔 | 1.25 | 2.5 | 5 | 10 |

[1].数据来源于安慰剂对照的大型试验,改编自麦克默里·心脏,1999,82(第 4 期
增刊):14-22。改编自老年人确切的奈比洛尔用量。假设前面的剂量的耐受性,所有
的研究进行强制滴定。美托洛尔和比索洛尔每日 1 次剂量及卡维地洛每日 2 次剂量。
卡维地洛剂量依据美国药品说明书,采取餐后服用以减慢药物吸收;体重＞85kg 患者
目标剂量可增至 50mg 每日 2 次

[2].美托洛尔缓释剂(CR/XL 制剂)在严重心力衰竭患者初始剂量减少到 12.5mg

# 十一、其他心脏疾病适应证

对肥厚型梗阻性心肌病,大剂量的普萘洛尔仍然是标准的治
疗方案,而维拉帕米和丙吡胺是有效的替代药物。

儿茶酚胺多形性室性心动过速,大剂量的 β 受体阻滞药可以
预防运动诱发的室性心动过速(VT),但大多患者运动时仍会出
现室性心律失常,降低心率的钙离子拮抗药(CCBs)可增加患者
获益。

窦性心律、二尖瓣狭窄,使用 β 受体阻滞药有助于降低休息

和运动时的心率,从而延长舒张期充盈时间并改善运动耐量。二尖瓣狭窄伴持续性心房颤动,β受体阻滞药必须与地高辛联合使用,才能有效降低患者运动时的心室率。偶尔,β受体阻滞药会和维拉帕米及地高辛三联合用。β受体阻滞药与维拉帕米联合使用可能会发生心脏传导阻滞。

对二尖瓣脱垂伴有心律失常时,β受体阻滞药是标准的治疗药物。

对夹层动脉瘤在超急性期,静脉使用普萘洛尔仍然是标准的治疗方案,但可以被艾司洛尔替代。超急性期后,仍然需要继续口服β受体阻滞药。

对马方综合征伴有主动脉根部受累,β受体阻滞药同样可以抑制主动脉扩张和可能的剥离。

对神经心源性(血管迷走神经)晕厥,β受体阻滞药有助于控制发作性肾上腺素能释放引起的症状。然而,一项包括208例患者的详细研究表明,美托洛尔无效。

对法洛四联症,服用普萘洛尔2mg/kg,2次/日,通常可以有效抑制缺氧发作,而这种作用可能是通过抑制右心室收缩力起作用。

先天性QT延长综合征现在的分类基于基因型和表现型两方面。当重要病变量是基因突变影响调节外向电流的$K^+$通道的时候,理论上β受体阻滞药治疗是最有效的。β受体阻滞药使主要和次要心脏事件的整体发生率降低了60%,因此,并不排除高危患者置入除颤器的需求。β受体阻滞药对与儿茶酚胺源性多形性室性心动过速也有一定效果。

对体位性心动过速综合征(POTS),小剂量的普萘洛尔(20mg)和运动训练均优于大剂量的普萘洛尔(80mg/d)。

## 十二、β受体阻滞药用于非心脏疾病

1.脑卒中 在早期的试验中发现,非选择性β受体阻滞药普萘洛尔对减少脑卒中的发生只起到有限的作用[虽然无法减少冠状动脉疾病(CAD)]。而选择性 $\beta_1$ 受体阻滞药能更有效地减少脑卒中的发生。

2.血管和非心脏手术　对于选择的患者 β 受体阻滞药发挥了重要的保护作用。比索洛尔可以减少高危患者在进行血管手术时围术期心源性死亡和心肌梗死的发生。一项包含782 969例患者的大型观察性研究对非心脏手术提出了一个以风险为基础的评估方法。对于那些没有或者有很低心脏风险的患者来说,β受体阻滞药并不能带来任何获益,甚至会增加不良事件的发生,包括死亡。对于有非常高心脏风险的患者,β受体阻滞药使病死率下降 42% ,而只有 33 例患者需要治疗。因此,风险因素的评估至关重要(见修订后的心脏风险指数原文)。对于接受血管手术的低心脏风险的患者,围术期使用美托洛尔并不能使患者获益,甚至增加手术中发生心动过缓甚至低血压的风险。

3.POISE 研究的影响　POISE(围术期缺血性评估)作为一个重要的前瞻性研究总共包括了 8351 例患者,研究发现,围术期使用美托洛尔缓释剂可以使非致死性心肌梗死的发生率从 5.1% 下降到 3.6% ( $P < 0.001$ ),然而却使围术期的总体病死率从 2.3% 增加到 3.1% ( $P < 0.05$ )并且增加了脑卒中的发生率,同时显著增加了有意义的低血压和心动过缓。因此,术前常规使用美托洛尔是不合理的。POSIE 和另一项研究发现,根据代谢基因型美托洛尔对心血管的作用表现为显著的异质性,其中包括细胞色素 P4502D6 的亚型,因此,基因差异可能是心血管不良反应的一部分原因。

ACC-AHA 做了重要的集中更新,主要有以下几点建议:①对于已经使用 $\beta_1$ 受体阻滞药的患者围术期继续使用 β 受体阻滞药的使用Ⅰa类推荐;②Ⅱa 类推荐使用于以下患者:可诱导的缺血、冠状动脉疾病或者接受血管手术的患者有多个临床危险因素(即高风险)和患有冠状动脉疾病或有多个临床危险因素的患者接受中危风险手术时;③开始治疗,需要仔细评估风险/获益比,尤其是低风险患者;④如果选择开始使用 β 受体阻滞药,在计划实施之前,应该首先开始仔细的围术期剂量滴定,适当控制心率同时避免心动过缓和低血压。

4.甲状腺功能亢进　虽然不能改善甲状腺功能亢进的高代谢状态,但β受体阻滞药通常与抗甲状腺药物或放射碘剂合用,或者于手术前单独使用,来控制甲状腺功能亢进症状。β受体阻滞药可以控制心动过速、心悸、震颤和紧张情绪,同时也可以减少甲状腺素在血管内的释放,从而便于手术操作。在甲状腺危象,普萘洛尔以 1mg/min(至总共 5mg 的时间)的速率静脉给药;为了避免循环虚脱的风险,只有常规非侵入性检查明确患者左心室功能正常的甲状腺危象患者才使用β受体阻滞药。

5.焦虑状态　尽管普萘洛尔是使用最广泛的抗焦虑药物(在多个国家普萘洛尔被授权用于抗焦虑治疗,包括美国),可能所有的β受体阻滞药都有效,但不作用于中枢系统,而是改善焦虑的临床表现,如震颤和心动过速。

6.青光眼　局部使用的β受体阻滞药滴眼液目前已经明确对开角型青光眼有效,但仍要警惕偶然出现的全身性的不良反应,如性功能障碍、支气管痉挛及心脏抑制。在美国批准用于青光眼治疗的药物为非选择性制剂噻吗洛尔、卡替洛尔、左布诺洛尔和美托洛尔。心脏选择性的醋丁洛尔在避免患者发生支气管痉挛这一不良反应上可能有优势。

7.偏头痛　普萘洛尔(80~240mg/d,美国许可)可预防性地减少患者偏头痛发作率 60%。其机制可能为有利的血管收缩。普萘洛尔抗偏头痛的作用是预防,而不是偏头痛发作时进行治疗。如果持续使用 4~6 周没有改善,就应该停药。

8.食管静脉曲张　已经证实β受体阻滞药是通过降低门静脉压力预防出血。在一项随机性研究中,并没有发现使用β受体阻滞药可以带来任何获益。

## 十三、β受体阻滞药的药理特性

1.β受体阻滞药　第一代非选择性阻滞药,可以阻滞所有的β受体(β₁和β₂),如普萘洛尔。第二代心脏选择性药物,如阿替洛

尔、美托洛尔、醋丁洛尔、比索洛尔等，当低剂量给药时相对选择
β₁（主要是心脏）受体（图 1-9）。第三代血管舒张药物已经增加了
特性（图 1-10），主要通过两种机制发挥作用：首先，卡维地洛
（图 1-10）和奈必洛尔可能通过介导一氧化氮的释放直接扩张血
管。其次，增加了 α 肾上腺素能受体阻滞，如拉贝洛尔和卡维地
洛。再次，是通过 β₂ 内在拟交感活性（ISA）发挥作用刺激小动脉
松弛，如吲哚洛尔、醋丁洛尔；然而这些药物目前很少使用而且不
完全适合第三代分类方法。醋丁洛尔是一种心脏选择性药物，与
吲哚洛尔相比有较少的 ISA，在一项持续 4 年的抗高血压研究中
发现吲哚洛尔有较好的耐受性。

2.非选择性药物（β₁，β₂ 受体阻滞药联合）　普萘洛尔是 β 受
体阻滞药的原型，是世界卫生组织的基本药物，至今在全球范围
内仍被经常使用。通过阻断 β₁ 受体可以影响心脏的心率、传导和
收缩力；然而通过阻断 β₂ 受体，往往会引起平滑肌收缩，从而在易
感人群中有引发支气管痉挛的风险。然而，对于偏头痛患者来说
引起的血管收缩可以缓解头痛发作。在非选择性阻滞药中，纳多
洛尔和索他洛尔表现为较长的作用时间和非脂溶性。

3.β₁，β₂，α受体阻滞药联合　COMET 研究发现，对心力衰竭
患者使用卡维地洛比使用美托洛尔获益更多，因此这种受体阻滞
药联合理论上应该也是合理的，所以心力衰竭患者首选卡维地洛
这一疗法得到大力推崇。

4.心脏选择性制剂（β₁ 选择性）　心脏选择性制剂（醋丁洛尔、
阿替洛尔、比索洛尔、美托洛尔、塞利洛尔）与非选择性制剂一样
具有降压作用（图 1-9）。选择性制剂更适用于患有慢性肺疾病或
者长期吸烟、使用胰岛素的糖尿病患者，以及预防脑卒中发生。
各制剂之间有不同的心脏选择性，但往往是较小的剂量有更好的
选择性。比索洛尔是其中选择性最强的。大剂量使用时，心选择
性下降甚至消失。当哮喘发作时没有一种 β 受体阻滞药是完全
安全的，对于患有支气管痉挛或者慢性肺疾病或者长期吸烟的患
者可以谨慎使用低剂量的心脏选择性制剂。对于心绞痛和高血
压，心脏选择性制剂的效果与非心脏选择性制剂相同。在心肌梗

死伴有应激性低血钾时,非选择性阻滞药理论上比 $\beta_1$ 选择性受体阻滞药有更好的抗心律失常效果。

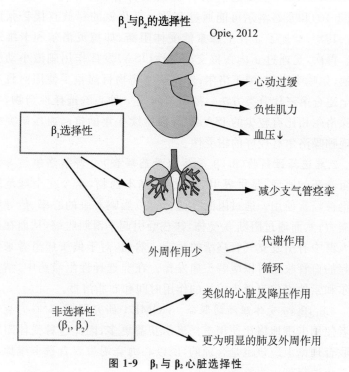

**图 1-9　$\beta_1$ 与 $\beta_2$ 心脏选择性**

一般来说,注意心脏选择性 $\beta$ 受体阻滞药的几个优点(除外心力衰竭)(图© L. H.Opie,2012 年)

5.血管舒张性 $\beta$ 受体阻滞药　卡维地洛和奈必洛尔是原型(图 1-10)。这些药物在治疗高血压时可以通过扩张血管增加疗效,有学者认为奈必洛尔可以更好地减轻左心室肥厚。

6.$\beta$ 受体阻滞药的抗心律失常作用　所有的 $\beta$ 受体阻滞药都可以通过其第Ⅱ类活性都具有潜在的抗心律失常作用(图 1-6)。索他洛尔是一种显著增加第Ⅲ类抗心律失常活性的独特的 $\beta$ 受体阻滞药(图 1-6,另见第 8 章)。

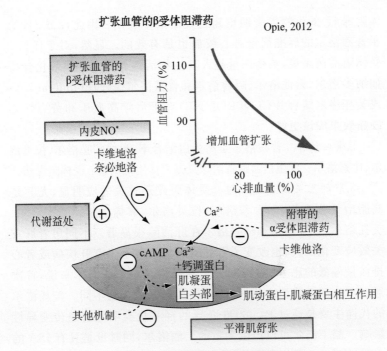

**图 1-10　血管舒张的机制和作用**

当全身血管阻力下降时,舒张血管的β受体阻滞药会使心排血量下降。血管舒张的机制包括α受体阻滞药(卡维地洛)、一氧化氮的形成(奈必洛尔、卡维地洛)和内在拟交感活性(ISA)。ISA,如吲哚洛尔,具有一特殊的效力,即当交感神经张力较低的时候能够增加其张力,如在夜晚逐渐增加的心率,这对夜间发生的心绞痛或者不稳定型心绞痛可能是不利的(图© L.H.Opie,2012)

# 十四、β受体阻滞药的药动学特性

**1.血浆半衰期**　静脉注射艾司洛尔具有最短的半衰期仅有9min。因此,艾司洛尔可能更适用于不稳定型心绞痛,而当血流动力学发生变化可能会引起心肌梗死可及时停药失效。普萘洛尔的半衰期(表 1-3)只有 3 小时,然而持续给药可以使肝对其的血浆清除达到饱和;而活性代谢产物 4-羟基普萘洛尔形成,使其有效半衰期更加延长。普萘洛尔和美托洛尔(以及其他所有β受体阻滞药)的生物半衰期均超过其血浆半衰期。因此,2次/日给予普萘洛尔的标准剂量对心绞痛也是有效的。显然,对于任何β受体阻滞药来说,给药剂量越大其生物活性越持久。长效化合物如纳多洛尔、索他洛尔、阿替洛尔和普萘洛尔缓释片(Inderal-LA)或美托洛尔缓释片(TOPROL-XL)对于治疗高血压和劳力性心绞痛效果应该更好。

2.蛋白结合　普萘洛尔是高蛋白结合率,类似吲哚洛尔、拉贝洛尔、比索洛尔。低蛋白血症者治疗只需要使用低剂量β受体阻滞药。

3.肝的首关效应　肝对β受体阻滞药首关效应明显,尤其是高脂溶性化合物,如普萘洛尔、拉贝洛尔、氧烯洛尔。醋丁洛尔、美托洛尔、比索洛尔和噻吗洛尔在肝清除很显著。不同患者肝首关效应变化巨大,也改变了需要的剂量。对于患有肝疾病或者心排血量偏低的患者,应该减少药物剂量。对普萘洛尔来说,首次通过产生活性代谢产物,其特性与其母体化合物不同。美托洛尔的代谢主要是通过P4502D6介导的羟基化有明显的遗传变异性影响。醋丁洛尔可以产生大量的二醋洛尔,同时也是具有ISA的心脏选择性β受体阻滞药,然而其具有较长的半衰期而且主要通过肾消除(图1-11)。非脂溶性亲水化合物(阿替洛尔、索他洛尔、纳多洛尔)只能通过肾清除(图1-11),同时也具有较低的脑渗透能力。对于患有肾或者肝疾病的患者来说,非脂溶性亲水化合物较简单的药动学模式使药物的剂量选择变得简单。作为同一种类型,这些药物具有较低的蛋白结合力(表1-3)。

4.药动学相互作用　由肝代谢并与肝产生相互作用的药物有美托洛尔、卡维地洛、拉贝洛尔和普萘洛尔,其中使用较多的是美托洛尔和卡维地洛。这两种药都可以通过肝的CYP2D6系统代谢,而CYP2D6系统可以被帕罗西汀这种被广泛使用的抗抑郁药所抑制,同时帕罗西汀也是一种选择性五羟色胺再摄取抑制药。为了避免肝的交互作用,那些不经过肝代谢的β受体阻滞药使用起来会更容易(图1-11)。反过来,β受体阻滞药能够降低肝的血流量,因此,血液中利多卡因的水平增加,利多卡因毒性风险增加。

表 1-3 β受体阻滞药药物的性能、非选择性和选择性和扩血管药物

| 通用名称（商品名） | 额外的机制 | 血浆半衰期(h) | 脂溶性[1] | 首关消除 | 肝或者肾清除 | 血浆蛋白结合(%) | 心绞痛的使用剂量（其他适应证） | 治疗轻或中度高血压的单药常规剂量 | 静脉内使用剂量（美国许可） |
|---|---|---|---|---|---|---|---|---|---|
| **非心脏选择性** | | | | | | | | | |
| 普萘洛尔[2][3]（心得安） | — | 1~6 | +++ | ++ | 肝 | 90 | 80mg，2 次/日 通常足够（可以给予 160mg，2 次/日） | 开始剂量 10~40mg，2 次/日，平均 160~320mg/d，1~2 次 | 1~6mg |
| （普萘洛尔长效制剂） | — | 8~11 | +++ | ++ | 肝 | 90 | 80~320mg，1 次/日 | 80~320mg，1 次/日 | — |
| 卡替洛尔[2] | ISA+ | 5~6 | 0/+ | 0 | 肾 | 20~30 | （未评估） | 2.5~10mg，单次使用 | — |
| 纳多洛尔[2][3]（Corgard） | — | 20~24 | 0 | 0 | 肾 | 30 | 40~80mg，1 次/日直至 240mg | 40~80mg/d，1 次/日，最大 320mg | — |

续表

| 通用名称（商品名） | 额外的机制 | 血浆半衰期(h) | 脂溶性[1] | 首关消除 | 肝或者肾清除 | 血浆蛋白结合(%) | 心绞痛的使用剂量（其他适应证） | 治疗轻或中度高血压的单药常规剂量 | 静脉内使用(美国许可) |
|---|---|---|---|---|---|---|---|---|---|
| 喷布洛尔 (Levatol) | ISA + | 20~25 | +++ | ++ | 肝 | 98 | 未研究 | 10~20mg/d | — |
| 索他洛尔 (Betapace; Betapace AF) | — | 7~18 (平均值12) | 0 | 0 | 肾 | 5 | (80~240mg,2次/日严重的心律失常给予2次,160mg,2次/日用于心房颤动、心房扑动) | 80~320mg/d; 平均190mg | — |
| 噻吗洛尔 (噻吗心安)[2] | — | 4~5 | + | + | 肝和肾 | 60 | (急性心肌梗死后10mg,2次/日) | 10~20mg, 2次/日 | — |
| **心脏选择性** | | | | | | | | | |
| 醋丁洛尔 (Sectral)[2] | ISA++ | 8~13(二醋洛尔) | 0 (二醋洛尔) | ++ | 肝和肾 | 15 | (室性期前收缩400~1200mg/d,2次给予) | 400~1200mg/d; 可以顿服 | — |

续表

| 通用名称（商品名） | 额外的机制 | 血浆半衰期（h） | 脂溶性(1) | 首关消除 | 肝或者肾清除 | 血浆蛋白结合（%） | 心绞痛的使用剂量（其他适应证） | 治疗轻或中度高血压的单药常规剂量 | 静脉内使用剂量（美国许可） |
|---|---|---|---|---|---|---|---|---|---|
| 阿替洛尔(2)(3)（天诺敏） | — | 6~7 | 0 | 0 | 肾 | 10 | 50~200mg,1次/日 | 50~100mg/d,1次/日 | 每5min5mg;5min后重复 |
| 倍他洛尔(2)（卡尔伦） | — | 14~22 | ++ | ++ | 肝、肾 | 50 | — | 10~20mg,1次/日 | — |
| 比索洛尔(2)（Zebeta） | — | 9~12 | + | 0 | 肝、肾 | 30 | 10mg,1次/日(非美国)心力衰竭,见表1-2 | 2.5~40mg,1次/日（同Ziac） | — |
| 美托洛尔(2)(3)（Lopressor） | — | 3~7 | + | ++ | 肝 | 12 | 50~200mg,2次/日(心力衰竭,见表1-2) | 50~400mg/d,1~2次 | 每间隔2min,5mg共3次 |

**血管舒张的β受体阻滞药,非选择性**

| 通用名称（商品名） | 额外的机制 | 血浆半衰期（h） | 脂溶性(1) | 首关消除 | 肝或者肾清除 | 血浆蛋白结合（%） | 心绞痛的使用剂量（其他适应证） | 治疗轻或中度高血压的单药常规剂量 | 静脉内使用剂量（美国许可） |
|---|---|---|---|---|---|---|---|---|---|
| 拉贝洛尔(2)（Trandate）（Normodyne） | — | 6~8 | +++ | ++ | 肝,部分肾 | 90 | 与高血压一致 | 300~600mg/d,分3次;最大剂量2400mg/d | 达到2mg/min,达到300mg用于严重HT |

续表

| 通用名称（商品名） | 额外的机制 | 血浆半衰期(h) | 脂溶性[1] | 首关消除 | 肝或者肾清除 | 血浆蛋白结合(%) | 心绞痛的使用剂量（其他适应证） | 治疗轻或中度高血压的单药常规剂量 | 静脉内使用剂量（美国许可） |
|---|---|---|---|---|---|---|---|---|---|
| 吲哚洛尔[2]（Visken） | ISA +++ | 4 | + | + | 肝,肾 | 55 | 2.5～7.5mg, 3次/日（英国,不是美国） | 5～30mg/d, 2次/日 | — |
| 卡维地洛[5]（Coreg） | β₁、β₂、α阻滞药代谢物 | 6 | + | ++ | 肝 | 95 | （美国,英国用于心力衰竭）在英国心绞痛达到25mg;2次/日 | 12.5～25mg, 2次/日 | — |
| **血管舒张的β受体阻滞药,选择性** | | | | | | | | | |
| 奈必洛尔（美国 Bis-tolic; 英国 Nebilet） | NO-血管扩张、代谢物 | 10（24h,代谢物） | +++ | +++ | 肝,肾 | 98 | 不在英国或者美国（在英国老年心力衰竭患者辅助用药） | 5mg 1次/日; 2.5mg, 有肾疾病或者老年人 | — |

(1).辛酯-水分配系数（pH7.4,37℃）;0 表示≤0.5;+ 表示 0.5～2;++ 表示 2～10;+++ 表示≥10;(2).被 FDA（食品和药品监督管理局）许可用于高血压;(3).准许用于心绞痛;(4).准许用于危及生命的室性心动过速;(5).代谢物,胰岛素敏感性增加

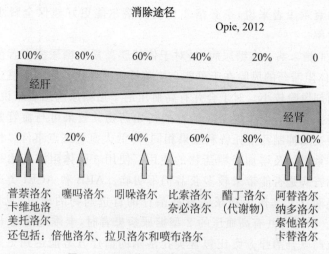

**图 1-11　β受体阻滞药的清除途径比较**

亲水性的和具有最小的脂溶性的药物原型从肾排出。具有最多亲脂性和最少亲水性的药物大部分由肝代谢。应注意,与母体化合物不同,醋丁洛尔和二醋洛尔的代谢物主要由肾排出

# 十五、伴随疾病和 β 受体阻滞药的选择

1.呼吸系统疾病　低剂量的心脏选择性 $β_1$ 受体阻滞药最适用于患有可逆性支气管痉挛的患者。对于有哮喘病史的患者,没有一种 β 受体阻滞药被认为是安全的。

2.循环系统相关疾病　高血压合并劳力性心绞痛的患者,见本章较前部分的"β受体阻滞药治疗高血压"。对于患有病态窦房结综合征的患者,单纯使用 β 受体阻滞药是危险的。加用 ISA 可能最佳。患有雷诺现象的患者最好避免使用具有外周血管收缩作用的普萘洛尔。虽然没有明确的证据,但是在周围血管疾病的活动期 β 受体阻滞药一般是禁止使用的。

3.肾疾病　合乎逻辑的应该选择通过肝而不是肾清除的 β

受体阻滞药(图 1-11)。具有舒张血管的 β 受体阻滞药中,对于心力衰竭患者来说,奈必洛尔比美托洛尔能更好地保全肾小球滤过率。

4.糖尿病　在糖尿病中,对于依赖胰岛素的糖尿病患者使用β 受体阻滞药的风险在于可能会掩盖低血糖症状。使用心脏选择性制剂风险较小。对于合并有高血压的 2 型糖尿病患者来说,阿替洛尔作为 β 受体阻滞药治疗的初始药物其效果可与血管紧张素转换酶抑制药卡托普利效果相同,降低大血管终点事件。代价是体重增加及增加降糖药物的使用。使用 β 受体阻滞药治疗糖尿病肾病是否能带来较多获益仍不明确。ARB 和 ACEI 类药物已经确立了其作为糖尿病肾病治疗的首选药物的地位(见第 5章)。治疗合并有高血压的 2 型糖尿病患者时,卡维地洛与 RAS拮抗药联合治疗方案比包含美托洛尔的治疗方案能达到更好的控制血糖,同时较少引起胰岛素耐受。虽然理论上更好地控制血糖可减少心血管事件和其他不良后果,但这是一项短期性研究,还不允许做出这样的结论。

5.新发糖尿病的风险　β 受体阻滞药和利尿药具有诱发糖尿病的患病风险。因此,应该通过使用真正低剂量的利尿药或者其他的联合用药来减少其使用。需要定期进行血糖监测。

## 十六、β 受体阻滞药的不良反应

引起 β 受体阻滞药不良反应的 4 个主要机制包括:①平滑肌痉挛(支气管痉挛和四肢发凉);②过度的心脏治疗作用(心动过缓、心脏传导阻滞、过量的负性肌力作用);③中枢神经系统渗透(失眠、抑郁);④代谢的不良反应。疲劳的机制尚不明确。然而与普萘洛尔相比,可以通过使用一种心脏选择性的 β 受体阻滞药或者一种血管舒张药物来缓解,因此,中枢和外周的血流动力学都可能受到影响。双盲研究表明,当选择适当患者时,心脏选择性制剂如阿替洛尔与安慰剂无明显差异。这可能是因为阿替洛尔为非脂溶性,并且对支气管和血管平滑肌的作用比普萘洛尔小。当普萘洛尔用于治疗高血压的时候,大约有 10% 的患者因为严重的不良反应(支气管痉挛、四肢冰冷、跛行恶化)导致治疗中断。虽然使用阿替洛尔的治疗停药率很低(大约 2%),但涉及剂量限制不良反应的时候,两种药物都可以引起四肢冰冷、疲劳、多梦、严重跛行和支气管痉挛。当 β 受体阻滞药没有经过调整,由正常剂量突然停用患者,增加心力衰竭仍是一个潜在的危险。

1.中枢性不良反应　一个有吸引力的假说是脂溶性 β 受体阻滞药(以普萘洛尔为代表),由于其高大脑渗透性更易引起中枢性不良反应。通过对普萘洛尔和阿替洛尔进行详细比较后发现,非脂溶性的阿替洛尔所导致的中枢性不良反应远远少于相同剂量的普萘洛尔。然而,阿替洛尔仍然有引起抑郁症的风险。这个脂溶性假说并没有解释,具有中度脂溶性的美托洛尔与同剂量的阿替洛尔相比干扰那些复杂的心理功能的作用更少,甚至可能增强心理表现的机制。

2.生活质量和性生活　在最初关于高血压患者生活质量的研究报告中,与 ACEI 药物卡托普利相比,普萘洛尔引起了更多的中枢作用。而不同属性的新型 β 受体阻滞药都不影响高血压患者的生活质量。但仍然存在很多缺点。首先,是体重增加,不利于控制心血管疾病,包括代谢综合征和高血压所倡导的生活方式模式。其次,β 受体阻滞药可能会促发严重影响生活质量的糖尿病。第三,在运动中 β 受体阻滞药降低了约 15% 工作能力,并增加疲劳感。血管舒张性 β 受体阻滞药可能是例外,但是缺少了高血压研究的结果。勃起功能障碍是 β 受体阻滞药的一项与年龄相关的并发症。在一组平均年龄在 48 岁的人群中,给予一种 β 受体阻滞药,勃起问题发生率为 11%,利尿药组为 26%,安慰剂组为 3%。与血管紧张素转换酶抑制药(ACEI)及血管紧张素受体阻滞药(ARB)类相比,β 受体阻滞药均有较高的性功能损害,而 ARB 类药物提高性功能。改用奈必洛尔可以改善勃起。西地那非(伟哥)或者相似的药物也可以改善勃起功能,但是如果 β 受体阻滞药用于治疗心绞痛则是相对禁忌证(心绞痛患者大多服用硝酸酯类,而硝酸酯类药物与β受体阻滞药有不良反应)。

3.不利的代谢不良反应和新发糖尿病 当糖尿病作为心血管疾病主要的危险因素被人们逐渐认识,β受体阻滞药可以增加新发糖尿病,因此,能否用于高血压和心肌梗死后患者成为问题(见第7章和第11章)。一个明智的预防措施是在长期使用β受体阻滞药前和治疗期间每年检测空腹血糖水平和葡萄糖耐量曲线。值得注意的是,与心脏选择性β受体阻滞药相比,舒张血管的β受体阻滞药卡维地洛和奈必洛尔均促进一氧化氮生成,具有更好的新陈代谢状况。但尚无高血压患者的长期预后数据(见本章下文"特异性β受体阻滞药")。

## 十七、β受体阻滞药禁忌证

β受体阻滞药的绝对禁忌证可以通过其药理作用机制和不良反应推导出来(表1-4)。心脏的绝对禁忌证包括:严重心动过缓、原有的高度心传导阻滞、病态窦房结综合征和明显的左心室衰竭,除非已经进行常规治疗并且已经稳定(图1-12)。肺的禁忌证包括:明显的哮喘或严重支气管痉挛;根据疾病的严重程度和所使用的β受体阻滞药的心脏选择性,这些疾病可以是绝对或相对的禁忌证。中枢神经系统的禁忌证是:严重的抑郁症(特别是对普萘洛尔)。活动性周围血管疾病伴有休息时局部缺血是另一个禁忌证。对于代谢综合征建议谨慎使用。

## 十八、β受体阻滞药过量使用

心动过缓可以静脉注射阿托品1～2mg;如果严重,可能需要临时经静脉起搏。当需要时,胰高血糖素(2.5～7.5mg/h)是合理的,因为它可以绕过已经被占据的β受体促进cAMP的形成。从逻辑上讲磷酸二酯酶抑制药如氨力农或米力农,可以促进cAMP的蓄积。另外,给予足量多巴酚丁胺,可以竞争性拮抗β

受体阻滞药[15µg/(kg·min)]。没有缺血性心肌病的患者,可注射异丙肾上腺素[高达 0.10µg/(kg·min)]。

**表 1-4　β受体阻滞药禁忌证和注意事项**

**心脏**

绝对禁忌证:严重心动过缓、高度传导阻滞、心源性休克及明显的未经处理的左心室衰竭(主要使用在早期或稳定的心力衰竭)

相对禁忌证:不稳定型心绞痛(不除外 α-痉挛),大剂量其他药物导致的窦房结或房室结功能障碍(维拉帕米、地尔硫䓬、地高辛抗心律失常的药物);心绞痛,避免突然撤药

**肺**

绝对禁忌证:严重的哮喘和支气管痉挛。必须询问哮喘发生的时间。降低死亡的风险

相对禁忌证:轻度哮喘和支气管痉挛或慢性呼吸道疾病。使用选择性药物和 β₂ 兴奋药的联合药物(通过吸入)

**中枢神经**

绝对禁忌证:严重抑郁(尤其避免使用普萘洛尔)

相对禁忌证:玄梦,避免高脂溶性药物(图 1-11)和吲哚洛尔;避免晚上用药。普萘洛尔导致的幻觉。如果由低心排血量导致疲劳,尝试使用血管舒张的 β受体阻滞药。可能会引起勃起功能障碍[检查利尿药的使用情况,考虑改为奈必洛尔和(或)ACEI/ARB]。精神药物(伴随肾上腺素能增加)可能有不利的相互作用

**外周血管、雷诺现象**

绝对禁忌证:活动性疾病,如坏疽、皮肤坏死,严重或恶化的跛行,其他疼痛

相对禁忌证:四肢冰凉,无脉,雷诺现象。避免非选择性药物(索他洛尔、普萘洛尔、美托洛尔),更倾向于血管扩张性药物

**糖尿病**

相对禁忌证:糖尿病患者低血糖反应:减少非选择性阻滞药;使用选择性药物。英国的一项长期研究,在 2 型糖尿病患者中成功使用了阿替洛尔,但却造成了体重增加和使用更多的降糖药物

**代谢综合征或糖尿病前期**

β 受体阻滞药与利尿药联合使用时可以使血糖升高 1～1.5mmol/L，并且降低胰岛素敏感性，应考虑使用卡维地洛、比索洛尔

**肾衰竭**

相对禁忌证：由于肾血流量下降，可以减少标准剂量药物的肾清除率（图 1-11）

**肝疾病**

相对禁忌证：避免高肝清除药物（普萘洛尔、卡维地洛、噻吗洛尔、醋丁洛尔、美托洛尔）。使用低清除率药物（阿替洛尔、美托洛尔、比索洛尔），见图 1-11。如果血浆蛋白偏低，减少高度结合蛋白的药物剂量（普萘洛尔、吲哚洛尔、比索洛尔）

**妊娠期高血压**

越来越多的 β 受体阻滞药被使用，可能会掩盖胎儿的症状并且引起子宫收缩。拉贝洛尔、阿替洛尔是最好的测试。首选药物是甲基多巴

**外科手术**

无禁忌证情况下，β 受体阻滞药可持续使用，如有禁忌证，应在术前 24～48h 停药。β 受体阻滞药可以预防麻醉引起的心律失常和围术期缺血。首选静脉注射药物是艾司洛尔。心动过缓时可用阿托品，严重的低血压可用 β 受体激动药对抗

**年龄**

虽然 β 受体阻滞药常常用于帮助降低血压，但是缺乏数据证明。观察所有老年患者的药动学作用和不良反应

**吸烟**

对于吸烟的高血压患者，β 受体阻滞药不能减少冠状动脉事件的发生

**高脂血症**

β 受体阻滞药可能对血脂有不利的影响，尤其是非选择性药物。使甘油三酯升高并且使高密度脂蛋白（HDL）降低。临床意义不明确，但是可能会加重代谢综合征。血管舒张药因其具有内在拟交感活性或 α 受体阻断活性，可有少许良好的效果

改编自 Kjeldssen.LIFE elderly substudy.JAMA,2002,288:1491.

β受体阻滞药的禁忌证

Opie, 2012

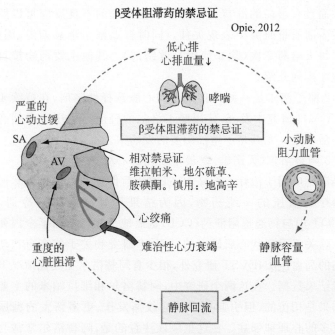

**图 1-12　β 受体阻滞药的禁忌证**

代谢综合征（图中未显示）β 受体阻滞药治疗高血压时的一个相对禁忌证（图
© L.H.Opie，2012)

# 十九、特定 β 受体阻滞药

大量的 β 受体阻滞药中，治疗高血压和心绞痛理想的药物特性：①有利的药动学（简单，药物不通过肝代谢）；②高度的心脏选择性（比索洛尔）；③作用时间较长（数个药物）；④良好的代谢作用，尤其与血管舒张功能相关时（卡维地洛和比索洛尔）。

1.普萘洛尔（心得安）是历史上的金标准，因为它被许可使用于不同的适应证，包括心绞痛、急性心肌梗死、心肌梗死后的随访、高血压、心律失常、预防偏头痛、焦虑状态和特发性震颤。然而,普萘洛尔不具有 $\beta_1$ 选择性。作为脂溶性药物,它具有高脑渗透性而且有很高的肝首关消除。中枢系统的不良反应可以解释其在生活质量研究中表现欠佳。同时普萘洛尔半衰期短,因此,需要每天给药 2 次(除非使用长效制剂)。其他主要药物按首字母顺序排列介绍。

2.醋丁洛尔是一种具有 ISA 的心脏选择性制剂,在持续 4 年的 TOMH 研究中发现,使用醋丁洛尔的轻度高血压患者拥有好的生活质量。尤其是不增加阳萎的发病率。

3.阿替洛尔(天诺敏)是最早使用的心脏选择性药物之一,现在最广泛应用于治疗心绞痛、心肌梗死后保护和高血压。然而作为治疗高血压的一线药物,因为结果不好已经受到冷遇,在 ASCOT 中与钙通道阻滞药(CCB)氨氯地平相比增加了全因死亡率。除关于无症状心肌缺血的 ASIST 研究和关于伴有冠状动脉疾病的高血压 INEVST 研究外,很少有阿替洛尔在其他情况下的试验结果数据。在这两个研究中,阿替洛尔和维拉帕米的主要临床结果是相仿的,但引起更多的心绞痛发作、更多新发的糖尿病及更多的心理抑郁症。在这里应该注意的是,阿替洛尔常常与一种利尿药联合使用,而维拉帕米与 ACEI 类药物联合使用。在英国医学研究委员会,老年人高血压的试验中,阿替洛尔并不能减少心血管事件。最近发现,对于伴有左心室肥大的高血压患者,阿替洛尔治疗效果不如 ARB 氯沙坦。

4.比索洛尔(美国 Zebeta,英国 Cardicor or Emcor)与阿替洛尔相比比索洛尔是高 $\beta_1$ 选择性药物,在英国被批准用于治疗高血压、心绞痛和心力衰竭,而在美国只被批准用于高血压。在 CIBIS-2 这一大型的成功的心力衰竭研究中,比索洛尔使总病死率和突然死亡都有大幅度下降。在 CIBIS-3 研究中,作为治疗心力衰竭的一线药物,比索洛尔与依那普利进行了很好的比较。在美国,低剂量的比索洛尔和低剂量的氢氯噻嗪可以联合使用(富马酸比索洛尔氢氯噻嗪片,简称 Ziac),见联合治疗。

5.卡维地洛(美国,英国 Eucadic)是个非选择性舒张血管的

α,β 受体阻滞药,由抗氧化活性和一氧化氮形成介导的多机制的具有血管舒张特性刺激 β 抑制蛋白 MAP-激酶和 α 受体,在慢性心力衰竭和心肌梗死后左心功能不全中已做了广泛研究。代谢方面,卡维地洛增加胰岛素敏感性。在美国已注册治疗高血压、慢性心力衰竭(轻度至严重)及心肌梗死后左心室功能不全(EF<0.4),没有注册心绞痛研究。

6. 拉贝洛尔(Trandate,Normodyne)是一种包括 α,β 受体阻滞的抗高血压药物,除了作为高血压危象的急性静脉用药以外,现在基本已被卡维地洛取代(表 7-4)。

7. 美托洛尔(美托洛尔缓释剂)具有心脏选择性,并且在用于 AMI 和心肌梗死后保护,做了详细的研究。在美国,美托洛尔缓释剂被批准用于症状稳定的 2 级和 3 级心力衰竭。它也被批准使用于高血压和心绞痛。酒石酸美托洛尔,短效制剂,用于心绞痛和心肌梗死。

8. 纳多洛尔(纳多洛尔片剂)虽然具有非选择性,但是其作用时间较长并且具有水溶性。特别适用于需要长期控制心绞痛发作的时候。

9. 奈必洛尔(在英国称为奈必洛尔,在美国称为 Bystolic)是一种高心脏选择性药物,通过一氧化氮调节其外周血管舒张特性。其肝代谢产物造成了血管舒张和其较长的半衰期。在高血压中,奈必洛尔可以逆转内皮功能紊乱,而这也可是解释其用于高血压患者勃起功能障碍的原因。它们同样有代谢的获益。一项为期 6 个月的研究发现,治疗高血压时,在相同血压水平下,奈必洛尔与阿替洛尔相比较可增加胰岛素敏感性和脂联素水平。在 SENIOR 研究中发现,当奈必洛尔用于那些有心力衰竭病史或 EF≤0.35 的老年患者时,可以降低全因死亡率和心血管疾病住院率,同时可以使 EF 值增加并使心脏体积减小。

10. 喷布洛尔(喷布洛尔片剂)具有中度的 ISA,和醋丁洛尔类似但为非选择性 β 受体阻滞药。它具有高度的脂溶性,经肝代谢。

11. 索他洛尔(Betapace,Betapace AF)是一个具有第 3 类抗

心律失常作用的独特的非选择性 β 受体阻滞药。索他洛尔被许可使用于危及生命的严重室性心律失常,而对于有症状的心房颤动或者心房扑动患者索他洛尔用于维持其窦性心律。索他洛尔是一种水溶性药物并且只能由肾排出,因此,禁止用于肌酐清除率<40ml/min 的心房颤动患者。

12.噻吗洛尔(Blocarden)是第一个用于心肌梗死后保护的 β 受体阻滞药,同时也是在美国取得许可用于该目的的少数药物之一。此外它被许可治疗高血压和预防偏头痛。

## 二十、超短效静脉使用 β 受体阻滞药

艾司洛尔(Brevibloc)是一个半衰期只有 9min 的超短效的 β 受体阻滞药,通过血液酯酶迅速转化成无活性的代谢物。该药物用于正常心血管系统的患者中,完全失效只需要 30min。其适应证为需要 β 受体阻滞药的开-关控制,如围术期的 STV,窦性心动过速(非代偿性),围术期的急性高血压(均在美国注册)。其他合理的适应证为急性高血压(嗜铬细胞瘤除外)和不稳定型心绞痛。使用剂量如下:对于 STV,负荷剂量 500μg/(kg·min),超过 1min 输入,然后在 4min 内输注 50μg/(kg·min),见美国包装说明。如果无效,重复负荷剂量同时增加注射量 100μg/(kg·min),超过 4min。如果仍然无效,重复负荷剂量同时按比例增加注射量至 300μg/(kg·min)。此后,按调整后的速率输注 24h,并维持控制。对于紧急的围术期高血压,在超过 30s 内给予 80mg(大约 1mg/kg),如果需要可以输注 150~300μg/(kg·min)。逐渐控制血压,遵常规治疗 SVT。控制血压通常比控制心律失常需要更高的剂量。急救结束后,要用传统的抗心律失常或抗高血压药物。对于患有急性非 ST 段抬高型心肌梗死的老年患者,如有心力衰竭的症状需要使用急性 β 受体阻滞药,可以尝试谨慎输注 50~200μg/(kg·min)艾司洛尔。应警惕外渗的酸性溶液引起皮肤坏死的风险。

# 二十一、从过去到未来

　　预测往往发生错误。然而,通过回顾过去和展望未来趋势是可以识别(图 1-13)。最初,β 受体阻滞药是由 James Black 于 1962 年合成并用于治疗肾上腺素刺激引起的劳力性心绞痛,因此他获得了诺贝尔奖。1964 年,Brian Prichard 发现其降压特性。1975 年 Waagstein 和 Hjalmarson 发现,对 7 位晚期充血性心肌病患者使用 β 受体阻滞药可以获得临床改善。1981 年,挪威的研究小组报道了 β 受体阻滞药可用于心肌梗死后保护。1986 年,在 ISIS-1 一项急性心肌梗死突破性的大型试验中,Peter Sleight 的牛津组发现 β 受体阻滞药可以降低心肌梗死后病死率。目前,β 受体阻滞药作为治疗单纯高血压的一线药物仍有争议。展望未

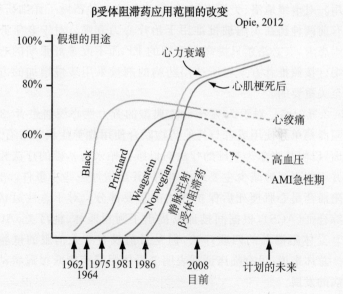

**图 1-13　β 受体阻滞药使用变化**

(图© L.H.Opie,2012)

来,循证医学表明β受体阻滞药最适用于心力衰竭和心肌梗死后的患者,而心绞痛应用的轻微下降,作为影响代谢的制剂应用将更为广泛。现在已经有这个趋势并且将来会更明显,β受体阻滞药不作为治疗单纯高血压的首选药物。

# 二十二、总　结

　　尽管在近期的高血压试验中受到一些挫折,β受体阻滞药可以用于各种心血管疾病治疗,除了血脂问题。已经许可的适应证包括心绞痛、高血压、急性心肌梗死、心肌梗死后随访、心律失常、心力衰竭。心肌梗死后保护和CHF病死率下降的数据尤其令人印象深刻。而其他数据不太引人注目(表1-5)。

　　1.心力衰竭　有可靠的数据支持:对稳定的收缩性心力衰竭必须使用并且应早期使用β受体阻滞药,以对抗肾上腺素的过度作用。对卡维地洛、美托洛尔、比索洛尔这3种药做了详细研究,只有前两种药在美国被批准用于治疗心力衰竭。对于老年心力衰竭患者,奈必洛尔只提高收缩期的EF而不改善舒张期的心力衰竭。按照推荐方案对所选用药物的剂量采用缓慢增加的方式是至关重要的。

　　2.冠心病　对于70%～80%典型的劳力性心绞痛患者,β受体阻滞药单独使用或者与其他药物联合使用改善症状非常有效。然而,以阿替洛尔为基础的疗法与以维拉帕米为基础的疗法相比较并不能更好地减少主要终点事件,甚至增加一些小事件。β受体阻滞药是心肌梗死后保护疗法的重要部分。对于急性冠状动脉综合征(ACS),根据间接证据提出了阿司匹林、他汀类、ACEI和β受体阻滞药的四联疗法,但是目前没有令人信服的试验结果。总体来说,没有临床证据表明β受体阻滞药能减缓冠状动脉疾病的发展。

　　3.高血压　虽然对于轻中度的高血压患者来说,β受体阻滞药的降压效果50%～70%,但是仍失去了其治疗高血压主要药物的地位。一项重要的研究发现,对于相同的手臂血压,阿替洛尔对主动脉血压的降压效果不如 CCB 氨氯地平,这也可以解释为什么 β 受体阻滞药减少脑卒中的发生不如其他药物。老年高血压患者,尤其是黑种人,对 β 受体阻滞药单一疗法反应较差。前面推荐的 β 受体阻滞药和利尿药的联合疗法可能引起新发糖尿病,但是如果利尿药的剂量确实很低其风险就会降低。

4.心律失常　β 受体阻滞药对室性心律失常更有效。

5.代谢副作用　包括新发糖尿病。即使没有联合利尿药,β受体阻滞药也可以诱发糖尿病。血管舒张性 β 受体阻滞药卡维地洛和奈必洛尔似乎是例外,只是对心力衰竭患者做了有结果的研究。

6.普萘洛尔是否还有作用　这个会引起不良生活质量昔日的"黄金标准药物"已经没有了特别的优势,除非高血压和心绞痛伴随有其他一些情况使用普萘洛尔比其他 β 受体阻滞药效果更有经验和心得(如 POTS,肥厚型心肌病、预防偏头痛、焦虑或特发性震颤)。

7.其他 β 受体阻滞药　因其具有特殊的性能被越来越多地使用:心脏选择性(醋丁洛尔、阿替洛尔、比索洛尔、美托洛尔),扩血管能力和可能存在的代谢优势(卡维地洛和奈必洛尔),治疗心力衰竭的正面数据(卡维地洛、美托洛尔、比索洛尔、奈必洛尔),心肌梗死后保护脂溶性和非肝代谢性(美托洛尔、卡维地洛和噻吗洛尔),较长的作用时间(纳多洛尔)或长效配方,在特定的患者中内在拟交感神经活性(ISA)有助于避免心动过缓(吲哚洛尔、醋丁洛尔),已得到充分研究的抗心律失常属性(索他洛尔)。艾司洛尔因为具有极短的半衰期是围术期静脉使用的最佳药物。

8.循证用药　可以直接使用是因为大型试验已确立剂量及明确的治疗效果。例如,对普萘洛尔、美托洛尔、卡维地洛用于心肌梗死后保护已经进行了最好的研究,其中只有卡维地洛在再灌注领域已经做了研究。对于稳定的心力衰竭卡维地洛、美托洛尔、比索洛尔已经从大型试验中取得了令人印象深刻的数据。卡维地洛尤其值得关注,因为从高血压到左心功能不全再到严重的心力衰竭都已经取得了广泛临床应用许可,并在心力衰竭中取得了最好的试验数据。对于治疗心律失常,索他洛尔凭借其第Ⅲ类特性脱颖而出。

**表 1-5　心血管疾病中 β 受体阻滞药的应用总结**

| 适应证 | 必须使用[1]<br>(A 级别) | 可以使用<br>(B 级别) | 不能使用<br>(少证据) |
|---|---|---|---|
| 心力衰竭 | ✓✓ | | |
| 心肌梗死后 | ✓✓ | | |
| 心律失常(室性,心肌梗死后) | ✓✓ | | |
| 心律失常(其他) | | ✓ | |
| 急性冠状动脉综合征、不稳定型心绞痛(非 ST 段抬高型) | | ✓ | |
| 急性冠状动脉综合征、急性心肌梗死 | | ✓ | |
| 稳定型心绞痛(非心肌梗死) | | ✓ | |
| 高血压(最初选择) | | | 可选择 |
| 高血压(选择性的) | | ✓ | |
| 代谢综合征 | | | 谨慎使用 |

"必须使用"优先于"不能使用";[1]需排除禁忌证;✓✓.强烈推荐;✓.推荐

(王炳银　译)

# 第2章 硝酸酯类和新型防治心绞痛药物

LIONEL H.OPIE · JOHN D.HOROWITZ

"当药物长期使用时,需要增加剂量才能产生效果。"

Brunton,1867

## 一、劳力性心绞痛的本质

症状性冠状动脉疾病(CAD)患者,除劳力引起的压榨性胸痛伴辐射性外,停止劳力疼痛缓解,心绞痛疼痛逐渐增强和减弱(图2-1)。构成了缺血性级联效应,由此增加了缺血后心脏顿抑,但常常被忽视。

最初的氧气供给和需求之间的不平衡会导致心肌血流量不足(心肌缺血),反过来,引发一系列的代谢变化。高能磷酸盐的不足会导致钾流失,钠和钙增加,快速出现舒张功能不全。稍后发生收缩功能不全,心电图(ECG)改变,呼吸短促,心绞痛发作,停止劳力。在复原期间,疼痛缓解不久后心电图恢复正常,但收缩性恢复可以延迟至少30min(顿抑)。

本章着重于介绍硝酸酯类对抗心绞痛的作用,4种主要抗心绞痛药包括β受体阻滞药和钙通道阻滞药[(CCBs)图2-2]。从机制方面看,硝酸酯类和CCBs是冠状血管舒张药,硝酸酯类也降低前负荷而CCBs降低后负荷。β受体阻滞药通过减慢心率和负性肌力作用降低心脏氧需求。代谢性抗心绞痛药构成了新的第4类抗心绞痛药,调节代谢而没有主要血流动力学的作用。最近的治疗进展已扩展了这个分类,随着几个制剂的研发,有多种作用

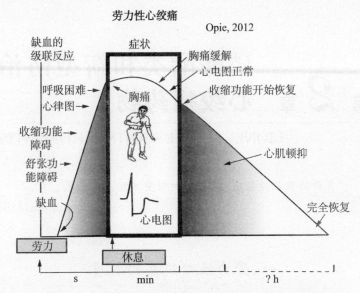

**图 2-1** 广泛性缺血导致不能快速缓解的劳力性心绞痛

基本概念参考 Nesto(图© L.H.Opie,2012)

或完全新的作用机制,如窦房结抑制药伊伐布雷定。

本章评论:①有机硝酸酯类,包括抗心绞痛作用及其他治疗药物;②最近发展起来具有抗心绞痛特性的新型制剂,包括代谢调节药,如伊伐布雷定、别嘌醇及雷诺嗪。在这种情况下,对症状性心肌缺血的患者,考虑预防心绞痛的治疗是很重要的,其他关键因素是使用具有保护心肌和抗动脉粥样硬化的药[阿司匹林、他汀类药物、血管紧张素转换酶抑制药(ACEI)、血管紧张素受体拮抗药(ARBs)],必要时使用抗心力衰竭的药物,而对于一些选择的患者考虑侵入性的方法也是合适的。

## 二、硝酸酯类药治疗心绞痛的作用机制

硝酸酯类提供一个外源性的舒张血管的一氧化氮(NO),一个非常短暂的自由基,从而引起冠状动脉血管舒张,即使因

CAD 内生性 NO 产生障碍时。因此,硝酸酯类不同于其他类的抗心绞痛药(图 2-2)。慢性使用硝酸酯类产生耐受性是重大的临床问题。当前临床工作的重点仍在减少或防止耐药性产生,主要强调过分 NO 的不利作用,产生有害的过氧硝酸酯类。正如 Ignarro,Furchgott,Murad,1998 年诺贝尔医学奖获得者所描述的那样,基本工作已经转移到内源性无处不在的 NO 作用生理信使,尽管内源性 NO 有很多功能(如在迷走神经传递中的作用)完全不同于外源性硝酸酯类释放的 NO,但却有共同、重要的血管扩张作用。

**抗心绞痛药的作用机制**

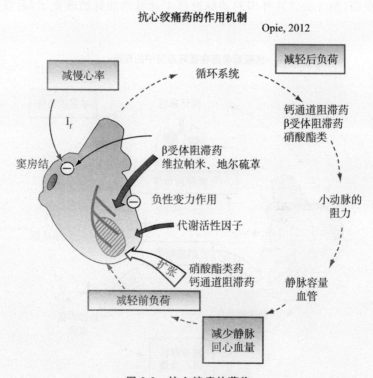

图 2-2　抗心绞痛的药物

主要有 4 类:硝酸酯类、β 受体阻滞药、钙通道拮抗药、其他(代谢细节参考图 2-7)SA,Slnoatrlal(图 © L.H.Opie,2012.)

1.冠状动脉和周围血管扩张作用 一定要注意区分抗心绞痛和冠状血管扩张的性能。硝酸酯类优先扩张冠状动脉和直径>100μm的小动脉:①血流沿着侧支和心外膜到心内膜重新分配;②减轻冠状动脉痉挛和动力性狭窄,特别是在心外膜部位,包括运动引起的冠状动脉收缩,从而缓解运动诱发的心肌缺血。因此,硝酸酯类是心绞痛"有效的"血管舒张药;双嘧达莫和其他血管舒张药并不扩张远端动脉支,而是将血液从缺血区域转送到非缺血区域,即"冠状动脉盗血"效应。

最初由Brunton观察到额外的硝酸酯类周边血流动力学的影响是不容忽视的。硝酸酯类除降低后负荷外,也降低心脏的前负荷(图2-3)。从外围的动脉返回主动脉的动脉波改变了,后负

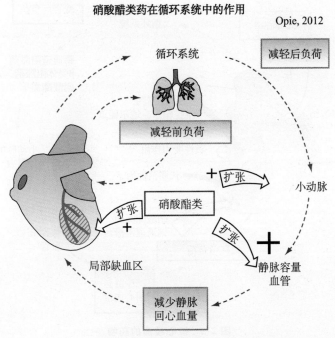

图 2-3 硝酸酯类药物对于循环系统影响的机制

主要作用于侧支循环静脉容量和外周小动脉的血管扩张作用(图© L.H.Opie,2012.)

荷减少,伴主动脉收缩压下降,尽管肱动脉压没有改变。

2.减少需氧量　硝酸酯类增加静脉容量,造成周围静脉的血液池,从而减少静脉回流和心室容量。减少对心肌壁压力和心肌需氧量减少。此外,主动脉收缩压下降也减少需氧量。

3.内皮细胞和血管的机制　硝酸酯类生物效应的基本机制是酶介导释放高度不稳定性 NO 分子(图 2-4)。某些血管活性物质的扩血管作用需要一个完整的血管内皮(因此,乙酰胆碱具生理

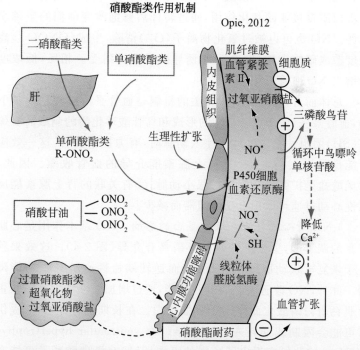

**图 2-4　硝酸酯类在产生一氧化氮(NO)的作用和刺激鸟苷酸环化酶引起血管的舒张**

硝酸酯耐药一开始是多方面因素,包括内皮的影响过氧亚硝基和过氧化物最终抑制三磷酸鸟苷转化(GTP)成环鸟苷酸(GMP)。注意,单硝酸酯类绕过肝代谢和线粒体醛脱氢酶-2(mitoALDH)硝酸甘油生物激活所需要的步骤。因此,ALDH-2 基因的减少或缺乏可能也是硝酸酯耐受的一个原因(图© L.H.Opie,2008)

性血管舒张作用但当内皮受损时却引起血管收缩)。硝酸酯类血管扩张作用取决于血管内皮结构和功能是否完整。硝酸酯类长期治疗,过氧硝酸酯类的形成可抑制内皮一氧化氮合成酶(NOS)这是推测的硝酸酯类耐受机制之一。同样,长期使用长效硝酸盐可能导致由自由基介导的内皮功能障碍(图2-5)。这是否使先前存在的内皮功能障碍恶化尚不清楚。因此,硝酸酯耐药和内皮功能障碍有部分共同致病的机制。

硝酸酯类进入血管壁后,经生物转化释放 NO,这刺激鸟苷酸环化酶产生环鸟苷一磷酸(GMP,图2-4)。此外,NO 可能通过许多蛋白质直接亚硝基化作用,通过转译后修饰改变他们的生理学特性。NO 也可以被过氧化物离子($O_2^-$)清除,生成($ONOO^-$)高浓度造成硝酸毒性(图2-5)和诱导硝酸酯类耐受。相反,低浓度则增强 NO 血管舒张作用。

总体而言,与临床实践相关的机制是血管平滑肌细胞内钙下降,血管舒张(图2-4)。NO 的形成和鸟苷酸环化酶的刺激需要巯基(SH)团组。当硝酸甘油注入动脉时,有力扩张血管,这一效应可能是限于人类,反映了肾上腺素能介导的血管收缩。因此,①硝酸盐是扩张静脉强于扩张小动脉;②有关联的肾上腺素能反射性心动过速可以由 β 受体阻滞而减少。

4.NO 对心肌舒张和收缩蛋白的影响　NO 基本作用是心肌舒张的调节剂,至少部分是由环磷鸟苷介导(图2-4)。这效果独立于恢复冠状动脉的血流量,继而逆转缺血性心脏舒张功能障碍。此外,NO 改善人心肌舒张功能,通过增加弹性细胞架的联蛋白肌钙蛋白磷酸化而作用于收缩蛋白。在长期治疗中,NO 提供者可能会限制或逆转左心室肥厚(left ventricular hypertrophy,LVH)。这些研究提出了这样的可能性,即有机硝酸酯类可能在系统性高血压治疗中发挥作用,LVH 是长期的心血管疾病风险的标志和调制器。然而,到目前为止,只有零星的临床调查。

5.抗血小板聚集作用　有机硝酸酯类模拟内源性 NO 作用抑制和可能扭转血小板聚集。这些作用主要通过激活可溶性鸟苷酸环化酶路径介导的(图2-4)。

## 三、硝酸酯类药的药动学

生物利用度和半衰期:各种制剂差别很大,每种都需要单独考虑。作为一个群体,硝酸酯类从黏膜、皮肤、胃肠道(GI)吸收。硝酸甘油、原型的药动学还未充分认识,它迅速从血液中消失,半衰期只有几分钟,主要由肝将母体分子转换成长效二硝酸酯。另一方面,硝酸异山梨酯必须首先在肝转化成活性单硝酸酯(图2-4),半衰期4～6h,最后由肾排泄。单硝酸酯是有完全生物效应的,没有任何肝代谢,半衰期4～6h。事实上,人们对药动学的知识兴趣有限,因为硝酸酯类的血浆浓度与其活性代谢产物的水平之间的关系高度可变,药理作用的发生和持续时间对临床医生最重要。众多硝酸酯类制剂中(表2-1),急性心绞痛发作舌下含服硝酸甘油是金标准。在实践中,常给予患者长效硝酸酯类。不管使用何种长效制剂,医生处方药物的方式应该减少硝酸酯类耐受的可能性。这涉及一个开关策略,每天至少有10h无硝酸酯类的时间。但是,这种策略使在无硝酸酯类间期有心绞痛发作的风险,通常是在晚上。

## 四、硝酸酯类药与其他药物的相互作用

许多提议的硝酸酯类的相互作用是药效学,涉及增强血管扩张效果,如与CCBs合用。然而,血管扩张互相作用的主要例子是与选择性磷酸二酯酶5抑制药(PDE-5)合用,如用于勃起功能障碍的西地那非。PDE-5抑制药正越来越多地用于治疗肺动脉高压(见第5章),他们对心力衰竭的作用正在探索。作为一个组群,当与硝酸酯类合用时这些药物会导致严重低血压反应(图2-5)。因此,每个制剂的包装盒内均须注明禁止与任何形式的硝酸酯类合用。例如,西地那非降低血压约8.4/5.5mmHg,在服用硝酸酯类的人群中降血压更多。性交的用力也进一步增加了心血管系统压力。作为一个群体,这些药物也不应当与α肾上腺

表 2-1 硝酸酯类制剂:剂量、准备、效果持续时间

| 药物 | 途径 | 制剂和剂量 | 影响持续时间和评论 |
|---|---|---|---|
| 亚硝酸异戊酯 | 吸入 | 2~5mg | 10s 至 10min;肥厚性心肌病的 LV 流出梗阻型的诊断 |
| 硝酸甘油(三硝酸甘油酯,硝酸甘油) | 舌下含服 | 0.3~0.6mg 到 1.5mg | 血浓度峰值在 2min;$t_{1/2}$大约 7min;治疗不稳定型心绞痛或稳定型心绞痛。保持盖紧 |
| | 喷 0.4mg | 每喷 0.4mg | 相同药量/剂量 |
| | 药膏 | 2%;6in×6in 或 15cm×15cm 或 7.5~40mg | 2 次/日;每隔 6h,7h 后第 1 次剂量的效果开始,持续 3~5h。没有长期使用的效果数据 |
| | 皮肤贴片 | 0.2~0.8mg/h;每帖持续 12h | 影响在几分钟内开始,持续 3~5h。没有在长期治疗时第 2 次或第 3 次剂量疗效数据 |
| | 口服持续释放 | 2.5~13mg/d 每次 1~2 片,3次/日 | 首次给药后 4~8h;尚无对长期用药的数据 |
| | 口腔 | 1~3mg 片剂,3次/日 | 影响在几分钟内开始,持续 3~5h。没有在长期治疗时第 2 次或第 3 次剂量疗效数据 |
| | 静脉输注(在美国已不用) | 5~200μg/min(注意 PVC)Tridil 0.5mg/ml;Nitro-Bid Ⅳ 5mg/ml | 在不稳定型心绞痛时,往往需要增加剂量应付耐药,高浓度溶液含有丙二醇,与肝素发生交叉反应 |

续表

| 药物 | 途径 | 制剂和剂量 | 影响持续时间和评论 |
|---|---|---|---|
| 硝酸异山梨酯(山梨糖醇酐)异山梨醇硝酸酯 | 舌下 | 2.5~15mg | 出现5~10min,疗效持续60min或更长时间 |
| | 口服片剂 | 每次5~80mg,2~3次/日 | 8h(首次剂量;然后耐药);3~4次/日;2次/日,间隔7h可能是有效的,但数据不充分 |
| | 喷雾 | 1.25mg | 2~3min迅速起作用 |
| | 咀嚼片 | 单剂量5mg | 运动时间增加,2min~2.5h |
| | 口服缓释 | 每次40mg,1~2次/日 | 8h(1次给药;2次/日并不优于安慰剂) |
| | 静脉输液 | 1.25~5mg/h | 对不稳定型心绞痛在休息时候可能需要增加剂量 |
| | 软膏 | 100mg/24h | 不是连续治疗期间有效 |
| 单硝酸异山梨酯 | 口服药片 | 20mg,2次/日,7h间隔 120~240 mg缓释剂,1次/日 | 持续给药2周疗效可持续12~14h,6周后疗效可持续12h |
| 戊四硝酯 | 舌下含服 | 10mg按需要给药 | 无疗效数据 |

$t_{1/2}$:半衰期。长效。在美国可用。延长释放硝酸甘油延长释放,硝酸异山梨酯,单硝酸异山梨酯

在美国可获得:延长释放硝酸异山梨酯;Tridl.硝酸甘油

IV.静脉注射;LV.左心室;PVC.中心静脉压;Tridl.硝酸甘油

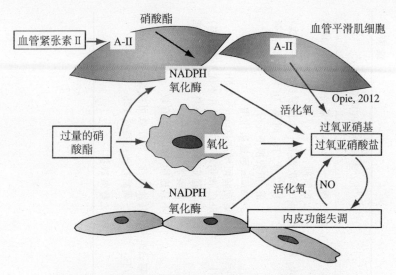

**图 2-5 过氧硝酸酯的形成和氧化酶类在此过程中的作用**

过量的硝酸酯类导致刺激氧化酶系统。最终的结果是增加内皮功能障碍,血管紧张素Ⅱ刺激血管平滑肌细胞(VSM)形成过氧亚硝酸。一些程序降低导致内皮功能障碍的过程,包括卡维地洛的管理(大数据)、高剂量的阿托伐他汀(人类志愿者数据)和血管紧张素受体阻滞药替米沙坦(实验数据)。NADPH.还原酶,烟酰胺腺嘌呤二核苷酸磷酸盐;NO.一氧化氮(图© L.H.Opie,2012)

素能阻滞药合用。如果不慎与 PDE-5-硝酸合用,给予 α 肾上腺素受体激动药甚至可能需要去甲肾上腺素。

1.男性急性冠状动脉综合征(图 2-6) 无论何时,当一个男性患者患心绞痛或急性冠状动脉综合征(ACS)时,不论是否由性交触发或加重,一个重要的问题是患者最近是否服用了西地那非(伟哥)、伐地那非(艾力达)或他达拉非(西力士)。如果是服用了的话,多久以后可以给硝酸酯类?在临床实践中可能是西地那非 24h 后使用硝酸酯类。伐地那非的 24h 的间隔可以从药品包装盒中看到。长效他达拉非对应的间隔是 48h。

2.与肼屈嗪合用的获益 硝酸酯和肼屈嗪间有良性互动,后者可能是通过抑制自由基形成,有助于减少硝酸酯的耐受性。这也许可以解释为什么硝酸酯与肼屈嗪联合治疗心力衰竭有效。

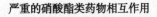

**严重的硝酸酯类药物相互作用**

Opie, 2012

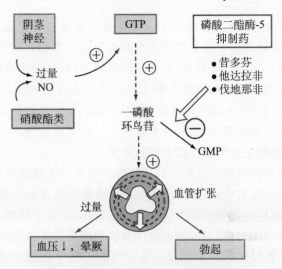

**图 2-6 严重的硝酸酯类药物相互作用**

通过三磷酸鸟苷(GTP)和环磷鸟苷酸(GMP)的作用机制使血管扩张,磷酸二酯酶-5(PDE 5)的抑制药,例如西地那非(Viagra)通过抑制环磷鸟苷分解 GMP 使血管扩张。这不仅仅是局限于硝酸酯类引起周围血管扩张,血压过度下降可能造成晕厥。因此,使用 PDE 5 抑制药的患者禁止服用硝酸酯类药物(图© L.H.Opie,2012)

现在在美国批准用于黑种人心力衰竭患者(见 6 章)。批准部分是基于非裔美国人心力衰竭试验的结果(A-HeFT)。该试验的结果显示 BiDil 使死亡减少 43%,住院率减少 39%。联合使用硝酸异山梨酯 20mg 和肼屈嗪 37.5mg,3 次/日。尽管这种联合在非裔美国人中是行之有效的,硝酸异山梨酯和肼屈嗪相互作用的确切机制以及最佳受益人群,仍然有待于阐明。这样的联合治疗有可能用于其他族群的重度心力衰竭的患者,而其他形式的药物治疗的相对禁忌,例如,肾功能不全的心力衰竭患者。

## 五、短效硝酸酯酯类药治疗急性心绞痛

舌下含服硝酸甘油治疗劳力性心绞痛在最初即已很好确立。然而,经常因为患者没有得到适当的指导或因为剧烈的头痛可能导致无效。当心绞痛开始,患者应该取坐姿(站立促进晕厥,而平躺增强静脉血返回和增加心脏工作负荷),每5分钟舌下含服硝酸甘油(0.3~0.6mg),直到疼痛消失,最多用4~5片。硝酸甘油喷雾剂是口服的替代模式,这更容易让一些患者接受。它起效较片剂快,特别是在那些口腔干燥的患者。

硝酸异山梨酯可以舌下(5mg)给药中止心绞痛的发作,预防心绞痛的作用大约维持1h。因为二硝酸酯需要在肝内转化为一硝酸酯,减轻心绞痛的作用(平均时间:3.4min)低于硝酸甘油(平均时间:1.9min),所以二硝酸盐的制造商推荐舌下使用这种药物只有在患者对硝酸甘油无反应或不能容忍舌下硝酸甘油时。口服摄入后,血流动力学和抗心绞痛的效果持续几个小时。单剂量硝酸异山梨酯防止心绞痛作用时间比单剂量舌下含服硝酸甘油更长(表2-1)。

## 六、预防心绞痛的长效硝酸酯类药

如果长期规律服用长效硝酸酯类不是持续有效,除非保持一段无硝酸酯类时间或低硝酸酯类区间(表2-2)。长效硝酸酯类导致内皮功能障碍是一个潜在的并发症,应该避免。因此,常规使用长效硝酸酯类治疗劳力性心绞痛患者,可能需要重新评估。

1.硝酸异山梨酯　口服制剂用于预防心绞痛。一个重要的问题是定期给予硝酸异山梨酯,能否持久的预防心绞痛(3~5h)。在一个重要的安慰剂对照研究中,单一口服剂量15~120mg硝酸异山梨酯后运动持续时间显著改善达6~8h。当相同的剂量每天重复4次,运动持续时间改善仅2h。在持续治疗期间显著的耐药现象出现,尽管持续治疗期间血浆硝酸异山梨酯浓度远高于急性治疗

期。在大型多中心研究中延长释放的硝酸异山梨酯缓释片(Tembids),2 次/日,每次 40mg,早上和 7h 后给药,并不优于安慰剂组时间。然而设计的剂量硝酸异山梨酯仍经常使用,以避免耐药性。

**表 2-2  设计偏心性间歇性使用硝酸酯剂量治疗劳力性心绞痛,避免产生耐药性**

| 制剂 | 剂量用法 | 参考文献 |
| --- | --- | --- |
| 硝酸异山梨酯 | 30mg, 7:00, 13:00 给药[1] | Thadani & Lipicky, 1994[2] |
| 单硝酸异山梨酯(Robins-Boehringer-Wyeth-Ayerst; Pharma-Schwartz) | 20mg, 8:00, 15:00 给药 | Parker,1993 |
| 单硝酸异山梨酯缓释剂(Key-Astra) | 120~240mg/d | Chrysant,1993 |
| 硝酸酯经皮用药 | 7.5~10mg/12h; 12h 后更换 | DeMots,1989 |
| 硝酸甘油缓释剂 | 15mg,大多数在 12h 前释放[3] | Parker,1989[4] |

[1].第二次剂量的功效还没有成立,对于其他的剂量没有数据;[2].Cardiovasc Drug Ther,1994,8:625-633;[3].尚无有关其他剂量的数据;[4].Eur Heart J,1989,10(Suppl. A):43-49

2.单硝酸酯类制剂  与硝酸异山梨酯有着相似的剂量和作用。硝酸酯类耐药,同样是一个潜在的问题,当采用快速释放制剂(硝酸异山梨酯片,益辛保),异常方式,间隔 7h,可预防或减少耐药的发生。使用缓释制剂(依姆多),剂量范围 30~240mg,1 次/日,测试其抗心绞痛的活性度。只有每日 120~240mg,改善运动时间 4~12h。连续使用 42d 仍有效。这些大剂量达到滴定量超过 7d。

3.经皮硝酸甘油贴片  被设计成允许定时释放硝酸甘油>

24h。尽管最初24h有功效,主要研究未能证明长期的改善。

4.戊四硝酯 可能诱发耐药性较其他硝酸酯类少。但这种药物并不容易获取(参见"预防和限制硝酸酯类耐药性")。

## 七、局限性:硝酸酯类药的不良反应和不足

1.不良反应 低血压是最严重的不良反应,而头痛是最常见的(表2-3)。头痛的特点为舌下含服硝酸甘油时发生,以及在长效硝酸酯类治疗开始期,通常随着抗心绞痛的疗效的维持,头痛逐渐消失,头痛也可能导致依从性降低不遵医嘱服药。同服阿司匹林可以避免头痛和冠状动脉事件。在慢性肺疾病,血管扩张药和增加静脉混合可能导致动脉低氧血症。偶尔,长期大剂量治疗可引起高铁血红蛋白症(表2-3),从而降低血液携带氧气的能力和向组织释放氧气的速度。通过静脉注射亚甲蓝$[1\sim2mg/(kg \cdot 5min)]$治疗。

**表 2-3 硝酸酯类的注意事项和不良反应**

**注意事项**

容器密封
硝酸喷雾易燃

**常见不良反应**

头痛常限制剂量;经常用阿司匹林
可能引起面部潮红
舌下含服硝酸酯可能会引起口臭

**严重不良反应**

晕厥和低血压可能发生
低血压风险脑缺血
乙醇或其他血管舒张药可能增加低血压
心动过速频繁
高铁血红蛋白血症:长期高剂量静脉注射亚甲蓝(1~2mg/kg)

**禁忌证**

肥厚型梗阻性心肌病患者使用硝酸酯类可能使流出道梗阻

西地那非(或类似的药物):低血压,甚至急性心肌梗死的风险

**相对禁忌证**

肺心病:降低动脉氧分压

缩窄性心包炎患者减少静脉返回风险,加重二尖瓣狭窄

**耐受性**

连续高剂量导致耐受,非常用剂量可能避免

不同药剂之间的交叉耐受性

**停药症状**

长期使用硝酸酯类要逐渐停止

　　2.硝酸酯类治疗中的不足　舌下含服硝酸甘油有显著的抗心绞痛发作作用,而长效硝酸酯类只适度有效减少心绞痛发作频率和缓解心力衰竭患者症状。除了患者依从性问题,硝酸酯类治疗限制的主要原因是 NO 抵抗、"真正"的硝酸酯类耐药和硝酸酯类"伪"耐药,单独或组合出现(表 2-4)。

表 2-4　有机硝酸酯类反应的限制因素

| 异常 | 主要的机制 | 效果 |
|---|---|---|
| 无抵抗力 | 可溶性鸟苷酸环化酶功能失调的 NO "清除" | 重新应答不足(低反应性) |
| 硝酸酯类真耐受性 | (1)硝酸酯的生物活性受损<br>(2)由 $O_2$ 导致对 NO 耐药性增加 | 逐步衰减酸酯类作用恶化的内皮功能障碍 |
| 硝酸酯类假耐受性 | 血管收缩物质释放的增加(血管紧张素Ⅱ、儿茶酚胺、内皮素) | 在硝酸酯类空白时期的反弹 |

　　3.明显硝酸酯类治疗中不足的处理　排除耐药和不能耐受(头痛)后,治疗是阶梯式的(表 2-5),同时去除加重因素如高血

压、甲状腺功能亢进、心房纤颤或贫血。

---

**表 2-5　劳力性心绞痛阶梯式处理提议**

---

1. 一般:病史和体格检查排除瓣膜病、贫血、高血压、血栓栓塞病和心功能不全。冠状动脉性心脏病的危险因素(吸烟、高血压、高血脂、糖尿病、肥胖)。必须停止吸烟,控制饮食

2. 预防药物:给予阿司匹林、他汀类药物和血管紧张素转换酶抑制药,控制血压

3. 起始阶段:一线治疗,短效硝酸酯类是治疗的基础,增加 β 受体阻滞药或者 CCBs(降低心率),如果之前有过心肌梗死或者心力衰竭患者用 β 受体阻滞药。否则是 C 级,可用 CCBs(最好是维拉帕米或者地尔硫䓬或者长效二氢吡啶)

4. 二线治疗:是短效硝酸酯类加 β 受体阻滞药和 CCBs 的组合

5. 三线治疗:在长效硝酸酯类药物中的附加选择,伊伐布雷定、尼可地尔、雷诺嗪、哌克昔林或者曲美他嗪,欧洲指南,除了长效硝酸酯类药物,其他这些三线治疗药物是被允许作为一线药物使用

6. PCI 加支架:在选择的患者,特别是对于单支动脉病变的患者,在任何阶段均可采用 PCI 加支架

7. 心脏旁路移植手术:用于药物治疗失败或者对于左主干冠状动脉有病变或者三支冠状动脉病变,特别是左心功能减低者。甚至对药物治疗有反应者,也不排除需要介入治疗

8. 硝酸酯类治疗失败:可能发生于这些步骤中的任何阶段,需要考虑硝酸酯类的耐药性或者疾病恶化或者患者依从性差

---

# 八、硝酸酯类药治疗急性冠状动脉综合征

大型试验未能显示始终如一的降低不稳定型心绞痛和非 ST 段抬高型心肌梗死(Non-STEMI)或者 ST 段抬高型心肌梗死(STEMI)病死率。因此,硝酸酯类治疗的目标是缓解疼痛管理相

关的急性心力衰竭或严重高血压。

静脉注射硝酸甘油治疗急性冠状动脉综合征（ACS）患者疼痛被广泛认为是有效的,虽然没有适当的对照试验。硝酸甘油注入的初始速率 $5\mu g/min$（临界低血压患者甚至 $2.5\mu g/min$）,使用非吸附输液系统。尽管较早期的研究使用渐进比量滴定法输注速率以缓解疼痛（最终速率,一些患者 $1000\mu g/min$）,这种策略一般应该少用,因为易诱发耐药性风险和随后的"反弹"。鉴于其至 $10\mu g/min$ 硝酸甘油在 24h 内引起一定程度的耐药性,在大多数情况下建议最大注入速率 $16\mu g/min$。硝酸酯类贴片和硝酸甘油软膏不应使用。静脉注射疗法,根据需要可向上滴定,能更好地控制疼痛。

1.经皮冠状动脉介入  冠状动脉内硝酸甘油,常常用于减少缺血,如冠状动脉痉挛造成的缺血。一些硝酸酯类制剂液包含高钾,可能导致心室纤维性颤动。

2.硝酸酯类禁忌证  涉及右心室的急性心肌梗死（AMI）,硝酸酯类诱导左心室（LV）充盈下降从而加重低血压。收缩压低于 $12kPa$（90mmHg）是一个禁忌证。最近用过西地那非或类似药品的患者意味着硝酸酯类治疗必须推迟或避免（见"硝酸酯类与其他药物的相互作用"）。

## 九、急性心力衰竭和急性肺水肿

现有指南对于硝酸酯类在急性失代偿性心力衰竭中的应用没有明确的推荐意见。一项超过65 000例患者的观察性研究发现,相较于新近较为昂贵的奈西利肽,静脉注射硝酸甘油获得类似的临床结果,但优于多巴酚丁胺。但是该项研究在分组时患者血压并没有完全匹配,故有待于更多的随机研究以促进指南的更新。

包括急性心肌梗死在内的各种原因所致的急性肺水肿,硝酸甘油都非常有效,但需警惕血压骤降、心动过速、心动过缓等不良反应。舌下含化 $0.8\sim 2.4mg$ 硝酸甘油,可降低左心室充盈压、增加心排血量,从而在15～20min缓解气短症状,并可在5～10min后重复给药1次。静脉使用硝酸甘油更好,因可根据临床症状和血流动力学反应及时快速调整剂量。对于未合并低血压的肺水肿患者,使用剂量可能超过心肌梗死时的剂量,往往＞200μg/min。静脉使用硝酸异山梨酯使用方法与此类似,已经过验证。

另一方面,研究发现,在未选择的急性肺水肿人群中,小剂量硝酸甘油联合N-乙酰半胱氨酸和以利尿药为基础的治疗方案有类似的临床疗效。

## 十、充血性心力衰竭

不管是短效的还是长效的硝酸酯类药物均被认为是缓解急、慢性心力衰竭症状的药物。硝酸酯类药物对静脉扩张作用优于小动脉,所以他们最适合应用于肺毛细血管楔压升高、伴有肺淤血的人群。高剂量硝酸异山梨酯(60mg,4次/日)联合肼屈嗪相较于安慰剂可明显降低病死率,但在严重的充血性心力衰竭患者中逊于血管紧张素转换酶抑制药(ACEI)。对于不能耐受ACEI患者,可选择二硝酸异山梨酯——肼屈嗪,也可辅助心力衰竭的治疗,这在黑种人中得到证实。

硝酸酯类的耐药性仍是个问题。设计采取间歇性给药(晚上、预期运动时)是一个明智的解决方案。逐渐递增硝酸酯类给药剂量仅是一个短期解决方案,通常应避免使用。联合使用ACEI及肼屈嗪,可使硝酸酯类耐药性钝化。在慢性心力衰竭患者中硝酸酯外贴片临床结果多变。

## 十一、硝酸酯类药的耐药和NO抵抗

### (一)硝酸酯类耐药

硝酸酯类耐药常限制硝酸酯类的有效性。长效的硝酸酯类虽然提供了更高和更持久的血药浓度,但随着时间的推移,往往会失去有效性,这就称为硝酸酯类耐药现象(图 2-4)。有关硝酸酯类耐药机制有若干假说,总结如下。

1.硝酸酯类生物活性受损 多项研究表明,对硝酸甘油和其他有机硝酸酯类的耐药具有其硝酸酯类特异性,较少对其他鸟苷酸环化酶活化剂产生交叉耐药,包括 NO 本身。在稳定型心绞痛患者中持续静脉注射硝酸甘油 24h 后将产生硝酸酯类特异性耐药及生物活性受损。究其原因,是由于硝酸甘油酶性脱硝及 NO 的释放。有机硝酸酯类的生物活化是一种酶解过程,通过大量硝酸还原酶产生催化作用。这些发现提示人们去寻找潜在的关键性"耐药诱导酶"。这种酶在长时间暴露于硝酸酯后将会被抑制。

2.ALDH(乙醛脱氢酶) ALDH 就是这种酶的一个例子(图 2-4)。乙醛是一种高度有毒化合物,在生成活性氧(ROS)时,可促使机体产生氧化应激,诸多生理过程产生乙醛,包括儿茶酚胺的活化,在环境中无处不在。通常它们潜在的毒性作用被线粒体的乙醛脱氢酶 2($ALDH_2$)所遏止。有机硝酸酯类可抑制 $ALDH_2$ 消除这种抵抗氧化应激的保护机制。中国和日本大约 30% 的人群存在 $ALDH_2$ 功能障碍,全球大约 5 千万人群存在这种异常。这种酶能调节许多有机硝酸酯类的生物活性,包括硝酸甘油(图 2-4)。反过来,硝酸甘油可有效而快速的灭活 ALDH,包括 $ALDH_2$,这种现象往往发生在硝酸酯类耐药前。而且,在 $ALDH_2$ 基因敲除的小鼠中更易发生硝酸酯类诱导耐药。生物活性较少依赖 $ALDH_2$ 的戊四硝酯,于是就很少产生诱导耐药,与正常人群长时间使用单硝酸异山梨酯后导致内皮功能障碍形成鲜明对比。然而,应该注意的是,除了有机硝酸酯类和多种 ALDH 亚型之间相互作用的广泛变异性外,还有许多其他类型的硝酸酯类还原酶,由此看来,$ALDH_2$ 抑制药并不是唯一导致硝酸酯类诱导耐药的关键机制。

3.氧自由基假说 氧化应激诱导和内皮功能障碍。多个研究已将硝酸酯类耐药的发生发展与氧自由基的释放增加、氧化应激和内皮功能障碍联系在一起。同样,数个动物模型和正常人群的研究也证实硝酸酯类耐药诱导与诱导血管内皮功能障碍有关。基于 $ALDH_2$ 在限制产生的过量 ROS 危害性中的重要作用,任何限制 ROS 产生的物质均可降低硝酸酯类耐药的风险。例如,可以增加环磷鸟苷的血管舒张药如鸟苷酸环化酶激动药和 PDE-5 抑制药可增加 NO 的活性(图 2-4)。但是因为它们过度的血管舒张的危险性,使得这些动物性实验数据并不能被应用于临床实践(图 2-4)。氧自由基学说:①对于先前已经存在冠心病发生药物耐药和内皮功能障碍缺乏试验数据;②研究发现,某些硝酸酯类可减少氧化应激;③在一些硝酸酯类耐药动物模型中发现其内皮功能仍保留正常。然而,氧自由基学说可以解释在一些动物模型中通过给予维生素或肼屈嗪治疗可以明显减少硝酸酯类耐药性。其他可以减少氧化应激的药物包括他汀类、ACEI 和血管紧张素受体阻滞药(ARB)。

**(二)硝酸酯类耐药的预防和局限**

在劳力性心绞痛患者中,研究发现,通过间歇性给药来减少症状性耐药。每日 2 次给予单硝酸异山梨酯(Monoket,异乐定)或每日 1 次给予 120mg 或 240mg 单硝酸异山梨酯缓释剂型(依姆多)虽可以保留临床药效但有可能导致内皮功能障碍。大量的证据表明,硝酸酯类对血管及血小板作用是 SH 依赖性的。协同使用 SH 供体比如乙酰半胱氨酸将会增强硝酸酯类对于血流动力学和血小板聚集方面的作用。硝酸甘油联合乙酰半胱氨酸治疗同样可限制临床上的诱导耐药,从而改善不稳定型心绞痛患者的预后。增加叶酸、L-精氨酸、维生素 C 的供给作为一种简单方法也可以尝试。快速增加血液中硝酸甘油的浓度可以克服耐药现象。有足够的证据显示,保证硝酸甘油空白期可以限制耐药,这也许与"受体回升"和"零点现象"有关。

1.心血管协同治疗(图 2-7) 卡维地洛有着大量的试验和临床证据,它可以通过防止氧自由基产生和 CYP 消耗,保证 NO-环鸟苷酸途径的活性,减少啮齿类动物硝酸酯类耐药现象(图 2-4)。在临床上,卡维地洛防止硝酸酯类耐药优于 β 受体阻滞药。由于 β 受体阻滞药常被应用于劳力性心绞痛,卡维地洛也许应被考虑优先选用,这需要更多高质量的对照研究去论证。

### 硝酸酯类耐药和内皮功能障碍

Opie, 2012

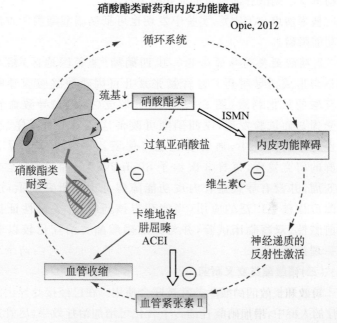

**图 2-7 目前对硝酸酯耐药的治疗建议**

从细胞分子学机制看是由于过氧亚硝基所致,见图 2-3。卡维地洛、维生素 C 和肼屈嗪均可减少氧自由基的生成。硝酸异山梨酯和肼屈嗪已被证实可在心力衰竭患者产生长远效果。血管紧张素转换酶抑制药可拮抗由硝酸酯类血管扩张所致的神经体液活性,从而反射性引起动脉收缩、影响肾血流。ISMN.单硝酸异山梨酯;ACEI.血管紧张素转换酶抑制药(图© L.H.Opie,2012)

奈比洛尔作为一种 β 受体阻滞药有此矛盾的是它同时也是 $β_3$ 肾上腺素能受体激动药,借此可活化 NOS,从而释放 NO。这种不同寻常的性能理论上有助于限制硝酸酯类耐药。

肼屈嗪的应用是合乎情理,尤其对于充血性心力衰竭,因为:①有充足的临床研究证据显示硝酸酯类-肼屈嗪联合应用的优越性;②肼屈嗪可抑制自由基形成。

人类实验性硝酸甘油诱发的内皮功能障碍可以被连续 7d 高剂量的阿托伐他汀（80mg/d）所阻止。相关的机制可能是他汀类药物减少了硝酸甘油所致的氧化应激反应。

替米沙坦、ARB 类，实验中发现也可抵制硝酸酯类所致的血管功能障碍。

2.硝酸酯类药物的选择　戊四硝酯（非美国地区）相对来说不会形成诱导耐药。血管紧张素 Ⅱ 可因磷酸酰胺腺嘌呤二核苷酸的氧化刺激（图 2-4）和 ROS 形成（图 2-5）导致血管功能受损。而试验发现，戊四硝酯可改善这种情况。同样，在实验性糖尿病人群中，血管功能也可保留。一个小样本冠心病人群的研究发现，每日 3 次给予 80mg 戊四硝酯口服，连续使用 8 周，并没有导致血管内皮功能障碍。这些研究提示，戊四硝酯应该被更广泛的应用（当能获得该药时）。关键性证据需要前瞻性、双盲临床试验，并与标准硝酸酯类治疗比较以验证这一理论。

### （三）硝酸酯类交叉耐药

短效和长效的硝酸酯类常被联合使用。在已经接受异山梨酯治疗的人群中，增加硝酸甘油舌下含化可增加治疗效果，尽管这种效果有所减弱。理论上，正如之前所讨论的，对长效硝酸酯类耐药有可能也会对短效硝酸酯类产生交叉耐药，这种现象体现在静脉注射硝酸甘油时前臂容量血管、冠脉直径和运动耐量变化。

### （四）硝酸酯类假性耐药和反跳

反跳是指在突然停用硝酸酯类药物后（例如静脉给药方式的调整）或在硝酸酯类空白期可导致心绞痛发作频率明显增加。硝酸酯类假性耐药可能起因于"零点现象"，表现为接受长效硝酸酯治疗的患者在下次给药前心绞痛症状恶化加重。基础机制可能是由于在硝酸酯类撤药过程中使 NO 扩血管作用减弱，而导致无拮抗性血管收缩（血管紧张素 Ⅱ，儿茶酚胺和内皮素）。

### （五）NO 抵抗

NO 抵抗可定义为重新出现的对 NO 呈低反应性，无论是血管扩张方面还是抗血小板聚集作用方面。这同样可发生在其他一些直接 NO 供给者,如硝普钠。NO 抵抗常提示一些心力衰竭的患者对 NO 供给反应低下,与先前硝酸酯类使用剂量无关。血小板相关的 NO 抵抗主要是因超氧阴离子释放所介导的氧化还原反应增加有关。在急性冠状动脉综合征(ACS)患者中 NO 抵抗和内皮功能障碍密切相关。血小板 NO 抵抗是一种预后不良的标志。

## 十二、劳力性心绞痛分级治疗

英国国家卫生和临床卓越研究所(NICE)是从全国抽调多名专家组成的一个公正团体,目的是制订一些公正和高质量的文件。他们有关稳定型心绞痛处理的全文总共 489 页,而后又总结出一个精简版本。每个建议均配有相关研究表,分列为低、中和高质量级别。例如,β 受体阻滞药和 CCB 类的比较就涵盖了 18个荟萃分析。

1.一线治疗　短效硝酸酯类被认为是治疗基础,在此基础上可增加 β 受体阻滞药或 CCB 类。

2.二线治疗　二线治疗是短效硝酸酯类联合 β 受体阻滞药,并可增加 CCB(二氢吡啶类,DHP),例如长效硝苯地平、氨氯地平或者非洛地平。NICE 的调查研究发现,联合用药和单药使用在病死率及非致死性心肌梗死方面并没有显著差异,但联合用药就单药使用而言可以增加平板试验运动的时间、短期内增加运动至出现 ST 段压低的持续时间。但联合治疗对于症状的控制如心绞痛发作频率、硝酸甘油使用频率并没有明显改变。短期运动耐量的改进可转化为患者的主观获益。

3.三线治疗　附加的选择包括长效硝酸酯类、伊伐布雷定、尼可地尔和雷诺嗪。澳大利亚和新西兰增加派克西林,欧洲增加曲美他嗪。ESC 指南也把这些药作为三线治疗选择方案,但是根据临床医师和心脏病专家的经验和判断可将长效硝酸酯类作为一线治疗药物选择。

4.综合治疗　全面的病史采集和体格检查对于排除一些可逆

性因素(表 2-5)是必不可少的,不能遗漏主动脉瓣狭窄,尤其是老年患者主动脉瓣狭窄的症状常被掩盖。高血压、不良生活方式等危险因素必须严格管理,如果没有禁忌,所有患者均应给予阿司匹林、他汀类及 ACEI 类药物。只要冠状动脉解剖结构合适,PCI 和外科冠状动脉旁路移植被越来越多的患者接受。但是对稳定型心绞痛患者,药物非手术治疗和 PCI 治疗的远期预后却是一样的。硝酸酯类单独应用于心绞痛患者尚缺乏远期观察的临床研究证据。

## 十三、心绞痛联合治疗方案

现有数据对于硝酸酯、β 受体阻滞药、CCBs 联合治疗还是单药治疗,抑或是序贯治疗的总体有效性没有充分论证。COURAGE 研究反映了目前美国的操作原则。所有的患者均接受他汀类和阿司匹林治疗,86%～89% 接受 β 受体阻滞药治疗,65%～78% 接受 ACEI 或 ARB 治疗。5 年间,硝酸酯类的治疗率则从初始的 72% 下降至 57%。然而,只有 43% 给予了 CCBs 治疗,尽管劳力性心绞痛和陈旧性心肌梗死患者起始治疗选择维拉帕米和选择阿替洛尔的远期预后是一样的。

1.β 受体阻滞药和长效硝酸酯类  常联合应用于心绞痛治疗中(表 2-5)。两者均可降低氧需求,硝酸酯类可增加氧供给,β 受体阻滞药可抑制由硝酸酯类诱发的心动过速,β 受体阻滞药有增加心脏容积的趋势,而硝酸酯类可使之降低。

2.CCBs 和短效的硝酸甘油  常联合使用。在一个涉及 47 例劳力性心绞痛的双盲研究中发现,维拉帕米 80mg,3 次/日,可减少 25% 的硝酸甘油使用率,并延长 20% 的运动时间。但没有有关终点事件的研究报道。CCBs 也常和长效硝酸酯类合并使用,但同样也没有有关终点事件的研究数据。

硝酸酯类、β 受体阻滞药和 CCBs 也可三联联合使用。ACTION 是一项非常大型的临床研究,在已有抗心绞痛治疗(80% 接受 β 受体阻滞药、57% 按需给予硝酸酯类、38% 每日服用硝酸酯)的基础上增加长效硝苯地平,研究发现,CCB 降低了冠状动脉造影(CAG)和冠状动脉旁路移植(CABG)的概率,并减少了新发心力衰竭的发生率。合并高血压的患者联合使用硝苯地平也可观察到同样的临床结果,但由于卒中风险的降低使得其获益更为显著。由此总结了两个经验,一是硝酸酯类和 β 受体阻滞药的双联治疗不如三联治疗(增加 DHP CCBs),二是合并高血压的稳定型心绞痛需要更为强效的抗高血压治疗。然而,我们认为所谓"最适药物治疗"应该是一种具有代谢活性的药物。

## 十四、生物代谢类新型抗心绞痛药物

代谢相关的抗心绞痛药物和雷诺嗪不通过影响血流动力学而发挥抗心绞痛作用(图 2-8)。缺血是心绞痛的基础病因,此类药物通过降低缺血心肌的代谢率而发挥其效益。

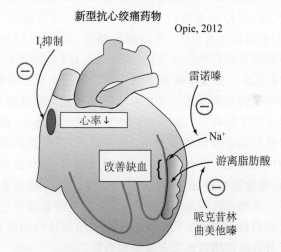

**图 2-8　新型抗心绞痛药物从不同途径发挥药理作用**

$I_f$ 通道阻滞药伊伐布雷定通过降低心率来增加心肌氧供给。雷诺嗪可在心肌缺血时通过慢钠通道的作用减少钠离子内流从而降低细胞内钠离子和钙超载。哌克昔林通过 CPT-1 酶抑制自由脂肪酸。曲美他嗪可在线粒体长链氧化方面发挥作用从而抑制脂肪酸氧化,此外,它还可以增加全身的胰岛素敏感性(图© L.H.Opie,2012)

1.雷诺嗪　雷诺嗪被 FDA 批准用于慢性劳力性心绞痛,也可与氨氯地平、β 受体阻滞药或硝酸酯类联合使用。雷诺嗪是一种代谢相关的抗心绞痛药物,原先认为它抑制脂肪酸氧化代谢产能,而增加葡萄糖氧化产能。但目前认为,更可能的机制是抑制慢内向钠电流,通过钠-钙交换增加细胞内钙离子浓度,发挥抗缺血作用。有关雷诺嗪抗心绞痛的作用、抑制心房颤动作用是否与心肌代谢能量的改善有关仍在继续争论。之所以认为其抗心绞痛机制与代谢相关,是因为最近的一项研究发现,雷诺嗪可降低非 ST 段抬高型 ACS 患者和糖尿病患者的空腹血糖和糖化血红蛋白。通过降低钙超载,有助于糖尿病控制和收缩性心力衰竭患者症状的改善。

雷诺嗪注意事项:尽管美国对其导致 QTc 间期延长提出警告,但目前一项有关 ACS 的大型临床研究并未发现其心律失常的不良反应。然而,雷诺嗪仍应避免应用于 QT 间期延长者,或使用其他药物已引起 QT 间期延长的患者(图 8-6)。因其经过肝 CYP3A 代谢,故抑制该酶的药物(如酮康唑、地尔硫䓬、维拉帕米、大环内酯类抗生素、HIV 蛋白酶抑制药、葡萄柚汁)或慢性肝病均可导致雷诺嗪药物浓度升高,从而诱发 QT 间期延长。

2.曲美他嗪　曲美他嗪在欧洲被广泛应用于抗心绞痛治疗,但在美国和英国并非如此。它是部分脂肪酸氧化抑制药,没有血流动力学方面的影响。一项短期的小型临床研究显示,曲美他嗪可明显降低每周心绞痛发作频率、改善运动时间,但仍有待大型和长期的试验数据。在合并冠心病的糖尿病人群中,曲美他嗪可降低血糖、增加前臂糖摄取、改善内皮功能。因为曲美他嗪发挥疗效完善不依赖于任何血压的下降,一个有趣的提议是它可以作为抗心绞痛药物替代硝酸酯类应用于勃起功能障碍的患者,而使此类患者可自由使用西地那非或类似药物。

越来越多的有力证据显示,曲美他嗪改善心肌能量代谢对治疗慢性收缩性心力衰竭方面也有帮助。在 β 受体阻滞药和 RAS 系统阻滞药的传统治疗基础上增加曲美他嗪可使心力衰竭患者进一步获益。在小范围的神经科患者中,曲美他嗪导致帕金森病的症状加重,也许这将会成为曲美他嗪的一个使用禁忌证。

3.哌克昔林　哌克昔林从 CPT-1 层面抑制脂肪酸氧化,这种酶可将活化的长链脂肪酸转运至线粒体。在 20 世纪 80 年代,哌克昔林曾经广泛使用,肝毒性和周围神经病限制了它的使用。随后发现这些不良反应主要是因为缓慢的肝羟基化,通过测定血药浓度、必要时降低药物剂量可使这些不良事件明显降低,鉴于此,在澳大利亚和新西兰哌克昔林又被重新应用于难治性心绞痛。而在其他国家,并没有得到广泛应用。理论上它是抗心绞痛和心力衰竭治疗的理想选择。

心力衰竭中的应用:哌克昔林可改善对其他治疗难以奏效的中度收缩性心力衰竭患者的症状和能量利用,也可改善肥厚型非梗阻性心肌病。需要强调的是,通过对照试验,首次经对照试验证实,认为由肥厚型非梗阻性心肌病所致的心力衰竭,药物治疗有效。

## 十五、其他新型抗心绞痛药物

1.伊伐布雷定　伊伐布雷定(procoralan)是起搏细胞 $I_f$ 电流的阻滞药,它不直接影响代谢,但是可通过降低心率间接地减少心肌需氧。它的抗心绞痛作用类似于 β 受体阻滞药和氨氯地平。但没有 β 受体阻滞药相关的负性肌力作用和低血压表现,也没有停药后的反弹现象。在英国和欧洲伊伐布雷定已被批准作为抗心绞痛药物应用于 β 受体阻滞药不耐受或有禁忌证的人群。通常当 β 受体阻滞药最大剂量仍不能有效控制心率时,可联合使用伊伐布雷定。因为伊伐布雷定只作用于窦房结的单一离子流,所以相较于作用全部离子流的 β 受体阻滞药而言,它较少引起严重的窦房结抑制。由于在视网膜上也存在 $I_f$ 离子通道,所以服药期间可能会导致夜间光幻视现象从而引起夜间驾驶障碍,但多为一过性表现。

在心力衰竭中的应用:SHIFT 研究提示中度收缩性心力衰竭患者在应用 β 受体阻滞药后心率不能达标,加用伊伐布雷定后可有明显临床获益。伊伐布雷定可降低心血管病死率和住院率，同时也可改善生活质量。然而，SHIFT 研究也受到一定挑战，在 Lancet 杂志上，Teerlink 就质疑在 SHIFT 研究人群中是否 β 受体阻滞药都已经用到足量。只有 23% 的病例 β 受体阻滞药用到试验目标剂量，一半的病例只用到目标剂量的 50% 左右（见第 6 章）。

欧盟认证：2011 年 12 月欧盟药品管理局人用药品委员会（CHMP）通过了伊伐布雷定的认证。适应证包括：纽约心功能分级 Ⅱ~Ⅳ级的收缩性心功能不全患者，窦性心律，心率≥75 次/分，使用 β 受体阻滞药因禁忌不能使用或不能耐受 β 受体阻滞药，可加用伊伐布雷定。禁忌证包括心力衰竭不稳定、急性心力衰竭或起搏器依赖的心力衰竭（心率完全依赖于起搏器）。

**2.尼可地尔** 尼可地尔（不在美国）有着双重作用机制，一是作为钾通道激动药，二是有着硝酸酯类样的作用，在实验中较少产生类似于硝酸酯类的耐药。它是一种烟碱硝酸盐，主要是引起大的冠状动脉扩张，以及减轻前后负荷。在日本被作为抗心绞痛药物而广泛应用。IONA 研究对 5126 例稳定型心绞痛的病例进行了平均 1.6 年的随访，发现包括 ACS 在内的重大冠脉事件下降。

**3.别嘌醇** 别嘌醇可能有双重节能机制。首先，它通过抑制黄嘌呤氧化酶可减少心肌氧耗。其次，在心力衰竭患者，别嘌醇可促进磷酸肌酸中高能磷酸盐转化为三磷腺苷。与这种高能量强化理论一致的是，Norman 等对稳定型心绞痛患者进行了一个安慰剂对照的双盲交叉试验，试验组每日给予 600mg 的别嘌醇，他们发现别嘌醇组在运动诱发胸痛时间、ST 段压低程度方面均有中度改善，从而推断高剂量别嘌醇有抗心绞痛作用。更重要的是，这种剂量的别嘌醇可降低血管氧化应激、改善冠心病患者血管内皮功能。

尽管这些发现引起各方广泛兴趣，但仍有许多重要问题不明确。首先，其作用机制不清楚，心肌能量改善的利好作用会增加运动耐量。其次，在 Norman 等所进行的研究中有关心绞痛患者使用别嘌醇的量-效特点、对于难治性病例的治疗反应,以及高剂量的长期应用安全性均没有提及。

## 十六、硝酸酯类药真的安全吗

相较于 β 受体阻滞药和CCBs 在劳力性心绞痛中安全性的可靠数据,硝酸酯类治疗后所导致的氧自由基过量产生、内皮功能受损、心动过速和肾素-血管紧张素的活化可能并不安全。两个大样本数据分析提示硝酸酯类的使用增加了死亡风险比,分别为1.6 和 3.8。一个描述性研究发现,在冠状动脉痉挛所致心绞痛的日本患者中长期硝酸酯类治疗增加了严重的心脏事件。目前最好的治疗策略是在 β 受体阻滞药或 CCB 类加上标准的心脏保护性药物如阿司匹林、ACEI 和他汀类基础上增加短效硝酸酯类,如 EUROPA 研究那样(见第 5 章)。

## 十七、总　　结

1.作用机制　硝酸酯类可通过扩张冠状动脉和减轻冠状动脉收缩(包括由运动所导致)而减轻心绞痛发作。同时,还可扩张动脉,降低动脉收缩压。它们的减负荷作用可使左心室高充盈压的心力衰竭患者获益。

2.劳力性心绞痛间断硝酸盐治疗　舌下含服硝酸甘油仍为治疗基础,常在仔细评估生活方式、血压、血脂等情况后联合 β 受体阻滞药、CCB 或者两者同时使用。由于药效持续数分钟,从而保证充分的空白期,硝酸酯类耐药现象不常见。间歇性给予异山梨酯,在肝内转化为活性代谢产物,使得起效时间延迟,但持续时间却长于硝酸甘油。

3.心绞痛预防　一些较新的硝酸酯类制剂实质上并不优于老的制剂。我们支持 NICE 推荐,初始使用短效硝酸酯类,联合一种 β 受体阻滞药或CCB,β 受体阻滞药和非二氢吡啶类 CCB 同时使用,加用三线治疗药物。在一定范围内,允许三线制剂(如伊伐布雷定、尼可地尔、雷诺嗪、曲美他嗪,在澳大利亚和新西兰可使用哌克昔林),某些情况下也可与短效硝酸酯类作为初始联合用药。

4.硝酸酯类耐药 硝酸酯类作用持续时间越长,越易发生耐药现象。故而在药物持续时间和耐药性方面必须维持平衡。尽管长效硝酸酯类仍在被广泛利用,但 NICE 推荐已将其由一线治疗药改为三线治疗药,以降低耐药发生。越来越多的数据显示,乙醛形成导致内皮功能障碍被认为与硝酸酯类耐药有关。联合使用卡维地洛、奈比洛尔有助于预防和延迟耐药,但是缺乏临床前瞻性试验数据。

5.静息性不稳定型心绞痛 硝酸酯类空白期是不可能的,24～48h 持续静脉注射硝酸甘油通常有效。然而,常需逐渐增加剂量以克服硝酸酯类耐药。

6.AMI 早期 我们建议静脉使用硝酸酯类应保留用于复杂病例。

7.CHF 的治疗 抗心力衰竭治疗中也常发生硝酸酯类耐药,因此硝酸酯类常保留用于一些特殊情况,如急性左心衰竭、夜间阵发性呼吸困难或预期运动。然而,异山梨酯联合肼屈嗪已被获准用于黑种人抗心力衰竭治疗。

8.急性肺水肿 硝酸酯类是急性肺水肿总体治疗中的一个重要部分,主要通过降低前负荷而发挥作用。

9.硝酸酯类耐药 目前有关耐药机制的理解聚焦是由于硝酸酯类向活化 NO 生物转化障碍而导致氧自由基生成(超氧化物酶和过氧亚硝基)。在使用异山梨酯或单硝酸异山梨酯治疗劳力性心绞痛期间,有足够的证据显示,保证硝酸酯类空白期可最大限度避免临床耐药,但内皮功能受损仍会保留较长时间。除了增加肼屈嗪(见之前的讨论),其他治疗如抗氧化剂、他汀类、ACEI 或叶酸均很少充分测试检验。

10.与西地那非类严重药物相互作用 西地那非类药物常用于减轻勃起功能障碍,硝酸酯类和此类药物同时使用可导致严重不良反应。勃起功能障碍在心血管疾病患者中很常见,同样表现为内皮功能障碍。联合应用 PDE-5 抑制药和硝酸酯类是禁忌。每一个男性患者在罹患 ACS 时都应详细询问近期是否使用过 PDE-5 抑制药(商品名伟哥、乐威壮、西力士)。一旦曾经试用过这类药,在接受硝酸酯类治疗前必须至少有 24~48h 的洗脱间期(西力士更长),用药期间需严密监护。

11.新型抗心绞痛药物 新型非硝酸酯类抗心绞痛药物的试验和使用越来越多,包括伊伐布雷定、雷诺嗪、曲美他嗪、哌克昔林和别嘌醇。这些药可直接或间接帮助心肌代谢保持平衡,而显著不良反应较少。

(王炳银 王 浩 译)

# 第 3 章　钙通道阻滞药

LIONEL H.OPIE

"钙通道阻滞药在高血压及冠心病的治疗中起主要作用"

Abernethy and Schwartz,1999

"大肆宣扬的风险,没有一个是由二氢吡啶类钙通道阻滞药造成的"

Kaplan,2003,对 ALLHAT 结果的评论

钙通道阻滞药(CCBs,钙拮抗药)主要通过舒张血管和减少外周血管阻力起作用。它们一直是治疗高血压和心绞痛的最常用药物。根据一系列大型试验,我们对 CCBs 治疗这些疾病的主要作用已经有了充分的了解。CCBs 从化学组成方面可分为二氢吡啶类(DHP)和非 DHP 类两类(表 3-1),它们共同的药理作用是选择性抑制血管平滑肌和心肌的 L 钙型通道(图 3-1)。二氢吡啶和非二氢吡啶类区别是钙离子通道结合位点的不同,并且 DHP 对血管的选择性更大。另外,非二氢吡啶类通过抑制窦房和房室结,降低心率。因此,维拉帕米和地尔硫䓬在治疗中的作用更接近于 β 受体阻滞药。但是,与 β 受体阻滞药的一个重要区别是非二氢吡啶类 CCBs 在心力衰竭的治疗中是禁忌的。

**表 3-1 CCBs 结合位点、组织特异性、临床应用、禁忌证和安全性**

| 位点 | 组织特异性 | 临床应用 | 禁忌证 | 安全性 |
|---|---|---|---|---|
| **DHP 结合位点** | | | | |
| 标准形态:硝苯地平<br>位点 1 | 血管>心肌<br>>节点<br>血管选择性<br>10 • N,A<br>100 • Nic,I,F<br>1000 • Nis | 劳力性心绞痛(N,A)<br>高血压(N,[1]A,Nic,I,F,Nis)<br>血管痉挛导致的心绞痛(N,A)<br>雷诺综合征 | 不稳定型心绞痛,<br>AMI 早期,收缩<br>性心力衰竭(氨<br>氯地平可能是例<br>外) | 硝苯地平胶囊:血压过度下<br>降,尤其老年患者;ACS 患<br>者有肾上腺素能活化作用<br>长效形式:在高血压治疗中<br>安全,没有对 ACS 的研究 |
| **非 DHP 结合位点** | | | | |
| 能使心率减慢的<br>位点 1B,D<br>位点 1C,V | 窦房结和房室<br>结>心肌=<br>血管 | 心绞痛:劳力型(V,D),不稳定<br>型(V),血管痉挛型(V,D)<br>高血压(D,[1]V)<br>心律失常,室上性(D,[2]V)<br>维拉帕米:心肌梗死后患者<br>(没有美国的许可) | 收缩性心力衰竭;<br>窦性心动过缓或<br>SSS;房室结传导<br>阻滞;WPW;急<br>性心肌梗死(早<br>期) | 收缩性心力衰竭,尤其是地<br>尔硫䓬<br>在老年高血压患者中维拉帕<br>米的安全性与 β 受体阻滞<br>药相同 |

括号中所列的适用药物 FDA 批准的药物。A.氨氯地平;D.地尔硫䓬;F.非洛地平;I.伊拉地平;N.硝苯地平;Nic.尼卡地平;Nis.尼索地平;
V.维拉帕米

[1] 仅长效形式;[2] 只有静脉注射形式

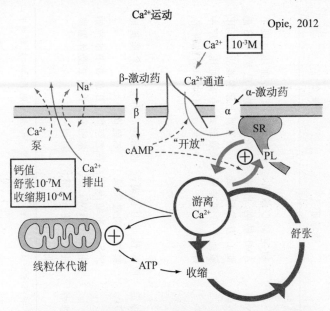

**图 3-1　钙通道在调节心肌细胞内钙离子转运中起的作用**

α.α 肾上腺素能受体;β.β 肾上腺素能受体(图© L.H.Opie,2012)

# 一、药理特性

## (一)钙通道:L 型和 T 型

所有 CCBs 最重要的特性是当钙离子通道处于通透状态或者"开放"时,有选择性地抑制钙离子内流。以前是所谓的缓慢通道,而现在发现钙电流速度比以前认识到的要快得多,而且至少有 L 和 T 两种类型的钙通道。通常开放时间长的钙通道被称为 L 型通道,它能被 CCBs 阻断,而儿茶酚胺可以增强其活性。L 型钙通道功能是通过钙离子释放,使肌浆网内的钙离子进入胞质,进而满足肌细胞收缩起始时所需的大量钙离子(图 3-1)。T 型钙通道在电位更负时开放。在窦房结和房室结早期除极时起重要作用,并且在心力衰竭的心肌上能相对地上调。目前,临床上还没有专门的 T 型钙通道阻滞药可用。

**(二)细胞学机制:β 受体阻滞药与 CCBs**

这两类药物用于治疗心绞痛和高血压,但它们在亚细胞结构上的作用模式有重要差别。它们都具有负性肌力作用,但只有 CCBs 有舒张血管和其他平滑肌的作用(作用轻微)(图 3-2)。CCBs 通过阻滞平滑肌和心肌钙离子通道的钙离子内流作用,使流入收缩细胞内的钙离子减少。CCBs 的作用结果是血管舒张和负性肌力,由于 DHP 类对周围血管的卸荷效应,DHP 类的血管舒张作用和负性肌力作用通常较温和。

1.钙离子拮抗药抑制血管收缩 在平滑肌(图 3-2),钙离子对收缩功能的调节机制不依赖于肌钙蛋白 C。钙离子与钙调素相互

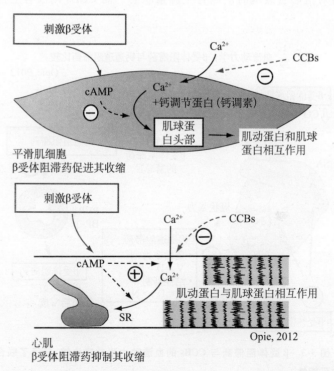

图 3-2 **β 受体阻滞药和钙通道阻滞药(CCBs)对平滑肌及心肌的作用**
对血管平滑肌的相反作用有至关重要的治疗价值(图© L.H.Opie,2012)

作用形成钙-钙调素,钙-钙调素通过激活肌球蛋白轻链激酶(ML-CK)使肌球蛋白轻链磷酸化,肌球蛋白发生相互作用,进而产生收缩。环磷腺苷(AMP)能抑制 MLCK 的活性。与 CCBs 作用相反,β 受体阻滞药通过减少 cAMP 的形成,消除了 cAMP 对 MLCK 活性的抑制,进而促进平滑肌的收缩,这是为什么在开始使用 β 受体阻滞药治疗时会促发哮喘发作及外周血管阻力升高的原因(图 3-3)。

2.CCBs 与 β 受体阻滞药　CCBs 和 β 受体阻滞药有血流动力学和神经体液的差异。血流动力学的差异已被充分了解(图 3-3)。β 受体阻滞药通过减少肾素释放抑制肾素-血管紧张素系统,同时对抗心脏衰竭时的高肾上腺素状态。而 CCBs 则没有上述的

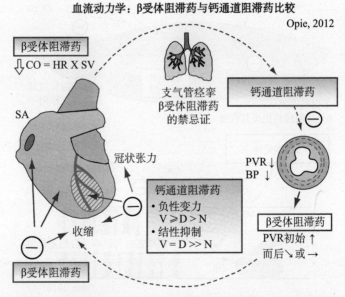

**图 3-3　β 受体阻滞药与 CCBs 的血流动力学效应比较,显示了联合治疗的可能性**

D.地尔硫䓬;N.作为二氢吡啶的一个例子的硝苯地平;V.维拉帕米(图© L.H. Opie,2012)

抑制作用。这种差异可以解释为什么用 β 受体阻滞药治疗心力衰竭，而不用 CCBs。

3.CCBs 和颈动脉血管保护　实验表明，硝苯地平和氨氯地平均能对血管内皮起到保护作用并且促进一氧化氮的形成。此外，一些 CCBs 包括氨氯地平、硝苯地平和拉西地平对颈动脉粥样硬化有抑制作用。β 受体阻滞药没有发现类似的抑制颈动脉粥样硬化的作用。越来越多的证据表明，这种血管保护作用可改善临床预后。

## 二、钙通道阻滞药的分类

### （一）二氢吡啶类（DHP）

DHP 类药物均与 $\alpha_1$ 亚基（N 个位点）的相同位点结合，由此建立了共同的钙离子拮抗通道（图 3-4）。由于作用效果的程度不同，它们对血管平滑肌的抑制作用较心肌的抑制作用强，具有血管选择的属性（表 3-1，图 3-5）。尽管如此，他们仍然有心肌抑制的潜在可能，特别是在药物选择性较小的情况下和在有心肌病变或应用 β 受体阻滞药的情况下。从临床角度考虑，DHP 类药物对窦房结和房室结的影响可以忽略不计。

硝苯地平是第一代 DHP 类药物，是短效剂型，它通过迅速扩张血管缓解严重的高血压和终止冠状动脉痉挛。外围血管扩张和血压快速下降导致快速的反射性肾上腺素能活化性心动过速（图 3-6）。这种前缺血效应可以解释为何大剂量应用短效 DHP 类药物会增加不稳定型心绞痛。不当使用短效硝苯地平能解释很多既往 CCBs 药物普遍存在的不良反应，目前使用的长效 DHP 类药物没有上述副作用。

因此，真正长效的化合物，如氨氯地平或硝苯地平的长效释放制剂（控释片、缓释片，CC）和其他药物如非洛地平和伊拉地平等，症状性不良反应大幅度减少。两个不良反应是头痛和足踝水肿，头痛是因为所有的小动脉扩张，踝部水肿是因为药物引起前毛细血管扩张。现在对适当使用二氢吡啶类有更大的关注，以确

**钙通道模型**

Opie, 2012

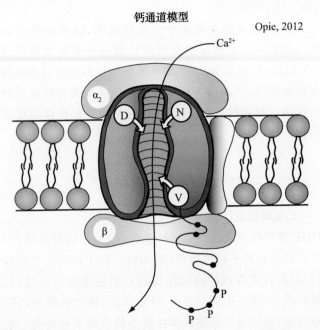

图 3-4　硝苯地平(N)、地尔硫草(D)和维拉帕米(Ⅴ)的结合位点的钙通道 $\alpha_1$-亚基的分子模型

二氢吡啶类与硝苯地平的结合位点相同。氨氯地平有额外的结合位点 Ⅴ 和 D。P 表示反应生成环磷腺苷的磷酸化位点(图 3-1),它的作用是增加钙通道的开放概率(图© L.H.Opie,2012)

定其安全性。治疗高血压的试验,如 ACCOMPLISH 提示初始采用 DHP 类药物联合血管紧张素转换酶抑制药(ACEI)治疗展现出明显的优势。

**(二)非二氢吡啶类:心率降低(HRL)制剂**

维拉帕米和地尔硫草与钙通道 $\alpha_1$-亚基的两个不同的位点结合起作用(图 3-4),它们有许多共同特性。与二氢吡啶类的第一个也是最明显的区别是维拉帕米和地尔硫草都能作用于窦房结和房室结,能有效地治疗室上性心动过速。两种药物都有降低窦

性心率的趋势。与 DHP 类相比不同的是,两种药物抑制心肌收缩的作用较强,血管的选择性较弱(图 3-5)。这些作用再加上外周血管扩张,导致心肌需氧量大幅度下降。这样的"氧保护"作用使得 HRL 药物比 DHP 类药物更类似 β 受体阻滞药,有相似的治疗作用。两个重要的例外情况是:①维拉帕米和地尔硫䓬对标准型室性心动过速几乎完全无效,因此不用于这些患者;②β 受体阻滞药有治疗心力衰竭的作用,HRL 药物却有明确禁忌。这些药物临床应用的特征见表 3-2。

**心脏和血管的选择性**

Opie, 2012

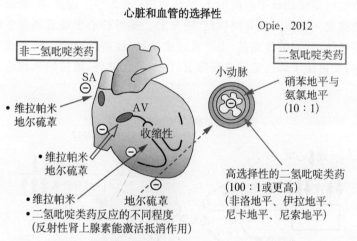

**图 3-5**　作为一组药物,二氢吡啶类(DHPs)有更多的血管选择性,而非二氢吡啶类维拉帕米和地尔硫䓬对心脏和小动脉作用相当

(图© L.H.Opie,2012)

　　在室上性心动过速的治疗中,频率依赖性作用是很重要的。在钙通道处于"开放"的状况下,HRL 药物更好地进入 AV 结的结合位点。在房室结折返性心动过速中,AV 结通道开放的更频繁,药物结合得更好,因此能很好地抑制 AV 结,从而阻断折返路径。

　　关于不良反应,HPL 药物对血管平滑肌作用较弱,血管扩张的不良反应也少,较少出现潮红、头痛或足部水肿(表 3-4)。因为 HRL 药物的窦房结抑制作用,反射性心动过速的不良反应很少发生。左心室(LV)功能抑制仍然是主要的潜在不良反应,尤其是在充血性心力衰竭(CHF)的患者。为什么在所有的 CCBs 中只有维拉帕米会有便秘的不良反应尚不得知。

## 三、钙通道阻滞药的主要适应证

1.稳定劳力性心绞痛　所有类型的 CCBs 的共同作用是在低浓度时阻滞动脉平滑肌的 L 型钙通道(表 3-2)。因此,扩张冠状动脉是一个重要的共同作用(图 3-3)。虽然抗心绞痛机制是多种多样的,共同的作用是:①扩张冠状动脉、缓解运动诱发的血管收缩;②血压下降可致后负荷降低(图 3-6)。此外,维拉帕米和地尔

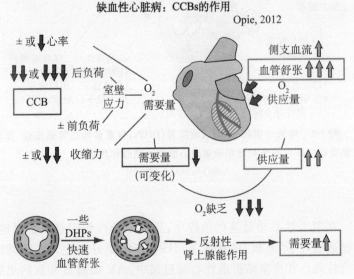

**图 3-6　钙通道阻滞药抗缺血作用的机制**

注意,一些短效 DHPs 产生的快速小动脉血管舒张作用可能会通过反射性肾上腺素刺激作用增加心肌需氧量(图© L.H.Opie,2012)

硫草作用于窦房结降低了运动心率,同时具有负性肌力作用(图3-7)。

2.休息时发生的不稳定型心绞痛　在主要的 CCBs 药物中,尽管有一项研究支持地尔硫草经静脉用于不稳定型心绞痛,但是只有维拉帕米被批准用于不稳定型心绞痛的治疗。重要的是在没有应用 β 受体阻滞药时(有反射性肾上腺素活化的风险,图3-6)不应单独使用 DHP 类药物。

3.冠状动脉痉挛　冠状动脉痉挛作为心绞痛的主要原因正在重新评估。冠状动脉痉挛曾经被认为是休息时短暂心绞痛的主要原因,但是现在看法已经改变,一些研究表明,β 受体阻滞药比硝苯地平更有效。由于冠状动脉痉挛在不稳定型心绞痛中的作用不被重视,硝苯地平不与 β 受体阻滞药联用而单独应用硝苯地平是有害的。在寒冷或者高血压诱发的心绞痛及变异性心绞痛中,冠状动脉痉挛仍起重要作用。所有的 CCBs 应该都是有效的。但是在这些药物中被许可用于治疗冠状动脉痉挛的是维拉帕米和氨氯地平。

4.高血压　CCBs 是优秀的抗高血压药,在老年人和黑种人患者中降压效果名列前茅(见第 7 章)。总体来说,在治疗冠心病中和其他降压药物一样有效,而预防卒中比其他降压药更有效。此外,CCBs 降压药在预防心力衰竭方面效果几乎与其他降压药一样。其效果在很大程度上不依赖于钠的摄入,可能是因为他们具有温和的利尿作用,亦可与抗炎药物合用(如非甾体类抗炎药)。在高血压合并肾病时,二氢吡啶及非二氢吡啶类均可降低血压,这是首要目的,但非二氢吡啶类减少蛋白尿的效果更好。

5.室上性心动过速　维拉帕米和地尔硫草可以抑制房室结,因此它们用于治疗室上性心动过速。而硝苯地平和其他 DHP 类药物对室上性心动过速无效。

6.心肌梗死后的保护　虽然 β 受体阻滞药被选择用于心肌梗死后的保护药物,但是维拉帕米和地尔硫草对没有左心衰竭的心肌梗死患者也有保护作用。结果表明,维拉帕米有更好的证据。

**表 3-2 口服降心率 CCBs：应用于心血管的突出特点**

| 药物 | 剂量 | 药动学和代谢 | 不良反应和禁忌证 | 动力学的相互作用 |
|---|---|---|---|---|
| **维拉帕米** | | | | |
| 片剂（维拉帕米的 IV 应用见有关内容） | 180~480mg/d,分 2 或 3 次（给药） | 在 1~2h 达峰血浆水平。生物利用度低（10%~20%），首关代谢率高，代谢为长效去甲维拉帕米 | 便秘；抑制 SA、AV 结和 LV 功能；CI 结态窦房结综合征,地高辛中毒；β 受体阻滞药过量, LV 衰竭；梗阻性心肌病 | 存在肝或肾疾病时水平↑。肝的相互作用；抑制 CYP3A4,从而降低阿托伐他汀、辛伐他汀、洛伐他汀/圣约翰草,降低维拉帕米的血药浓度 |
| 缓释（SR） | 如上所述,2 次给药（SR） | 排泄：75% 通过肾；25% 通过胃肠道；$t_{1/2}$,3~7h | 如上所述 | 地高辛水平增加 |
| 盐酸维拉帕米缓释胶囊（Ver） | 单次给药（Ver） | 作用达峰时间：SR1~2h, Ver7~9h,$t_{1/2}$,5~12h | | 如上所述 |
| 维拉帕米（时限性） | 单次睡前给药 | 全部延迟 4~6h 释放 | | |

续表

| 药物 | 剂量 | 药动学和代谢 | 不良反应和禁忌证 | 动力学的相互作用 |
|---|---|---|---|---|
| **地尔硫䓬** | | | | |
| 片剂（Ⅳ用法见下文） | 120～360mg/d，分3或4次给药 | 开始起效：15～30min，达峰时间：1～2h；$t_{1/2}$，5h。生物利用率45%（肝）。活性代谢产物，65%通过胃肠道丢失 | 维拉帕米，但是没有便秘 | 维拉帕米，对地高辛水平几乎没有影响，肝相互作用不显著。西咪替丁和肝疾病增加血药水平。普萘洛尔药物水平增加 |
| 长效 SR、CD、XR 盐酸地尔硫草 | 如上述，1（XR、CD、盐酸地尔硫草）或2次给药 | 开始起效较慢，半衰期长，其余相似 | 同上述 | 同上述 |

$t_{1/2}$，血浆消除半衰期；Ver，盐酸维拉帕米缓释胶囊

7.血管保护　CCBs 能使培养内皮细胞一氧化氮的产生增加,能改善患者内皮功能,这可以解释为什么 CCBs 可以减缓颈动脉粥样硬化,也可以降低卒中的风险。在 CAMELOT,氨氯地平与依那普利相比,减缓冠状动脉粥样硬化及降低心血管事件的作用更强。

**维拉帕米或地尔硫䓬的多重作用**

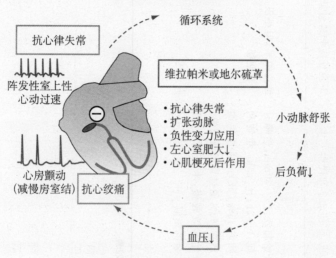

图 3-7　维拉帕米和地尔硫䓬的广谱治疗作用
(图© L.H.Opie,2012)

# 四、钙通道阻滞药的安全性和有效性

理想的心血管药物不仅安全、有效降低严重的终点事件,严重的终点事件包括:死亡、卒中和心肌梗死(MI)。安全性通常难以明确定义,可被认为是考虑到其已知的禁忌证,用药中没有显著不良反应。新的研究使人们对 CCBs 药物的有效性和安全性的质疑得到平息,新研究强烈、毋庸置疑地支持长效 CCBs 的安全性。

　　1.在缺血性心脏病治疗中的安全性和有效性　随机对照试验和荟萃分析表明,CCBs(除短效硝苯地平等)与β受体阻滞药在稳定劳力性心绞痛的治疗中具有相同的安全性和有效性,但是证据并不充分。然而,CCBs在稳定劳力性心绞痛的治疗中并未得到充分利用,特别是在美国。心绞痛试验 ACTION 发现,给予β受体阻滞药治疗的劳力性心绞痛患者加用长效硝苯地平能降低新的心力衰竭的发生和冠状动脉造影的需要率。在不稳定型心绞痛的治疗中,一项小的试验支持使用地尔硫䓬。还没有数据支持 DHPs 用来治疗不稳定型心绞痛。在心肌梗死后的随访中,β受体阻滞药仍然是被选择的药物。当β受体阻滞药禁忌或不耐受时,非 DHP(特别是维拉帕米)是第二选择。二氢吡啶在心肌梗死后患者中应用的安全性和有效性缺乏良好的证据。

　　2.治疗高血压的安全性和有效性　七大试验对超过50 000例高血压患者予以长效二氢吡啶类治疗,多数为氨氯地平,为 CCBs 的安全性和有效性提供了充分的证据。INVEST 试验表明,在冠心病合并高血压病患者的治疗中维拉帕米作为基础治疗与阿替洛尔作为基础治疗的疗效相似,主要终点事件是全因死亡、非致命性心肌梗死及非致命性卒中。在糖尿病高血压中长效 DHPs 也能改善预后。在 ALLHAT 试验中,氨氯地平在糖尿病和非糖尿病亚组的结果相似。这些研究结果让人很难认同 CCBs 对糖尿病患者的治疗有害,在这些患者中主要的问题是适当地降低血压。事实上,糖尿病患者有时反而应该优先选择使用 CCBs。曾经误认为癌症、出血、全因死亡率增加是 CCBs 严重且不可预料的不良反应,现在赞同这些观点的已经大大减少。

# 五、维拉帕米

　　维拉帕米(又称异搏定、卡兰、Verelan),作为非 DHP 药物,仍然是应用最广泛的 CCBs。维拉帕米和地尔硫䓬有多种心血管系统作用(图 3-7)。

1.电生理学 维拉帕米抑制 AV 结上部及中部区域由钙介导的动作电位。维拉帕米抑制了折返回路的一支,可终止阵发性室上性心动过速(图 8-4)。增加 AV 传导阻滞和有效不应期,降低心房扑动和心房纤颤时心室率。维拉帕米治疗室性心动过速(除了某些罕见的类型)时是无效的,甚至有害。血流动力学方面,维拉帕米扩张小动脉伴负性肌力作用(表 3-2)。心排血量和左心室射血分数并不随着周围血管的扩张而增加,这是负性肌力作用的一个表现。维拉帕米对运动诱导的心动过速有较强的抑制作用,休息时心率只有小幅下降。

2.药动学和相互作用 口服维拉帕米 2h 起作用,3h 达峰值。治疗作用的血药浓度为 $80\sim400\mathrm{ng/ml}$,但人们很少监测。它的消除半衰期通常为 $3\sim7\mathrm{h}$,但在长期给药及肝或晚期肾功能不全的患者中其半衰期显著延长。尽管口服剂量几乎完全吸收,但是其生物利用度仅为 $0.1\sim0.2$。经过肝的 P450 系统会产生一个高的首关消除作用,P450 系统由多个部分组成,包括 CYP 3A4,这也是维拉帕米增加几个他汀类药物如阿托伐他汀、辛伐他汀、洛伐他汀及酮康唑的血药浓度的原因。因为肝 CYP3A4 相互作用,FDA 警示,在服用维拉帕米的患者中辛伐他汀用量不应超过10mg。终极代谢产物及肝活性代谢物的去甲维拉帕米排泄,75%经肾排泄,25%经胃肠道排泄。维拉帕米 87%~93% 与蛋白质结合,但未见过与华法林有相互作用的报道。当同时服用维拉帕米和地高辛时,它们的相互作用导致地高辛药物浓度升高,可能是因为降低了地高辛的肾清除率。去甲维拉帕米是维拉帕米的长效肝代谢产物,在口服维拉帕米后血浆中迅速出现去甲维拉帕米;和维拉帕米一样,在慢性给药期间去甲维拉帕米经给药后清除速度会变得延缓。

3.维拉帕米剂量 通常总口服剂量为 $180\sim360\mathrm{mg/d}$,每天不超过 480mg,每日给药 1 次或 2 次(长效制剂),标准的短效制剂每日给药 3 次(表 3-2)。维拉帕米的个体药动学差异较大,这就意味着剂量调整是必需的,因此,每日 120mg 的剂量在肝功能损害或老年患者中可能是合适的。在长期口服给药期间,去甲维拉帕米代谢产物的形成和肝的转换率表明,增加维拉帕米的给药剂量可以减少给药频率。例如,如果维拉帕米原给予 80mg 的剂量,3 次/日,改为 120mg 的剂量,2 次/日效果也很好。老年患者及晚期肾或肝疾病的患者或正在应用 β 受体阻滞药的患者只需要小剂量维拉帕米。因为腺苷和超短效 β 受体阻滞药艾司洛尔的出现,使得治疗室上性心律失常很少静脉注射维拉帕米。

**4.缓释制剂** 缓释维拉帕米 SR 从基质释放药物的速率受摄入食物影响,而维拉帕米缓释胶囊是从一个速率控制聚合物释放药物,其速率受食物影响不大。通常剂量是 240~480mg/d。SR缓释制剂每日给药 1 次或 2 次,维拉帕米缓释胶囊每日 1 次。控释片或缓释片(Covera-HS;COER-24;180mg 或 240mg 片剂)每日在睡觉前口服 1 次,其目的(未经证实)在于减少第 2 天早上不良心血管事件的发生。

**5.研究结果** 在治疗高血压方面,维拉帕米与阿替洛尔相仿;在治疗冠心病(CAD)方面,维拉帕米有 3 个额外的优点:新发糖尿病减少,心绞痛减少,心理压抑减少。

**6.不良反应** 该类药的共同不良反应包括血管扩张引起头痛、面部潮红、头晕等。长效制剂这类不良反应较少,因此,在实践中,它们通常不是问题。心动过速不是不良反应。便秘是特殊的不良反应,并常引起很大的麻烦,尤其是在老年患者。罕见的不良反应可能包括牙龈疼痛、面部疼痛、上腹部疼痛、肝毒性和短暂的精神错乱。在老年人,维拉帕米可诱发胃肠道出血。

**7.维拉帕米的禁忌证**(图 3-8,表 3-3) 病态窦房结综合征患者发生室上性心动过速时不能静脉使用本药;存在的房室结疾病,过量合用 β 受体阻滞药、洋地黄、奎尼丁、丙吡胺或心肌抑制。在预激综合征(WPW)合并心房颤动时,不能静脉应用维拉帕米,可能会导致旁道前向传导(图 8-14)的风险,因此是禁忌的。维拉帕米在室性心动过速也是禁忌的(宽 QRS 波),因为它能造成过度的心肌抑制可能致命。运动诱发的室性心动过速例外。室上性心动过速的心肌抑制不是禁忌证,但是如果先前存在的左心室收缩功能减退则是禁忌证。在肝或肾疾病患者可能需要减少剂量(见前文"药动学和相互作用")。

**非二氢吡啶类钙通道阻滞药的禁忌证**

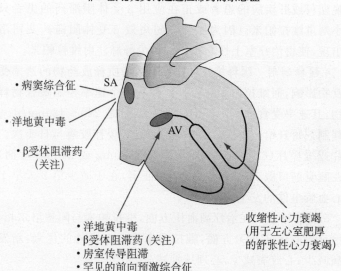

**图 3-8 维拉帕米或地尔硫䓬的禁忌证**

已经接受 β 受体阻滞药治疗的患者使用维拉帕米和地尔硫䓬,见正文(图© L.H. Opie,2012)

8.药物与维拉帕米的相互作用

(1)β 受体阻滞药:维拉帕米通过静脉给药现在已很少用,因此,与 β 受体阻滞药同时应用有潜在的严重相互作用,很大程度上来说成了历史问题。口服维拉帕米和 β 受体阻滞药合用是否耐受,取决于剂量、窦房结和心肌的状况。在实践中,临床医生通常可以在监测心率和心脏传导阻滞的条件下安全地联合使用维拉帕米与 β 受体阻滞药治疗心绞痛或高血压。在老年人中,必须排除窦房结和房室结病变。

**表 3-3　维拉帕米、地尔硫䓬、二氢吡啶和 β 肾上腺素能阻断药禁忌证的比较**

| 禁忌证 | 维拉帕米 | 地尔硫䓬 | DHPs | β 受体阻滞药 |
|---|---|---|---|---|
| **绝对** | | | | |
| 严重的窦性心动过缓 | 0/+ | 0/+ | 0 | ++ |
| 病态窦房结综合征 | ++ | ++ | 0 | ++ |
| 房室传导异常 | ++ | ++ | 0 | ++ |
| 预激综合征 | ++ | ++ | 0 | ++ |
| 地高辛毒性、房室阻滞[1] | ++ | ++ | 0 | ++ |
| 哮喘 | 0 | 0 | 0 | +++ |
| 支气管痉挛 | 0 | 0 | 0 | 0/++ |
| 心力衰竭 | +++ | +++ | ++ | 表明 |
| 低血压 | + | 0 | ++ | + |
| 冠状动脉痉挛 | 0 | 0 | 0 | + |
| 雷诺现象和周围血管病活动期 | 0 | 0 | 0 | + |
| 严重精神抑郁 | 0 | 0 | 0 | + |
| 严重主动脉狭窄 | + | + | ++ | + |

续表

| 禁忌证 | 维拉帕米 | 地尔硫䓬 | DHPs | β受体阻滞药 |
|---|---|---|---|---|
| 阻塞性心肌病 | 0/+ | 0/+ | ++ | 表明 |
| **相对的** | | | | |
| 胰岛素抵抗 | 0 | 0 | 0 | 慎用 |
| 有害的血脂 | 0 | 0 | 0 | 慎用 |
| 地高辛节点作用 | 慎用 | 慎用 | 0 | 慎用 |
| β受体阻滞 | 慎用 | 慎用 | 血压下降 | — |
| 丙吡胺治疗 | 慎用 | 慎用 | 0 | 慎用 |
| 不稳定型心绞痛 | 慎用 | 慎用 | ++ | 0 |
| 心肌梗死后保护 | 可能有保护作用 | 0（+如果不存在左心室衰竭） | ++ | 表明 |

(1) 0,禁忌快速静脉给药；+++,绝对禁忌；++,较强的禁忌；+,相对禁忌证；0,无禁忌的
"表明"指作者（LH Opie）应用是适用的,不一定是美国 FDA 批准

对于高血压,尽管心率、房室传导和左心室功能有时可能会受到不利影响,但是 β 受体阻滞药与维拉帕米联合应用效果很好。为了避免任何的肝药动学相互作用,维拉帕米最好与亲水性的 β 受体阻滞药如阿替洛尔或纳多洛尔联合使用,而不用美托洛尔、普萘洛尔、卡维地洛等经过肝代谢的药物。

(2)地高辛:维拉帕米抑制地高辛的转运及 P-糖蛋白,使地高辛的血药浓度增加,这与两者长期合用抑制房室结传导关联。在洋地黄中毒时,快速静脉注射维拉帕米是绝对禁忌的,因为它能导致房室传导阻滞加重。除了洋地黄中毒和房室传导阻滞,口服维拉帕米和地高辛可以联合使用。但是需要检查地高辛水平。地高辛可用于心力衰竭合并心房颤动;而维拉帕米是负性肌力作用,所以不应使用。

(3)抗心律失常药:维拉帕米与丙吡胺联合应用的负性肌力作用增强。和氟卡尼联合治疗也可以增加负性肌力和负性传导效应。

(4)他汀类药物:维拉帕米抑制肝 CYP3A 活性,阿托伐他汀、辛伐他汀、洛伐他汀由该同工酶代谢,因此,联合使用可能会增加阿托伐他汀、辛伐他汀、洛伐他汀的血药浓度。

(5)其他药物:苯巴比妥、苯妥英和利福平诱导细胞色素系统代谢维拉帕米,使其血药浓度下降。相反的,维拉帕米抑制肝 CYP3A 活性,从而增加环孢素、卡马西平和茶碱的血药浓度。这种抑制作用能增加酮康唑和西地那非的血药浓度。西咪替丁有不定的作用。乙醇浓度增加。维拉帕米能增加对神经肌肉阻断药的敏感性及增加锂(神经毒性)的作用。

(6)维拉帕米中毒的治疗:有关维拉帕米毒性处置的临床报道很少。当存在心力衰竭或血压过低时静脉应用葡萄糖酸钙(1~2g)或半量的氯化钙,在 5min 内注入是有帮助的。如果存在不适当反应,可以给予具有正性肌力或收缩血管的儿茶酚胺(见第 5 章),或给予胰高血糖素。另一种方法是高胰岛素正常血糖疗法。静脉注射阿托品(1mg)或异丙肾上腺素来缩短房室传导。严重者可能需要安装心脏起搏器进行治疗。

9.维拉帕米的临床适应证

(1)心绞痛:在慢性稳定型劳力性心绞痛的治疗中,维拉帕米通过减低后负荷,有温和的负性肌力作用和减少运动诱发的心动过速和冠状血管收缩作用。心率通常保持不变或略有下降。IN-VEST是一项对并发高血压的冠心病患者主要治疗效果的研究,该研究对以维拉帕米为基础的治疗和阿替洛尔为基础的治疗做了对比,为了达到目标血压,如果需要,前者加用了 ACEI 类的群多普利,后者加用了一个噻嗪类药物。两组治疗的主要结果非常相似,但以维拉帕米为基础的治疗心绞痛和新发糖尿病病例数更少。维拉帕米每天 240~360mg 的剂量相当于阿替洛尔每天 50~100mg 的剂量。尽管在美国已批准这一研究应用在有心肌梗死威胁的静息不稳定型心绞痛患者中,但维拉帕米与安慰剂对照研究还未进行。变异型心绞痛的治疗基础是 CCBs,包括维拉帕米,可能需要剂量大。维拉帕米突然停药可能会使心绞痛复发。

(2)高血压:在美国,维拉帕米被批准用于治疗轻-中度高血压。除了上述高血压合并 CAD 的研究外,在一项长期、双盲对照试验中,每天给予维拉帕米 240mg 组,轻-中度高血压的有效控制率在约 45%,氢氯噻嗪 25mg 组为 25%,联合用药组 60%。高剂量应用维拉帕米效果可能更为出色。此外,可以与利尿药、β 受体阻滞药、ACE 抑制药、血管紧张素受体阻断药(ARBs 的)或中枢作用药物联合用药。当与 α 受体阻滞药联合用药时,可能会因为肝的相互作用导致过分的低血压。

(3)维拉帕米治疗室上性心律失常:维拉帕米被许可用于预防复发性室上性心动过速及联合地高辛(注意相互作用)用于慢性心房颤动来控制心室率。室上性心动过速急性发作时,如果没有心肌抑制,可以给予 5~10mg(0.1~0.15mg/kg)的大剂量在 2min 内推注,60% 的患者会在 10min 内恢复窦性心律。然而,这种用法现在基本上被静脉注射腺苷取代(图 8-7)。当用于未控制的心房颤动时,如果合并左心室衰竭,用药需要谨慎给予 0.005mg/(kg·min),先静脉给予 5mg(0.075mg/kg),必要时 1

次 10mg。心房扑动时房室传导阻滞增加。室上性心动过速,包括心房扑动和颤动及存在旁路(预激综合征)时维拉帕米禁用。

(4)非典型性室性心动过速:一些运动诱发的室性心动过速患者由交感神经兴奋触发,可能是右心室流出道室性心动过速的年轻患者(右束支传导阻滞,电轴左偏),这类患者对维拉帕米的反应很好。然而,对标准的宽 QRS 室性心动过速维拉帕米可能导致死亡,尤其是静脉用药时。因此,除非诊断明确,要避免在室性心动过速应用维拉帕米。

(5)维拉帕米的其他用途:在肥厚型心肌病的治疗中,维拉帕米一直是 CCBs 药物中疗效最好的。在加拿大,维拉帕米被批准用于治疗肥厚型心肌病。用于急性发作期时,能减轻症状、减少流出道压力梯度、提高舒张功能并增强 20%～25% 运动能力。维拉帕米不应该用于静息时流出道梗阻的患者。没有维拉帕米与安慰剂对照的长期研究。与普萘洛尔回顾性比较显示,维拉帕米能减少猝死且 10 年生存率更高。联合室间隔切除术和维拉帕米治疗效果最好。大量长期应用维拉帕米的患者会出现严重的不良反应,包括窦房结和房室结功能障碍和明显的心力衰竭。

心肌梗死后的保护作用。当 β 受体阻滞药有禁忌时,在英国和斯堪的纳维亚国家,维拉帕米被用于心肌梗死后保护。在没有心力衰竭病史和心力衰竭的迹象(使用了地高辛和利尿药治疗时)的患者,给予维拉帕米 120mg,3 次/日,急性期后 7～15d 开始用药,是有保护作用的,能使 18 个月的再梗死率和病死率下降约 25%。

在间歇性跛行的治疗中,仔细确定维拉帕米用量,能最大程度的增加行走能力。

10.总结　在所有的 CCBs 药物中,维拉帕米具有最广泛的适应证,包括各种类型心绞痛(劳力型、血管痉挛性、不稳定型)、室上性心动过速和高血压。虽然间接的证据表明维拉帕米具有良好的安全性,但仍然有心脏传导阻滞和心力衰竭的风险。与阿替洛尔相比,在高血压合并冠心病患者的治疗中,维拉帕米组新发糖尿病、心绞痛及抑郁的发生率更低。维拉帕米联合 β 受体阻滞药会增加心脏传导阻滞的风险;因此,DHP 类药物与 β 受体阻滞药联用更好。

# 六、地尔硫䓬

虽然分子研究表明地尔硫䓬和维拉帕米的通道结合位点不同(图 3-4),但在临床实践中,它们有相似的治疗谱和禁忌证,所以它们经常被分类为非 DHP 类或 HRL 药物(图 3-5)。在临床上,地尔硫䓬和维拉帕米有相同的疾病谱:心绞痛、高血压、室上性心律失常和控制心房颤动或扑动患者的心室率(图 3-7)。在这些疾病中,美国批准地尔硫䓬用于治疗心绞痛(劳力性和痉挛性)和高血压、室上性心动过速和急性期的速率控制。地尔硫䓬的不良反应很少,与维拉帕米类似或者更好;特别是便秘的发生率要低得多(表 3-4)。另一方面,维拉帕米有更多的适应证。与维拉帕米相比,地尔硫䓬能否减少心脏抑制还没有严格对照的临床研究。

1.药动学　口服地尔硫䓬类药物,90% 以上可以被吸收,但生物利用度约为 0.45(肝代谢的首过消除)。口服短效地尔硫䓬类15～30min 起效,峰值在 1～2h,消除半衰期为 4～7h。因此,应用短效制剂是要达到持续治疗的效果需每 6～8h 给药 1 次。治疗血浆浓度范围为 50～300ng/ml。蛋白结合率是 80%～86%。地尔硫䓬在肝乙酰化为去乙酰化地尔硫䓬(其活性是母体化合物活性的 40%),在长期的治疗中逐渐积累。不像维拉帕米和硝苯地平,仅 35% 的地尔硫䓬通过肾排泄,65% 由胃肠道排泄。由于肝 CYP3A4 的交互作用,美国食品药品监督管理局警告,服用地尔硫䓬的患者辛伐他汀用量不应超过 10mg。

2.地尔硫䓬剂量　地尔硫䓬的剂量是 120～360mg,短效药物每天的剂量分 4 次给药,缓释制剂每天给药 1 次或 2 次。盐酸地尔硫䓬片(恬尔心 SR)被允许每日 2 次给药。对于每日 1 次用药,地尔硫䓬缓释胶囊 XR 在美国被批准用于高血压。地尔硫䓬

**表 3-4 3 个典型的 CCBs 和长效二氢吡啶类被报道的不良反应**

| 不良反应 | 维拉帕米 Covera-HS (%) | 短效地尔硫䓬 (%) | 地尔硫䓬缓释或控释胶囊 (%) | 硝苯地平胶囊[1] (%) | 硝苯地平 XL,CC,GITS(%) | 氨氯地平 10mg(%) | 非洛地平 ER 10mg(%) |
|---|---|---|---|---|---|---|---|
| 颜面潮红 | <1 | 0~3 | 0~1 | 6~25 | 0~4 | 3 | 5 |
| 头痛 | <安慰剂 | 4~9 | <安慰剂 | 3~34 | 6 | <安慰剂 | 4 |
| 心悸 | 0 | 0 | 0 | 低~25 | 0 | 4 | 1 |
| 头晕,头昏 | 5 | 6~7 | 0 | 12 | 2~4 | 2 | 4 |
| 便秘 | 12 | 4 | 1~2 | 0 | 1 | 0 | 0 |
| 踝关节水肿,肿胀 | 0 | 6~10 | 2~3 | 6 | 10~30 | 10 | 14 |
| 诱发心绞痛 | 0 | 0 | 0 | 低~14 | 0 | 0 | 0 |

(1) 已不在美国使用

数据来自 Opie L.H.临床中应用钙拮抗药物.Boston:Kluwer,1990:197,以及来自药品说明书

不良反应是剂量相关性的;没有对 CCBs 之间进行严密直接的比较,百分比是安慰剂矫正

控释胶囊 CD 和盐酸地尔硫䓬缓释胶囊可用于高血压和心绞痛。静脉注射地尔硫䓬(盐酸地尔硫䓬注射液)批准用于心律失常而不是急性高血压。在排除预激综合征后(图 8-14)用于阵发性室上性心动过速的急性发作期或用于减慢心房纤维性颤动或扑动的心室率。在心电图和血压监测下,剂量为 0.25mg/kg,在 2min 内用完。如果反应不佳,2min 后,重复 0.35mg/kg 的剂量。急性治疗之后通常是 5~15mg/h,长达 24h 的输注。地尔硫䓬过量与维拉帕米过量的治疗相同。

3.不良反应　通常标准用药的不良反应很少,限于头痛、头晕和踝水肿,6%~10%(表 3-4)。大剂量地尔硫䓬(日剂量 360mg)时,便秘也可能发生。缓释制剂用于高血压时,不良反应与安慰剂组类似。尽管如此,所有的地尔硫䓬药物均可能发生心动过缓和一度房室传导阻滞。静脉地尔硫䓬时的不良反应与静脉用维拉帕米时不良反应相似,包括低血压,而在既往有窦房结、房室结病变时可能发生高度房室传导阻滞和心脏停搏。在左心室功能低下的心肌梗死后患者,地尔硫䓬使病死率增加。不常见的反应有严重的皮疹,如剥脱性皮炎。

4.禁忌证　类似于维拉帕米的禁忌证(图 3-8,表 3-3):先前存在的窦房结或房室结功能显著减退、低血压、心力衰竭及预激综合征。心肌梗死后左心室衰竭射血分数<0.40 是一个明确的禁忌证。

5.药物相互作用和联合用药　不同于维拉帕米,地尔硫䓬对地高辛血药水平的影响往往是轻微的或微不足道的。与维拉帕米相似,与 β 受体阻滞药相互作用,影响血流动力学。然而,地尔硫䓬联合 β 受体阻滞药治疗心绞痛,监测注意心动过缓、房室传导阻滞或低血压的情况。地尔硫䓬可能会通过竞争普萘洛尔的结合位点而增加口服普萘洛尔的生物利用度。偶尔,地尔硫䓬会和一种 DHP 联合用于治疗难治性冠状动脉痉挛,其理由是两种药物涉及的是钙离子通道的两个不同的结合位点(图 3-4)。地尔硫䓬加上长效硝酸酯类可能导致过度的低血压。与维拉帕米类似,地尔硫䓬可能抑制 CYP3A,但可能较弱,可能增加环孢素、酮康唑、卡马西平和西地那非的血药浓度。反之,西咪替丁抑制肝细胞色素酶系统,阻断地尔硫草降解,增加其血液循环水平。

6.地尔硫草临床应用

(1)缺血综合征:地尔硫草对慢性稳定型心绞痛的治疗作用至少和普萘洛尔一样,剂量 120～360mg/d(表 3-2)。静息时不稳定型心绞痛,有研究显示,静脉注射地尔硫草(在美国尚未批准)比静脉注射硝酸酯类能更好地缓解疼痛,随访 1 年。在变异型心绞痛,地尔硫草 240～360mg/d 减少了疼痛的发作次数。

(2)高血压:在一项超过10 000例患者的主要长期疗效研究中,北欧地尔硫草(NORDIL)试验,在利尿药、β受体阻滞药或两者同时应用的基础上,如果需要血压达标,应用地尔硫草,再加ACEI类,对预防主要联合心血管终点事件是有效的。在较小的多中心 VA 研究中,地尔硫草在 5 个制剂(阿替洛尔、噻嗪类、多沙唑嗪、卡托普利)中降低血压的效果最好,在老年白种人及黑种人患者中尤其有效。尽管如此,在 1 年的随访中发现,地尔硫草对降低左心室肥厚的效果不佳,可能与应用短效地尔硫草制剂有关。

(3)地尔硫草的抗心律失常特性:主要的电生理学作用是 AV结抑制,地尔硫草使其相对不应期和有效不应期延长。因此,地尔硫草用于终止室上性心动过速的发作,并用于心房扑动或心房颤动患者快速降低心室率。在美国,只有静脉注射地尔硫草被批准用于此目的(见“地尔硫草剂量”本章前面)。口服地尔硫草可用于大多数室上性心动过速和预防发作(90mg,3 次/日,在美国或英国口服地尔硫草未被批准用于此目的)。预激综合征是地尔硫草的一个禁忌。

(4)心脏移植术:地尔硫草被用于预防移植后冠状动脉粥样硬化的发展,这种作用不依赖于血压的下降。

7.总结　地尔硫草的不良反应少,通过扩张周围血管、舒张运动诱发冠状动脉收缩,并有适度的负性肌力作用和窦房结抑制作用,因此,在心绞痛的治疗是有效的。尚无地尔硫草和维拉帕米对比的研究结果。与维拉帕米相同,尚不建议与β受体阻滞药合用。

# 七、硝苯地平,第一个二氢吡啶类药物

DHPs 的主要作用可以被简化为扩张小动脉(图 3-5)。除了心力衰竭的患者,DHP 类的直接负性肌力作用通常比小动脉压下降所致的反射性交感神经兴奋作用更强(图 3-6)。

## (一)短效硝苯地平胶囊

最早作为缓释制剂被引进欧洲和日本,当时在美国成为最畅销的硝苯地平制剂。它特别适用于冠脉痉挛性心绞痛,冠脉痉挛在当时被认为是不稳定型心绞痛的基础。遗憾的是当时对 3 个重要的阴性研究没有引起足够的重视,导致硝苯地平被告知不能用于不稳定型心绞痛。现在硝苯地平胶囊是治疗血管痉挛性心绞痛或雷诺现象等间歇性发作的唯一选择。

## (二)长效硝苯地平制剂

本节的其余部分在很大程度上侧重于长效硝苯地平制剂(硝苯地平缓释片),长效制剂现在广泛用于治疗高血压、劳力性心绞痛及血管痉挛性心绞痛。

1.**药动学** 几乎循环中所有的硝苯地平均由肝的细胞色素 P450 系统分解成无活性的代谢产物(高首关代谢),这些无活性的代谢产物大部分通过尿液排出体外。长效的、渗透敏感的药片(硝苯地平控释片,商品名为 Procardia XL 或拜新同 LA)在胃肠道内当水进入药片时从内芯释放硝苯地平(表 3-2)。这个过程的结果是,药物浓度维持在 20~30ng/ml 的血液治疗水平稳定超过 24h。具有芯-涂层体系(硝苯地平 CC)的血液水平在 24h 内的变动性更大,其谷峰比率为 41%~91%。

2.**硝苯地平的剂量** 劳力性心绞痛,硝苯地平控释片的通常日常剂量为 30~90mg(拜新同 CC 在美国没有被许可用于心绞痛)。对这些患者,滴定剂量避免缺血性疼痛发作是重要的。在冷诱发心绞痛或冠状动脉痉挛时,剂量是 30~90mg,胶囊起效迅速。高血压,标准日剂量是 30～90mg,硝苯地平控释片,1 次/日。在老年人或有严重肝病的患者,应减量。

　　3.禁忌证和注意事项(图 3-9,表 3-5)　绝对禁忌证:主动脉狭窄、梗阻性肥厚型心肌病(压力梯度过大)、临床上明显心力衰竭或左心室功能障碍(增加负性肌力作用)、可能发生心肌梗死的不稳定型心绞痛(未合并应用 β 受体阻滞药)和先前存在低血压。相对禁忌证:主观的不能耐受硝苯地平和以前的不良反应。在孕期,硝苯地平只能在获益超过胚胎病变风险时方可使用(妊娠期 C 类,见表 12-10)。

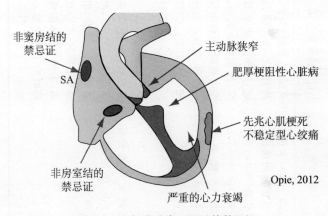

非窦房结的
禁忌证

SA

主动脉狭窄

肥厚梗阻性心脏病

先兆心肌梗死
不稳定型心绞痛

非房室结的
禁忌证

严重的心力衰竭

Opie, 2012

**图 3-9　二氢吡啶类(DHP)的禁忌证**

　　主要是阻塞性病变,如主动脉狭窄或肥厚型梗阻性心肌病及心力衰竭。不稳定型心绞痛(可引起心肌梗死)是一个禁忌,除非联合应用硝苯地平和 β 阻断治疗或疑似存在冠脉痉挛的可能(图© L.H.Opie,2012 年)

　　4.轻微不良反应　双侧踝水肿是硝苯地平引起令患者不安的不良反应,这种水肿不是由于心力衰竭引起。如果需要的话,可以通过降低剂量、使用常规的利尿药或通过 ACEI 来治疗。硝苯地平本身有一种温和的利尿作用。随着缓释硝苯地平制剂的出

表 3-5 长效口服二氢吡啶类

| 药物 | 剂量和主要实验 | 药动学 | 不良反应和禁忌证 | 相互作用和注意事项 |
|---|---|---|---|---|
| 氨氯地平（络活喜） | 5～10mg,1次/日（ALLHAT,VALUE,ASCOT） | $t_{max}$ 6～12h,大量但是缓慢的通过肝代谢,90%;60%肾;$t_{1/2}$ 35～50h。稳定状态为7～8d | 不良反应:水肿、头晕、潮红、心悸。禁忌证:严重主动脉狭窄、梗阻性心肌病、左心衰竭、不稳定型心绞痛、急性心肌梗死。用于CHF 2～3级,但最好避免 | 在肝衰竭时 $t_{1/2}$ 延长到56h。主老年和有心力衰竭的患者应减量。在肝衰竭通过CYP3A4代谢,与辛伐他汀FDA推荐辛伐他汀不超过20mg。阿托伐他汀和洛伐他汀有相互作用。葡萄柚汁:相互作用不确定 |
| 长效硝苯地平（缓释XL、GITS、LA、拜新同CC、心痛定XL） | 30～39mg,1次/日（INSIGHT,ACTION） | 血液水平能定稳定24h,缓慢起效,约6h | 不良反应:头痛、踝关节水肿。禁忌证:严重的主动脉狭窄、阻塞性心肌病、左心衰竭,未用β受体阻滞药时的不稳定型心绞痛 | 与β受体阻滞药联用会增加左心室抑制作用。不稳定型心绞痛避免在未使用β受体阻滞药时使用。硝苯地平通过CYP3A4与辛伐他汀（限剂量他汀在20mg内）产生相互作用,可能与阿托伐他汀、洛伐他汀有相互作用。西咪替丁和肝疾病增加血药水平 |

续表

| 药物 | 剂量和主要实验 | 药动学 | 不良反应和禁忌证 | 相互作用和注意事项 |
|---|---|---|---|---|
| 非洛地平 ER（波依定） | 5～10mg,1次/日（HOT） | $t_{max}$ 3～5h。全部通过肝代谢为无活性的代谢产物,75%通过肾排泄,$t_{1/2}$ 22～27h | 不良反应:水肿、头痛、潮红。禁忌证:同上。除了慢性心力衰竭 2/3 级（不影响死亡率） | 与西咪替丁联用、高龄、肝疾病时应减量。抗癫痫药增强肝代谢;柚子汁降低 CYP3A4 活性,明显增加血浆非洛地平水平 |

$t_{1/2}$,血浆消除半衰期;$t_{max}$,血药浓度达峰时间

现(Procardia XL),厂家宣称其不良反应仅限于头痛(是对照组的近1倍)和踝部水肿(剂量依赖性,每天30mg,10%;每天180mg,30%)。急性血管扩张相关的不良反应如潮红和心动过速发生率低,是因为血液DHP水平上升的速度比较慢。

5.严重或罕见的不良反应　左心室功能不全患者,直接负性肌力作用可能是一个严重的问题。偶尔是同时伴有过度低血压和器官灌注不良,即心肌缺血甚至梗死、视网膜和脑缺血和肾衰竭。其他不常见的不良反应包括肌肉痉挛、肌痛、低钾血症(利尿所致)及牙龈肿胀。

6.药物相互作用　西咪替丁和葡萄糖溶液(大量)抑制肝CYP3A4 P450酶系统阻断硝苯地平的代谢,从而大大增加其血药浓度。苯巴比妥、苯妥英钠和利福平诱发该系统代谢,因此,硝苯地平的血药浓度下降(药品说明书中提到)。一些报道,血液中的地高辛水平上升。挥发性麻醉药干扰心肌钙调节,增加硝苯地平对心肌的抑制作用。

7.停用硝苯地平治疗后的反弹　对冠状动脉痉挛性心绞痛患者,建议逐渐减量后方可停药。

8.硝苯地平中毒　有报道一例发生了低血压、窦房结和房室结阻滞和高血糖。治疗措施是输注钙和多巴胺(参见本章"氨氯地平:第一个二代二氢吡啶")。

9.与β受体阻滞药和其他药物联合用药　患者的左心室功能正常时,硝苯地平可以和β受体阻滞药自由联合用药,警惕过度低血压发生(图3-10)。左心室功能不全时,负性肌力作用可能诱发明显的心力衰竭。在治疗劳力性或血管痉挛性心绞痛时,硝苯地平往往和硝酸酯类联合用药。在高血压的治疗中,硝苯地平可以与利尿药、β受体阻滞药、甲基多巴、ACEI及ARB类联合用药。推测与哌唑嗪或其他α受体阻滞药联合用药可能会因相互作用引起低血压。

10.长效硝苯地平临床应用

(1)劳力性心绞痛:在美国,当β受体阻滞药和硝酸酯类无效或不能耐受时,只有Procardia XL被许可用于劳力性心绞痛,而

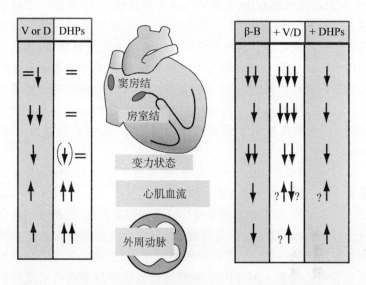

**图 3-10 单用或联合应用 β 受体阻滞药(β2B)时钙通道阻滞药血流动力学效应(CCB)**

请注意,某些药物效应是基于动物实验数据和推测用于人类,需要谨慎应用。D.地尔硫䓬;V.维拉帕米(图© L.H.Opie,2012)

不是拜新同 CC。而硝苯地平中度增加心率(可能加重心绞痛),缓释制剂使心率保持不变。尽管会产生更多的主观症状,硝苯地平长效制剂的抗心绞痛效果和安全性与 β 受体阻滞药相似。ACTION 研究是有关劳力性心绞痛($N \approx 7800$)最大的研究之一,在稳定型冠心病患者的 ACTION 研究中,80% 已接受 β 受体阻滞药治疗,加入长效硝苯地平的主要获益是使新发的心力衰竭、冠状动脉造影、旁路移植手术减少。在高血压患者的回顾性亚组分析中(平均由初始血压 151/85mmHg 下降至 136/78mmHg)新发的心力衰竭下降了 38% 和重要的卒中下降了 32%,心血管死亡没有变化。

(2)急性冠脉综合征:硝苯地平对变异型血管痉挛性心绞痛有缓解作用。在其他急性冠状动脉综合征中,不应使用硝苯地平。

(3)系统性高血压:长效硝苯地平和其他DHP类的使用越来越多。INSIGHT研究的主要成果显示,硝苯地平控释片与利尿药有相似的死亡率。其他主要疗效包括减少新发糖尿病、痛风和周围血管疾病及心力衰竭发生。因为胶囊形式的硝苯地平会导致血管间歇性扩张、肾上腺素反射性分泌和作用持续时间短的特性,在美国,未批准用于高血压的治疗。然而Procardia XL和拜新同CC是被批准用于系统性高血压治疗,其初始剂量为30~90mg,1次/日。

(4)血管保护:临床研究表明,硝苯地平等的CCBs具有血管保护作用,特别是对颈动脉血管。

11.总结 长效硝苯地平被广泛用作强有力的、且严重不良反应少的动脉血管扩张药,是高血压、劳力性或变异型血管痉挛性心绞痛治疗的一部分。在高血压的治疗中,长效硝苯地平和利尿药有等同的效果。ACTION研究对长效硝苯地平联合β受体阻滞药用于治疗高血压心绞痛患者做了较充分的试验。然而,对静息性不稳定型心绞痛,除非被诊断为血管痉挛性心绞痛,否则硝苯地平的任何制剂不应被单独用于静息性不稳定型心绞痛的治疗。除了重度主动脉狭窄、梗阻型心肌病及左心室功能不全,硝苯地平的禁忌较少,谨慎联合β受体阻滞药通常是可行的。血管舒张的不良反应包括头痛和踝部水肿。

# 八、氨氯地平:第一个二代二氢吡啶类药物

氨氯地平的主要特别优势(络活喜;英国Istin):①起效缓慢和作用持续时间长(表3-5);②在高血压治疗中积累了丰富的经验。这是第一个长效"第二代"CCB类。与其他二氢吡啶类有相同的结合位点(图3-4标记N)。该分子的带电性质意味着它的结合不是很典型,它以非常缓慢的速度结合和解离,从而使通道的阻滞和消除都很缓慢。此外,氨氯地平也与维拉帕米和地尔硫䓬作用于相同的结合位点,尽管程度弱些,但是这是它独一无二的结合性质。

1.药动学　服药 6～12h 或以后血液达到峰值水平,随后大部分经肝代谢为无活性的代谢产物。可能是由于半衰期长,在长期用药时血药水平增加。氨氯地平的消除半衰期是 35～48h,在长期用药时半衰期略有增加。在老年人中,药物清除率减少,所需剂量也减少。关于药物的相互作用,暂未发现对地高辛水平有影响,也未发现有与西咪替丁(与维拉帕米和硝苯地平形成对比)的任何相互作用。美国食品药品监督管理局警告,由于肝 CYP3A4 相互作用,在服用氨氯地平的患者辛伐他汀用量不应超过 20mg。对葡萄柚汁没有已知的效应。

2.高血压　氨氯地平在各大血压临床试验(表 3-6)中的效果突出。作为初始的单药治疗,常见的起始剂量为 5mg/d,增加至 10mg/d。在历时 4 年多的一项关于轻度高血压的大型研究的中年组中,与 α 受体阻滞药、β 受体阻滞药、利尿药和 ACE 抑制药相比,氨氯地平 5mg/d 耐受最好。在 ALLHAT 研究中,氨氯地平组与利尿药组和 ACEI 组的主要终点(致命和非致命性冠心病)相同,氨氯地平组能降低新发糖尿病数,但是同时心力衰竭的发作数中度增加。在另一大型试验(ASCOT-BP),氨氯地平与 ACEI 的培哚普利联合的效果比 β 受体阻滞药与利尿药联合更好。由于总心血管事件减少,包括心力衰竭、新发糖尿病较少、死亡率减少,研究提早终止。

决定性的 ACCOMPLISH 研究,将贝那普利联合氨氯地平与贝那普利联合氢氯噻嗪的初始降压治疗进行了对比,由于 CCBs 联合 ACEI 明显优越于 ACEI 联合利尿药组,研究提早终止。主要和次级终点事件均降低约 20%。心血管疾病死亡、非致死性心肌梗死、非致死性卒中的风险率为 0.79(95% CI,0.67～0.92,$P=0.002$)。当与确切的血压降低幅度进行对比时,获益相同。这个联合用药使肾病的进展更缓慢。

对 2 型糖尿病的高血压患者,ALLHAT 研究表明,氨氯地平在心血管疾病的相对风险方面作用与利尿药相同。在糖尿病性肾病的晚期,与厄贝沙坦相比,氨氯地平能保护心脏避免发生心肌梗死,而厄贝沙坦能减慢心力衰竭和肾病的进展。

**表 3-6 氨氯地平:在高血压试验中的主要结果**

| 缩略词 | 样本量及持续时间 | 对比 | 终点 |
|---|---|---|---|
| ALLHAT | 9048 氨氯地平 | 氨氯地平和其他药物(利尿药,ACEI,α受体阻滞药) | 相等的 CHD,卒中,全因死亡率,一样的血压目标;心力衰竭更多,新发糖尿病较少 |
| ASCOT | 18 000例患者,5年,用药后血压 21.3/13.3kPa(160/100mmHg)或 18.7/12kPa(140/90mmHg);年龄 40~80;3 倍 CHD 的危险因素 | 氨氯地平和第二种阿替洛尔;氨氯地平和培哚普利和阿替洛尔+噻嗪类 | 死亡率降低,总的 CV 事件有较多的下降 |
| VALUE, Amlodipine | 15 245 例患者,年龄 50+,初始血压 20.7/11.6kPa(155/87mm Hg) | 氨氯地平和缬沙坦±噻嗪类 | 心脏事件和死亡率相同 |
| ACCOMPLISH | 11 506例患者,事件高风险 | 贝那普利+氨氯地平和贝那普利+氢氯噻嗪 | CV 死亡,非致死性 MI 和非致死性卒中的风险比值是 0.79,(CI,0.67~0.92;$P=0.002$) |

ACCOMPLISH.存在收缩性高血压患者联合治疗中避免心血管事件的发生试验;ACEI.血管紧张素转换酶抑制药;ALLHAT.降压和降脂治疗预防心脏病发作试验;ASCOT.盎格鲁斯堪地那维亚心脏转归试验;VALUE.长期应用缬沙坦降压评估试验

**3.劳力性心绞痛和冠状动脉疾病** 氨氯地平在劳力性心绞痛中得到了很好的测试,抗心绞痛作用持续 24h,并且往往比 β 受体阻滞药有更好的耐受性。在 Camelot 研究中对 663 例行血管造影术的 CAD 患者给予氨氯地平长达 2 年时间。研究发现,尽管与依那普利组有类似的降压作用,但是氨氯地平组与依那普利组相比使心血管事件下降了 31%。在这次研究中,虽然斑块体积下降,但是动脉管腔的直径并没有变化。PREVENT 试验对冠状动脉造影病变的患者应用氨氯地平,3年后粥样斑块体积下降。氨氯地平与 β 受体阻滞药阿替洛尔相比能更有效的降低运动诱发的缺血,而减少不稳定性缺血阿替洛尔更好,在这两种情况下两药合用更好。即使在 couR-AGE 试验中宣称"优化治疗"稳定型劳力性心绞痛时,也未能充分运用 CCB-β 受体阻滞药联合治疗那样。运动诱发缺血是在劳力性心绞痛的基础。在心绞痛被硝酸酯类缓解后,射血分数大约需要 30min 才能恢复,这是一种缺血后顿抑的表现。氨氯地平显著削弱了这种顿抑,推测细胞内钙超载所致。另一个适应证是变异型血管痉挛性心绞痛,氨氯地平 5mg/d,能减轻其症状和 ST 段的改变。对于高血压患者的心血管保护,在著名的 ASCOT 研究中,氨氯地平是降低卒中、总主要事件及死亡率的主要药物。

**4.禁忌证、注意事项和不良反应** 氨氯地平和其他 DHP 类具有相同的禁忌证(图 3-9)。氨氯地平在不稳定型心绞痛和急性心肌梗死中的疗效尚未进行随访试验。首要原则强有力建议,氨氯地平不应该在未合用 β 受体阻滞药的情况下单独使用。在心力衰竭的情况下最好避免应用 CCBs 药物。但为了更好地控制心绞痛氨氯地平可以联合应用。肝疾病患者使用剂量应减少。不良反应中,呈外周性水肿,在每天 10mg 时,发生率约为 10%(表 3-4)。女性(15%)比男性(6%)水肿的发生率更高。另一个比较明显的不良反应是头晕(3%~4%)和面部潮红(2%~3%)。与维拉帕米相比,氨氯地平水肿更多见,但头痛和便秘较少。与安慰剂相比,头痛没有增加(药品说明书)。在 TOMH 研究中,与其他药物相比,氨氯地平能使患者的生活质量更好。

5.总结 氨氯地平的长半衰期、良好的耐受性和几乎不存在药物相互作用的特性(大剂量辛伐他汀除外),使其成每日 1 次为有效的抗心绞痛和抗高血压药物,这使它从每日 2 次及每日 3 次用药的药物中脱颖而出。不良反应少:踝部水肿是主要的不良反应。氨氯地平与 β 受体阻滞药阿替洛尔相比能明显降低运动诱发缺血的发生,并且两者联合应用效果更好。不过,CCB-β 受体阻滞药联合用药通常不被提倡,即使是"优化治疗"稳定劳力性心绞痛。在著名的 ASCOT 研究中,以氨氯地平为基础治疗具有广泛的心血管保护作用,从而消除了既往认为的 CCBs 药物会产生很多不利结果的看法。

# 九、非洛地平

非洛地平(波依定 ER)具有其他长效二氢吡啶类标准特性。在美国,它仅批准用于高血压,起始剂量为 5mg,1 次/日,然后根据需要增加至 10mg/d,或减小到 2.5mg/d。作为单一疗法,它与硝苯地平的疗效相似。在斯堪的纳维亚,依据大型研究(HOT)结果进行的一项以初始非洛地平单一疗法,其目的是将舒张压降至 90mmHg,85mmHg 或 80mmHg 进行对比。为达到此降压目标,经常需要非洛地平与其他药剂如 ACEI 和 β 受体阻滞药联合用药。最好的结果出现在具有最低血压组的糖尿病患者,其硬终点,如心血管疾病的病死率减少了。非洛地平和其他二氢吡啶类相似,能很好地与 β 受体阻滞药联合应用。有两个药物相互作用需要注意:西咪替丁增加非洛地平的血浆浓度;抗惊厥药可显著降低非洛地平血浆浓度,这两种药物可能通过作用于肝酶影响非洛地平的血浆浓度。葡萄柚汁能明显抑制非洛地平的代谢。非洛地平的血管高选择性导致了广泛的有关心力衰竭的试验,在大型的 Ve-HeFT-Ⅲ 试验中非洛地平用于常规的治疗,然而并没有获得持久益处。

## 十、其他第二代二氢吡啶类药物

其他第二代二氢吡啶,按字母顺序排列包括贝尼地平、西尼地平、伊拉地平、拉西地平、乐卡地平、尼卡地平、尼索地平。似乎没有特别的理由去选择其中任意一种来代替已经有较多研究的药物,如氨氯地平、硝苯地平和非洛地平,除了:①一项小的研究显示西尼地平较氨氯地平有更好的肾保护作用,这项研究还需进一步的扩大研究;②大规模的长期随访研究,强烈支持使用拉西地平,拉西地平(2～6mg/d,仅在欧洲和英国)具有高度的亲脂性,因此,可能对血管有保护作用。在 ELSA 试验中,与阿替洛尔相比,拉西地平使颈动脉粥样硬化的进展减慢,即使动态血压降低 7/5mmHg,小于 β 受体阻滞药的 10/9mmHg。拉西地平也抑制了新的代谢综合征和糖尿病的发生。一项小型与氨氯地平直接比较的研究发现,拉西地平的踝部水肿发生率更低。贝尼地平在日本得到了充分的研究,部分通过一氧化氮抑制心脏重构,当贝尼地平(4mg/d)与 ARB、β 受体阻滞药或噻嗪类利尿药联合应用于高血压时,对主要心血管事件的预防和血压达标同样有效。在小型的心肌梗死后试验中,贝尼地平在降低心血管事件方面与 β 受体阻滞药有相同的效果。

## 十一、第三代二氢吡啶类药物

第三代二氢吡啶(DHP)的 CCBs 抑制血管平滑肌细胞的 T 型钙通道,如那些定位在肾小球球后动脉的 T 型钙通道。遗憾的是,它们有一个相对艰难的开始,它的原始药物咪拉地尔,一系列成功的研究后发现有肝的不良反应被撤销。现在一种较新的药物马尼地平引起人们兴趣。在包括 380 名受试者长达 3.8 年的 DEMAND 研究中,马尼地平和 ACEI 联合应用于治疗高血压合并 2 型糖尿病患者,能同时降低大血管事件和蛋白尿,而单独应用 ACEI 没有该作用。其可能的机制是降低肾小球动脉阻力及降低肾小球内压力。心脏保护作用不仅限于改善血压和代谢控制。恶化的胰岛素抵抗在这些联合治疗中几乎完全被防止,提示可能与马尼地平介导的激活脂肪细胞过氧化物酶体增殖物激活受体有关。笔者估计,大约联合治疗 16 名受试者可防止一个主要心血管事件。需要进行更大的试验来证实第三代的 CCBs 治疗作用。

# 十二、总 结

1.使用范围 CCBs 被广泛用于高血压的治疗和尚未充分用于劳力性心绞痛。作用的主要机制是通过阻滞小动脉的钙离子通道,使外围血管或冠状动脉扩张,从而在高血压和劳力性心绞痛的治疗中起效。HRL 的 CCBs 具有明显的负性肌力作用,并且抑制窦房结和房室结功能。这些抑制心脏的作用在二氢吡啶类是不存在或者是微弱的,其中硝苯地平是标准药物,现在加入了氨氯地平、非洛地平和其他药物。其中,氨氯地平被广泛用于高血压的治疗,已经被证明是有益的。作为一个群体,二氢吡啶类有更大的血管选择性,与 HRL 类非 DHP 类相比,更广泛应用于高血压的治疗。只有非 DHP 类,维拉帕米和地尔硫䓬,具有抗心律失常的特性,它们是通过抑制房室结起作用的。虽然通过不同的机制起作用,但是 DHP 类和非 DHP 类都可用于劳力性心绞痛的治疗,但尚未充分应用,尤其是在美国。

2.安全性和有效性 7 项大型的高血压研究及一项心绞痛研究,消除了人们对 CCBs 药物的长期用药安全性的异议。然而,与所有的药物相同,注意事项和禁忌证都需要被重视。

3.缺血性心脏疾病 所有的 CCBs 均可用于治疗劳力性心绞痛,疗效和安全性与 β 受体阻滞药类似。最大心绞痛结果研究 ACTION 表明,在应用 β 受体阻滞药的基础上加用长效 DHP 类治疗的益处。不稳定型心绞痛,在没有 β 受体阻滞药时二氢吡啶类是特别禁忌的,因为它们的血管扩张作用趋向于引起反射性肾上腺素能活化。虽然目前数据支持在不稳定型心绞痛中采用

HRL 类治疗,但随着时间推移 β 受体阻滞药取代了它们。在心肌梗死后患者,如果 β 受体阻滞药不能耐受或禁忌,且没有心力衰竭时可以使用维拉帕米。然而美国尚未获批准。DHP 类对心肌梗死后治疗尚缺乏良好数据。

4.高血压　来自一系列大型研究的有力证据支持长效二氢吡啶类对于硬终点的安全性和有效性,包括冠心病。一项关于冠心病的大型临床研究显示,非二氢吡啶类维拉帕米对总体结果的益处和阿替洛尔一样,伴有新发糖尿病的减少。

5.高血压合并糖尿病　ALLHAT 研究表明,氨氯地平和利尿药或 ACEI 疗效相似。其他数据表明,高血压合并糖尿病患者的初始抗高血压治疗应先用 ACEI 药或 ARB,特别是在那些有合并有肾疾病者。在糖尿病患者中,为了达到当前的目标血压,几乎总是需要联合治疗,通常包括一种 ACEI 或 ARB 加一种 CCBs,也可以加用一种利尿药或 β 受体阻滞药。

6.心力衰竭　心力衰竭仍然是所有 CCBs 的一个禁忌证,但是有两个例外:由于左心室肥厚导致的舒张功能不全,以及心脏收缩功能衰竭得到良好控制。例如,为控制心绞痛可以谨慎地加用氨氯地平。

（游斌权　译）

# 第 **4** 章 利尿药

LIONEL H.OPIE · RONALD G. VICTOR · NORMAN M.KAPLAN

使用大剂量口服利尿剂降低血压获益甚微。

——Cranston 等人 1963 年

利尿药通过改变肾生理机制排出大量的钠（尿钠排泄，图 4-1）同时增加了尿液的排出。传统上已把利尿药用于治疗有液体

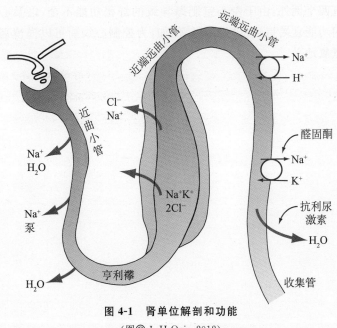

图 4-1　肾单位解剖和功能

（图© L.H.Opie, 2012）

潴留的症状性心力衰竭,辅助 ACEI 等标准治疗。在高血压中,利尿药被推荐为一线治疗,Meta 分析发现小剂量利尿药在预防心血管疾病并发症中是最有效的一线药物。然而,人们逐渐认识到利尿药相关的糖尿病在增加,但这并不影响继续使用利尿药作为一线用药。利尿药-β 受体阻滞药联合降压治疗使新发糖尿病的风险更大(见第 7 章)。因此,目前所强调的是为了更有效的降低血压,并抑制有害的肾素-血管紧张素激活,ACEI 或 ARB 类药物联合使用时可应用更小剂量利尿药。

# 一、利尿药在充血性心衰和高血压中的不同作用

在有液体潴留的心力衰竭中,利尿药可缓解肺和外周症状及充血体征。在非充血性心力衰竭中,利尿药诱导的肾素活化超过了其治疗作用。利尿药几乎很少单独使用,而是和 ACEI 类或 β 受体阻滞药等药物联合使用。襻利尿药(图 4-2)常被优先选用,有以下 3 个理由:①尿钠排泄程度相同,而液体排出更多;②肾损害通常合并严重的心力衰竭,但襻利尿药仍可发挥作用;③增加剂量就增加利尿效应,因此有"高限量"利尿药之称。轻度的液体潴留,初始选用噻嗪类利尿药更为合适,尤其当合并有高血压时。通常来说,在处理心力衰竭和高血压时,前者使用利尿药剂量更大。

为了获得降压效果,利尿药必须促使足够的尿钠排泄从而达到持续降低容量。利尿药也可作为一种血管扩张药或以其他的方式发挥作用。因此,利尿药每天 1 次剂量是不够的,因为起初丢失的钠可在 1d 之内迅速补回,所以降压常选长效噻嗪类利尿药。

3 种主要类别利尿药包括襻利尿药、噻嗪类利尿药及保钾利尿药,而排水利尿药目前成为第 4 种利尿药。每一种利尿药作用于不同肾单元部位(图 4-2),因此有了连续肾单元封锁的概念(concept of sequential nephron blockade)。除了钾保留外其余都

必须被转运至管腔内，这个过程可因肾功能不全产生的酸性物质所阻滞，所以需要逐渐增加利尿药量。特别是肾功能不全时噻嗪类利尿药会失去其作用。

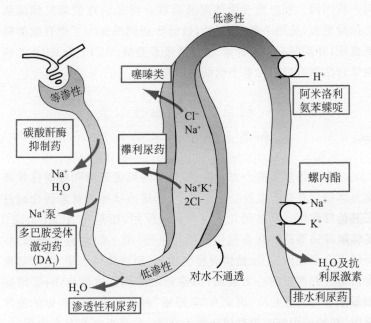

**图 4-2　利尿药的多个作用部位，这些部位遵循了肾单位连续封锁的原则**

　　按照这个原则，最常见广泛的组合是襻利尿药加噻嗪类利尿药加保钾利尿药。排水利尿药见图 4-4（图© L.H.Opie，2012.）

# 二、襻利尿药

## （一）呋塞米

　　呋塞米是治疗重度慢性心力衰竭的标准襻利尿药之一，属于磺胺类药物衍生物。呋塞米最初用于治疗因急性心肌梗死导致急性左心衰竭而引起的急性肺水肿和肺淤血。由于静脉扩张及前负荷减轻,呼吸困难症状缓解早于利尿效果。

　　1.药理学和药动学　包括呋塞米在内的襻利尿药可抑制 $Na^+/K^+/2Cl^-$ 的转运,同时与亨利襻升支氯离子跨膜转运有关(图 4-2)。这个部位的作用是药物经近端小管排泄后实现。转运抑制的影响也就是氯离子、钠离子、钾离子及仍留在管腔内的氢离子均通过尿液排出,从而可能会有低钠低氯、低钾血症和碱中毒等不良反应。然而与噻嗪类利尿药相比,襻利尿药排尿量较多而排钠相对较少。急性左心衰竭时 5～15min 可扩张静脉从而减轻前负荷,其机制目前还没有完全明确,随后可能会出现血管反应性收缩。

　　2.剂量　呋塞米通常是 40mg 静脉缓慢注射(不超过 4mg/min 以减少耳毒性;如果需要的话间隔 1h 后再给予 80mg,注射时间不少于 20min)。当有肾功能损害时,例如老年患者,需要较大剂量,对肾衰竭和严重心力衰竭的患者,需要更大的剂量。口服呋塞米安全剂量范围较宽(20～240mg/d,甚至更多;美国有 20mg、40mg、80mg 3 种剂型;欧洲也有 500mg 的片剂型),因为其吸收波动在 10%～100%,平均 50%。相反,布美他尼和托拉塞米几乎可以完全吸收。呋塞米是短效药(4～5h),意味着如果想维持利尿作用,需多次给药。两次给药应在每天早晨和 15：00 左右,避免夜尿增多和造成容量丢失。对于高血压来说,呋塞米 20mg,2 次/日,约等效于氢氯噻嗪 25mg。和氢氯噻嗪相比,呋塞米可引起早期总量的钠丢失(0～6h)。因为呋塞米为短效药,24h 丢失的钠不能够维持必要容量缩减,维持降压需要 2 次/日给药。非容量减少所致的少尿期,当 GFR≤20ml/min 时,由于小管内排泄减少,呋塞米剂量可能需 240～2000mg。同样,在重度难治性心力衰竭中亦推荐增加呋塞米的剂量。

　　3.适应证　如上所述,呋塞米常用于严重的心力衰竭和急性肺水肿。呋塞米静脉注射后,常继续给予口服。当心力衰竭改善之后,有时用噻嗪类利尿药替代呋塞米。急性心肌梗死引起心力衰竭时,静脉注射呋塞米可迅速改善血流动力学,并且经常与

ACEI 类药物合用。在高血压中,2 次/日小剂量呋塞米能起作用,当肾功能恶化时,单独用药需增加剂量或联合其他药物。高血压危象时,如果液体负荷过重可静脉给予呋塞米。在安慰剂对照研究中,急性肾衰竭时给予大剂量呋塞米可增加尿量,但不能改变透析次数或透析治疗时间。

4.禁忌证　在无液体潴留的心力衰竭中,呋塞米可增加醛固酮水平致左心室功能恶化。无尿通常作为一个使用呋塞米的禁忌证,但脱水和对呋塞米或磺胺类过敏为首要禁忌证。

5.呋塞米引起的低钾血症　很显然,呋塞米使用剂量决定了利尿的程度。当电解质无法监测时,不应该静脉使用呋塞米。当大剂量使用呋塞米时,尤其是在急性心肌梗死初始阶段静脉注射时低钾血症风险最高,低钾血症时导致心律失常最常见。在这些状况中,需谨慎地静脉补充钾。在心力衰竭中,过度利尿或低钾血症可诱发洋地黄中毒。

6.其他不良反应　除了低钾血症外其他主要不良反应还包括血容量不足和高尿酸血症。低血容量是肾前性氮质血症的危险因素,可通过减少起始剂量减少血容量不足的发生(20～40mg,监测血尿素氮)。一些患者应用大剂量呋塞米后出现严重的高渗性非酮症高血糖状态。与噻嗪类利尿药相似,襻利尿药也可引起动脉粥样硬化相关的血脂水平改变。糖尿病的发生也是少见不良反应之一。减少低钾血症的发生也能够降低糖耐量异常的风险。类似其他的磺胺类药物呋塞米可诱发光过敏皮疹或引起血液病。与剂量相关的耳毒性(内淋巴系统电解质紊乱),可通过减缓呋塞米的注射速度避免,一般不超过 4mg/min,口服剂量不超过1000mg/d,此耳毒性为可逆性的。老年患者可通过积极利尿解决尿潴留。妊娠期间呋塞米应用级别为 C 级。本药可经乳汁分泌,哺乳期妇女应慎用。

7.利尿作用的丧失　"刹车"是首次给药后出现的一种现象,即利尿作用减弱,这种现象因为肾素-血管紧张素激活而恢复了因利尿而丢失的血容量。耐药性是指钠的重吸收增加伴远侧肾小管肥厚(见本章"利尿药耐药")。其机制可因醛固酮水平升高从而促进肾小球细胞增生。

8.呋塞米和其他药物相互作用　呋塞米联合氨基糖苷类药物可增加耳毒性。丙磺舒可通过阻止它们分泌进入远端小管干扰噻嗪类利尿药或襻利尿药的作用。消炎镇痛药和其他非甾体消炎药（NSAIDS）能减弱肾对襻利尿药的利尿反应,推测其机制可能是影响前列腺素的合成。大剂量的呋塞米能够完全抑制水杨酸盐的排泄造成水杨酸盐中毒伴耳鸣。类固醇或促肾上腺皮质激素治疗可能会引起低钾血症。呋塞米与噻嗪类利尿药不同,呋塞米不降低肾锂的排泄,因此,不存在锂中毒的风险。襻利尿药不改变血液地高辛的浓度,也不与华法林相互作用。

（二）布美他尼

布美他尼的作用位点、作用及不良反应与呋塞米非常相似（表 4-1）。同呋塞米一样,大剂量的布美他尼可引起明显的电解质紊乱,包括低钾血症。如同呋塞米一样,与噻嗪类利尿药合用可增强利尿作用。与呋塞米不同,口服吸收率可达 80% 或者更多。

1.剂量和临床用法　在慢性心力衰竭中口服剂量常为 0.5～2.0mg,1mg 布美他尼相当于 40mg 呋塞米。急性肺水肿时可一次静脉注射 1～3mg 布美他尼,1～2min 有效。需要的话,可间隔 2～3h 再给药,最大剂量 10mg/d。肾性水肿时布美他尼的效果与呋塞米类似。在美国,布美他尼没有被批准用于高血压的治疗。

2.不良反应　布美他尼的不良反应与呋塞米类似;少见耳毒性,肾毒性较常见。必须避免与其他有潜在肾损害的药物联合使用,如氨基糖苷类药物。对于有肾功能不全的患者,大剂量的布美他尼可引起肌痛,因此,当肾小球滤过率（GFR）<5 ml/min 时,布美他尼剂量不应超过 4mg/d。对于磺胺类药物过敏的患者也可能对布美他尼过敏。妊娠期用药风险与呋塞米相似（C 级）。

3.结论　大多数临床医师将会连续应用他们觉得最熟悉的那些药物。因为呋塞米通常应用最广泛,其价格也低于托拉塞米和布美他尼。

### (三)托拉塞米

与呋塞米相比,托拉塞米是一种长效的襻利尿药(表 4-1)。托拉塞米 2.5mg/d 能降低血压,并且不影响血钾或血糖,但美国目前降压只有一种注册剂量(5～10mg/d),与等量的噻嗪类利尿药相比,目前仍不清楚托拉塞米或其他的襻利尿药能否减少代谢紊乱。

**表 4-1　襻利尿药:剂量和药动学**

| 药物 | 剂量 | 药动学 |
|------|------|--------|
| 呋塞米 | 高血压:10～40mg,2 次/日,口服;充血性心力衰竭:20～80mg,2～3 次/日,口服或静脉,直至增加至每天 250～2000mg | 10～20min 产生利尿作用,1.5h 达高峰,利尿作用持续 4～5h |
| 布美他尼(英国称为利尿胺) | 充血性心力衰竭:0.5～2mg,1～2 次/日,口服;少尿:5mg 口服或静脉(未批准用于高血压) | 75～90min 达利尿高峰,利尿作用持续 4～5h,经肾排泄,吸收率达 80%～100% |
| 托拉塞米(美国称为托塞米) | 高血压:5～10mg,1 次/日,口服;充血性心力衰竭:10～20mg,1 次/日,口服或静脉,直至增加至 200mg/d | 静脉用药 10min 起效,60min 达高峰;口服 1～2h 达高峰,利尿作用持续 6～8h,吸收率达 80%～100% |

在心力衰竭中,静脉注射托拉塞米 10～20mg 后可在 10min 内发挥利尿作用,1h 内达到高峰。口服同样剂量,1h 后开始发挥利尿作用,1～2h 达到峰值,总持续时间为 6～8h。20mg 托拉塞米和 80mg 呋塞米可达到同等程度的尿钠排泄,重吸收率更高且恒定。在高血压中,口服托拉塞米 5～10mg/d,需 4～6 周达到最

大药效。目前没有长期结果的研究资料可提示适应证。

与其他襻利尿药一样,当肾功能不全时,肾排出药物的能力也随之下降,然而托拉塞米血浆半衰期是不变的,这可能是由于肝的清除率增加。发生肝硬化水肿时,托拉塞米 5～10mg/d,最大剂量可用达 200mg/d,并且可与醛固酮拮抗药合用。对于妊娠者来说,托拉塞米相对安全(B 级,呋塞米为 C 级)。代谢和其他不良反应,注意事项及禁忌证都与呋塞米类似。

### (四)襻利尿药类不良反应

1.**磺胺类药物过敏**　依他尼酸是唯一一个非磺胺类利尿药,仅用于对其他利尿药过敏的患者。常用剂量、利尿持续时间及不良反应均与呋塞米非常相似(25mg 和 50mg 片剂),但它具有更大的耳毒性。磺胺类药物过敏时,若不能获得依他尼酸,可应用呋塞米或托拉塞米脱敏疗法,也许能克服过敏问题。

2.**低钾血症**　低钾血症可能会引起心电图改变和节律异常,此外还可能有乏力、精神不振等模糊性症状。用于治疗轻度高血压的推荐剂量为呋塞米 20mg,2 次/日,而托拉塞米 5～10mg/d,低钾血症少见,少于使用 25～50mg/d 的噻嗪类利尿药。心力衰竭时低钾血症可能会更容易发生,应谨慎应用。

3.**血糖升高**　利尿药诱发的糖耐量异常可能与低钾有关,也可能与机体总体的钾丢失有关。有学者认为短暂的餐后钾降低会损害胰岛素作用,因此,导致间歇性血糖升高的发生。对于高血压患者,尽管目前没有关于襻利尿药对胰岛素敏感性或糖耐量的影响的前瞻性研究,但显然应避免低钾,且需监测血钾和血糖变化。

4.**痛风**　使用襻利尿药发生痛风的风险倍增,风险比值为2.31(参阅本章"尿酸盐排泄和痛风")。

5.**襻利尿药的代谢变化**　所有的证据表明,如噻嗪类那样襻利尿药可能会引起与剂量相关的代谢紊乱。因此,使用大剂量治疗心力衰竭可能引起许多问题。尤其注意在使用大剂量的襻利尿药时应防止低钾血症的发生,因为短暂血钾降低和高血糖有关,推荐与 ACEI 或 ARB 合用。

# 三、噻嗪类利尿药

## (一)噻嗪类利尿药

噻嗪类利尿药(表 4-2)在高血压中依然是最广泛推荐的一线用药,尽管有诸如 ACEI,ARBs 及 CCBs 等降压药物的竞争。当慢性心力衰竭引起轻度水肿时,噻嗪类利尿药也可作为一种标准化治疗,单独或与其他襻利尿药联合使用。最近,与噻嗪类利尿药类似的氯噻酮,已经同氢氯噻嗪和其他标准的噻嗪类区分开来;氯噻酮降压更为合适,主要是因为按照目前推荐的氢氯噻嗪剂量尚无有效降压研究成果。

1.药物作用和药动学 噻嗪类利尿药可在远端肾小管抑制钠和氯的重吸收(图 4-2)。这种同向转运对襻利尿药是不敏感的。更多的钠到达远端小管可刺激钾的交换,尤其在肾素-血管紧张素-醛固酮系统被激活时。噻嗪类利尿药也可以在远端小管增加钾的排泄。在标准的噻嗪类利尿药当中,如氢氯噻嗪,在胃肠道中可被迅速吸收,从而在 1~2h 产生利尿作用,可持续 16~24h。同襻利尿药主要区别有:①作用时间长(表 4-2);②作用部位不同(图 4-2);③噻嗪类利尿药是低上限利尿药,相对低剂量时即可达到最大作用(图 4-3);④肾功能不全时,血肌酐>176.8$\mu$mol/L(2mg/dl),GFR<15~20ml/min,噻嗪类利尿药作用明显降低。噻嗪类利尿药、襻利尿药及保钾利尿药均可作用在肾小管不同的位点,这也就解释了它们的叠加作用。

2.噻嗪类利尿药剂量和适应证 在高血压中,往往推荐从小剂量开始使用,尤其是在低肾素的老年人群或黑种人患者中。相反,在较年轻白种人中,平均年龄 51 岁,仅仅有 1/3 的人对逐渐增加氢氯噻嗪的剂量有反应超过 1 年。噻嗪类利尿药的剂量通常使用过量。数个大型的研究已经证明,低剂量的噻嗪类利尿药不仅对体内生化指标改变小,同时也可以起到足够的降压效果。在 SHEP 研究中(老年人收缩性高血压),最初选择 12.5mg 氯噻酮,5 年之后仍有 30% 的研究对象使用低剂量。整体来说,记录到

表 4-2 噻嗪和噻嗪类利尿药：剂量和作用时间

| 药物 | 商品名（英国-欧洲） | 商品名（美国） | 剂量 | 作用时间（h） |
|---|---|---|---|---|
| 氢氯噻嗪 | 双氢氯噻嗪 | 双氢克尿噻 | 12.5~25mg，高血压首选 12.5mg；充血性心力衰竭：25~100mg | 16~24 |
| 氢氟噻嗪 | Hydrenox | Saluron, Diucardin | 12.5~25mg，高血压首选 12.5mg；充血性心力衰竭：25~200mg | 12~24 |
| 氯噻酮 | 氯噻酮 | 泰利通 | 12.5~50mg，高血压首选 12.5~15mg；充血性心力衰竭：25~200mg | 40~60 |
| 美托拉宗 | Metenix; Diulo | Zaroxolyn, Mykrox | 高血压 2.5~5mg；充血性心力衰竭：5~20mg | 24 |
| 苄氟噻嗪 | Aprinox; Centyl; Urizide | 苄氟噻嗪 | 1.25~2.5mg，高血压首选 1.25mg；充血性心力衰竭 10mg | 12~18 |
| 苄噻嗪 | — | Aquatag, Exna, Diurin, Fovane, Hydrex, Proaqua, Regulon | 50[1]~200mg | 12~18 |
| 氯噻嗪 | Saluric | Diuril, Chlotride | 250[1]~1000mg | 6~12 |

续表

| 药物 | 商品名（英国-欧洲） | 商品名（美国） | 剂量 | 作用时间（h） |
|---|---|---|---|---|
| 三氯噻嗪 | Fluitran | Metahydrin,Naqua,Diurese | 1⁽¹⁾～4mg | 24 |
| 吲达帕胺 | 吲达帕胺 | 吲达帕胺 | 1.25～2.5mg；高血压首选 1.25mg；充血性心力衰竭：2.5～5mg | 24 |
| 希帕胺 | Diurexan | — | 10～20mg，高血压首选 5mg | 6～12 |

⑴.降压最低有效剂量尚不清楚；常参考其他降压药物

注意：本文给出的降压治疗剂量通常低于制造商推荐的剂量

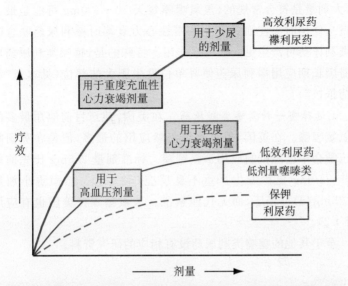

**图 4-3　利尿药高限和低限,它们的区别和每一种药不同适应证剂量**

最低剂量用于高血压(图© L.H.Opie,2012)

的生化指标改变是微小的,包括钾降低 0.3mmol/L,血尿酸水平升高及轻度的胆固醇和血糖增加(和安慰剂相比,新发糖尿病增加 1.7%)。对于氢氯噻嗪,剂量超过 25mg/d 可明显导致代谢紊乱,剂量从 12.5mg 增加至 25mg 可促进高血糖的发生,而降压作用仅仅稍稍提高。而苄氟噻嗪,每天 1.25mg 的低剂量比常规剂量 5mg 相比较时,产生更小的代谢紊乱,并且对肝胰岛素产物的重吸收没有影响,大剂量反而会产生较严重的不良反应。

对高血压患者,噻嗪类利尿药单独用药时效果不稳定,有可能会达不到满意效果,这与年龄、种族和钠的摄入有关。使用氢氯噻嗪,12.5mg/d,这可能需要 6 周的时间达到最满意的降压效果。经过 24h 动态监测,氢氯噻嗪 12.5～25mg 降压方面没有区别,但降压效果要弱于其他降压药所使用的常规剂量。

3.联合用药　例如,选择 ACEI 或 ARBs 药物联合降压比增加剂量每天超过 25mg 或 12.5mg 更为合理。在慢性心力衰竭中,大剂量是符合常规的(氢氯噻嗪每天 50～100mg 可能是最大剂量),使用时关注血钾变化。慢性心力衰竭时襻利尿药联合噻嗪类利尿药可产生更大的利尿作用。特殊的是,噻嗪类利尿药可阻滞因长期应用襻利尿药使肾单位发生肥大的部位(见本章"利尿药抵抗")。

4.选择哪一种噻嗪类利尿药  在美国,截至目前应用最多的是氢氯噻嗪。在英国,苄氟噻嗪仍然应用的最多,但是在英国高血压学会中已经抵制应用苄氟噻嗪。标准剂量 2.5mg 比先前剂量 5～10mg 更少发生严重不良反应(表 4-3)。然而更小剂量(1.25mg/d)可降压,而无代谢紊乱。苄氟噻嗪在美国也有应用(图 4-2)。

至于其他的噻嗪类利尿药没有相应的研究资料。

**表 4-3  大剂量利尿治疗高血压的不良反应**[1]

**撤药反应**

糖耐量降低,糖尿病

痛风

阳萎,勃起功能障碍

恶心、头晕或头痛

**血生化反应**

钾:低血钾

血糖:高血糖

尿酸:高尿酸

尿素、尿肌酐:肾前性的肾小球滤过率下降

血脂情况:胆固醇、甘油三酯、载脂蛋白 B/A 升高;高密度脂蛋白胆固醇降低

[1].苄氟噻嗪是 10mg/d(Peart,Lancet,1981,2:539-543),现在是 1.25～2.5mg,所有作用均按比例减小,低剂量如氢氯噻嗪 12.5mg

5.噻嗪类利尿药禁忌证  禁忌证包括低钾血症、室性心律失常,与致心律失常药物联合应用。低血钾时(包括急性心肌梗死

早期),噻嗪类利尿药可诱发心律失常。相对禁忌证包括有降低血容量风险的妊娠期高血压(B 级或 C 级);噻嗪类利尿药可通过胎盘屏障引起新生儿黄疸。当轻度的肾功能损害时,噻嗪类利尿药降低血容量可使 GFR 进一步降低。

6.慢性肾病中噻嗪类利尿药　传统观点认为,当 GFR<30ml/min 时噻嗪类利尿药会无效。然而严重慢性肾病时襻利尿药仍有效。这一观点虽被广泛接受,但被最近的一个探索性研究对此提出了质疑:23 名高血压和慢性肾病 4 期或 5 期的患者在一个随机的,双盲交叉试验研究中,给予氢氯噻嗪 25mg/d 或长效呋塞米 60mg/d 治疗 3 个月后发现仍有尿钠排泄和降压效果。需要更大规模的研究来证实这些令人振奋的发现,从而能扩展肾和心血管疾病治疗领域。

7.噻嗪类利尿药的不良反应　除了前述的代谢不良反应外(表 4-3),噻嗪类利尿药几乎很少会引起磺胺剂型免疫不良反应,包括肝内黄疸、胰腺炎、血液病、脉管炎、肺炎、间质性肾炎、光敏性皮炎。在 TOMH 研究中,噻嗪类利尿药引起的勃起功能障碍比其他类药物更常见。

噻嗪类利尿药的依从性比其他主要的降压药物包括 β 受体阻滞药 CCBs、ACEI 和 ARBs 类药物要低。

8.噻嗪类利尿药间的相互作用　类固醇会导致钠盐潴留而对抗噻嗪类利尿药的作用。吲哚美辛和其他非甾体抗炎药也会对抗噻嗪类利尿药的作用。当出现利尿性低钾时,可延长 QT 间期的抗心律失常药物如 I A 类或 III 类,包括索他洛尔可能诱发尖端扭转性室速。某些抗生素具有肾毒性,可因利尿作用而使肾毒性加重,例如氨基糖苷类。丙磺舒(治疗痛风)和锂(治疗狂躁)可通过干扰噻嗪类运输到肾小管从而阻止噻嗪类利尿药发挥作用。噻嗪类利尿药通过影响肾清除率也可与锂相互作用,有产生锂中毒的风险。

**(二)类似噻嗪类利尿药**

这些类似药物与标准的噻嗪利尿药区别在于结构不同和循证医学的差异。

1.氯噻酮　之所以选择氯噻酮是因为有两个最重要的实验：SHEP 和 ALLHAT。低剂量和大剂量在降血压时效果类似,所以建议选择小剂量以避免低钾血症,尤其是在老年人身上。

氯噻酮对比氢氯噻嗪：一项小规模的对比实验发现氯噻酮降低夜间血压比氢氯噻嗪更好,这与它的长半衰期有关,这使得氯噻酮的应用得到推广。氯噻酮使用的剂量是 12.5mg/d,氢氯噻嗪是 25mg/d。108 个试验的 Mata 分析显示,氯噻酮降低收缩压更占优势,当然更容易发生低钾血症。

回顾性分析大型多危险因素的干预试验(MRFIT)增加了氯噻酮的说服力。自 1973 年开始,在这个长期的试验中,对年龄在 35～57 岁男士的生活方式,有效降压和他汀类药物的治疗进行追踪。氯噻酮除了在降血压中与氢氯噻嗪相比,二者均是 50～100mg/d 标准剂量使用。氯噻酮能够更明显的降低收缩压,总胆固醇和低密度脂蛋白(LDL),但是更容易发生低钾血症和高尿酸血症(所有比较均 $P < 0.001$)。与其他利尿药相比较,心血管事件发生率更低,氯噻酮(HR 0.51;$P < 0.000\ 1$)和氢氯噻嗪(HR 0.65;$P < 0.000\ 1$)氯噻酮更好。此外,氯噻酮也可更好地减轻左心室肥厚。然而,遗憾的是 MRFIT 不是随机的试验,而是一个回顾性队列研究。不过,总体来说,全部数据支持氯噻酮取代氢氯噻嗪。

2.吲达帕胺　吲达帕胺尽管含有不同的二氢吲哚结构并有舒张血管作用,但仍属于噻嗪类利尿药。在欧洲使用广泛,在美国可购买到但很少用。吲达帕胺的终末半衰期是 14～16h,有效降压超过 24h。推荐初始剂量为 1.25mg,1 次/日,使用 4 周之后若需要可用 2.5mg/d。吲达帕胺比其他的噻嗪类利尿药似乎更能影响血脂,但是同样会引起与剂量相关的代谢问题,如低钾血症、高血糖症或高尿酸血症。缓释配方(美国无),可有效的降低血压,因此降低了卒中的风险。

主要试验结果研究来源于 HYVET 研究。>80 岁的老年患者,收缩压持续在 21.3kPa(160mmHg)或者更高接受吲达帕胺(缓释剂 1.5mg),如果想达到目标血压 20/10.7kPa（150/

80mmHg),可增加 ACEI 培哚普利用量(2mg 或 4mg)。全因死
亡率减少 21%(95% 可信区间 4~35;$P=0.02$)卒中死亡率减少
39%($P=0.05$),心力衰竭发生率减少 67%(95% 可信区间
42~78;$P<0.001$)。在积极治疗组中很少发生严重不良事件
($P=0.001$)。减少不良反应而又能抗高血压的剂量为
0.625~1.25mg 的标准制剂,联合 ACEI 培哚普利 2mg 或 4mg,
血钾在 1 年中也只下降了 0.11mmol/L,而血糖与安慰剂组持平。
在 ADVANCE 研究中,联合用药可减少死亡率。LIVE 研究了关
于左心室肥厚的回归分析,吲达帕胺比依那普利效果更好。心肌
发生水肿时可给予大剂量利尿治疗(2.5~5mg)。一般来说,其不
良反应类似于噻嗪类利尿药,包括磺胺类药物过敏反应。在欧
洲,一个新的持续释放剂型(1.5mg)与 2.5mg 的吲达帕胺在降压
上等效,然而低钾血症(≤3.4mmol/L)发生率可降低 50% 以上。

　　3.美托拉宗　含有喹唑啉结构的美托拉宗在噻嗪类利尿药家
族中属于强效利尿药,不良反应相似。同其他的噻嗪类利尿药相
比,美托拉宗有新的作用部位。美托拉宗主要的优点是在肾功能
不全时仍起作用,持续时间可达 24h。常用剂量:心力衰竭 5~
20mg/d,肾水肿 2.5~5mg/d。和其他利尿药合用时,美托拉宗
能发挥更强的利尿效果,但是更容易出现脱水或钾丢失现象。尽
管如此,美托拉宗可额外增加呋塞米的作用,尤其是在肾功能不
全合并心功能不全时。美托拉宗 1.25~10mg,1 次/日,给予有严
重心力衰竭的 17 例患者,他们中大多数人已经在服用呋塞米、卡
托普利和地高辛,48~72h 均有较为显著的利尿作用。因此,在慢
性心力衰竭和持续外周水肿的患者中,美托拉宗经常被作为襻利
尿药、噻嗪类利尿药及醛固酮拮抗药的优选联合用药。

　　(三)噻嗪类利尿药的代谢性及其他不良反应

　　噻嗪类利尿药多数不良反应与襻利尿药相同,并且呈剂量依
赖性(表 4-3)。

　　1.低钾血症　低钾血症是个过度担忧的并发症尤其当小剂量
使用噻嗪类利尿药时。尽管如此,噻嗪类利尿药常与保钾药物联
合使用包括 ACEI,ARBs 或和适当的醛固酮拮抗药,可交换使

用,尤其是在肾功能出现损害时,低钾血症发生的风险很小。

**2.室性心律失常** 利尿药引起的低钾血症会导致尖端扭转性室性心动过速而发生猝死,尤其是在和延长 QT 间期的药物同时使用时。更重要的是,在 SOLVD 关于心力衰竭的研究中,与保钾利尿药相比较时非保钾利尿药的基线应用可增加心律失常死亡的风险。在高血压中,小剂量噻嗪类利尿药所引起的低钾血症很少成为问题。

**3.避免低钾血症的治疗策略** 高危心律失常的患者,如缺血性心脏病,地高辛治疗中的心力衰竭,高血压伴随左心室肥厚这类患者,保钾和镁利尿药应该作为治疗的一部分,除非有肾功能不全或者与 ACEI 或 ARB 类药物联合应用时。保钾比补钾变得更为重要,因为补钾不能纠正低镁血症。

**4.低镁血症** 常规剂量很少引起镁丢失,但是在利尿期间低镁血症同低钾血症一样容易引起 QT 间期延长从而发生心律失常。低镁血症可通过保钾予以纠正,如阿米洛利和噻嗪类利尿药联合使用。

**5.低钠血症** 噻嗪类和噻嗪类相关的利尿药均能引起低钠血症,尤其是老年人(女性患者多见),因为自由水排泄受到影响。在 SHEP 研究中,安慰剂组低钠血症占 1%,而使用氯噻酮的患者低钠血症达 4%。发生较为迅速(在 2 周内),噻嗪类利尿药引起的轻度低钠血症表现为乏力、恶心等症状,重度低钠血症可引起意识模糊、惊厥、昏迷和死亡。

**6.致糖尿病作用** 与安慰剂组相比,利尿药在治疗高血压时能够增加糖尿病发生的风险,较对照组增加约 1/3。噻嗪类利尿药和 β 受体阻滞药合用时更易增加糖尿病的发生。发生糖尿病的风险可能取决于噻嗪类利尿药的剂量和 β 受体阻滞药的种类,卡维地洛和奈必洛尔例外(见第 1 章)。有糖尿病家族史或有代谢综合征的人群更多发生糖尿病,因此可不使用噻嗪类利尿药或者小剂量使用,例如氢氯噻嗪 12.5mg/d,氯噻酮 6.25~15mg/d,此外还应监测血钾和血糖变化。根据常识而没有试验数据,推荐使用氢氯噻嗪最低有效降压剂量(12.5mg),同时也不损害糖耐量,正如小剂量的苄氟噻嗪。没有证据表明将噻嗪类利尿药改为襻利尿药能够改善糖耐量。

利尿药相关的糖尿病有多严重? VALUE 试验经过 4.5 年的随访研究发现新发糖尿病是心血管疾病危险因素,其风险度在非糖尿病和糖尿病前期之间,长期随访卒中险度相仿。

7.尿酸盐排泄和痛风　大多数利尿药降低尿酸盐排泄导致尿酸增加,从而使易感患者发生痛风。一组调查发现 5789 例高血压患者中 37% 的患者在服用利尿药降压。使用任何一种利尿药(HR1.48,可信区间 1.11~1.98),噻嗪类利尿药(HR1.44,可信区间 1.0~2.1),襻利尿药(HR2.31,可信区间 1.36~3.91),均可增加痛风的风险。因此,不管个人或者有痛风家族史的患者均应使用小剂量利尿药。联合使用氯沙坦可减少尿酸的形成。当已使用别嘌醇治疗痛风或者有痛风家族史患者出现尿酸高时,只有肌酐清除率正常的患者才可使用标准剂量 300mg/d。当肌酐清除率仅 40ml/min 时,利尿药剂量需降至 150mg/d,肌酐清除率 10ml/min 时,剂量需调整为每 2 天 100mg。为避免这些与剂量相关并能致命的严重不良反应,有必要减少剂量。丙磺舒是一种排尿酸药,可对抗高尿酸血症,从而减少潜在的毒性。

8.致动脉粥样硬化的血脂改变　噻嗪类利尿药能增加血脂胆固醇水平。氢氯噻嗪(平均剂量 40mg/d)应用 4 个月后可使低密度脂蛋白胆固醇和甘油三酯水平增加。在 TOMH 研究中服用小剂量氯噻酮 1 年后可增加胆固醇水平。尽管总胆固醇水平没有变化,但甘油三酯和载脂蛋白 B 和 A 会增加,因此高密度胆固醇也许会降低。在长期服用噻嗪类利尿药期间,应连续监测血脂水平并提倡低脂饮食。

9.高钙血症　噻嗪类利尿药通过增加远端小管的重吸收可增加血钙水平,这样的好处是可降低老年人臀部骨折的风险。相反,甲状腺功能亢进患者容易发生高钙血症。

10.勃起功能障碍　在 TOMH 研究中,小剂量氯噻酮(15mg/d,超过 4 年)是几个降压药物中唯一能使阳萎加重的药物。实际上,如果患者没有接受硝酸酯类治疗的话,西地那非或者类似的药物可有助于改善症状。

11.防范代谢不良反应 减少利尿药剂量是根本。此外,限制钠盐摄入和补充膳食钾可减少低钾血症的发生。噻嗪类利尿药联合保钾利尿药也可减少低钾血症的发生,或者同 ACEI 或 ARB 类药物一同使用。在治疗高血压时,如果可以的话,不应使用标准剂量的利尿药,以及与其他可产生血脂不利影响的药物一起联合使用,如 β 受体阻滞药,而可与 ACEI,ARBs 或 CCBs 合用,它们对血脂没有影响(第 10 章,表 10-5)。

# 四、保钾利尿药

在心力衰竭和高血压中,保钾利尿药可减少室性心律失常事件的发生。

1.阿米洛利和氨苯蝶啶 阿米洛利作用在肾脏上皮的钠通道(ENaC),氨苯蝶啶可抑制钠离子交换。因此,两者可减少远端肾小管和集合小管对钠的重吸收。因此丢钾是间接性的(表 4-4)。自身利尿作用相对温和的利尿药经常与噻嗪类利尿药联合使用(表 4-5)。其优势有以下两点:①丢钠而没有丢钾和镁。②保钾作用依赖于醛固酮的活性。不良作用较少:很少发生高钾和酸中毒,大多数在肾功能不全时发生。特别是,出现噻嗪类相关的糖尿病和痛风在阿米洛利和氨苯蝶啶中没有发生。阿米洛利有助于保镁,并且在低肾素、低醛固酮性高血压及上皮钠通道基因缺陷的黑种人当中有特殊的作用。

**表 4-4 保钾药物(通常也保镁)**

| 药物 | 商品名 | 剂量 | 作用时间 |
| --- | --- | --- | --- |
| 阿米洛利 | 蒙达青 | 2.5～20mg | 6～24h |
| 氨苯蝶啶 | 氨苯蝶啶 | 25～200mg | 8～12h |
| 螺内酯 | 安体舒通 | 25～200mg | 3～5d |
| 依普利酮 | 依普利酮 | 50～100mg | 24h |

**表 4-5　一些保钾利尿药复方药物**

| | 商品名 | 联合剂量（mg） | 每日最优剂量 |
|---|---|---|---|
| 噻嗪类利尿药<br>＋氨苯蝶啶 | Dyazide | 25<br>50 | 1/2（充血性心力衰竭直<br>至增至 4） |
| 噻嗪类利尿药<br>＋阿米洛利 | 武都力 | 50<br>5 | 1/4[1]（充血性心力衰竭<br>直至增至 2） |
| 噻嗪类利尿药<br>＋氨苯蝶啶 | Maxzide | 50<br>75 | 1/4[1] |
| 噻嗪类利尿药<br>＋氨苯蝶啶 | Maxzide-25 | 25<br>37.5 | 1/2 |
| 螺内酯<br>＋氢氯噻嗪 | Aldactazide | 25<br>25 | 1～4/d |
| 呋塞米<br>＋阿米洛利 | Frumil1/4[2] | 40<br>5 | 1～2/d |

[1].最好使用 1/4 片,避免应用替代组合

[2].在美国没有此类药物

关于高血压,查看本文;常选择低剂量,高剂量属禁忌

　　2.螺内酯和依普利酮　螺内酯和依普利酮是一种醛固酮拮抗药,通过阻断盐皮质激素受体来抑制醛固酮、皮质醇和去氧皮质酮产生保钾作用。依普利酮是盐皮质激素受体的特殊阻断药,可阻止男性乳房发育和性功能异常,这在螺内酯中高达 10%。对于原发性高血压,依普利酮应该是最为优先选择的保钾利尿药,尤其是其普通制剂价格下降。在高血压性心脏病的患者中,依普利酮和依那普利在逆转左心室肥厚和降压中具有同样的作用(40mg/d),并且在黑种人和白种人高血压中也有同样的作用。同噻嗪类利尿药相比,盐皮质激素受体拮抗药的其他优点就是不会反射性地引起交感神经的激活。醛固酮受体拮抗药在治疗原发性醛固酮增多症时也有显著的作用。

　　在没有原发性醛固酮增多症的顽固性高血压患者中,醛固酮

受体拮抗药变成一种标准的附加治疗,更有可能应用在更大数量的原发性高血压患者中,但是需要监测血钾。在合并有原发性醛固酮增多症的高血压患者中,依普利酮(100～300mg/d)在降压作用上只有螺内酯(75～225mg/d)的一半功效。现实问题是没有针对顽固性高血压的前瞻性的研究结果。5个小随机交叉研究的 Mata 分析发现,螺内酯能降低血压达 2.67/0.93kPa(20/7mmHg),每日剂量超过 50mg 并没有产生进一步降压作用。

3.ACEI 和 ARBs　ACEI 和 ARBs 最终发挥的是拮抗醛固酮效应,也有轻微的保钾利尿作用。出现肾功能不全时应避免和其他保钾利尿药一同使用,但是也可以密切关注和监测血钾情况下成功使用,如在 RALES 试验中。

4.高钾血症:一个明确的危险因素　阿米洛利、氨苯蝶啶、螺内酯和依普利酮均有可能导致高钾血症(血清钾 ≥ 5.5mmol/L),特别是在肾病患者中糖尿病(Ⅳ型肾小管酸中毒)患者,以及 ACEI 或 ARBs 联合使用的老年患者,或在使用肾毒性药物的患者中。导致血钾过高的机制包括长期溶液的丢失、利尿所驱动的肾素-血管紧张素醛固酮的激活和被动利尿对肾功能的影响。

# 五、排水利尿药

慢性心力衰竭常与抗利尿激素血浆浓度增加有关,因此,造成与此相关的液体潴留和低钠血症。精氨酸加压素(AVP)通过 $V_1$ 和 $V_2$ 受体调节血管紧张素和液体潴留。排水利尿药是 AVP-2 受体的拮抗药,促进肾排水以纠正低钠血症。托伐普坦、考尼伐坦、沙他伐坦、利伐普坦,经常被称为"普坦组"的药物。通过实验,它们可抑制水通道蛋白-2 和在肾集合管导管细胞的顶端所发现的 AVP 敏感性水传输通道(图 4-4)。在临床试验中,普坦能增加自由水的清除和尿量,从而减少尿液比重,因此,当患者有低钠血症时,会增加血钠浓度。低血压和口渴均为它们的不良反应。

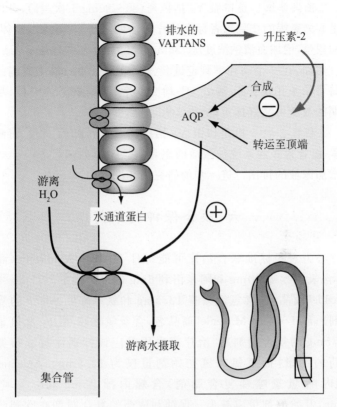

**图 4-4 排水利尿药的作用机制**

排水利尿药通过抑制 $V_2$ 受体促进水通道蛋白（AQP）的合成，并转运到集合管顶端的细胞。AQP 是加压素调控的水通道，介导水跨过集合管的顶端细胞膜的转运（图© L.H.Opie，2012.）

1.考尼伐坦 是 $V_1/V_2$ 受体联合拮抗药，已在美国被批准并可以静脉注射治疗患有容量性和高血容量性低钠血症的住院患者（超过 30min 静脉注射 20mg 负荷剂量，然后 20～40mg 持续输入超过 24h，直至 40mg 以纠正低钠血症；此后可输注 3d，总时间不超过 4d）。在 74 例低钠血症患者中口服剂量（20～40mg，2

次/日)可分别增加血清钠 3～4.8mmol/L(安慰剂校正)。

2.托伐普坦 是口服 $V_2$ 拮抗药(30～90mg 1 次/日),可作为严重心力衰竭的住院患者标准治疗的辅助用药,它可以减少体重,增加尿量,增加血清钠浓度从 138mmol/L 大约增加 4mmol/L。

然而,在一个病死率判定试验(EVEREST)中,心力衰竭的患者每日给予托伐普坦 30mg,平均 9.9 个月,结果令人失望,尽管早期的改变可减轻体重,减少水肿,增加血清钠。

3.利伐普坦 也是口服 $V_2$ 拮抗药,在慢性心脏衰竭而没有肾素-血管紧张素系统被激活的患者中给予单独剂量 30～400mg 可增加尿液的排出。进一步的研究仍在进行中。

# 六、联合保钾利尿药

心力衰竭标准联合治疗可能每日 1～2 片 Moduretic(商品名,含氢氯噻嗪 50mg 和阿米洛利 5mg 的复合制剂);或 2～4 片 Dyazide(商品名,含氢氯噻嗪 12.5mg 和氨苯蝶啶 50mg 的复合制剂);或 1～2 片 Maxzide(商品名,含氢氯噻嗪 25mg 和氨苯蝶啶 75mg 的复合制剂)。治疗高血压时应该特别注意噻嗪类利尿药的剂量,而氢氯噻氢初始剂量仅为 12.5mg。Aldactazide(螺内酯-氢氯噻嗪复合制剂)含螺内酯 25mg 和氢氯噻氢 25mg,开始的剂量应减半。保钾利尿药的复合制剂在欧洲已广泛使用(商品名为 Frumil,含呋塞米 40mg 和阿米洛利 5mg)。符合逻辑的复方药物是 ACEI 或 ARB 和小剂量的噻嗪类利尿药,例如小剂量的培哚普利和小剂量的吲达帕胺。噻嗪类利尿药可增加肾素水平,而 ACEI 或 ARBs 可减少噻嗪类利尿药的不良反应(见第 5 章)。

# 七、弱效利尿药

1.碳酸酐酶抑制药 碳酸酐酶抑制药利尿作用较弱,例如乙酰唑胺(又称醋氮酰胺,醋唑磺胺)。它们能减少近端肾小管氢离子的分泌,增加碳酸氢盐和钠的丢失。因此,很少使用这类药物作为主要的利尿药,但发现可用于青光眼的治疗,因为碳酸酐酶在眼睫状突对房水的分泌过程起到作用。它们还可保护免受高原病。在水杨酸中毒时,碳酸酐酶抑制药的碱化作用会增加肾对脂溶性有机弱酸的排泄。

2.钙离子通道阻滞药　钙离子通道阻滞药是较温和的直接利尿药,有长期的降血压作用。

3.多巴胺　多巴胺除了改善心脏功能外也是一种利尿药,有间接的利尿作用。其利尿的机制,只有在液体潴留时才会启动,包括在肾小管上皮细胞上的多巴胺受体激动药($DA_1$)受体,刺激多巴胺对抗抗利尿激素的作用。

4.A1-腺苷受体拮抗药　A1-腺苷受体拮抗药是一个新的利尿途径,可增加尿液的排出和尿钠排泄。通过传入小动脉的扩张起到利尿作用,因此,可增加肾小球的滤过。在急性心力衰竭的患者中,A1-腺苷受体拮抗药可增加襻利尿药的作用。

# 八、补钾作用有限

襻利尿药补钾未必是必要的,并不能阻止非保钾利尿药的不良反应。补钾可增加费用和减少患者的依从性。与其这样,倒不如选择增加小剂量的保钾利尿药,并且可以与小剂量的襻利尿药有同步作用(表 4-4)。即使是大剂量的呋塞米可能也不需要补钾,因为这样的剂量通常在肾功能损害或严重的心力衰竭时给予,此时肾排钾功能异常。显然,在整个利尿期间需要定期的监测血钾水平。建议高钾低盐饮食,通过选择新鲜的食物就可以简单和廉价得到钾补充,而不是使用加工食品和使用盐替代品。如果出现了低血钾,就有必要补钾治疗。在高血压患者持续低血钾时,首先调查原发性醛固酮增多症的低钾。

1.氯化钾　理论上以液态氯化钾最好,因为:①氯化钾复合物可完全纠正低钾、低钠低氯时的缺钾状态。②缓释药片可能会引起胃肠道溃疡,而液体氯化钾却不会,剂量是可变的。日常需要量至少 20mmol 以避免缺钾的发生,而治疗缺钾时则需要 60～100mmol/d。其吸收迅速,并且生物利用度好。液体氯化钾可稀释在水里或其他液体或者根据患者的耐受性选择,有助于避免常见的胃肠道刺激。氯化钾也可以给出一些泡腾制剂。为了避免食管溃疡,应在吃饭或喝饮料时给予药物,并采取直立位或坐位姿势,并应该不与抗胆碱能药物合用。微胶囊氯化钾(Micro-K 8mmol 氯化钾或 10mmol 氯化钾)可以减少胃肠道溃疡,每年只有 1/100 000 患者发生溃疡。尽管如此,高剂量的 Micro-K 也可引起胃肠道溃疡,特别是与抗胆碱能药物治疗同步时。

2.建议　饮食摄取最简单,高钾低钠可通过摄入通过新鲜的食物和盐替代品即可获得。当必须补充钾时,氯化钾是首选。患者耐受性良好并且价格便宜。关于在临床中各种不同氯化钾制剂的相对有效性没有充分全面的对照研究。

# 九、特殊的利尿问题

1.过度利尿　在治疗水肿时,过度利尿很常见,通过减少血容量和左心室充盈,使得心排血量下降和组织灌注减低。血管紧张素轴和交感神经系统进一步激活。住院患者当严格执行利尿药常规管理政策时,过度利尿是常见的。症状包括疲劳、精神萎靡。当噻嗪类利尿药和襻利尿药合用时通过连续肾单元封锁产生协同作用,导致出现过度利尿(图 4-3)。虽然联合利尿可以在急性和慢性心力衰竭时克服利尿药抵抗,但大规模利尿可导致低钾血症、低钠血症、低血容量性低血压和急性肾衰竭。笔者呼吁"需要务实的临床试验评估"。

最有可能发生过度利尿临床情况包括:①轻度慢性心脏衰竭患者应用强效利尿药过度治疗;②患者需要高负荷充盈压,尤其是那些限制型心肌病,肥厚型心肌病,或缩窄性心包炎所致"限制性"的病理生理条件;③患者在急性心肌梗死早期阶段,当静脉使用利尿药过度利尿时会导致血管收缩反应,这种反应可被 ACEI 削弱。当检查患者心血管情况时,有必要谨慎考虑是选择盐溶液还是胶体制剂进行溶液冲击试验。如果补液后静息心率下降,肾功能改善,血压稳定,意味着心室充盈压力可能因过度利尿而下降太多。

患者可按照自己的需求,使用一个简单的体重秤来制订灵活的利尿药计划,这样可以很好地进行自我管理。知道如何识别足部水肿和他们所使用的利尿药达到的最大效应,这样患者才能调整自己的利尿药剂量和日常活动中的服药时间。一个可行的方法是服用复方制剂使患者病情稳定下来,然后允许在指定范围内和根据体重自我调整呋塞米的剂量。

2.利尿药抵抗　利尿药抵抗出现或迟或早,甚至在服用一次利尿药后即出现,源于血管内液体浓缩(表 4-6)。重复使用利尿药会导致利尿药效应趋于平缓,原因是(血管容积收缩)部分管道系统没有因为钠的重吸收而受到影响(图 4-4)。这种降低钠的利尿与远端肾单位细胞的肥大相关,被认为是醛固酮诱发增生的结果。令人感兴趣的治疗是,噻嗪类利尿药可阻断肾单位肥大的部位,所以提供了可以应用噻嗪类-襻利尿药联合治疗的理由。明显的利尿药抵抗可在不正确的使用利尿药期间出现(表 4-6),或者与吲哚美辛及其他非甾体抗炎药或丙磺舒共同使用时。如果肾小球滤过率(GFR)少于 $20\sim30$ml/min 时,噻嗪类利尿药不会起效,但美托拉宗除外(表 4-6)。钾损耗严重时所有利尿药效果不佳,其原因复杂。

**表 4-6　利尿药治疗心力衰竭时出现显著抵抗的部分原因**

**未正确使用利尿药**

两种噻嗪类或两种襻利尿药联合而不是各种利尿药联合

低 GFR 时使用噻嗪类利尿药[1]

利尿药剂量过量

顺应性差,尤其是口服多种补钾药

**电解质紊乱**

低钠、低钾血症

低镁血症需通过补钾纠正

续表

**低肾灌注:利尿药导致低血容量**

心排血量低

低血压(高肾素状态时应用 ACEI 或 ARBs)

**过量的血儿茶酚胺**

频繁发生的充血性心力衰竭

辅助治疗改善充血性心力衰竭

**药物的干扰**

非甾体类抗炎药抑制利尿药

丙磺舒和锂抑制肾小管排泄噻嗪类和襻利尿药

---

(1).GFR≤15~20ml/min

ACEI.血管紧张素转换酶抑制药;ARB.血管紧张素受体阻滞药;GFR.肾小球滤过率

　　为了达到利尿作用,ACEI 或 ARBs 可能不得不谨慎地与噻嗪类利尿药或襻利尿药合用,或美托拉宗(或其他噻嗪类)与襻利尿药合用,所遵循的原则是连续肾单位锁封。有时螺内酯也是必需的。此外,静脉注射多巴胺可能通过激活 DA$_1$ 受体产生利尿作用,是因为在某种程度上增加了肾血流量。在门诊,必须仔细询问患者的依从性和膳食盐限制情况,并去除所有不必要的药物。有时更少的药物作用反而更好(罪魁祸首是钾补充剂)。

　　3.低钠血症　在心力衰竭中,低钠血症可发生在慢性心力衰竭合并有严重疾病的患者中,或者消耗大量水的老年患者中,尽管心力衰竭增加了机体总体钠水平。水潴留主要原因有:①不适当的释放 AVP-ADH(图 4-1);②血管紧张素Ⅱ活性增加。治疗手段是通过呋塞米和 ACEI 的联合应用(见第 6 章)限制水的摄入也很重要。

　　排水利尿药是一种新型的利尿药,可以克服低钠血症。在高血压中,低钠血症更容易发生在使用噻嗪类利尿药 25mg/d 或者剂量更大的老年女性患者中。

# 十、不常见的利尿药用法

不常见的适应证：

1.静脉注射呋塞米用于恶性高血压,尤其是当有慢性心力衰竭和液体潴留时。

2.大剂量呋塞米用于急性或慢性肾衰竭,并希望这种药物起利尿作用。

3.高血钙时大剂量襻利尿药可以增加尿钙排泄;静脉注射呋塞米＋生理盐水用于严重的高钙血症紧急处理。

4.噻嗪类用于糖尿病肾病的尿崩症(作用机制还不清楚),可以减少"自由水"的清除。

5.噻嗪类利尿药通过促进近端小管再吸收减少尿钙排出,所以它们用于特发性尿钙增多症,可以减少肾结石的形成(相比之下,襻利尿药可增加尿钙排泄)。

噻嗪类利尿药抑制尿钙排出可以解释为什么这些药物能够增加骨矿化和减少髋部骨折的发病率。后者则成为小剂量一线利尿药可以用于治疗老年患者的高血压的理由。

# 十一、利尿药在治疗慢性心衰中的应用

存在液体潴留的轻中度心力衰竭利尿药是标准的一线治疗(图 4-5)。在标准噻嗪类、保钾类噻嗪类、呋塞米、螺内酯和依普利酮中间选择利尿药。依普利酮附加于其他的标准治疗用于挽救重度心力衰竭患者的生命。此外,回顾分析表明,在 SOLVD 研究中非保钾利尿药的应用与心律失常性死亡增加相关。相比之下,单独应用保钾利尿药或与非保钾利尿药合用,就不会有如此高的心律失常性死亡的风险。ACEI 联合非保钾利尿药也不能防止心律失常性病死。这些虽然是回顾性研究和观察性研究,但一定会影响临床医生优先使用螺内酯、依普利酮或者联合使用保钾利尿药(表 4-4 和表 4-5)。

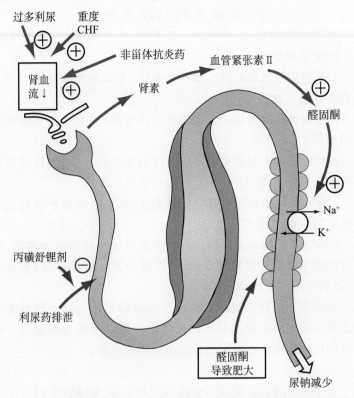

**图 4-5 利尿药抵抗有数个原因包括肾血流降低和肾素-血管紧张素-醛固酮系统激活**

假设增加醛固酮水平促进远端肾小管肥大,可重吸收更多钠。早期的"制动现象",这里没有展示,需查看本文(图© L.H.Opie,2012.)

对伴有液体潴留的症状性心力衰竭的阶梯式利尿治疗(图6-9),没有充分的试验明确阐述,但可能的4组药物为:①噻嗪类利尿药和 ACEI;②小剂量呋塞米与 ACEI;③噻嗪类、小剂量的呋塞米与 ACEI;④螺内酯或依普利酮。大剂量呋塞米现在很少用,主要是用于急性心力衰竭的处理。目前的用法是患者无论何时给予利尿药,均应使用 ACEI 或 ARBs,除非有禁忌证。ACEI 或

ARBs可以抵消由利尿药诱导的肾素-血管紧张素激活所带来的坏处。关于限制钠盐,推荐适度的限制,开始不添加盐,然后切断进食含盐丰富的经加工或快餐食物,然后就是无盐的面包。下调盐敏感的味蕾大约经历6周的低盐限制,低盐习惯也就形成了。

对重度心力衰竭来说,充血和水肿是最显著的症状,最初的治疗通常是应用呋塞米,尤其是肾灌注受损时。完全卧床休息,虽然是个老方式却能促进早期利尿。在处理慢性心力衰竭时,呋塞米需要非常大的剂量($500\sim1500mg/d$)。另外,可根据连续肾单位封锁原则应用小剂量的呋塞米,并且应该考虑间歇使用多巴胺。

1.连续肾单位闭锁 连续肾单位闭锁原则,即增加一种作用在不同位点的利尿药,例如噻嗪类利尿药和襻利尿药,是合理的(图4-3)。然而,应警惕过度利尿。

2.血管紧张素转换酶抑制药 血管紧张素转换酶抑制药是目前用于心力衰竭各个阶段的标准制剂。在慢性心力衰竭中,由于肾灌注不足和肾素所致的血管收缩,伴低肾小球滤过率减少尿钠排泄,可抑制利尿药的作用。因此,添加ACEI是合理的。它们抑制醛固酮释放产生间接的利尿作用。它们还有助于维持细胞内的钾和镁。

3.心力衰竭长期使用利尿药有危险 长时间的大剂量利尿药治疗可能是有害的,因为:①进一步激活肾素-血管紧张素和交感神经系统;②低钠血症(较少低血钾和低镁症)可以直接对肾功能和延长利尿驱动溶质驱动失水造成负面影响。在DIG试验中对7788例患者做倾向评分匹配进行二次分析,突出显示长期的非保钾利尿药在心力衰竭中潜在的危害。笔者和其他学者对在无症状或轻微症状而没有液体潴留的患者常规使用利尿药提出质疑。

# 十二、总　结

1.高血压 在3组患者中利尿治疗的风险获益比被证明,老年患者、黑种人患者、肥胖患者必须给予低剂量以减少代谢不良反应如新发糖尿病。肾功能损害患者需要一种襻利尿药(或美托拉宗)。对于许多高血压患者,小剂量噻嗪类利尿药与保钾利尿药组合(阿米洛利、氨苯蝶啶、螺内酯-依普利酮或 ACEI-ARBs)都是合理的。大多数组合利尿药包含最多的就是氢氯噻嗪。噻嗪类利尿药与 ACEI 或 ARBs 都能很好联合使用,这种情况下,再增加另外一个保钾利尿药是不明智的。

2.噻嗪类利尿药　氯噻酮和吲达帕胺不同于标准噻嗪类,因此称为噻嗪样利尿药。最近的一些数据表明,氯噻酮优于氢氯噻嗪,其长效,能更好降低夜间血压。释放缓慢的氯噻酮和吲达帕胺在降血压方面有了明确的研究结果,故被英国 NICE 集团推荐优先使用,而噻嗪类没有类似研究结果。

3.阿米洛利、氨苯蝶啶和螺内酯　阿米洛利,氨苯蝶啶、螺内酯是"老式药物"新用,前两种作为降压与肾上皮细胞钠离子通道缺陷有关,并且螺内酯可对抗高血压和心力衰竭。

4.心力衰竭和液体潴留　利尿药获益风险比是高的,并且它们的应用依然是标准化。然而,并非所有患者都需要积极利尿;每个患者都需要认真的临床评估与特定心脏病诊断,手术矫正缺陷是适当的处理手段。轻度的液体潴留治疗首选是噻嗪类合理的加上 ACEI 或 ARBs。随着心力衰竭程度的增加,在转换到或联合襻利尿药(如呋塞米)之前应使用较大剂量的噻嗪类利尿药。

5.非充血性心力衰竭　利尿药激活肾素-醛固酮系统可能是有害的,但可被螺内酯和依普利酮对抗。

6.连续肾单元封锁　随着心力衰竭的逐渐加重,连续肾单元封锁是一个重要的原则,需要逐渐增加在不同的部位发挥作用的利尿药:噻嗪类利尿药、襻利尿药,然后是醛固酮拮抗药。和ACEI 或 ARBs 合并使用高钾血症发生最少的是低剂量的螺内酯-依普利酮。

7.低钾血症　低钾血症是利尿药治疗的常见并发症之一。在高血压中,使用小剂量噻嗪类和保钾利尿药可以避免低钾血症,如阿米洛利、氨苯蝶啶、螺内酯或依普利酮。在心力衰竭中,我们强调机械的补钾是不符合实际的。相反,襻利尿药＋小剂量噻嗪类＋保钾利尿药是合理的。联合 ACEI 或 ARBs 治疗通过拮抗醛固酮作用减少低钾血症的发生。对于轻中度心力衰竭与液体潴留,一些利尿药组合,加上 ACEI 和 β 受体阻滞药也是标准的治疗。

8.低钠血症　低钠血症是慢性心力衰竭一种潜在的严重并发症,与血浆血管加压素增加和长期使用襻利尿药有关。噻嗪类在老年高血压患者中易导致低钠血症。排水利尿药是一个新型的利尿药,通过抑制通道蛋白促进水的排出而纠正低钠血症,在肾集合管的顶端细胞发现抗利尿药激素敏感性水转运通道。特殊的例子是考尼伐坦、托伐普坦、利伐普坦,经常被称之为普坦组。然而,托伐普坦的研究结果令人失望(见第 6 章)。

(王炳银　海　鑫　译)

# 第 **5** 章 肾素-血管紧张素-醛固酮系统拮抗药

LIONEL H.OPIE・MARC A.PFEFFER

> 血管紧张素转换酶抑制药已证明是应用最广泛的心血管药物。
>
> Harvey White,2003

自从 1977 年施贵宝制药集团的 Ondetti 和 Cushman 首次描述血管紧张素转换酶(ACE)抑制药——卡托普利以来,ACEI 不仅已成为心力衰竭和左心室(LV)功能障碍治疗的基石,也在高血压和心血管(CV)的保护中也发挥着越来越重要作用。本章的目的是纵览 ACEI 药理学特性、用法及禁忌证,还要介绍相关的药物——血管紧张素受体阻滞药(ARBs)。

肾素-血管紧张素-醛固酮系统(RAAS)在心血管病理条件下起着重要作用,过度激活血管紧张素 II 和醛固酮产生重要不良影响。ACEI 作用于关键的血管紧张素转换酶,减少缓激肽的降解,而 ARBs 可直接发挥作用,主要通过阻断血管紧张素 II 受体亚型 1(AT-1 亚型),该受体可激活血管紧张素 II。长期和大量的试验结果清楚地显示,ACEI 能给予心血管疾病(CVD)一级和二级保护,从多个环节打断危险因素——左心衰竭恶性循环(图 5-1)。已从多个方面证实 ARBs 的耐受性非常好,许多试验结果提示,其益处与 ACEI 相仿。RAAS 的最后一个环节醛固酮,心力衰竭时醛固酮升高。醛固酮抑制药能额外增加 ACEI 对心力衰竭和具有高风险心肌梗死后的患者的保护作用。新的直接肾素抑制药可对抗高血压,但是目前尚缺乏临床数据。

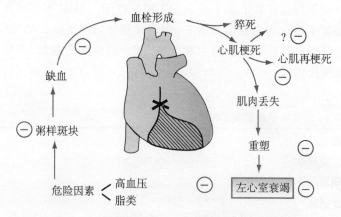

**图 5-1　ACEI 预防和治疗心血管疾病的双重作用**

　　一级预防和二级预防的多个作靶点。ACEI 通过降压和抑制左心室(LV)肥大直接产生一级预防作用。通过降压直接保护血管,并直接抑制颈动脉粥样硬化和血栓形成。心肌梗死早期给予 ACEI,能够改善高风险患者的病死率。通过抗心律失常作用,可预防心肌梗死后猝死。通过减轻血管张力,可明显改善心肌梗死后心肌重构和降低心力衰竭发生率。从危险因素发展到左心衰竭这一系列变化的概念来自 Dzau and Braunwald(图© L.H.Opie,2012)

# 一、血管紧张素转换酶抑制药

## (一)ACEI 的作用机制

　　从理论上讲,ACEI 通过减少复杂而又广泛存在的血管紧张素Ⅱ的生成发挥作用(表 5-1)。这个八肽(血管紧张素Ⅱ)是由它的前体——十肽(血管紧张素Ⅰ)经血管紧张素转换酶(ACE)作用所形成,ACE 产生于所有的血管床内皮细胞,包括冠状动脉,然而主要在肺血管床。

　　在肾球旁细胞内合成肾素酶的作用下在肝中血管紧张素原转变成血管紧张素Ⅰ。刺激肾素的释放经典因素:①缺血或低血压时肾血流量不足;②盐损耗或排钠利尿;③β 肾上腺素能的刺激。ACE 是一种蛋白酶,有两个锌基团,其中一个参与高亲和性结合位点与血管紧张素Ⅰ或 ACEI 相互作用。ACE 不仅将血管紧张素Ⅰ转化为血管紧张素Ⅱ,也能灭活分解缓激肽。ACEI 可通过降低血管紧张素Ⅱ的生成,也能减少缓激肽的降解,产生舒张血管作用(图 5-2)。

**表 5-1 血管紧张素Ⅱ潜在的致病特性**

**心脏**

- 心肌肥厚
- 间质纤维化

**冠状动脉**

- 内皮功能异常减少了一氧化氮的释放
- 释放去甲肾上腺素收缩冠状动脉血管
- 增加氧化应激作用;尼古丁腺嘌呤二核苷酸促进氧自由基形成
- 促进炎症反应和动脉粥样硬化
- 促进低密度脂蛋白摄取

**肾**

- 增加肾小球内血压
- 增加蛋白质的漏出
- 肾小球增生和纤维化
- 增加钠的重吸收

**肾上腺**

- 增加醛固酮的生成

**凝血系统**

- 增加纤维蛋白原生成
- 增加纤溶酶原激活物抑制药-1 组织相关的纤溶酶原因子

1.血管紧张素Ⅱ产生的另类模式 并不是所有的血管紧张素Ⅱ都由 ACE 产生。非 ACE 通路,包括丝氨酸蛋白酶,也可以形成血管紧张素Ⅱ,但它们的确切作用仍然是有争议的。一种观点认为超过 75% 的血管紧张素Ⅱ是在严重的心力衰竭中通过糜蛋

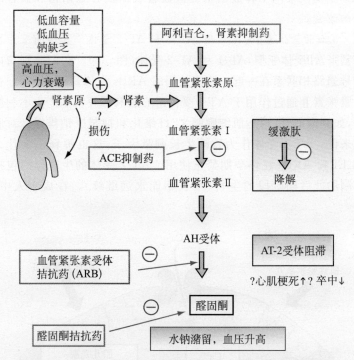

**图 5-2　肾素-血管紧张素-醛固酮系统（RAAS）和抑制药作用部位**

ACEI 有双重舒张血管作用，主要作用于血管紧张素系统，其次是辅助减少缓激肽的崩解。ARBs 抑制血管紧张素受体 1 型（AT-1）。理论上讲血管紧张素抑制药阿吉利仑可阻断整个 RAAS，使升高了的肾素原降低（图 © L.H.Opie，2012.）

白酶活性形成的，抑制糜蛋白酶阻止心肌纤维化，并且限制了实验性心力衰竭。然而，因为 ARBs 在心力衰竭中不像 ACEI 那么有效，所以这种观点不被临床试验数据所支持。

2.血管紧张素 Ⅱ 和细胞内信号系统　血管平滑肌的收缩过程中有许多复杂的步骤，涉及血管紧张素 Ⅱ 受体和钙终极动员。血管紧张素 Ⅱ 受体占领刺激磷酸二酯酶（称磷脂酶 C），导致了一系列的激活信号专用酶，蛋白激酶 C，这反过来又诱发活性增生途径，刺激心室重构。磷脂酶 C 也激活血管磷酸肌醇信号通路使钙从细胞内肌浆网中释放出来促进血管收缩及心脏结构和血管的结构改变。

3.血管紧张素Ⅱ受体亚型:AT-1 和 AT-2 受体　至少有 2 个血管紧张素Ⅱ受体亚型,AT-1 和 AT-2 受体(图 5-3)。它们分别与内信号通路相联系在一起。临床使用的 ARBs 为 AT-1 阻滞药。血管紧张素Ⅱ通过作用于 AT-1 受体对心脏和循环疾病产生不利影响,如刺激血管收缩,肌细胞肥大、纤维化和抑制尿钠排泄。对胎儿来说,AT-1 受体作为致畸生长刺激因子,这也解释了为什么 ACEI 和 ARBs 在怀孕期禁止使用。AT-2 受体的生理作用包括抑制胎儿后期阶段的生长(增长不能永远继续)。在成年人中,

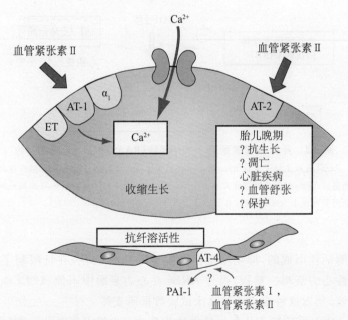

**图 5-3　血管紧张素Ⅱ受体亚型的作用,包括 AT-1,AT-2 和 AT-4 受体**

成年人血管平滑肌细胞上的大多数生理作用是通过 AT-1 受体亚型产生的,AT-2 受体亚型对胎儿后期的血管生长起到重要的作用,可抑制其生长。推测这些受体在各种心肌病理生理条件下产生有益的作用。AT-4 受体被认为有抗纤维蛋白溶解的作用(图© L.H.Opie,2012.)

AT-2 受体的作用更加不清楚和有争议,但在病理生理的条件下可能变得相关,在心肌肥厚和心力衰竭中 AT-2 受体上调,推测并可能有保护功能。此外,可比较的 ACEI 和 ARBs 的临床结果提出有关 ARBs 导致无对抗 AT-2 刺激的重要问题。

循环系统中肾素(renin)主要来自肾,它是由肾近球细胞合成和分泌的一种酸性蛋白酶,经肾静脉进入血液循环,以启动 RAS 的链式反应。当各种原因引起的肾血流灌注减少时,肾素分泌就增多;当血浆中 $Na^+$ 浓度降低时,肾素分泌也增加。

4.肾素-血管紧张素-醛固酮系统　刺激肾近球细胞合成和分泌肾素的主要因素(图 5-4):①低动脉压;②低钠饮食或利尿药治疗使远端小管钠重吸收减少;③血容量减少;④$\beta_1$ 交感神经活性增加。血管紧张素 II 刺激醛固酮生成意味着刺激肾上腺皮质释放保钠激素醛固酮。因此,ACEI 与醛固酮的减少有关,并有间接的促尿钠排泄和保钾作用。然而,在长期的 ACEI 治疗中,醛固酮的形成并没有完全受到抑制。晚期"逃脱"效应似乎并没有影响 ACEI 达到降血压的作用;尽管如此,这些药物可能降低心力衰竭长期获益价值。在 RALES 研究中,使用小剂量螺内酯利尿药和 ACEI 可减少病死率。

5.过量醛固酮的不良作用　血管紧张素 II 刺激或促肾上腺皮质激素(ACTH)刺激或钾增高刺激醛固酮的释放,对电解质平衡有重要的影响。醛固酮通过抑制钠-钾交换(图 5-4)作用于远端小管产生保钠排钾作用。随着保钠,水也跟着保留。心力衰竭时由于血管紧张素 II 水平增加,血浆醛固酮水平升高达正常 20 倍,伴随着肝清除率的降低。局部产生的醛固酮,促进心肌纤维化使心肌结构发生有害的改变。醛固酮也会促使内皮功能异常。

6.血管紧张素 II 自发的相互作用　ACEI 有间接的抗肾上腺素能作用。血管紧张素 II 促进从神经元终端释放去甲肾上腺素,增强肾上腺素的作用并简化神经节的传递。此外,血管紧张素 II 刺激 $\alpha_1$ 受体放大了血管收缩作用。因此,血管紧张素 II 简化了肾上腺素作用,导致血管收缩药去甲肾上腺素的活性增加。类似迷走神经作用,可以解释为什么尽管周围血管舒张却不会出现心动

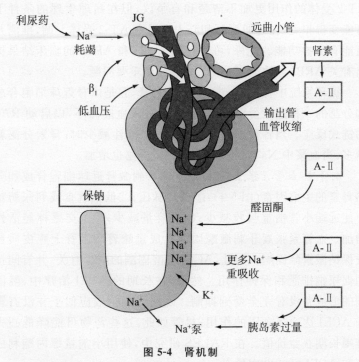

**图 5-4 肾机制**

通过肾素-血管紧张素-醛固酮系统促保钠。A-Ⅱ.血管紧张素Ⅱ;JG.近端肾小球细胞(图© L.H.Opie,2012.)

过速。在几个充血性心力衰竭的试验中,抗肾上腺素能和类迷走神经作用机制可能有助于 ACEI 的抗心律失常作用和减少猝死,尤其是在急性心肌梗死后。一个额外的因素可能是更好的保钾(抑制醛固酮的结果)。

7.激肽释放酶-激肽系统和缓激肽 除了减少血管紧张素Ⅱ的形成,增加缓激肽是 ACEI 的另一个作用部位(图 5-2,表 5-2)。这是一种九肽,最初被描述为可减慢肠道收缩(以布雷迪名字命名),可能有重要的心血管保护作用。缓激肽由 2 个激肽酶灭活,包括激肽酶Ⅰ和Ⅱ。后者与 ACEI 完全相同。因此,ACEI 也会增加局部缓激肽的形成,以及减少血管紧张素Ⅱ的生产。缓激肽作用于血管内皮细胞上的受体可促进 2 种血管舒张物质的释放（表 5-2），即一氧化氮和舒张血管的前列腺素，如环前列腺素和前列腺素 $E_2$（$PGE_2$）。吲哚美辛因抑制前列腺素合成可部分程度减少 ACEI 的降血压作用。目前的观点认为，局部生成的缓激肽不容易测量，参与了 ACEI 的降血压作用，并且可能通过一氧化氮对内皮细胞产生保护作用。ACEI 这些潜在的有利作用是通过缓激肽介导的，但 ARB 却无这些作用（但缓激肽也有少量的不良反应，如咳嗽和血管性水肿）。

---

**表 5-2　ACEI 的适应证（基于实验数据）**

心力衰竭，所有阶段

高血压尤其是伴有高风险或糖尿病的患者

AMI，急性期高风险患者，心肌梗死后左心室功能异常

肾病，非糖尿病或 1 型糖尿病患者

特定剂量心血管保护（雷米普利、培哚普利、群多普利）

---

　　上述所列并不是全部适应证，一些特殊的 ACEI 需要审批，也许会有变动。需查阅说明书

　　8.血管紧张素转换酶 2（ACE2）　新酶——ACE2，可从血管紧张素 Ⅱ 中生成血管紧张素-(1～7)［Ang-(1～7)］。Ang-(1～7)作用于血管受体抑制血管收缩和保钠，并使血管紧张素 Ⅱ 代谢生成 Ang-(1～7)。Ang-(1～7)通过 G 蛋白偶联受体拮抗血管紧张素 Ⅱ 的活性。基因敲除 ACE2 可使小鼠发生心力衰竭。ACE2 也可作用于血管紧张素 Ⅰ 形成 Ang-(1～9)。Ang-(1～9)通过血管紧张素 2 型受体阻断心肌细胞肥大。Ang-(1～9)注入 AT-2 受体上可减轻有卒中倾向大鼠的心肌纤维化，从而直接支持了 Ang-(1～9)在肾素-血管紧张素系统（RAS）中的作用。此外，Ang-(1～9)可以水解形成 Ang-(1～7)。ACE2 受体激动药可能很快进入临床试验，因为类似的路径存在心肌组织中。

　　9.组织肾素-血管紧张素系统　尽管 ACEI 所致的急性降压

作用明显与降低血管紧张素Ⅱ循环水平有关,然而在慢性 ACE 抑制期间出现的反应性高肾素血症与循环中血管紧张素Ⅱ和醛固酮再度出现有关。因此,目前的观点是 ACEI 持续发挥抗高血压作用,有利于结构的保护,抗心力衰竭,至少从某种程度上是作用于 RAS 组织上,减少靶器官上血管紧张素Ⅱ的形成。同样,除了降血压外,这也是左心室肥厚(LVH)和血管重构的作用部位(图 5-5)。

10.肾素-血管紧张素抑制药脑部作用  在心力衰竭患者中,中枢机制对心肌梗死后的重构起着重要作用。能渗透入大脑的肾素血管紧张素抑制药能够改善认知功能吗?如果能够的话,这样的药物可以优先用于治疗老年高血压患者。然而,ONTARGET 和 TRANSCEND,大型双盲研究替米沙坦、雷米普利和两者的组合,用不同的方法来阻止 RAS,对认知的影响并没有明确结果。更具前瞻性的研究将很快问世。

11.基因类型和对 ACEI 的反应  正如基因类型会影响临床药物治疗的反应一样,目前还没有证明基因类型和临床实践有直接的关联性。

### (二)ACEI 的药理学特性

1.主要适应证和分类  主要的适应证包括心力衰竭、高血压、急性和陈旧性心肌梗死、肾保护、糖尿病性和高血压性肾病及心血管保护。ACEI 在心血管疾病的二级预防中起着主要作用(表 5-3、图 5-6)。

---

**表 5-3  ACEI 或其他 RAAS 抑制药可作为冠心病和其他动脉粥样硬化患者的二级预防治疗**

1.除非有禁忌证,心脏射血分数≤0.40、高血压、糖尿病或慢性肾疾病的患者都应开始并长期应用 ACEI(级别Ⅰ,证据水平:A)。所有其他患者应用 ACEI 是合理的(级别Ⅱa,证据水平:B)

2.不能耐受 ACEI 的心力衰竭或心肌梗死后心脏射血分数≤0.40 的患者推荐应用 ARBs(级别Ⅰ,证据水平:A)。所有其他不能耐受 ACEI 的患者应用 ARBs 是合理的(级别Ⅱa,证据水平:B)

续表

3.收缩性心力衰竭患者不主张 ARBs 和 ACEI 联合使用(级别Ⅱa,证据水
平:B)

4.心肌梗死后没有肾功能不全和高钾血症的患者,以及已经使用 ACEI 和
β 受体阻滞药的心脏射血分数≤0.40 的糖尿病或心力衰竭患者推荐醛
固酮拮抗药

美国心脏病学会(ACC)及美国心脏协会(AHA)推荐

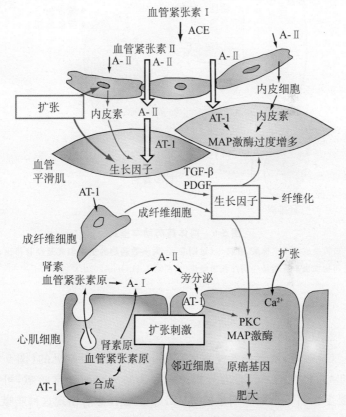

**图 5-5　心肌组织肾素-血管紧张素的作用**

推测左心室肥厚涉及心肌细胞、成纤维细胞、平滑肌细胞和内皮细胞(图© L.
H.Opie,2012.)

A-Ⅰ.血管紧张素Ⅰ;A-Ⅱ.血管紧张素Ⅱ;AT-1.血管紧张素受体-1 型

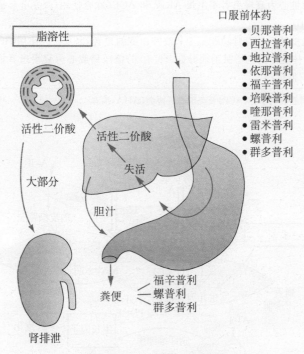

口服前体药
- 贝那普利
- 西拉普利
- 地拉普利
- 依那普利
- 福辛普利
- 培哚普利
- 喹那普利
- 雷米普利
- 螺普利
- 群多普利

脂溶性

活性二价酸

活性二价酸

失活

大部分

胆汁

福辛普利
螺普利
群多普利

粪便

肾排泄

**图 5-6　前体药药动学模式**

被转换成活性二价酸,并排出(级别Ⅱ)。大多数药物的主要模式是经肾排出,而一些药物如福辛普利是经胆汁和粪便排出(图© L.H.Opie,2012.)

### 2.ACEI 的不良反应

(1)咳嗽:依然是各种不良反应中最麻烦和最常见的(图 5-7,表 5-4),轻重不一。心力衰竭患者因为肺充血而经常咳嗽,可能需要更大而不是更少剂量的 ACEI,但高血压患者出现这种咳嗽通常是 ACEI 造成的。在一些中心,咳嗽的发病率高达 10%～15%,而 HPOE 研究咳嗽发生率低于 5.5%。这种咳嗽是由于增加了咳嗽反射敏感性产生的刺激性干咳,与支气管痉挛截然不同。增加缓激肽、前列腺素的形成可能起作用,因为 ARBs 咳嗽的发生率较低。一些研究显示,可通过给予非甾体类抗炎药(NSAIDs)减轻咳嗽,同时减少降压效果。从逻辑上讲,调换血管紧张素Ⅱ受体阻滞药可持续减少咳嗽。

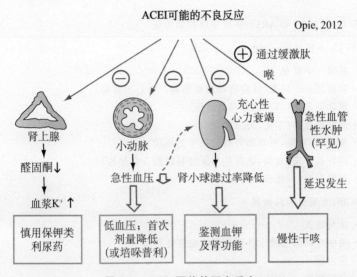

**图 5-7　ACEI 可能的不良反应**

　　包括咳嗽、低血压、肾损害,血管神经性水肿虽少见但可能致命。为避免心力衰竭患者发生低血压,通常初次给予小剂量试验(图© L.H.Opie,2012.)

　　(2)低血压:特别是在慢性心力衰竭中,直立性症状是由血压过低所致,通常需要减少剂量或暂停 ACEI 治疗。一般来说,只要不出现直立的症状,血压绝对值并不重要,并且一些心力衰竭患者能很好耐受 10.7～12kPa(80～90mmHg)的收缩压。低钠血症可以作为高 RAAS 活性的一个指标,如果存在,有增加低血压的风险。

　　(3)高钾血症:是有危险的,尤其是给予 ACEI 时同时给予醛固酮拮抗药、ARBs 及保钾利尿药或存在肾功能不全。一个粗略的规则是增加对 RAAS 的抑制可改善心力衰竭同时也有高钾血症的风险。RALES 研究了关于低剂量螺内酯和 β 受体阻滞药、ACEI 以及利尿药联合治疗严重的收缩性心力衰竭的安全性和有效性。仔细监测血钾是至关重要的,因为高钾血症可能是致命的。

---

**表 5-4    ACEI 和 ARBs:不良反应和禁忌证**

ACEI:不良反应,分级

- 咳嗽——常见
- 低血压——可变(注意肾动脉狭窄和严重心力衰竭)
- 肾功能恶化(部分关系到低血压)
- 血管性水肿(罕见,但可能致命)
- 肾衰竭(罕见,有双侧肾动脉狭窄的风险)
- 高钾血症(肾衰竭,尤其是与保钾利尿药一起使用)
- 皮肤反应(卡托普利明显)

**ACEI:大剂量卡托普利**

- 味觉丧失
- 嗜中性粒细胞较少伴胶原蛋白血管性肾病
- 蛋白尿
- 口腔病变;嘴烫伤综合征(罕见)

**ACEI 和 ARBs:共同的禁忌证和注意事项**

- 妊娠全期
- 严重的肾衰竭[肌酐＞220～265 mmol/L(2.5～3 mg/dl)时需谨慎]
- 高血钾需谨慎或停止用药
- 双侧肾动脉狭窄或类似病变
- 先前存在的低血压
- 严重的动脉狭窄或梗阻性心肌病
- 对不使用利尿药的黑种人患者无效

---

(4)肾不良反应和低钠血症:可逆转的肾衰竭可因低血压而加剧,低钠血症是疾病恶化最可靠标志。值得警惕的特征是严重的心力衰竭,严重低钠和低血容量,或者潜在的肾疾病(包括肾动脉狭窄)引起固定的低肾血流。在这些情况下,血管紧张素Ⅱ引

起的肾小球出球动脉收缩对维持肾小球滤过率至关重要。

罕见的情况是双侧肾动脉狭窄引起不可逆的肾衰竭,此时禁忌使用 ACEI。单侧肾动脉狭窄伴随高循环的肾素水平,ACEI 可能会导致血压过低、少尿和氮质血症。为避免此类问题,特别是当有单侧肾动脉狭窄或低钠血症时,如必须要用时首次可给予低剂量的 ACEI 进行测试,虽然很少这样做。血肌酐升高通常是被视为禁忌证(见本章后文)。在服用 ACEI 后出现轻微稳定的血肌酐增加,此时不应该限制 ACEI 的使用。肌酐上升 20% 时应考虑肾动脉狭窄的可能性。

(5)血管性水肿:尽管血管性水肿不常见(在 ALLHAT 中约 0.3%,黑种人升至 0.6%～1.6%),这种情况很少是致命的。在一项大型研究中,12 634 例患者给予卡托普利 24 周,死亡的发生率从 0 增加至 1/5000～1/10 000。其机制取决于缓激肽,而 P 物质降解减少加重血管性水肿。分解这两种多肽的酶是二肽基肽酶Ⅳ,可被一组治疗糖尿病的药物抑制(见第 11 章)。间接证据表明,服用治疗糖尿病药物的患者会增加血管性水肿,如西格列汀。需紧急治疗时,迅速皮下注射肾上腺素,罕见情况下需要插管。ACEI 必须停止使用。可考虑改为 ARBs,但也有个别实例 ARBs 诱发相关性血管性水肿。

(6)妊娠的风险:所有的 ACEI(ARBs 和肾素抑制药)均有致畸作用,在整个妊娠期禁用。美国食品和药品监督管理局(FDA)规定需要在外包装上提供警告信息,避免育龄妇女使用这些药物,除非没有怀孕。

(7)中性粒细胞减少症:卡托普利治疗曾经发生中性粒细胞减少症,但现在是很罕见的。中性粒细胞减少症与大剂量卡托普利相关,通常发生在肾衰竭的患者中,尤其是胶原血管疾病,这是毫无疑问的。至于所有其他 ACEI,美国包装上附着所有警告,目前可用数据不足以排除中性粒细胞减少症可能。

3.ACEI 禁忌证 包括双侧肾动脉狭窄、妊娠,已知的过敏或超敏反应和高钾血症。通常血肌酐超过 220～265mmol/L (2.5～3mg/dl)是作为使用 ACEI 和 ARBs 的临界值,尤其是心力衰竭时。然而肌酐值高的患者在评估时应考虑 ACEI 可有肾保护作用,肾科医师开始谨慎的选择使用 ACEI。在肾功能不全程度较轻时,能够总体获益。

### (三)ACEI 治疗心力衰竭

1.显著心力衰竭的神经体液效应 心力衰竭的一个关键问题是左心室无法维持正常的血压和组织器官灌注。以下几点增强 RAS 的活性(图 5-8):①低血压激活压力感受器反射性的增加交感肾上腺素能释放,从而刺激肾 $\beta_1$ 受体,参与肾素释放;②激活化学反射器;③减少肾灌注引起肾缺血,增强肾素释放;④$\beta$ 肾上腺素能刺激。然而,即使是在代偿性心力衰竭阶段,如果没有

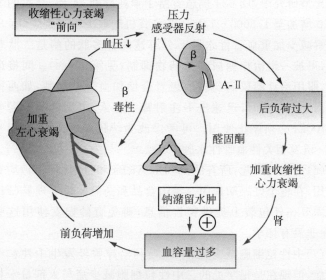

**图 5-8 心力衰竭的神经体液调节**

左心衰竭的严重后果是不能维持正常血压和正常器官灌注。由于激活压力感受器反射和生成过多肾上腺素,使 $\alpha$ 介导的外周血管收缩增加后负荷,发生左心衰竭。过多的 $\alpha$ 肾上腺素可引起外周血管收缩。而且过多的 $\beta$ 肾上腺素能刺激可促进肾素释放,增加有收缩血管作用的血管紧张素-Ⅱ(A-Ⅱ)和释放醛固酮。增加的前负荷和后负荷可增加心力衰竭的发生(图© L.H.Opie,2012.)

利尿药治疗血浆肾素不会持续升高。血管紧张素 Ⅱ 促进醛固酮分泌和加压素释放,在严重的心力衰竭中两者可导致异常的液体潴留和容量调节。一般来说,这种变化被认为是不利的,因为这种变化可使血管收缩,液体和钠盐潴留增加,产生稀释性低钠血症。

(1)外周血管阻力大大增加:如此,更大的后负荷使衰竭的心脏工作负荷增加,理由是:①增加血管紧张素 Ⅱ 的生成;②反射性的释放去甲肾上腺素;③从功能失常的血管内皮细胞中释放血管收缩因子剂内皮素;④减轻肌肉质量;⑤增厚毛细血管内膜;⑥改变内皮细胞对肌肉代谢的反应。系统性和肾血管性血管收缩剂降低肾血浆流量,不利于钠盐排泄,进一步促进肾素的形成。来源于心肌的血管舒张激素如心房利钠肽和脑利钠肽(BNPs),和来源于血管的前列腺素也被激活,但不能达到补偿性的血管舒张包括受体下调,其原因复杂。

(2)左心室壁应力增加:对收缩性衰竭的心肌,特别是在劳力期间,收缩期和舒张期室壁应力变得太高。在收缩期,左心室不能排空,增加前负荷。慢性心力衰竭常见前后负荷同时增加,会逐步导致心室扩张与心肌重构(心肌细胞肥大和基质变化),射血分数逐渐下降。减轻负荷,特别是血管紧张素 Ⅱ 抑制药可阻止这一有害的重构过程。根据拉普拉斯定律,变薄壁球体上的壁应力与腔内的压力和半径乘积成正比,与壁厚度成反比。心肌壁压力是心肌耗氧的主要决定因素之一,通过减少左心室的半径可降低前后负荷,从而减少心肌需氧量。ACEI 通过降低前负荷和后负荷,减少过度的左心室压力,抑制重构,并提高心室排空能力。抑制这些因素可改善心肌氧平衡,并进一步减缓左心室腔的扩大。

(3)ACEI 对神经体液的有益影响:ACEI 始终如一的增加血浆肾素和减少血管紧张素 Ⅱ 及醛固酮,同时伴去甲肾上腺素、肾上腺素和垂体后叶加压素的下降。血管紧张素 Ⅱ 生成减少。ACEI 可提高副交感神经活性,从而心力衰竭减轻。虽然有一些例外,但大部分的结果相当一致。从这些数据可以得出的结论是在慢性心力衰竭中,长期 ACEI 治疗可使神经体液变化得到改善。

2.ACEI 作为早期左心功能不全的预防治疗 ACEI 作为早期左心功能不全的预防治疗已获得了一席之地,如 SAVE 试验中的卡托普利和 SOLVD 试验中的依那普利。长达 12 年跟踪随访显示无症状患者早期使用 ACEI 减少病死率。ACEI 的这种益处甚至在没用利尿药治疗的患者中也有。ACEI 作为早期慢性心力衰竭一线治疗,面临着 β 受体阻滞药挑战(见第 6 章)。

3.利尿药和 ACEI 比较 心肌梗死后无临床症状但左心室功能轻中度下降的患者,ACEI 卡托普利比呋塞米能更好地维持左心室结构和功能。利尿药有很多不良反应,包括激活肾素-血管紧张素轴。严重的左心室衰竭和慢性心力衰竭,利尿药治疗仍然是公认的可减轻症状的首选治疗,因为利尿药减少水钠潴留效果优于 ACEI。没有证据表明长期的利尿药治疗可延长生命,尽管临床证据表明,当患者有严重的左心衰竭和肺水肿时给予静脉襻利尿药可挽救患者的生命。从长远来看,ACEI 可延长寿命,这点毋庸置疑,而地高辛则不能延长生命,因此,在慢性心力衰竭中,选择和利尿药联用的药物是 ACEI。

4.ACEI 联合 β 受体阻滞药治疗心力衰竭 从历史角度来看,ACEI 先于 β 受体阻滞药用于心力衰竭的治疗,可明显降低病死率。比索洛尔在延长生命方面一直保持积极的结果,美托洛尔的 MERIT 研究及一些卡维地洛研究也证明除 ACEI 外,β 受体阻滞药被视为标准的心力衰竭治疗中不可分割的一部分。因此,应努力争取 ACEI 和 β 受体阻滞药联合使用。当患者病情稳定时,可谨慎使用 β 受体阻滞药,而不应当在血流动力学恶化时应用(表 1-2)。已证明无论是否与 ACEI 合用,β 受体阻滞药都可降低病死率(相对风险 0.68),与 ACEI 联合使用最佳(相对风险 0.83)。β 受体阻滞药可先使用。

5.慢性心力衰竭药物联合治疗的潜在问题

(1)利尿药+ACEI:对前负荷的额外作用可导致晕厥或低血压;因此在开始 ACEI 治疗之前利尿药减半。结果可能近一半的轻度心力衰竭患者联用 ACEI 治疗保留了利尿效果,而其他 50%

患者必须重新使用完足量利尿药。

(2)ACEI＋螺内酯或依普利酮：主要危险是高钾血症和轻度血肌酐增加，因此，经常监测是有必要的。当血清肌酐超过220mmol/L(2.5 mg/dl)或估测肾小球滤过率(eGFR)＜30ml/(min·1.73²)和血清钾超过5mmol/L,应谨慎评估联合用药。有时必须减少ACEI的剂量。

(3)ACEI和阿司匹林或非甾体抗炎药(NSAIDs)：缓激肽的形成和前列腺素可能在外周和肾血管舒张中起着重要的作用。因此,NSAIDs,特别是吲哚美辛,可减弱 ACEI 治疗高血压的效果。舒林酸影响较小,并且 ARBs 很少相互作用。关于慢性心力衰竭与 NSAIDs 的研究较少。在那些主要接受肾素-血管紧张素抑制药和大剂量利尿药伴低钠血症的患者当中,NSAIDs 可显著减少肾血流量。如果心力衰竭患者需用 NSAIDs 时,应经常检查肾功能。在实际当中,低剂量的阿司匹林(约 80mg/d)通常联合ACEI 用于缺血性心力衰竭的治疗。

6.如何开始使用 ACEI 治疗严重的心力衰竭　首先,必须对患者进行充分的临床评估,包括测量血清肌酐、eGFR 和电解质。避免首次剂量低血压而减少发生短暂的肾衰竭的风险是很重要的。血清钠水平低于 130mmol/L,血清肌酐增加在 135～265mmol/L(1.5～3mg/dl)为低血压高风险的患者。低钠血症是危险的。患者肌酐值超过 265mmol/L(3mg/dl)时,应个体化考量(见本章下文)。所有这些患者需暂停利尿药治疗 1～2d,然后理想的做法是在监督下给予试验剂量。可供选择的是初始可给予小剂量的卡托普利(1.25mg)或培哚普利 2mg。如果没有低血压症状,可持续给药,需监测肾功能并逐步增加剂量。无首次剂量低血压提示以后的进程顺利。如果患者体内液体超负荷伴颈静脉压力升高,那么可给予 ACEI 的试验剂量,不必停止利尿药治疗。

(1)原已存在的肾衰竭：一般来说,血清肌酐可能中度升高然后保持稳定。在严重的心力衰竭中,肾功能通常因低血压和肾低血流量所限制,因此很难抉择是否可加入 ACEI 治疗。例如,血清肌酐可能超过 220~265mmol/L(2.5~3mg/dl)。ACEI 可增加心排血量及减少肾传入小动脉的血管收缩。因此,其肾衰竭恶化的风险与 ACEI 获益必须权衡。问题可以预见,特别是低 eGFR 和肾素-血管紧张素轴高度激活时。最好的策略可能是联合使用最佳剂量利尿药和其他药物尽可能改善血流动力学状态。然后利尿药可以暂时减少剂量或停止,使用非常小剂量的 ACEI。

(2)低钠血症和限制盐和水:严重低钠血症在使用 ACEI 治疗时发生低血压的风险比平时要高 30 多倍,并且需要特殊照顾。低钠血症的原因,至少部分是由于强烈利尿后肾素-血管紧张素激活血管加压素(抗利尿激素)所致。加压素拮抗药(图 4-4)可对抗低钠血症。适度可耐受的限盐是标准的做法。已严格低盐饮食的患者首次剂量低血压的风险增加。没有容量消耗的患者,限制水的摄入是明智的,因为延迟水利尿在严重的慢性心力衰竭患者中可能导致低钠血症。

**7.心力衰竭治疗中显著的临床问题**

(1)药物剂量:鉴于高血压中剂量-反应曲线是平的并且可以从血压反应中进行监测,因而在慢性心力衰竭中最佳剂量问题产生了。是否给予足够大剂量就能够完全抑制肾素-血管紧张素?标准中等剂量没有测试过。卡托普利标准的目标剂量是 10mg,2次/日。增加至 60mg/d,既不能减少病死率,也不能改变血流动力学参数。在临床实践中小剂量更为常用。在心力衰竭中,尽管 ACEI 的最佳剂量没有通过临床研究获得确定,但我们的观点认为最佳剂量可通过滴定的方法达到有效的试验剂量即可,不必更高。

(2)舒张功能不全:大多数心力衰竭的研究集中在 ACEI 对收缩性心力衰竭的作用。舒张性心力衰竭是一个早期的事件,特别是在高血压或主动脉狭窄引起的左心室肥厚患者及老年人中。治疗仍面临巨大挑战(见第 6 章)。

(3)肌肉疾病:骨骼肌肌病中发现心力衰竭与增加的质子产物有关,增加的质子可刺激压力反射器加重不能耐受活动的症状。这种肌病的原因尚不清楚。循环血管紧张素Ⅱ水平升高可能起一定作用。针对这个问题，ACEI 或 ARBs 的临床研究依然很少，并且很难做出解释。因为"去适应作用"在心力衰竭骨骼肌病中可能起到很显著的作用，因此锻炼是更合理的治疗选择。在一些患者当中，心力衰竭和肌病之间可能存在基因关联。在关于杜氏肌肉营养不良症肌肉营养障碍的研究中发现培哚普利可降低 10 年病死率。

（4）贫血：低血红蛋白是心血管疾病一个鲜为人知的危险因素。ACEI 可引起血红蛋白轻度下降 0.3g/dl，故可用于肾移植后的红细胞增多症的治疗。更多的注意力应该放在 ACEI 治疗过程中可能出现的贫血，尤其是贫血被认为是心力衰竭不利的危险因素。然而，贫血的发展一般不归咎于 ACEI，应该调查其他原因。

### （四）ACEI 治疗高血压

RAAS 是维持正常人和原发性高血压人群血压几个主要机制的中一个，尤其是限钠或使用利尿药时。恶性高血压或肾动脉狭窄中，肾缺血刺激肾小球旁器释放肾素，从而升高血压。尽管在这样一个基础的肾机制下 ACE 抑制引起血压的显著下降，但 ACE 抑制对轻中度高血压也能有效降压，甚至当血浆肾素不高时。ACEI 降低血压有多种机制（图 7-9）。一般来说，ACEI 在白种人降压更有效，白种人对 β 受体阻滞药反应也好。ACEI 在黑种人中降压效果较弱，尤其是老年人，可通过添加小剂量利尿药或加大剂量提高疗效。在 ALLHAT 试验中，ACEI 比利尿药作用稍弱，可能归因于：①试验设计，不允许添加一种利尿药；②黑种人的比例相对较高，约为研究人群的 1/3，在他们当中利尿药缺乏很严重。澳大利亚研究了白种人老年人群，在同等控制血压的情况下卡托普利比利尿药整体结果更好。因为 ACEI 不改变葡萄糖耐量，血尿酸，胆固醇水平，除了咳嗽之外很少有其他不良反应，它们在高血压中的应用迅速增加。ACCOMPLISH 研究中提到 ACEI 的理想组合很可能不是利尿药，而是钙通道阻滞药（CCB）。

减少新发糖尿病:尽管使用利尿药或 β 受体阻滞药可促进糖尿病的发生,但 ACEI 在治疗高血压、心力衰竭以及具有高风险的冠心病时可能会减少新发糖尿病的形成。ARBs 药物也有同样的保护作用(图 7-7),其机制可能是阻滞 AT-1 受体。然而,在 DREAM 研究中发现雷米普利降低空腹血糖而不是减少糖尿病的发生,也许是因为这项研究只有短暂的 3 年时间。

**(五)在急性心肌梗死早期阶段或心肌梗死后左心室功能异常或心力衰竭阶段 ACEI 的应用**

1.急性心肌梗死发生 24h 内 ACE 的抑制　在显著的心力衰竭或左心室功能不全的首日开始缓慢给予 ACEI。笔者推荐的选择策略,ACEI 给予所有高风险的患者,如糖尿病、前壁心肌梗死、心动过速或有显著的左心室衰竭的患者。从逻辑上讲,患者病情越重,RAAS 的激活越大,使用 ACEI 的预期结果越好。基于几个大型临床试验的结果,美国心脏病协会和美国心脏病学会对 ACEI 推荐级别为 1A。例如,在 GISSI-3 中近 19 000 例患者中,赖诺普利在 6 周内病死率由 7.1% 降至 6.3%。对近 100 000 例患有急性心肌梗死高风险患者分析发现非糖尿病患者也可受益。值得注意的是,早期阿司匹林使用后 ACE 抑制早期获益并不消除。这种获益与减少心肌梗死面积无关,而是与应用 β 受体阻滞药有关。

2.心肌梗死后左心功能异常或心力衰竭中 ACEI 的应用　ACEI 可抑制心肌重构和减少再次心肌梗死的风险(图 5-9)。如果出现急性心肌梗死后 24h 内没有给予 ACEI,那么下一次机会就是若干天后了。3 个主要试验选择不同的入选标准,一个是基于临床,另外 2 个基于左心室功能的测定。这 3 个试验都表明了可降低病死率。AIRE 的长期跟踪随访发现全因死亡率减少 36%,绝对病死率减少了 11.4%,而长达 6 年的 TRACE 研究跟踪随访显示平均寿命延长 15.3 个月。这些令人欣慰的数据强烈支持了急性心肌梗死后临床症状或心脏超声提示左心室功能衰竭患者延长应用 ACEI,在那些有或者没有肺充血的患者中其生存获益相同,包括无症状左心室功能障碍患者。

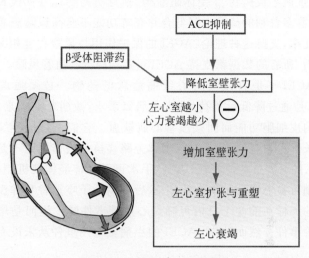

**图 5-9 心肌梗死后心肌重构**

根据拉氏定律心肌壁应力增加可促进有害的心肌重构和左心衰竭。这种说法是基于大量的动物实验和人类研究,即血管紧张素转换酶(ACE)抑制药能减轻心肌梗死后左心室扩大和逆转重构,保护左心室功能(图© L.H.Opie,2012.)

### (六)ACEI 长期的心血管保护作用

ACEI 具有对抗冠心病的保护作用吗? 一个观点认为高风险患者能得到更好的保护。Dagenais 和他的同事认为保护作用可扩展至低风险的患者。这种争议有如下背景。对 3 个主要的 ACEI 保护试验,HOPE,EUROPA,PEACE,进行了 MATA 分析,发现心血管疾病死亡,非致命性心肌梗死或卒中的综合结果的 OR 值降低 18%($P<0.000\ 1$)。这个结果与 PEACE 试验相关,PEACH 选择 8290 例稳定型冠心病和心功能正常或者接近正常的患者,被随机分配到培哚普利 4mg/d 组和安慰剂组。多种心血管主要终点事件下降 7%(无统计学显著性差别),但与 HOPE 和 EUROPA 研究数据合并,表现为总体下降(OR 值 0.82,心脏指数 0.76~0.88)。由此笔者认为,所有心血管疾病患者均应接受 ACEI 的治疗(还有一些其他具有保护作用的药物如其他的降

压药、抗血小板药物、β受体阻滞药、他汀类药物）。PEACE 试验
发现,群多普利的确可以降低合并有肾功能不全高风险患者的总
体病死率,支持这种理论:ACEI 的保护作用与风险程度相关。我
们认为,所有的数据都支持 ACEI 可逐渐降低心血管风险。

ACEI 不是直接缓解心绞痛症状的药物。必须强调的是
ACEI 是通过降低后负荷,减少心肌氧需求,减弱肾上腺素活性,
改善内皮细胞功能而间接改善心肌缺血。它们不是抗心绞痛药
物。长远看,它们可减少冠状动脉旁路移植术的需要而不是减少
PCI 术的必要性。尽管冠状动脉手术可激活神经体液机制,但这
种机制可被 ACEI 所改善,但是术后早期给予喹那普利并没有如
期望的那样在前 3 个月内可降低心血管事件的发生而是增加了
心血管事件。然而,这个 ACEI 的小剂量应用事件从未没有得到
证实。

### (七)预防糖尿病并发症和肾保护

糖尿病患者血压控制目标值低于非糖尿病患者。美国第七
届联合全国委员会针对高血压的预防、检测、评估和治疗作了一
次报告（JNC7）,推荐血压控制目标为 17.3/10.7kPa（130/
80mmHg）。糖尿病（成年 2 型发病,非胰岛素依赖）和高血压均
和胰岛素抵抗有关。大剂量利尿药和 β受体阻滞药可以在非糖
尿病高血压中损害胰岛素的敏感性。因此,有论点认为 ACEI 或
ARBs 可经常与 CCBs 和利尿药一起使用。

1.ACCORD 研究　ACCORD 试验验证了减少超强心血管危
险因素是否可以改善临床结果。为提高令人信服的基线控制标
准,把患者分配到标准治疗中去是一项艰巨的任务,说明多因素
降低风险方案的协同作用。各亚组均使用了高强度的治疗方法
糖化血红蛋白 $A_{1c}$ 绝对值降低了 1% 以上,收缩压降低 1.9kPa
（14.2mmHg）,血浆甘油三酯约 1.64mmol/L（145mg/dl）。尽管
使用了高强度的治疗方法,正如 Circulation 杂志社论所评论的那
样 3 个独立问题:进一步降低血压、血糖、甘油三酯主要的临床问
题都没有显著的改善。

2.糖尿病和脂肪变性　在人心肌细胞中,可看到在 2 型糖尿

病和左心室收缩功能异常之前葡萄糖耐量异常伴随着心肌脂质聚集(脂肪变性)。在这样的患者当中还没有关于 ACEI 或 ARBs 的研究。

3.糖尿病肾病 在 1 型糖尿病肾病中,ACEI 已被反复证明可以减少蛋白尿、阻止进行性肾小球硬化和保护残余肾功能。在 2 型糖尿病肾病中,4 个 ARBs 试验显示了类似的肾保护作用。因此,循证指南建议 ACEI 用于 1 型糖尿病肾病的保护,而 ARBs 用于 2 型糖尿病肾病的保护。如果选择 2 型糖尿病肾病患者进行试验,最大的可能性是 ACEI 对这些患者也是有效的,所以在实际当中如果不能使用 ARBs 药物,那么可以使用 ACEI。它们经常需要结合其他的药物使血压降至 17.3/10.7kPa(130/80mmHg)以下,包括利尿药、β 受体阻滞药和 CCBs。

4.糖尿病性微量白蛋白尿 在 2 型糖尿病患者中,微量白蛋白尿是肾和心血管疾病预后预测因素中最强的一个。目前的指南推荐在所有 2 型糖尿病患者中都要监测尿白蛋白排泄(UAE),甚至没有肾病的患者也要监测。在为期 10 年的跟踪研究中,在开始抗高血压治疗后连续的 UAE 测定,发现了 UAE 独立于传统心血管危险因素,有独立的预测预后价值。

ACEI 延迟了微量白蛋白尿的出现,微量白蛋白尿是有可能形成致命性肾病的最初阶段。MICRO-HOPE 研究发现,雷米普利可明显减少肾病的形成和降低全因死亡率达 24%,标准是糖尿病和微量白蛋白尿,而不是大量蛋白尿。

5.糖尿病性蛋白尿 VA NEPHRON-D 是一个随机、双盲、多中心临床试验评估 ARB-ACEI 联合治疗是否可以使糖尿病和大量蛋白尿患者受益(超过 300mg/g 肌酐)。这项研究是评估氯沙坦 100mg 加上赖诺普利 10~40mg,对比单独使用氯沙坦,关注糖尿病和大量蛋白尿患者肾疾病的进展。

## (八)ACEI 和非糖尿病性肾衰竭

从任何原因分析,进行性的肾衰竭均有稳步上升的血清肌酐、肾小球功能下降和蛋白尿增加。血管紧张素Ⅱ对肾小球损伤的进展和肾小球的增殖和破坏过程起到至关重要的作用(图

5-10)。根据 RENAAL 和 IDNT 试验,在所有收缩压(SBP)范围内,发现心血管危险因素和蛋白尿水平呈正相关。在收缩压达到指南推荐目标 17.3kPa(130mmHg)或更低的患者中,这种作用尤其明显。因此,治疗干预 RAAS 和旨在改善心血管疾病结局需要双重方法分别使血压和蛋白尿达到目标值。

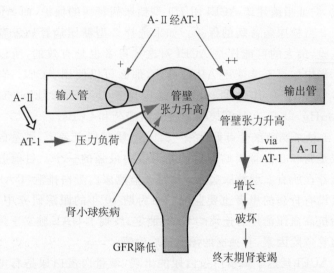

**图 5-10 血管紧张素Ⅱ和 AT-1 受体在肾小球损伤和肾衰竭进展中作用**

高血压和原发肾疾病或糖尿产生的肾小球内压力增加可刺激肾小球系膜增生和肾小球完全关闭。血管紧张素Ⅱ是重要的生长因子,可使肾疾病进展(图 © L.H. Opie,2012.)

1.雷米普利和大量蛋白尿 REINR 和 IDNT 试验再加上令人印象深刻的 REIN 研究及长期随访。最初的核心研究选择了 24h 蛋白尿多于 3g 的患者。雷米普利降低肾小球滤过率超过了预期降压效果。在后续的研究中,这些患者最初给予那米普利治疗,然后在试验的末期给予雷米普利,其效果不如开始就一直给予雷米普利治疗的患者。尽管在转换组的降压作用大于一直给予雷米普利的治疗组。

2.黑种人种肾病和高血压研究 尽管缺乏令人信服的证据,但许多指南推荐了慢性肾病患者降压目标值。在观察性研究中,血压和终末期肾病(ESRD)存在直接和渐进的关系。高血压性慢性肾病和 ESRD 在黑种人患者中发病率相当高。在黑种人患者中,强效的血压控制能延缓病情发展吗?1094例高血压性慢性肾病的黑种人患者,接受强效和标准的降压治疗,跟踪随访 8.8～12.2 年,强效降压对肾病的进展没有任何影响。然而,那些蛋白/肌酐比>0.22 的患者有可能是获益的(风险比 0.73,$P=0.01$)。一些早期的研究发现,肾疾病早期更有希望获益。随着低 GFR 而不是终末期肾衰竭,高血压的切入点的完善,以雷米普利为基础的治疗比以氨氯地平为基础的治疗在平等降压水平上能更有效减少临床终点事件,包括透析和蛋白尿。ACEI 的良好的保肾作用独立于降血压作用,尽管血清肌酐水平高。重要的是,有很少使用 ACEI 治疗的黑种人患者进入透析治疗。

### (九)特殊 ACEI 的性能

1.卡托普利,ACEI 鼻祖 卡托普利(商品名:开博通,法国:乐普利,德国:乐匹灵和日本:卡托普利),第一个广泛使用的ACEI,可通用,起初被认为有明显和严重的不良反应如味觉丧失,肾功能损害,嗜中性粒细胞减少症。现在认识到这些都是相当罕见的不良反应,可以通过减少剂量和适当的监测就可以避免。卡托普利在美国被注册用于高血压、心力衰竭、急性心肌梗死后左心室功能异常和 1 型糖尿病肾病的治疗。它是被研究最透彻的 ACEI,有最广泛的适应证。在英国,卡托普利被批准用于再发心肌梗死和糖尿病微量白蛋白尿的预防。从药动学上讲,它属于一个特定的模式,是一个活跃分子,在肝进一步代谢后激活代谢产物。卡托普利从胃吸收后,约有一半经肾排泄,另一半在肝和肾中形成活性代谢产物。消除半衰期为 4～6h(表5-5)。在高血压,其生物半衰期是足够长的,可允许每天 2 次。值得注意的是,当卡托普利最佳剂量时,优于其他的 RAS 阻滞药。

表 5-5 药理学特性，临床适应证和 ACEI 剂量的总结

| 药物 | 锌结合配体 | 药物活性 | 半衰期(h) | T/P比值 | 高血压(通常日剂量) | 心肌梗死后心力衰竭(大型试验目标剂量) |
|---|---|---|---|---|---|---|
| **一类:卡托普利类** | | | | | | |
| 卡托普利 | SH | 卡托普利 | 4～6 | — | 25～50mg,2～3 次/日 | 50mg,3 次/日 |
| **二类:前体药物** | | | | | | |
| 阿拉普利 | 羧基 | 卡托普利 | 8 | — | 12.5～25mg,2 次/日 | 未确定 |
| 贝那普利 | 羧基 | 贝那普利 | 11 | — | 10～80mg,分 1～2 次 | 未确定 |
| 西拉普利 | 羧基 | 西拉普利 | 9 | — | 2.5～5mg,1 次/日 | 未确定 |
| 地拉普利 | 羧基 | 地拉普利 | 1.2～1.4 | — | 7.5 ～ 30mg,分 为 1～2 次 | 未确定 |
| 依那普利 | 羧基 | 依那普利 | 6,11 | — | 5～20mg,分为 1～2 次 | 10mg,2 次/日 |
| 福辛普利 | 羧基 | 福辛普利 | 12 | 50～80 | 10～20mg,1～2 次/日 | 未确定 |
| 培哚普利 | 羧基 | 培哚普利 | 3～10 | 75～100 | 4～8mg,1 次/日 | 未确定 |
| 喹那普利 | 羧基 | 喹那普利 | 1.8 | 50 | 10～40mg,分 为 1～2 次 | 未确定 |

续表

| 药物 | 锌结合配体 | 药物活性 | 半衰期(h) | T/P 比值 | 高血压(通常日剂量) | 心肌梗死后心力衰竭(大型试验目标剂量) |
|---|---|---|---|---|---|---|
| 雷米普利 | 羧基 | 雷米普利 | 13~17 | 50~60 | 2.5 ~ 10mg，分 为 1~2 次 | 5mg，2 次/日 |
| 螺普利 | 羧基 | 螺普利 | <2 | — | 3~6mg，1 次/日 | 未确定 |
| 群多普利 | 羧基 | 群多普利 | 10 | 50~90 | 0.5~4mg，1 次/日，然后 4mg，2 次/日 | 4mg，1 次/日 |
| 三类：水溶性赖诺普利 | | | | | | |
| 赖诺普利 | 羧基 | 赖诺普利 | 7，12(累积) | — | 10~40mg，1 次/日 | 10~35mg，1 次/日 |

(1)剂量和适应证:在高血压中,卡托普利口服平均日剂量为
25~50mg,2~3 次/日(而不是以前的大剂量)。高肾素的患者发
生过度低血压的风险是最高的(肾动脉狭窄、先前大剂量利尿药
治疗,严格的限钠或低钠血症),故初始剂量应该较低(6.25~
12.5mg)。在心力衰竭中,卡托普利起始剂量可能导致过度低血
压,特别是大剂量利尿的患者,所以需要 6.25mg 的试验剂量,随
后 12.5mg,3 次/日,能耐受时可给予 50mg,3 次/日。利尿药可
能不得不先于卡托普利停止使用,避免肾素产生过多。在英国允
许卡托普利用于心肌梗死后左心室功能异常(射血分数≤0.40)
的患者,以提高生存率和防止出现明显的心力衰竭,减少心肌梗
死再发和冠状动脉血管重建。在 VALIANT 中,缬沙坦并不次于
卡托普利。在糖尿病肾病中,卡托普利可改善蛋白尿,减少危险
终点事件,如死亡、移植或透析。然而,卡托普利在很大程度上是
经肾排泄,所以当有肾疾病时,应减少剂量。

(2)禁忌证:禁忌证包括双侧肾动脉狭窄、独肾肾动脉狭窄;免
疫性肾疾病,尤其是胶原血管疾病;严重肾衰竭[血肌酐水平>
266μmol/L(3mg/dl)见 ACEI 的不良反应];先前的嗜中性粒细胞减
少症;系统性低血压。整个妊娠期都是 ACEI 的绝对禁忌证。

(3)不良反应:一般来说,目前总剂量为 150mg/d 或更少时,
早年描述的严重不良反应现在很少发现。咳嗽是 ACEI 最常见
的不良反应。其他不良反应包括短暂的肾衰竭、血管性水肿、高
钾血症。免疫相关的不良反应可能是卡托普利的特殊反应,尤其
是大剂量。指味觉障碍,免疫性皮疹、嗜中性粒细胞减少症
(1000/mm$^3$)。后者在肾功能正常的高血压患者中是极其罕见的
(包装说明书上提示为 1/8600),先前就有肾功能损害的血清肌酐
≥141.4μmol/L(1.6 mg/dl)的患者更为常见(1/500),并且在患
有胶原血管疾病及肾功能损害的患者有严重危险(1/25)。当伴
有严重疾病如严重的肾或心力衰竭或胶原血管疾病时,中止卡托
普利使用后,中性粒细胞减少症可恢复正常。接受卡托普利治疗
后发生蛋白尿的概率约 1%,尤其是先前存在肾疾病或使用大剂
量卡托普利(150mg/d)。矛盾的是,卡托普利可用于有蛋白尿的

1 型糖尿病肾病的治疗。其他不良反应包括低血压(常在治疗心力衰竭时)、味觉受损(2%～7%)、皮疹(4%～10%),有时合并嗜酸性粒细胞增多症,和所有 ACEI 一样很少发生严重血管性水肿(1/100～1/1000)。

(4)预防措施:双侧肾动脉狭窄和妊娠必须尽可能地被排除。肾功能损害由胶原病引起,或者接受免疫抑制药如类固醇或免疫系统修复治疗的患者除外。治疗前排除低血压。

(5)治疗期间的注意事项:先前存在的严重的肾功能损害的患者需定期监测中性粒细胞的水平,特别是以胶原血管疾病为基础的患者(治疗前计数,然后每周计数,维持 3 个月)。每日总剂量限制在 150mg/d 可明显减少卡托普利肾损害的风险,是目前的标准治疗方案。

2.依那普利　依那普利(在美国称为普利;英国称为苯酯丙脯酸;在欧洲称为 Xanef,悦宁定或前身;日本称为 Renivace)是标准的前体药物,也可作为一个通用的药物。主要的试验已证明在心力衰竭和高血压临床治疗中获益,在某些方面还优于利尿药。同卡托普利的主要区别是:①更长的半衰期;②开始作用缓慢,因为前药在肝中水解成有活性的依那普利,所以治疗效果取决于肝代谢(表 5-4);③缺乏巯基(SH)结构,因此理论上讲可减轻或消除以免疫为基础的不良反应风险。依那普利被批准用于高血压、心力衰竭和减缓无症状性左心室功能不全进展至重度心力衰竭(射血分数≤0.35)。依那普利在英国也被允许用于预防冠状动脉缺血性事件。

(1)药动学:口服剂量约 60% 吸收不受进餐影响。依那普利在肝和肾中被酯化形成有活性的依那普利拉(表 5-5)。在慢性心力衰竭中,血清峰值浓度约在服用依那普利后 2h,约 5h 形成依那普利拉峰值,在慢性心力衰竭中有些延迟。依那普利或依那普利拉经肾排泄达 95%(因此肾衰竭时需低剂量)。在高血压中,依那普利的清除半衰期 4～5h,心力衰竭中 7～8h。多次给药后依那普利拉清除半衰期是 11h(说明书上注明)。口服 10mg 依那普利可产生足够的依那普利拉,产生明显的 ACEI 效应达 19h。高血压和心力衰竭中,卡托普利发生低血压反应的峰值是在口服后 4~6h。

（2）用量及适应证：在高血压中，用量 2.5~20mg，1~2 次/日。在某些患者中，药物超过 24h 药效减少，所以 2 次/日比较好。用量每天超过 10~20mg 无附加药效。初始小剂量（2.5mg）是明智的做法，尤其是使用依那普利联合利尿药治疗的患者，或者盐耗竭患者、老年患者及怀疑高肾素性高血压患者。SOLVD 试验中，在无症状左心室功能异常及充血性心力衰竭患者中，依那普利初始剂量为 2.5mg，2 次/日；逐渐调至 10mg，2 次/日（平均每日剂量 17mg）。在肾衰竭（GFR≤30ml/min）中，依那普利应减量。在严重肝疾病中，用量则必须增加（依那普利转化成依那普利拉受损）。在 AMI 早期伴随症状的 24h 内，初始剂量只能是每 2 小时间隔使用 1.25mg，共 3 次，随后 5mg，3 次/日口服，长期获益。

（3）禁忌证、注意事项及不良反应：妊娠是所有 ACEI 药物（及 ARBs）的一个明确的禁忌证（见前文卡托普利）。有双侧肾动脉狭窄或独肾肾动脉狭窄的高血压患者，也应排除，禁忌使用依那普利。

（4）注意事项：为了避免过度低血压这一主要风险的发生，可从小剂量开始。并且治疗前评估肾功能及包括利尿药等的药物联合治疗。目前认为，由于缺乏卡托普利中的巯基结构，依那普利并不会产生相同的免疫毒性作用。因此，不需要检测中性粒细胞数量。

（5）不良反应：咳嗽是所有 ACEI 最常见的不良反应。较之卡托普利能引起皮疹，依那普利显得更加安全。所有 ACEI 发生血管性水肿是罕见的，但有很大的风险，正如如说明书上所注明的。

**（十）其他的前体药物**

1.贝那普利（美国称为洛汀新）　可迅速转化为活跃的代谢物贝那普利拉，其清除半衰期为 22h（表 5-5）。然而，谷/峰值比值只有 0.4，低于理想比 0.5，FDA 建议作为 1 次/日的降压药。治疗高血压的最佳剂量是 10mg，2 次/日。关于高血压的最有影响力的试验 ACCOMPLISH，贝那普利 1 次/日联合长效 CCBs 氨氯地平比与联合利尿药相比有更好的心血管保护作用(见第 7 章)。

2.福辛普利(美国称为蒙诺,英国称为 Staril)　与其他的 ACEI 不同之处在于它使用次膦酸锌配位体。同大多数 ACEI 一样,福辛普利是一个前体药物(表 5-5),却有独特的药动学特性,它有肝和肾双通道排泄。在慢性肾衰竭中,有活性的福辛普利与依那普利或赖诺普利相比,很少累积在血液中。老年患者需减少 ACEI 剂量,主要原因是肾功能损害。而福辛普利不需要减量,但还没有大量试验证明。在一个大型临床试验中,1 次/日,40～80mg 福辛普利抗高血压治疗,约一半的患者需要增加利尿药。与氨氯地平相比,降压作用较弱,但可降低纤溶酶原激活物抑制药-1 抗原,氨氯地平则没有此作用。

3.培哚普利(英国称为 Coversyl,美国称为艾声诺,4～8mg,1 次/日降血压治疗)　需通过转化成中长效的培哚普利拉,才能达到良好的谷/峰比。ASCOT-BPLA 研究对比了氨氯地平和阿替洛尔治疗高血压的主要结果。试验提前停止是因为与阿替洛尔相比氨氯地平-培哚普利使全因死亡率减少 11%(整体结果,见第 7 章)。在充血性心力衰竭中,与小剂量依那普利或卡托普利相比,培哚普利首次剂量 2mg 反应良好,很少或者没有低血压发生。这个令人感兴趣的结果需进一步研究。一个大型试验 PROGRESS 应用培哚普利旨在防止卒中反复发生。出乎意料的是除了降低血压,ACEI 需联合利尿药使用才能减少卒中发生。一个大型预防性试验 EUROPA 选择那些稳定性冠心病的患者,给予培哚普利 8mg/d,可使主要的心血管事件降低 20%。HYVET 试验对老年人高血压进行研究,初始平均血压[173/91mmHg(见第 4 章和第 7 章)]。培哚普利 2mg 联合利尿药吲达帕胺,降压效果约增加 1 倍(收缩压<150mmHg),而培哚普利增至 4mg/d 时,血压又进一步降低。超过 11 000 人的大型 AD-VANCE 试验,基于培哚普利-吲达帕胺降压加上联合强效血糖控制可减少微血管病变和 2 型糖尿病患者的病死率。培哚普利被 FDA 批准用以"降低心血管疾病死亡风险或稳定型冠心病患者非致死性心肌梗死的风险"。

4.喹那普利(美国称为喹那普利,英国称为 Accupro) 是通过转换成有活性的短效的喹那普利拉,然后激活母分子(表 5-5)。在高血压中,说明书上推荐的剂量是 10mg,1~2 次/日,直至最大剂量 80mg/d。应通过测定高峰(用药后 2~6h)和谷峰(下一次用药前)反应来调整使用剂量。当与利尿药合用时,初始剂量应该降至 5mg/d(按照说明书)。在慢性心力衰竭中,初始剂量为 5mg,2 次/日,直至增加到通常维持剂量 10~20mg,2 次/日(说明书注明)。没有病死率数据。血压正常的冠心病患者受损的内皮功能可通过喹那普利(40mg/d)6 个月的治疗可逆转。然而,这项研究不够大并不足以提供作为临床研究结果数据。

5.雷米普利(在美国成为雷米普利,其他地方称为 Ramace,心达舒) 是一个经过充分研究的药物,它转换成有活性的长效雷米普利拉(表 5-5),降血压剂量是 2.5~20mg,1~2 次/日。也被批准用于心肌梗死后心力衰竭(剂量 1.25~5mg,2 次/日)和心血管保护(见后面的章节)。它被认为是一个具有相对组织特性的ACEI。HEART 研究在急性前壁心肌梗死,雷米普利首日剂量为 1.25mg,然后在 12h 后 2.5mg,间隔 24h 后增加至最大剂量 10mg/d。在 AIRE 研究中,早期心力衰竭雷米普利 2.5mg,2 次/日,如能耐受的话可调整为 5mg,2 次/日,结果表明,经临床诊断的患者病死率减少 27%。5 年跟踪随访显示,病死率受益仍保持。控制肾病的研究显示了其良好长期受益(见前肾衰竭章节)。具有里程碑意义的 HOPE 试验,高危患者给予雷米普利,从起始 2.5mg/d 增加至 10mg/d,每晚 1 次,获得了较为满意的结果,包括减少全因死亡率。鉴于这项研究结果,在美国允许雷米普利用于广泛的心血管保护,从而降低心肌梗死、卒中和死亡的风险,这类高危人群定义为 55 岁或以上的冠心病、卒中、周围性血管疾病或糖尿病,伴有至少一个其他危险因素(高血压、高总胆固醇或低高密度脂蛋白胆固醇、吸烟、微量白蛋白尿)。剂量是 2.5mg,随后 5mg,然后 10mg,1 次/日(预防用药、晚上服药)。

在 ONTARGET 研究中,选择超过 25 000 例被认为是心血管病高危的患者,结果表明 ARBs 替米沙坦可能并不优于雷米普利已使用的剂量,并且对主要的心血管事件有相同的作用。

6.群多普利(Mavik)　可转换成长效的群多普利拉(表 5-5)。在心肌梗死后的试验中获得肯定结果,而在大型预防性试验(PEACE)中它并没有减少那些稳定性心绞痛患者主要的病死率终点事件。这些患者显著地保留了射血分数(平均 0.58),减少了新发心力衰竭的风险。

在高血压中,非黑种人患者的初始剂量为 1mg/d,黑种人患者 2mg/d(说明书注明)。大多数患者需要 2~4mg,1 次/日。如果 1 次/日 4mg 不够,可试用 4mg,2 次/日,或联合利尿药(群多普利-维拉帕米)。在心力衰竭或左心室功能异常中,说明书推荐初始剂量 1~4mg。在肾功能正常的老年人不需要调整剂量。尽管主要是经胆汁排泄,但在慢性肾衰竭中仍有一些群多普利蓄积。当肌酐清除率下降低于 30ml/min 或有肝硬化时,初始剂量应减少到 0.5mg/d。在 BENEDICT 研究中,2 型糖尿病伴有高血压和正常白蛋白尿的患者,可减少新发微量白蛋白尿。

7.佐芬普利　包含一个巯基结构并代谢为佐芬普利拉,佐芬普利拉是一个强大的抗氧化剂。SMILE 研究中严重的急性心肌梗死的最初剂量是 7.5mg,12h 后重复给予,然后翻倍至目标剂量30mg,2 次/日。跟踪 48 周,病死的风险降低 29%。

**(十一)赖诺普利:不经过代谢**

赖诺普利(Zestril,Prinivil)在美国和英国被批准用于高血压、充血性心力衰竭和急性心肌梗死,在英国也用于治疗糖尿病肾病。它的药动学特性不同于其他药物(表 5-5)。它不是一个前药,不经肝代谢,水溶性,经肾排泄原药(动力学模式类似水溶性 β 受体阻滞药)。因此,赖诺普利属于第三类。它的半衰期足够长,超过 24h。美国批准每天 1 次剂量治疗充血性心力衰竭。心力衰竭初始剂量为 2.5~5mg,维持剂量是 5~20mg/d。高血压初始剂量为 10mg,1 次/日,通常的剂量范围是 20~40mg/d。有肾功能损害的患者及老年人应减少剂量。在 GISSI-3 大型急性心肌梗死急性阶段研究和 ATLAS 治疗和存活研究中评估赖诺普利作用。在 ATLAS 心力衰竭的研究中表明,大剂量的赖诺普利比普通剂量获益更多(≥35mg/d)。在 ALLHAT 抗高血压的研究中,赖诺普利是与利尿药和 CCBs 相比较,出乎意料与利尿药相比并不能减少心力衰竭的发生。

### (十二)ACEI 的选择

一般来说,当一种制剂和其他制剂相比较时,我们很难发现该制剂的优势。但是,特殊的 ACEI 在一些主要的试验中有很好的效果时,那么我们更加确定该药物的剂量及适应证。所有的这些测试是在高血压和心力衰竭中进行的。然而,一些药物在特定的条件下会比另外的一些更好。卡托普利是第一个可使用的药物,尽管以前有广泛的适应证,但是现在用的很少,部分原因可能是因为它需要每日 3 次使用。在心力衰竭或左心室功能异常中,它降低病死率;作用类似于 ARBs 缬沙坦,并且价格更便宜。不是前体药物,可迅速活化,因此有产生低血压的危险,尤其是在心力衰竭时。大剂量卡托普利可能会因巯基基团导致某些特定的不良反应,包括味觉丧失和中性粒细胞减少症。在几个里程碑式的研究中,包括 CONSENSUS 研究、V-HeFT Ⅱ 研究、SOLVD 研究(预防和治疗亚组),卡托普利是在心力衰竭所有阶段被研究得最透彻的药物,随访研究长达 12 年。卡托普利有最充分的数据表明可降低充血性心力衰竭病死率。然而,明确的是在所有的研究中卡托普利是每日 2 次(总剂量 20mg),这一点经常被遗忘。雷米普利研究的较为充分:①心肌梗死后早期临床心力衰竭时可显著降低病死率;②肾保护;③心血管预防。以上如此令人震惊的结果是由 HOPE 试验给予每晚 1 次 10mg 的剂量得出的。然而,雷米普利的降血压效果不能持续超过 24h。培哚普利是另一个重要的预防研究(EUROPA)稳定性冠心病应用的药物,使用比平时更高的剂量 8mg。在极为成功的高血压试验 ASCOT 中,培哚普利和氨氯地平可以联合降压治疗(见第 7 章),在降低病死率的 HYVET 研究中,培哚普利联合吲达帕胺。赖诺普利具有简单的药动学,水溶性,无须肝转换,经肾排泄,应用和理解起来都很简单,使用非常广泛,尤其是在退伍军人管理系统中。没有肝药动学相互作用风险。赖诺普利也在几个主要的心肌梗死后和心力衰竭试验中被研究过。

## 二、血管紧张素转换酶抑制药与血管紧张素受体阻滞药

在深入研究 ARBs 药物之前,我们可以停下来思考一下这两组药均通过 RAS 发挥作用,突出的共同机制和效益,存在一些差异的不良反应的心血管药物。它们都可抑制有致病作用的血管紧张素Ⅱ(表 5-1)。在二级预防中的作用是明确的(表 5-3)。它们都有令人印象深刻的一系列主要研究试验结果(表 5-6)。此外,它们有相似的禁忌证,主要不良反应的区别是 ARBs 的咳嗽发生率和血管性水肿发生都较低(表 5-4)。在研究中确立了其地位,很多发表在《新英格兰医学杂志》或《柳叶刀》上,是临床期刊的领头羊(表 5-7 和表 5-8)。比较属性归纳在表 5-9 中。已经大大扩展了心脏病学的远景,从疾病的治疗到管理心血管的危险因素预防疾病的发展(表 5-9)。在这一节的开始,我们引用了哈维的话。那句话可以修改为:"已证明 ACEI 和 ARBs 对心血管医学广泛影响超过任何其他药物。"

故事并没有结束。人们迅速扩增的兴趣是醛固酮受体阻滞药和肾素阻滞药——阿利吉仑,意味着 RAS 阻滞药的概念现在已经转向 RAAS 封锁,因此提供一个更加严格的 RAAS 控制系统,因为 RAAS 是生命不可或缺,但经常过度活跃的一个系统。

## 三、血管紧张素受体阻滞药

因为 ACEI 通过抑制血管紧张素Ⅱ的形成发挥主要作用,ARBs 直接对抗血管紧张素Ⅱ受体,模拟许多或者大多数 ACEI 的作用。ARBs 药物很大程度上可避免 ACEI 的缓激肽相关不良反应,如咳嗽和血管性水肿。ARBs 原型是氯沙坦,被评估和越来越多的用于高血压、心力衰竭、预防卒中、蛋白尿性肾病,包括糖尿病肾病(表 5-8 和表 5-9)。

**表 5-6　肾素 - 血管紧张素 - 醛固酮拮抗药主要实验结果**

| 肾素血管紧张素-醛固酮拮抗药 | 风险预防 | 高血压（卒中[1]） | 慢性心力衰竭 | 心肌梗死后心力衰竭 | 心肌梗死早期 | 糖尿病肾病 | 慢性肾衰竭 |
|---|---|---|---|---|---|---|---|
| ACEI[1] | | | | | | | |
| 卡托普利 | | √CAPP | | √√SAVE | | √√1型 | √ |
| 依那普利 | | √√ANBP2 | √√SOLVD、V-HeFT、CONSEN-SUS | | | | √ |
| 赖诺普利 | | √ALLHAT | √ATLAS | | √√GISSI | | |
| 培哚普利 | √√EUROPA | √ASCOT | | | | | |
| 雷米普利 | √√HOPE | | | √√AIRE | | √√MICRO-HOPE | √√REIN、AASK |
| 群多普利 | √PEACE | √INVEST | | √√TRACE | | | |
| ARBs | | | | | | | |
| 坎地沙坦 | | | √√√CHARM | | | | |
| 依普沙坦 | | √√MOSES[1] | | | | | |

续表

| 肾素血管紧张素-醛固酮拮抗药 | 风险预防 | 高血压(卒中<sup>①</sup>) | 慢性心力衰竭 | 心肌梗死后心力衰竭 | 心肌梗死早期 | 糖尿病肾病 | 慢性肾衰竭 |
|---|---|---|---|---|---|---|---|
| 厄贝沙坦 | | | | | | √√IDNT, IR-MA | |
| 氯沙坦 | | √√with LVH, LIFE | ?No ?√ELITE 1&2(?剂量太低) | No, OPTI-MAAL(?剂量太低) | | √√RENAAL | |
| 缬沙坦 | | √√VALUE √JIKEI-heart | √√VAL-HeFT | √√VALIANT | | | |
| **醛固酮拮抗药** | | | | | | | |
| 螺内酯 | | | √√RALES | | | | |
| 依普利酮 | | | | √√EPHE-SUS | | | |

①.再发卒中;√.试验者提示;√√.试验者强烈提示;No.没有提示;表中字母为试验题目缩写

表 5-7　ACEI 心血管试验

| 种类 | 首字母缩略词 | 参考文献 | 主要获益 |
|---|---|---|---|
| 高血压 | CAPPP | Lancet,1999,353:611-616 | 卡托普利和平常高血压药物比较产生相同的心血管结果 |
| | ALLHAT | JAMA,2002,288:2981-2997 | 赖诺普利和利尿药、氨氯地平比较产生相同的心血管结果和全因死亡率 |
| | ANBP2 | N Engl J Med,2003,348:583-592 | ACEI 对老年男性高血压患者比利尿药效果更好 |
| 冠状动脉疾病和血管病 | HOPE | N Engl J Med,2000,342:145-153 | 培哚普利 8mg/d 可减少心肌梗死病死率 |
| | EUROPA | Lancet,2003,362:782-788 | 群多普利在稳定型冠心病和保护左心室功能降低心血管事件上没有改变主要结果 |
| | PEACE | N Engl J Med,2004,351:2058-2068 | |
| | IMAGINE | Circulation,2008,117:24-31 | CABG 后低风险患者,早期给予群多普利增加了危事件 |
| 心肌梗死 | SAVE | N Engl J Med,1992,327:669-677 | 卡托普利可改善无症状的心肌梗死后左心功能不全患者的生存率,并可降低心血管发病率和病死率 |
| | CONSENSUS Ⅱ | N Engl J Med,1992,327:678-684 | 心肌梗死后 24h 内给予依那普利未改善>180d 生存率 |
| | AIRE | Lancet,1993,342:821-828 | 心肌梗死后心力衰竭患者连续 1 周给予雷米普利可降低早期的全因死亡率 |
| | GISSI-3 | Lancet,1994,343:1115-1122 | 心肌梗死发生 24h 内给予赖诺普利每天 5mg,然后每天 10mg,可降低病死率 |
| | SMILE | N Engl J Med,1995,332:80-85 | 严重的心肌梗死起始给予佐芬普利 7.5mg,直至增至 30mg,2 次/日,病死率可降低 29% |
| | ISIS-4 | Lancet,1995,345:669-685 | 一项研究发现,在可疑心肌梗死的 24h 内起始给予卡托普利 6.25mg,然后增至 50mg,2 次/日,病死率可降低 7% |
| | TRACE | N Engl J Med,1995,333:1670-1676 | 心肌梗死后心力衰竭长期给予群多普利可使病死率降低 22%,严重心力衰竭降低 29% |

续表

| 种类 | 首字母缩略词 | 参考文献 | 主要获益 |
| --- | --- | --- | --- |
| 心力衰竭 | CONSENSUS | N Engl J Med,1987,316:1429-1435 | 依那普利辅助常规严重心力衰竭的治疗,病死率降低31% |
| | V-HeFT II | N Engl J Med,1991,325:303-310 | 依那普利与肼屈嗪二磷酸酯相比较,使2年内的病死率降低25% |
| | SOLVD | N Engl J Med,1992,327:685-691 | 依那普利可降低无症状左心功能不全患者心力衰竭发生率和住院率 |
| | PEP-CHF | Eur Heart J,2006,27:2338-2345 | 培哚普利可提高老年人心力衰竭患者的活动耐量。降低了心力衰竭住院率 |
| 脑血管病 | PROGRESS | Lancet,2001,358:1033-1041 | 在反复发生的脑卒中研究中,培哚普利联合吲达帕胺可降低血压(12.5mmHg)和卒中风险43% |
| 糖尿病预防 | DREAM | N Engl J Med,2006,355:1551-1562 | 给予空腹血糖受损或糖耐量异常患者雷米普利3年,没有减少糖尿病或糖尿病死的发生,但增加了血糖正常的回归 |
| 糖尿病肾病 | Collaborative Study Group | N Engl J Med,1993,329:1456-1462 | 卡托普利抑制了胰岛素依赖的糖尿病肾病患者肾功能不全的恶化,并且比单纯的控制血压更有效 |
| | REIN | Lancet,1997,349:1857-1863 | 雷米普利安全降低了慢性肾病患者的(24h尿蛋白>3g)蛋白尿和GFR降低速率 |
| | ABCD | N Engl J Med,1998,338:645-652 | 5年的眼底随访发现,与尼索地平相比,依那普利可降低糖尿病合并高血压患者心肌梗死的发生率。二级终点事件仍需要证明 |
| | AASK | JAMA,2001,285:2719-2728 | 在非洲美国人高血压肾病患者中,雷米普利和氢氯噻地平相比较,降低了肾病的进展和蛋白尿 |

**表 5-8　ARBs 心血管试验**

| 种类 | 首字母缩略词 | 参考文献 | 主要获益 |
| --- | --- | --- | --- |
| 高血压 | SCOPE | J Am Coll Cardiol, 2004,15(44):1175-1180 | 老年人卒中坎地沙坦可使 RR 值降低 42% |
| | VALUE | Lancet,2004,363:2022-2031 | 对心脏的发病率和病死率缬沙坦与氨氯地平相同 |
| 血管事件 | JIKEI | Lancet,2007,369:1431-1439 | 缬沙坦可作为降低心血管事件的标准治疗 |
| | ONTARGET | N Engl J Med,2008,358:1547-1559 | 在心血管事件上替米沙坦与雷米普利效果相同 |
| | TRANSCEND | Lancet,2008,372:1174-1183 | 替米沙坦可降低心血管事件住院率 |
| | HIJ-CREATE | Eur Heart J,2009,30:1203-1212 | 坎地沙坦与非 ARBs 一样也可减少新发糖尿病的发生 |
| 心肌梗死 | OPTIMAAL | Lancet,2002,360:752-760 | 氯沙坦（50mg，1 次/日）＝卡托普利（50mg，3 次/日） |
| | VALIANT | N Engl J Med,2003,349:1893-1906 | 对心肌梗死后高危心血管事件缬沙坦与卡托普利效果相同 |
| 心脏衰竭 | ELITE-II | Lancet,2000:355:1582-1587 | 老年高血压合并心力衰竭患者的生存率。氯沙坦（50mg，1 次/日）＝卡托普利（50mg，3 次/日） |
| | Val-HeFT | N Engl J Med,2001,345:1667-1675 | 新增缬沙坦治疗可降低心力衰竭住院率 |
| | CHARM | Lancet,2003,362:759-766 | 坎地沙坦 32mg/d 可减少心血管慢性心力衰竭病死率 |
| | I-PRESERVE | N Engl J Med,2008,359:2456-2467 | 射血分数保留的心力衰竭。厄贝沙坦 300mg/d 无获益 |

续表

| 种类 | 首字母缩略词 | 参考文献 | 主要获益 |
|---|---|---|---|
| 脑血管 | PRoFESS | N Engl J Med,2008,359:1225-1237 | 替米沙坦对缺血性脑卒中无获益 |
| 糖尿病前期 | NAVIGATOR | N Engl J Med,2010,362:1477-1490 | 糖尿病前期合并心血管疾病或危险因素,缬沙坦:很少发生糖尿病,未减少心血管事件 |
| 糖尿病视网膜病变 | DIRECT | Lancet,2008,372:1394-1402 | 1 型糖尿病。坎地沙坦 16mg/d:视网膜病变发生率下降但未延迟病变进展 |
| 糖尿病肾病 | RENAAL | N Engl J Med,2001,345:861-869 | 氯沙坦 50～100mg/d,延缓肾病终末期进展,病死率不变 |
| | IDNT | N Engl J Med,2001,345:870-878 | 厄贝沙坦 300mg/d 可减少糖尿病肾病的发生 |
| | ROADMAP | N Engl J Med,2011,364:907-917 | 奥美沙坦 40mg/d 可减少微量蛋白尿的形成 |
| | VA-NEPH-RON-D | Clin J Am Soc Nephrol,2009,4:361-368 | 试验正在进行中,结果尚未报道 |
| 心房颤动 | GISSI-AF | N Engl J Med,2009,360:1606-1617 | 缬沙坦未减少心房颤动复发的发生率 |
| | ACTIVE-I | N Engl J Med,2011,364:928-938 | 厄贝沙坦未减少心房颤动心血管事件的发生 |

**表 5-9　ARB 和 ACEI 在高血压应用中的特性比较**

| 特性 | ARBs | ACEI |
|---|---|---|
| 主要抑制部位 | AT-1 受体 | 转换酶 |
| 主要名称 | 阻断 AT-1,增加 AT-2 活性,后者发挥作用 | 阻断 2 个受体:AT-1,AT-2。抑制活性缓激肽的降解 |
| 不良反应 | 与安慰剂基本相同;咳嗽少见;血管性水肿罕见但有报道(CHARM) | 干咳;黑种人比非黑种人血管性水肿发生率高(1.6%)。依那普利数据来自 OCTAVE |
| 认可降压作用? | 是 | 是 |
| 准适应证,来自 JNC7 的修订 | 心力衰竭;糖尿病;慢性肾病;反复卒中(厄贝沙坦) | 同 ARBs 一样可用于心肌梗死后;心血管疾病高风险;反复卒中 |
| 欧洲指南公认的高血压治疗 | ACEI-咳嗽,心力衰竭;左心室肥厚;糖尿病,肾病或微量白蛋白尿;心肌梗死后;代谢综合征 | 心力衰竭、左心室肥厚、糖尿病、肾病或微量白蛋白尿、无症状的动脉粥样硬化 |
| 高血压中的主要临床作用 | 同 ACEI 降压效果等同,很少发生咳嗽,良好的耐受性,糖尿病肾病患者左心室肥厚效果较好 | 良好的耐受性,尤其在充血性心力衰竭多年的实验中发现,提高了生活质量;用于冠心病的二级预防(HOPE,EUROPA,PEACE) |
| 左心室肥厚与 β 受体阻滞药的比较 | 较好(氯沙坦、缬沙坦),LIFE 的主要实验结果 | 较好(赖诺普利,雷米普利) |
| 性生活与 β 受体阻滞药的比较 | 较好 | 较好 |

续表

| 特性 | ARBs | ACEI |
|------|------|------|
| 很少新发糖尿病 | 氯沙坦、坎地沙坦、缬沙坦 | CAPPP-2，STOP-2 |
| 实验结果（死亡、卒中、冠心病事件等） | LIFE（氯沙坦比阿替洛尔效果好，减少卒中和糖尿病患者的死亡）；VALUE（缬沙坦与氨氯地平比较）；JIKE-heart（缬沙坦） | ALLHAT：依那普利＞利尿药，利尿药＞雷米普利 |

**（一）治疗作用**

1.在高血压中的应用　ARBs 有降血压作用,很少有不良反应,特别是没有或者极少咳嗽和血管性水肿。最近的硬终点试验例如糖尿病肾病终末期肾衰竭和左心室肥大合并卒中,与对照组比较均有较好效果,卒中和心力衰竭减少（表 5-8）。欧洲指南已经把它们视作为可能的一线治疗,但是没有被美国 JNC 7 委员会认可,但承认 ARBs 强力适应证有:心力衰竭、糖尿病和慢性肾疾病（见第 7 章）。这些作为 ACEI 引人注目的适应证也得到承认。所以患者的耐受性和价格（ARBs 比一般的 ACEI 价格更高）可能是决定因素。此外,系统性回顾了 50 个研究,比较 ACEI 和 ARBs,显示血压控制和结果相似,但咳嗽和血管性水肿发生较少。然而,尽管有了几个比较,但 ARBs 也没有优于 ACEI。值得注意的是 ACEI 治疗禁忌证和 ARBs 是一样的,如妊娠和双侧肾动脉狭窄。

2.在慢性肾病中的应用,包括糖尿病肾病　有充分的证据支持 ARBs 在 2 型糖尿病中获益。另一方面,ACEI 在 1 型糖尿病中有更多的获益证明。目前没有 ARBs 和 ACEI 的直接对照试验。慢性肾病合伴或不伴有糖尿病的患者,ARBs 和 ACEI 都有相似的降低蛋白尿作用。目前需要针对降血压和降蛋白尿的双重方法研究。

3.很少新发糖尿病  在高血压中与阿替洛尔相比,氯沙坦新发糖尿病很少。与氢氯噻嗪相比,坎地沙坦新发糖尿病很少,与氨氯地平相比,缬沙坦新发糖尿病很少。心力衰竭中使用坎地沙坦比安慰剂组降低了新发糖尿病的发生。然而,必须指出这些观察均属于二次分析。在 NAVIGATOR 研究中,糖耐量受损合并有心血管疾病或者危险因素的患者每日服用缬沙坦 160mg 5 年,加上生活方式的改变,糖尿病的发病率降低了 14%,但没有降低心血管事件发生率。

4.在心力衰竭中的应用  ACEI 和 ARBs 均可抑制 RAAS,并且在心力衰竭治疗中都进行了充分的试验(表 5-9)。Val-HeFT 和 VALIANT 两个主要试验的整体数据显示,ARBs 和 ACEI 有类似好的效果(表 5-9)。因此,ARBs 成为治疗心力衰竭合理选择,不仅仅是不能耐受 ACEI 时选择 ARBs。支持选用 ARBs 主要理由有以下几点:①ARBs 几乎没有任何严重的不良反应,特别是咳嗽和血管性水肿发生率低;②肾素-血管紧张素活化对心力衰竭的主要不利影响是受血管紧张素 Ⅱ 受体亚型(AT-1)刺激物的介导,而 ARBs 可特异性阻断 AT-1(图 5-11);③非 ACE 路径可能对致病性血管紧张素 Ⅱ 产生非常重要;④AT-1 受体被阻断而 AT-2 受体没有被阻断,并仍然对浓度升高的血管紧张素Ⅱ做出反应。无拮抗 AT-2 受体活动可能有利有弊。然而,缺乏临床优势,ARBs 的试验观察与临床关联性受到质疑。

因此,尽管 ACEI 依靠这些药物的大量经验在心力衰竭中仍然是一线治疗,包括心肌梗死后的左心室功能不全,但它霸主地位正逐渐被耐受性更好的 ARBs 所取代。

5.卒中的应用  布朗在 25 年以前就推测血管紧张素Ⅱ可以防范卒中,这解释了 3 个早期的观察试验,利尿药比 β 受体阻滞药能更好地预防卒中。3 项最近的试验支持了布朗的假设。第一,在 PROGRESS 研究中,ACEI 可降低血压,但没有减少反复卒中,除非联合利尿药。第二,ARBs 依普罗沙坦与 CCBs 比较可减少反复卒中,尽管 CCBs 是预防卒中的最佳药物之一。第三,在 LIFE 研究中,氯沙坦比阿替洛尔能更好保护左心室肥厚的卒中

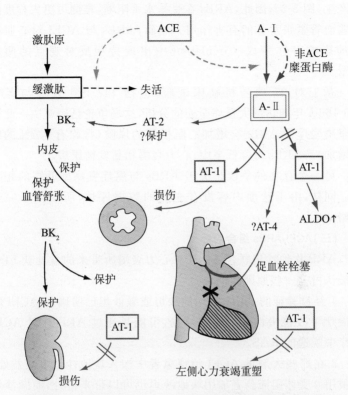

**图 5-11　血管紧张素Ⅱ(A-Ⅱ)对心血管系统的有害作用机制**
AT-1 受体产生大多数有害作用,AT-2 受体产生保护作用(图 5-3),可生成相对
少量的缓激肽(BK)。假设 AT-4 受体能介导前血栓形成。BK,由肾素-血管紧张素
抑制药生成,通过激活 BK-2 产生保护作用。双减红线提示 AT-1 受体阻滞作用。
Aldo.醛固酮;A-Ⅰ.血管紧张素Ⅰ;A-Ⅱ.血管紧张素Ⅱ(图© L.H.Opie,2012.)

患者。然而,在对 94 338 例患者 12 项试验的概览,氨氯地平比
ARBs 能更好地降低卒中和心肌梗死发生率达 16%～17%,部分
原因可能是收缩压或主动脉压力的轻微差异。

**(二)ARBs 心肌梗死和癌症**
ARB-MI 悖论是指理论和意想不到的提议,即 ARBs 可能会
增加心肌梗死的风险。因为血管紧张素Ⅱ可以通过非 ACE 的途

径产生(图 5-2),因此,ARBs 在受体水平阻断,推测可更大程度的减弱血管紧张素Ⅱ的有害作用。然而,ARBs 与 ACEI 对心肌梗死的影响存在争议,Circulation 中出现持相反对观点的两篇文章。

基于对 37 项随机临床试验,包括 147 020 人参与者和 485 166人年随访的大量而全面的分析,这场争论已经解决。此研究坚决驳斥了 ARBs 会增加心肌梗死的风险(排除有 0.3% 的绝对增加)。ARBs 可降低卒中、心力衰竭和新发糖尿病。

另一个存在的争议是关于 ARBs 与癌症发病率升高的相关性。同样,由于这项内容没有充分的数据评估,所以可以完全忽略。

**(三)ACEI-ARBs 组合治疗**

ARB 坎地沙坦联合 ACEI 对心力衰竭所带来的益处获 FDA 批准认可。一些原则如下。

1.经过验证的 ARB,如坎地沙坦或缬沙坦已明确与 ACEI 联合治疗可改善慢性心力衰竭结局,可能是通过 ARB 针对 ACEI 治疗中脱逸的 RAS。

2.在那些大剂量 ACEI 治疗患者中加入坎地沙坦可获益处。已服用β受体阻滞药者加用坎地沙坦也可以带来益处,而缬沙坦缺乏这样的资料数据。

3.左心室收缩功能不全的患者使用 ACEI 和β受体阻滞药后仍有症状,ARBs 可作为三线醛固酮受体阻滞药的替代品,产生额外的益处。

4.在那些左心室射血分数≥0.40 的患者中,回顾性分析表明,坎地沙坦添加到先前的 ACEI,β受体阻滞药和醛固酮阻滞药中去可以改善全因死亡率。

这样的"四联疗法"可能被显著增加不利作用抵消,特别是肾功能恶化和高钾血症,需要前瞻性试验研究。此外,ARBs 联合β受体阻滞药联合仅获正面的坎地沙坦研究成果所支持。

根据一篇详细综述,在慢性肾病合并蛋白尿中,ARBs 与 ACEI 联合可更好地延缓蛋白尿的进展,比单独使用其中任何一种药物好。单用 ACEI 或 ARBs 适合于早期肾病,当单药治疗后不能使蛋白尿少于 0.5g 时,则需联合使用。然而,关于安全问题依然受关注,高钾血症是主要的危险。但最近的一个大型观测分析证实除了血压以外对抗蛋白尿作用是一个很好的保肾标识。ACEI 联合 ARBs 治疗肾病时结果令人失望。但双重疗法的争议被 ONTARGET 和 TRANSCEND 研究者极大的弱化,尽管对此项研究有批评。

ACEI-ARBs 联合治疗给高危患者提供了心血管保护。ON-TARGET 研究试验了两种情况:一种情况是高危患者每天服用 10mg 雷米普利。另一种每天组合服用 80mg 替米沙坦,第三组雷米普利加替米沙坦。替米沙坦并不优于雷米普利,尽管替米沙坦 80mg 能更好降低血压超过 24h。联合组合产生了同样的心血管结果,然而导致了低血压,晕厥和肾功能异常。因此,这种组合不是 RAS 抑制的黄金标准,还需要考虑肾素阻滞药。

### (四)ARBs 类药

1.坎地沙坦(Atacand)　药理学上,坎地沙坦不同于其他 ARBs,在胃肠道吸收的过程中形成了有活性的坎地沙坦,其半衰期长于氯沙坦。在高血压中,通常起始剂量为 16mg,1 次/日,较低的容量消耗,最高剂量 32mg。然而,当给予剂量 16mg,1 次/日,在 48h 后仍有约 24h 时药效的 2/3。可能需要数周时间才能达到充分降压效果。

在 3 个心力衰竭试验中选择坎地沙坦,CHARM 研究目标剂量为 32mg。在 CHARM-替代试验中,不能耐受 ACEI 的患者,坎地沙坦可显著降低复合心血管死亡终点事件或降低慢性心力衰竭的住院率达 23%,咳嗽和血管性水肿不良反应比预期还少。在 CHARM 附加试验中,坎地沙坦加入到先前 ACEI 治疗中,降低了心血管事件但肌酐升高(比安慰剂组高 3.7%)和高钾血症增加(比安慰剂高 2.7%以上)。值得注意的是,既接受 ACEI 又接受 β 阻滞药的患者使用坎地沙坦也是有效的。因此,在这些研究中,三联神经体液抑制剂治疗(ARB 加 ACEI 与 β 受体阻滞药)结果令人满意。这一假说也获得 CandHeart 支持,CandHeart 是一个

514 例患者的小型研究[73% 患者为纽约心脏协会(NYHA)Ⅱ]。坎地沙坦(目标日剂量 32mg)联合 ACEI(92%)和 β 受体阻滞药(85%),没有降低循环 BNP 水平,但改善了左心室功能和减少醛固酮水平(表 5-10)。

**表 5-10  ARBs 和 ACEI 在心力衰竭、冠心病预防以及卒中的比较**

| 特性 | ARBs | ACEI |
|---|---|---|
| 心力衰竭:美国制定 | 缬沙坦减少心力衰竭的住院率;坎地沙坦较少 2～4 级、射血分数≤0.40 的心力衰竭患者的病死和住院率;可辅助于 ACEI | 部分而不是全部 |
| 心力衰竭的主要临床应用 | 用于不能耐受 ACEI 的患者;(CHARMalternative);也可辅助于 ACEI(CHARM-added) | 一些研究(至少 12 000 例患者)大量数据表明病死率可降低 20%,预防心肌再梗死 |
| 心肌梗死后的主要研究 | VALIANT,在心肌梗死后心力衰竭中缬沙坦并不次于卡托普利 | 几个大型研究表明,存在显著的保护作用,包括左心功能异常 |
| 糖尿病性肾病 | 独立于高血压的 2 型糖尿病肾保护;减缓微量白蛋白尿的进展 | 独立于高血压的 1 型糖尿病肾保护;减缓微量蛋白尿的进展 |
| 非糖尿病性肾病 | 减少蛋白尿 | 更好的结果,REIN,AASK |
| 心血管疾病的保护(心肌梗死,心力衰竭、卒中或心血管死亡) | ONTARGET 在 HOPE-like 研究中比较了替米沙坦和雷米普利及两者的联合;TRANSCEND 比较的替米沙坦和安慰剂 | HOPE,主要终点事件降低了 22%;EURO-PA,降低心肌梗死和复合心血管死亡终点事件 |

续表

| 特性 | ARBs | ACEI |
|------|------|------|
| 卒中的保护 | LIFE,用氯沙坦治疗左心室肥厚较少发生卒中,通常用利尿药联合阿替洛尔;在 MOSES 研究中,用依普沙坦少有卒中再发 | PROGRESS,培哚普利联合利尿药可减少反复卒中 |
| 主要的注意事项 | 全程妊娠 | 全程妊娠 |
| 次要的注意事项 | 低血压、高血钾、肾功能 | 血管性水肿、低血压、高血钾、肾功能 |

在丹麦全国范围内注册研究中,与氯沙坦治疗心力衰竭相比,大剂量治疗(坎地沙坦 16～32mg,氯沙坦 100mg)效果是相同的。在 CHARM 研究中坎地沙坦的目标剂量 32mg。

急性卒中坎地沙坦并不成功,可能是有害的。

美国批准坎地沙坦可用于高血压和心力衰竭(2～4 级),对射血分数≤0.40 的患者,可减少心血管病死和心力衰竭住院治疗率。如果联合 ACEI 可获得额外的益处。在 CHARM 研究中,坎地沙坦可以与 β 受体阻滞药和醛固酮阻滞药联合使用,但是它们组合不在所准许的适应证范围。起始剂量为 4mg/d,可逐渐增加到 32mg/d,这取决于患者的耐受性。必须监测血压、血肌酐和血钾。如果联合 ACEI 或醛固酮受体阻滞药,钾水平的监测就显得尤为重要。

2.厄贝沙坦(安博维)　厄贝沙坦没有活性代谢物,终末半衰期 11～15h,单日剂量 150～300mg 可用于高血压治疗。通常注意事项:容量不足时,使用小剂量;注意初期快速降压作用,几周后才充分显现疗效;加用利尿药较增加剂量有更好的效果。利尿药组合,伊贝沙坦,含有厄贝沙坦 150mg 或 300mg,氢氯噻嗪 12.5mg。在重要的 2 型糖尿病肾病研究中,IRMA2 和其他的研究,厄贝沙坦可减缓微量蛋白尿发展到明显蛋白尿的进展。对于确诊的糖尿病性肾病,它减少了主要的肾终点事件,包括血清肌酐的上升速度和终末期肾病。这些益处是与安慰剂、氨氯地平的治疗对比中发现的,并且不能通过血压的变化做出解释。美国批准厄贝沙坦用于高血压和 2 型糖尿病合并高血压的肾病患者。在 ACTIVEI 研究中,选择 9000 例高风险心房颤动患者,在之前的治疗中加入厄贝沙坦,其中包括 60% 的 ACEI。厄贝沙坦并没有降低心血管事件,但减少了住院率(首次心力衰竭住院率,$P<0.003$;因心血管事件的住院总天数减少,$P<0.001$)。

伴有 pEF 的舒张性心力衰竭,厄贝沙坦对主要结果没有影响,但对低风险患者却显示出意想不到的益处。厄贝沙坦开始75mg,最多每日滴定剂量至 300mg。这些处于高风险阶段的舒张性心力衰竭患者有较低的血浆利钠肽,厄贝沙坦早期获益而不是晚期。由于这是一个事后分析,而现在需要前瞻性研究。

3.氯沙坦(科素亚)　氯沙坦是典型的第一个 ARB 药物,众多临床研究奠定了它的降压作用,以及目前在糖尿病肾病和左心室肥厚中的作用。对于高血压,开始标准剂量为 50mg,1 次/日,需要的话,可增加至 100mg。说明书允许 2 次/日给药,半衰期为6~9h。对于所有的 ARBs,为达到更大程度的控制血压,与其增加剂量,倒不如增加小剂量的利尿药有效。当容量不足或有肝疾病(降低血浆清除的风险)时,起始剂量应该 25mg。与氢氯噻嗪的组合是海捷亚(氯沙坦 50mg,噻嗪利尿药 12.5mg;氯沙坦100mg,噻嗪类利尿药 25mg)。所有 ARBs 在 1 周内出现主要的抗高血压作用,完整的效果可能需要 3~6 周,通过利尿作用或低盐饮食比通过增加剂量更能增强作用。在 LIFE 研究中,高血压合并左心室肥厚的患者,氯沙坦(平均剂量 82mg)与具有同等降压作用的阿替洛尔相比可预防卒中,这两种药物大多都具有利尿作用。此外,在 LIFE 亚组研究中,氯沙坦可降低糖尿病患者和老年单纯收缩期高血压患者的病死率。在 RENAAL 糖尿病肾病研究中,氯沙坦(50~100mg)可减少终末期肾病和蛋白尿。在心力衰竭中,氯沙坦每日 50mg,结果令人失望,而大剂量(150mg)给予了阳性结果。与氯沙坦每日 50mg 相比,大剂量可降低病死率或心力衰竭住院率,降低左心室射血分数,改善对 ACEI 耐受性。观测数据支持这样的观点,尽管氯沙坦 50mg 无效,但 100mg 可以有效减少心力衰竭的病死率。在美国批准氯沙坦可用于治疗高血压,包括左心室肥厚的亚组,后者只能减少卒中发生和有高血压病史的糖尿病肾病。

4.替米沙坦(美卡素)　该药没有活性代谢产物,半衰期长达 24h,有效剂量 40～80mg,1 次/日。然而,剂量不能低于 40mg,甚至当发生低血容量时。每日剂量从 40mg 增加至 80mg 时可使少数患者发生低血压,正如加入氢氯噻嗪所产生反应一样(美卡素 HCT 片剂 40/12.5mg,80/12.5mg)。其他注意事项同所有 ARBs。美国批准替米沙坦用于高血压治疗,附文没有指明初始治疗的固定剂量组合。

在主要的 ONTARGET 研究中,随机分配 25 620 名参与者服用雷米普利 10mg/d($n=8576$),替米沙坦 80mg/d($n=8542$),或两种药物的组合。对判断高危心血管患者替米沙坦和雷米普利有等同的结果。在 ONTARGET 肾研究中,替米沙坦在肾保护方面等同于雷米普利,尽管两种药物联合可减少蛋白尿,但增加了肾的主要不良事件。TRANSCEND 和 ONTARGET 研究的高危心血管患者中,替米沙坦可减少新发心电图左心室肥厚达 37% 。与雷米普利的组合没有产生额外的益处。然而,替米沙坦的这些结果必须谨慎外推其他 ARBs,因为替米沙坦具有双重的 AT-1 阻断药/PPARγ-激动药活性;与缬沙坦相比,在同等程度降压中后者可能在降低微量蛋白尿上更占优势。

5.缬沙坦(代文)　缬沙坦也没有活性代谢产物。尽管食物的影响高达 50%,说明书仍提示该药物在进食或空腹时给予均可。缬沙坦的半衰期短于厄贝沙坦,但剂量也仅 1 次/日(80～320mg)。像其他的药物一样,加入利尿药也能更有效地降低血压。

代文-HCT 包含固定剂量氢氯噻嗪 12.5mg 和缬沙坦 80mg 或 160mg。常见的注意事项是容量耗损和需更长时间达到全效。在 VALIANT 试验中,在心肌梗死后致死性和非致死性心血管事件的高危患者中,缬沙坦可增至 160mg,2 次/日所产生的作用与卡托普利 50mg,3 次/日结果相同。缬沙坦联合卡托普利增加了不良事件的发生率,并没有改善生存率。

除了批准用于高血压以外,FDA 还批准用于心力衰竭(NYHA 心功能分级Ⅱ～Ⅳ级),以减少住院率,需要提醒的是并没有证据表明如果缬沙坦联合适当剂量的 ACEI 能产生益处。因此,没有获批可以联用 ACEI。然而,现在已批准缬沙坦用于临床上稳定的心室衰竭或左心室功能不全患者,可降低心血管病死率。

VALUE 是关于 ARBs 的最大研究,选择 15 254 例高危高血压患者。缬沙坦 160mg/d 与氨氯地平 10mg/d 相比较,如有必要的话,两者可添加利尿药。尽管 RAS 阻断药有理论优势,但除在初期快速降压阶段氨氯地平更好外,最终的结果是相同的,降低了全因死亡率和主要心血管终点事件。这一结果使人们认为是通过哪一种手段降压更有意义,而不是选择哪种药物使血压降低。回顾性比较降低血压模式几乎相同的单药治疗患者强化了这些结论。ARBs 与 CCBs 相比新发的心力衰竭和新发糖尿病少。

意想不到的是在 NAVIGATOR 研究中,缬沙坦(高达 160mg/d)预防性给予糖耐量受损患者,明确心血管疾病患者或心血管危险因素者,除了改变生活方式外并不能阻止新的心血管疾病发生。在配发的评论中注意到:除坚持不良的生活方式之外,失访率高达 13%,停用 ACE 抑制药或 ARB 者被列入安慰剂组(24%),在研究结束时没有坚持服用的缬沙坦比率为 34%。

关于心力衰竭,在高血压合并 2 型糖尿病或糖耐量受损的日本患者中对比了缬沙坦与氨氯地平疗效。所有主要心血管事件都是相同的,除了缬沙坦组新发心力衰竭较少(1150 例中仅有 18 例)。

**(五)其他药物**

1.依普罗沙坦(TEVETEN)  被批准用于高血压,常用剂量为 600mg,1 次/日,但剂量范围从 400～800mg,可 1 次/日或 2 次/日给予。在 MOSES 试验中依普罗沙坦卒中二级预防中优于尼群地平。

2.奥美沙坦(Benicar)  同样允许可用于高血压,半衰期 13h,剂量为 20～40mg,1 次/日。在老年人单纯收缩期高血压中,这个剂量范围内降压效果类似于相同剂量的尼群地平。它可改善高血压患者内皮依赖性冠状动脉扩张。在 36 个研究的综述中,各种 ARBs 药物降血压效果检测超过 24h,奥美沙坦是判断 24h 降压反应的各种模式中最好之一,包括最后 4h。

奥美沙坦(40mg)延迟了 2 型糖尿病和正常蛋白尿的患者的微量白蛋白尿的进展。它的作用超过血压控制。哈勒和他的同事写道:"值得关注的是在有冠心病史的患者中,奥美沙坦引起的致死性心血管事件发生率较高。"

### (六)高血压中使用 ARBs 的注意事项

ACEI 和 ARBs 常见的共同注意事项,如血容量不足时减少剂量,注意肾并发症,监测高钾血症,禁止在妊娠或双侧肾动脉狭窄时使用。一般情况下,需要注意的是肝或肾病(大多数 ARBs 经肝代谢或者直接经由胆汁或肾排泄)。良好的降压效果预计在 1 周内,充分发挥作用需超过 3~6 周,必要时需加入利尿药而不是增加 ARBs 剂量。当使用 ACEI,并且没有联合利尿药时,黑种人患者中会存在相对的 ARBs 降压抵抗。

### (七)ARBs:未来前景

目前大量的精心试验已经完成了各种 ARBs 的测试(表 5-10),显露出这些特殊的 RAAS 抑制药的真实地位。在高血压中,ARBs 良好的耐受性毋庸置疑,这使得它们在高血压早期治疗中特别有吸引力。ARBs 获益与几种在特殊条件下的不同的降血压模式,如 2 型糖尿病肾病或左心室肥厚进行了比较。在高危的心血管患者中,ONTARGET 研究显示,替米沙坦和雷米普利的等效性。在心力衰竭中,它们在不能耐受 ACEI 的患者中作用显著,由于耐受良好,不能耐受 ACEI 的患者应用坎地沙坦,可推广用于所有心力衰竭患者。

## 四、醛固酮、螺内酯和依普利酮

RALES 和 EPHESUS 研究都聚焦了一个事实,即醛固酮是过度活跃 RAAS 的最终环节,是心力衰竭致命性的基础。血管紧张素

Ⅱ增加刺激醛固酮水平和肝清除率的下降。最初增加醛固酮水平随ACEI治疗而下降,但长期治疗后可能会发生"逃逸"现象。因为心力衰竭中醛固酮产物与病死率之间存在相关性,所以添加醛固酮拮抗药螺内酯或依普利酮是符合逻辑的(表5-5)。

**(一)受益机制:利尿或组织的效应**

醛固酮往往通过水钠潴留加重水肿(图5-12)。然而,螺内酯-依普利酮的作用不仅仅是利尿的结果。也有一些其他的获益

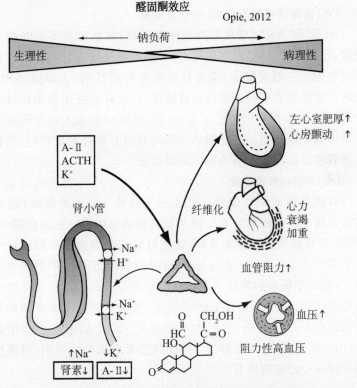

**图 5-12　促进肾上腺皮质分泌醛固酮的影响因素**

机体钠处于生理状态时,醛固酮能产生有益的作用,如维持钠钾平衡,并通过减少血浆肾素和血管紧张素Ⅱ(A-Ⅱ)抑制过多肾素-血管紧张素系统(RAS)激活。心力衰竭时若机体钠处于病理负荷状态,醛固酮能产生有害作用,如增加左心室肥厚和心房颤动,可加重心力衰竭和外周血管阻力(图© L.H.Opie,2012.)

机制,对抗醛固酮过量产生有害作用,包括增加心肌纤维化、加重的心力衰竭和一些致命性心律失常。醛固酮水平与不良临床结局存在相关性,包括 ST 段抬高型心肌梗死的死亡。具体而言,醛固酮可对血管产生有害作用,包括心力衰竭中抑制一氧化氮的释放和增加对血管收缩药血管紧张素Ⅰ的反应。醛固酮是早期血管紧张素Ⅱ(A-Ⅱ)诱导实验性心肌损伤的重要介质。心力衰竭患者经螺内酯治疗可减少细胞外纤维化的标志物。此外,螺内酯还可减少心肌去甲肾上腺素的释放,这可以减少室性心律失常和猝死的发生。此外,螺内酯还有扩张血管的特性。

综合上述所有作用可以解释在 RALES 中甚至小剂量螺内酯用于严重心力衰竭的治疗价值,为什么很少发生心源性猝死。应当强调的是所选择的患者没有肾功能损害,没有严重高钾血症的危险因素。严密监测血钾,并规定在高钾血症时需减少 ACEI 或醛固酮受体阻滞药剂量。

## (二)依普利酮(Inspra)

依普利酮是一种衍生盐皮质激素受体阻滞药,抗雄激素(男性乳房发育症,阳萎)和抗促孕不良反应比螺内酯少。在高血压中,剂量是 50~100mg,1 次/日,白种人患者和黑种人患者中一样有效。在 4E 研究中,它可减轻左心室肥厚,联合 ACEI 使用效果更好。

在 EPHESUS 对心肌梗死后心力衰竭研究中,依普利酮加入最佳临床治疗方案,通常包括 ACEI(86%)、β 受体阻滞药(75%)、利尿药(60%)。发病率和病死率均减少。美国批准用于:①高血压;②提高左心室收缩功能障碍及急性心肌梗死后慢性心力衰竭临床相对平稳的患者生存率(射血分数≤0.40)和急性心肌梗死后有慢性心力衰竭的临床证据。主要的危险是高钾血症,以至于治疗心力衰竭的剂量是基于血清钾水平。起始剂量为 25mg/d,如果血钾水平<5mmol/L,目标范围在 5~5.4mmol/L,剂量可增加至 50mg/d。如果血钾水平>5.5mmol/L,必须减量或停止使用(包装说明书)。然而,一种观点认为减少低钾血症的风险远远超过了减少严重高钾血症风险价值。尽管如此,依普利酮的药品说明书中不建议依普利酮用于 2 型糖尿病合并高血压和尿微量白蛋白的患者中,因为有发生高钾血症的风险。

在 EMPHASIS-HF 试验中,针对心肌梗死后收缩性心力衰竭(平均射血分数 26%)和轻微症状的患者,进行了依普利酮与安慰剂对比研究。基线治疗包括 85% 利尿药、ACEI、ARBs,或两者 94% 和 β 受体阻滞药 87%。依普利酮可降低全因死亡的风险(HR0.76,可信区间 0.62~0.93,$P = 0.008$)和住院风险(HR0.77;可信区间 0.76~0.88;$P < 0.001$)。依普利酮初始剂量 25mg,1 次/日,4 周后增加至 50mg,1 次/日,前提是血清钾水平不超过 5mmol/L。如果 eGFR 为 30~49ml/(min·1.73m$^2$),起始剂量是 25mg,隔日 1 次,并谨慎的每日增至 25mg。如果血钾为 5.5~5.9mmol/L,应当减少剂量,但如果血清钾水平 ≥ 6mmol/L,应停止使用。正如所料,依普利酮很少发生低钾血症(38.8%),安慰剂组 48.4%($P < 0.001$)。

### (三)心力衰竭最新研究

在 2011 年欧洲心脏病学会上,EMPHASIS-HF 试验显示轻度的收缩性心力衰竭患者(NYHA Ⅱ级)可给予依普利酮治疗,优于传统的心力衰竭治疗,包括 ACEI,β 受体阻滞药和利尿药,但结果没有公布。研究进行 21 个月后提前终止。全因死亡率减少了 24%($P = 0.008$)和住院率减少了 23%。研究人员认为所有的收缩性心力衰竭患者均应给予醛固酮拮抗药,不考虑病情的严重程度。

在心力衰竭中,依普利酮是否会损害肾功能?EPHESUS 研究发现,eGFR 早期下降超过 20% 与不良心血管结局相关,与基线 eGFR 无关。然而,即使在这种情况下,依普利酮仍具有改善预后的价值。这种好处超过了 eGFR 下降造成的危害。由此所提出的假设机制是对非上皮组织多效性,从而抑制心血管重构。

### (四)心力衰竭:醛固酮阻滞药的作用

难道醛固酮抑制药螺内酯或依普利酮成了心力衰竭治疗必不可少的药物?正如 RALES 和 EPHESUS 所描绘的那样醛固酮受体阻滞药可降低心力衰竭病死率。EPHESUS 研究发现,依普利酮甚至可以减少同时接受 ACEI 和 β 受体阻滞药的心肌梗死后心力衰竭患者的死亡。这两项研究显示,血钾升高是有限的,结果是积极的。然而,血清钾必须严密监测,以便在高钾血症时可以减少 ACEI 或醛固酮受体阻滞药的剂量。在 RALES 和 EPHESUS 研究中,初始血钾值超过 5mmol/L 作为排除标准。先前的一项分析表明,醛固酮受体阻滞药在所有严重的心力衰竭中广泛应用,包括早期收缩性心力衰竭。最近的研究方向转向了依普利酮。如果经济因素是一个重要的考虑因素的话,那么螺内酯更便宜。

ARB 是替代醛固酮阻滞药的另一个三线治疗　逐渐发现终末期心力衰竭的最佳治疗是 3 个神经体液阻滞药的联合。除了 ACEI 和 β 受体阻滞药,第三线包括醛固酮阻滞药。CHARM 研究提出这样一个问题:可增加已被批准使用的 ARB-坎地沙坦作为三线治疗,因此可称为醛固酮受体阻滞药替代者。然而,其他的 ARBs 尚无类似的研究。并且 ONTARGET 试验的教训要避免肾病患者 RAAS 系统的双重阻滞。这样,标准三联疗法是 ACEI,β 受体阻滞药和醛固酮受体阻滞药。对于两种成熟三线疗法之间的选择,在 ARB 和醛固酮受体阻滞药之间没有头-头对比研究。

由美国国家心肺研究所支持的正在在进行 TOPCAT 研究,旨在评估螺内酯对 pEF 的心力衰竭患者的发病率、病死率及生活质量的影响。该试验已招募完毕,正在进行试验。

在 Aldo-DHF 试验评估保留左心室射血分数(≥0.50)和超声提示舒张功能异常的患者把螺内酯 25mg/d 加入到之前的治疗中是否会改善运动能力和舒张功能。

## 五、肾素抑制药:阿利吉仑

阿利吉仑是新一代非肽类肾素阻断药,ACEI 或 ARBs 等效药物,与 ACEI 和 ARBs 联合使用有明确的好处,在有肾病的情况下,阿利吉仑可能比任何的单一药物效果更好。此外,肾素抑制减少了所有下游的受体信使。相比之下,如奥布莱恩和他的同事描绘的那样,ACEI,ARBs 和利尿药都可增加肾素水平和血浆肾素活性(PRA)。肾素和它的前体肾素原,和新发现的相同的受体刺激新的途径,可能对肾产生不利的影响,这种影响独立于血管紧张素Ⅱ产物。此外,在人肾素受体转基因大鼠中发现血浆醛固酮和血压增加。ACEI 增加 PRA 和血管紧张素Ⅰ,它们又可通过没有被糜蛋白酶完全阻滞的 ACE 形成血管紧张素Ⅱ,然而,ARBs 和利尿药可增加 PRA,血管紧张素Ⅰ和血管紧张素Ⅱ。相反,阿利吉仑可抵消 PRA 的增加,即使是与噻嗪类利尿药,ACEI,或 ARBs 联合治疗时,并能阻止血管紧张素Ⅰ和血管紧张素Ⅱ的形成。

尽管这是有吸引力的理论框架,但是很多人因为肾分泌过量肾素的有害作用持怀疑态度。有些证据支持了这种观点:肾素抑制药比 ARB 能更有效阻断 RAS。阿利吉仑 300mg/d,加入到最大降压剂量(320mg)缬沙坦中去,可减少 PRA,并进一步降低血压。肾素系统的双重抑制可限制单药长期抑制治疗发生的"逃逸"。与阿利吉仑直接相关的是肾素抑制药抑制 PRA 作用均优于 ACEI 或 ARBs,尽管肾素任何反应性升高。根据这一观念,Oparil 和他的同事发现阿利吉仑联合缬沙坦可降低 PRA 达 44%,尽管血浆肾素浓度增加了 9 倍。与安慰剂组对比,高钾血症(≥6.0mmol/L)的风险并不常见。轻度高钾血症(5.5~6mmol/L)相对常见,应警惕更严重血钾上升。这些研究为,ALTITUDE,ATMOSPHERE 和 ACCLERATE 的研究搭建了平台。

ALTITUDE 是一个大型的结果性研究,治疗 2 型糖尿病和肾功能损害的患者,阿利吉仑优于 ACEI 或 ARBs。积极治疗组经过 18~24 个月的随访,结果发现,增加了非致命性卒中、肾并发症、高钾血症和低血压的发生率,因此提前终止了该研究。在 2011 年 12 月诺华公司宣布终止 Rasilez 和 Tekturna 的 ALTITUDE 研究。此后,欧洲药品管理局宣称含有阿利吉仑的药物禁用于那些正在服用 ACEI 或 ARBs 糖尿病或中重度肾功能损害的患者。该机构表示:"对于所有其他接受含有阿利吉仑的药物联合 ACEI 或 ARBs 的患者,应慎重权衡治疗过程中的受益和风险。"尽管突然停止,但最终的事件仍必须评估。阿利吉仑不良事件高于另一个 RAAS 抑制药,与 ONTARGET 揭露的原则保持一致。双重 ACEI 加用 ARB 治疗高危心血管患者,包括糖尿病,和任何一单药治疗相比,增加了肾功能损害的后果。

ATMOSPHERE 是针对收缩性心力衰竭和 BNP 或者 NT-proBNP 浓度升高的患者正在进行的试验。这些患者以相同比例随机分配接受依那普利 10mg,2 次/日,阿利吉仑 300mg,1 次/日,或两种药物联合。目的是改善收缩性心力衰竭,测试 AL-TITUDE 中的不同人群。此外,将有数据监控和安全委员会进行非盲和随机检查。

ACCELERATE 是一个小型研究,高血压患者给予阿利吉仑 (150～300mg)或氨氯地平(5～10mg)或两种药物联合;联合治疗组血压下降更为明显。这项研究的主要观点是,理论上阿利吉仑可作为氨氯地平的理想搭档,需进一步测试这种可能性。

阿利吉仑已被部分双重或三重固定剂量组合中测试过。美国高危未成年高血压 2 级患者给予阿利吉仑和氨氯地平(300mg 和 10mg),阿利吉仑,氨氯地平和氢氯噻嗪(300mg,10mg 和 25mg)。收缩压最初为 22.3kPa(167mmHg),8 周后血压分别可降至 18.4kPa(138mmHg)和 7.5kPa(131mmHg),不良事件为 34%～40%,但没有安慰剂组比较。测试的理念是阿利吉仑可与氨氯地平一起组成 2 个或 3 个药物组合片剂。

ASTRONAUT 是一个结果性研究,测试阿利吉仑用于慢性心力衰竭和急性恶化(急性心力衰竭),左心室射血分数≤0.40 和 eGFR≥40ml/(min・1.73m$^2$)的患者。阿利吉仑和 ACEI 或 ARBs 同步治疗是禁忌证。

## 六、总　结

1.RAAS 抑制药被确立用于治疗和预防多种心血管病。它的基本概念是基于过量血管紧张素Ⅱ和醛固酮的不利影响。ACEI

既可减少血管紧张素Ⅱ的形成,又可增加有保护作用的缓激肽。ARBs直接阻断AT-1受体,因此,很大程度上避免过量缓激肽的不良反应,如咳嗽和血管性水肿。醛固酮受体阻滞药对抗了醛固酮的细胞内作用,包括保钠和心肌纤维化。

2.在慢性心力衰竭中,许多大型试验已对数千名患者进行了研究,注意力集中在ACEI的重要治疗和潜在的预防作用。减少硬终点事件,如病死率、住院率和控制疾病进展,可以在某些特定的患者人群中实现。少数患者,ACEI无法获益。需谨慎使用,以避免潜在的伤害(低血压、肾功能异常、高血钾症)。强有力的证据表明,在心力衰竭治疗中应尽早应用ACEI,甚至轻度至中度心力衰竭不论有无症状。只要有可能,ACEI应与β受体阻滞药一起使用,可挽救生命(延迟死亡)。下一步要做的是加入醛固酮拮抗药(螺内酯或依普利酮)或试验支持的ARB(坎地沙坦)。尽管ACEI作为一线治疗的经验极为丰富,但也越来越多的选择ARBs,因为它的耐受性更好。多种抑制药的抑制RAAS程度越高,那么越需要谨慎避免潜在的致命性高钾血症的风险。

3.在高血压中,ACEI作为单药治疗在大多数患者群体中均能起到降压作用,但黑种人除外,他们需要大剂量。很少有不良反应和禁忌证。一种极具吸引力的组合是联合利尿药。因为利尿药可增加循环肾素活性和血管紧张素Ⅱ的水平,而ACEI可通过抑制血管紧张素转化Ⅰ转化成血管紧张素Ⅱ抗衡调节。另一个吸引人的组合是联合CCB,如在ACCOMPLISH试验中(见第7章)。

4.在急性心肌梗死早期阶段,ACEI可使病死率适当降低(6%~11%)。长期治疗的高风险的患者获益最好,例如那些具有大面积心肌梗死或糖尿病患者,他们应用ACEI可显著减少病死率达26%。

5.无症状性左心室功能不全,无论是心肌梗死后还是其他情况,ACEI可以阻止严重慢性心力衰竭的进展,如SAVE和SOLVD两个大型试验,后者的随访长达12年。

6.青少年糖尿病肾病,ACEI的抗高血压作用可减少硬终点事件,例如死亡、透析和肾移植。间接证据表明,ACEI 在 2 型糖尿病患者中有类似的保护作用;RAS 阻断药延缓了微量蛋白尿的进展和蛋白尿的增加,以及改善了晚期肾衰竭结局。

7.非糖尿病肾病,在 REIN 和 AASK 研究中,雷米普利可产生肾保护作用,独立于降压作用。

8.中高危患者的心血管预防,针对高危心血管事件患者进行2 次大规模的预防性试验,HOPE 和 EUROPA。该研究发现可减少硬终点事件,包括心肌梗死、卒中和全因死亡。

9.ARBs 作用部位与 ACEI 不同,在 AT-1 受体上阻断了血管紧张素Ⅱ的作用。大量试验证据表明,血管紧张素Ⅱ促进血管和心肌肥厚。从理论上讲,AT-1 受体阻滞药包含了 ACEI 所有的作用,除了形成保护性缓激肽。因此,ARBs 实质上没有缓激肽不良反应如咳嗽和血管性水肿;后者是罕见的,但可能致命。

ARBs 越来越多地被认为作用相似,并且不良反应少。它们现在不仅用于 ACEI 不耐受的患者,为避免有症状的不良反应常被选用,而且这些药物价格低廉。它们和 ACEI 一样具有相同的禁忌证,黑种人对降压作用有相对抵抗性。

10.ARBs 可成功治疗心力衰竭。当 ARBs 进入测试阶段时,ACEI 已确定可选择用于治疗心力衰竭。如果 ARBs 提前出现,那么它们或许会是首选。在 CHARM 研究中,对坎地沙坦治疗心力衰竭做了充分测试。而氯沙坦用药剂量不足。综合几个大型研究结果,例如 Val-HeFT,CHARM 和 VALIANT,使用特殊剂量 ARBs 疗效不逊于 ACEI,不管基本问题是心力衰竭还是心肌梗死后的保护。

11.ARBs 和心肌梗死后心力衰竭,缬沙坦和卡托普利在减少病死和不良心血管事件上效果是相同的,但咳嗽,皮疹和味觉障碍少(VALIANT 试验)。不足之处是增加了低血压和肾问题。

12.ACEI 在收缩性心力衰竭中的联合治疗,可以联合 β 受体阻滞药、醛固酮阻滞药。3 个独立的 RAAS 阻滞模式的好处似乎是叠加的。轻度收缩性心力衰竭的患者(心功能Ⅱ级)可给予依普利酮治疗,加入目前的标准的心力衰竭治疗,包括利尿药。

13.ARBs 在左心室肥厚和 2 型糖尿病肾病患者中已被充分的研究,结果获益。与对照组降压措施相比,ARBs 可更好地减少卒中和心力衰竭,但不是冠心病。

14.ARBs 降低心血管风险需要进行研究。HOPE 试验中雷米普利和 EUROPA 试验中培哚普利均获得了心血管保护作用,需要重复测试 ARBs。2008 年的大型预防试验,ONTARGET,对比替米沙坦和雷米普利以及两者的组合,弥补了这一缺陷。这个巨大的里程碑式试验为预防心血管风险设置了新的标准。

15.很少新发糖尿病。ACEI 和 ARBs 的一个重要发现是减少了新发糖尿病,尤其是与 β 受体阻滞药或利尿药相比较。

16.治疗黑种人患者时需谨慎。单药治疗高血压时经常要求加入利尿药或大剂量的 ACEI 或 ARBs。在黑种人患者中 ACEI 发生血管性水肿更为常见。在心力衰竭中,利尿药联合治疗可以解释为什么 ACEI 对黑种人患者和其他患者效果是一样的。

17.ACEI 和 ARBs 的禁忌证是很少的。双侧肾动脉狭窄和妊娠禁止使用(两类药物包装上都有警告)。低血压和血清肌酐明显增加的患者使用之前需全面评估,用药后需严密监测。高钾血症是 ACEI 和 ARBs 的风险,它们的组合会增加这种风险。

18.ACEI-ARBs 联合治疗高危心血管患者可发生肾危害,如在 ONTARGET 和 ALTITUDE 研究显示的那样。然而,坎地沙坦-ACEI 被批准用于严重的心力衰竭治疗。目前的试验正在评估 ACEI-ARBs 的联合治疗对明显糖尿病蛋白尿的疗效。

19.醛固酮,RAAS 的终末效应器,心力衰竭时可增加,无论是全身还是心脏局部,都可产生不良影响,包括钠潴留。醛固酮抑制药螺内酯或依普利酮可改善这种结局,超出了心力衰竭的目前标准治疗,通常是 ACEI 或 ARBs,β 受体阻滞药和利尿药。不足之处增加了高钾血症的风险。添加螺内酯或依普利酮的试验正在进行中。

20.阿利吉仑是新研发的肾素阻滞药,仍在充分评估中,在高血压中的早期结果喜人。目前主要试验集中在心力衰竭的治疗,同时考虑相关的安全问题。

# 第 **6** 章  心力衰竭

JOHN R.TEERLINK · KAREN SLIWA ·
LIONEL H.OPIE

"心力衰竭这个术语表明心脏不能充分排出它的内容物。"

Sir Thomas Lewis,1933

"心力衰竭的管理是患者、医生及世界各地卫生系统关注的问题。"

Editorial,Lancet,2011

"没有任何一个终点可以囊括急性心力衰竭综合征的临床过程中的所有要素。因此,没有一个终点会适用于所有的干预措施或全体患者。"

Felker GM,et al.,2010

## 一、急性与慢性心力衰竭

心力衰竭是一种临床病症,因为心脏的功能或结构异常导致常见的劳力性气促和疲乏症状。尽管定义简明,但确定心力衰竭的原因仍常受到挑战。慢性心力衰竭是常见的(在人群中的发生率为 1%～3%,随着年龄的增长至 10%)、使人衰弱、被察觉、可被治疗,并且对公共卫生系统有重要的经济效应。预后差取决于在就诊时的严重程度;在过去的经治患者中 4 年的病死率高达50%。目前的综合治疗改善了前景。在西方国家,心力衰竭的两个主要原因是高血压和冠状动脉疾病(图 6-1),心肌病在非洲是另一常见原因。较少见的原因包括遗传因素和家族性异常和最近被认可与激素分子存在因果关系的围生期心肌病（PPCM）。

心力衰竭已经被认知和描述很多世纪了。在临床实践中已经确立了许多词汇或短语用来描述心力衰竭。这些包括旧的术

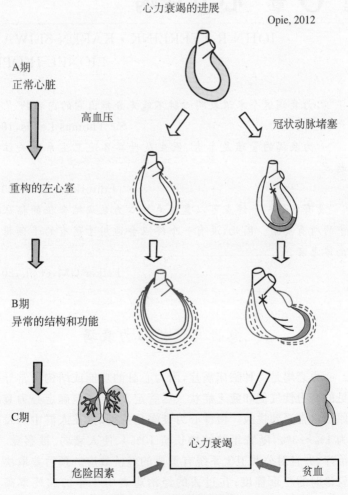

**图 6-1 心力衰竭的演变**

心力衰竭两个主要径路是，第一，慢性高血压；第二，冠状动脉疾病。肾病是诱发疾病之一，还包括糖尿病。心肌病在非洲更常见（图© L.H.Opie，2012）

语,如前向功能衰竭、后向功能衰竭,高、低输出功能衰竭和左、右心力衰竭。更有用的和当前的术语包括急性和慢性心力衰竭、收缩性[射血分数降低的(HFrEF)心力衰竭;心脏扩大和射血分数降低]和舒张性[射血分数保存的(HFpEF)心力衰竭;心脏大小或射血分数接近正常]和加上形容词的心脏功能衰竭,如明显的、治疗过的、补偿性的、复发性的、充血性的或波动性的。

两种可识别的临床分类实践中有用。①急性与慢性心力衰竭:急性心力衰竭的特点是出现严重的症状,通常有呼吸急促,需要紧急处理治疗,直接迅速改善这些症状。慢性心力衰竭,典型特征在于持久性,但通常稳定的症状,其治疗被证明可改善病死和发病率。虽然有新发急性心力衰竭的病例,但是大多数急性心力衰竭是慢性心力衰竭失代偿导致的。急性和慢性心力衰竭是否代表不同的病理生理的病变或只是病情轻重不同,仍存在争议,超出了本章的范围。②高容量与低输出:多数心力衰竭患者表现为容量超负荷的症状和迹象,通常包括周围性水肿、啰音、中心静脉压升高和呼吸困难。低输出心力衰竭的极端表现是心源性休克,周围血管收缩(四肢冰冷、意识模糊、出汗)、靶器官功能下降(通常是肾功能不全或者无尿、少尿)和收缩压下降(SBP<90mmHg)。然而,肾功能障碍也可以存在于高容量心力衰竭,不应该被认为仅表现在低输出性心力衰竭。高容量和低输出心力衰竭不是相互排斥的,并且可以是同时存在。

# 二、急性心力衰竭

急性心力衰竭呼吸急促的症状往往与左心房压力较高有关。治疗的目的是直接降低左心房压(前负荷)。需要快速应用利尿药类、硝酸酯类,可能需要吗啡(抗焦虑)的治疗。现在静脉注射钠尿肽(NPS,奈西立肽)有供应,但是它们的效益是有疑问的。血管加压素在某些急性的情况下用以维持血压。加压素拮抗药降低血管收缩,有助于利尿,最近对此做了研究。

### (一)急性心力衰竭治疗

急性心力衰竭新分类:①急性失代偿性心力衰竭,主要是体液潴留;②急性血管衰竭常由急性高血压或其他血流动力学原因引起的急性肺水肿等。然而在临床上,急性肺水肿和心源性休克,必须紧急处理。在这里,干热、湿热、干冷和湿冷(表 6-1)的分类提供了预后信息。"湿"休克死亡风险增加了约 2 倍。进行紧急临床检查判定其主导问题是低血压(干休克)的休克状态,或有急性呼吸困难的急性肺水肿(湿休克),或两者同时存在,这是最严重的。这种复杂的情况通常需要多种药物作用于多个不同的位点,这取决于整体的血流动力学状态(图 6-2)。主要的药物选择见表 6-2。立即处理是取端坐位、吸氧、静脉应用襻利尿药,可能需要用吗啡。然而,吗啡用在急性冠脉综合征和急性心力衰竭遭到质疑,因为吗啡与较差的临床预后相关,即使在临床和预后变量调整后。

**表 6-1 休克分级**

|  |  | 淤血 |  |
| --- | --- | --- | --- |
|  |  | — | + |
| 充分灌注 | + | 干热 | 湿热 |
|  | — | 干冷 | 湿冷 |

基于 Nohria A,等.美国心脏病学会杂志,2003,41(10):1797-1804.

1.利尿药  鉴于大多数患者存在血容量过多,静脉内利尿药是最常用于治疗急性心力衰竭的药物。一项包括 304 例患者的小规模研究使用析因设计,比较了小剂量与大剂量及弹丸式注射与持续呋塞米效果。提示用大剂量的方案治疗患者有更多尿量,改善患者症状和一过性恶化肾功能趋势。虽然弹丸式注射与连续输注利尿药策略之间短期没有明显的差异,但是临床试验人员的关注和常规频繁弹丸式注射可能并不代表"真实世界"的临床环境。

2.利尿药的剂量和病死率  还没有好的随机试验。两项用病

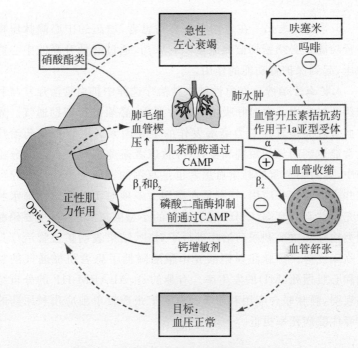

**图 6-2　治疗急性左心衰竭药物的作用位点**

　　注意相反的作用①来自 α 肾上腺素能效应的血管收缩作用(去甲肾上腺素,高剂量的肾上腺素或多巴胺);②兴奋 β₂ 受体或抑制磷酸二酯酶(PDE)升高血管环磷酸腺苷(cAMP),从而产生血管舒张作用[(图 6-5)图© L.H.Opie,2012 年]

死率作为预后的研究得出了不同的结论。在 ALARM-HF 研究记录了 4953 名接受高或低剂量静脉呋塞米治疗在院心力衰竭患者,他们总的初始剂量是 24h 大于或<1mg/kg。在任何亚组都没有发现利尿药剂量与病死之间有相关性。第二项研究包括1354 例晚期收缩性心力衰竭患者,患者按每日总襻利尿药的剂量的四分位数进行分配。即使经过广泛、共同变量的调整,随着利尿药剂量的增加生存率逐渐下降,0~40mg,41~80mg,81~160mg,超过 160mg(四分位数 1,2,3,4 分别为 83%,81%,68% 和 53%)。因此,两种观点的间接争论,也许需要一个随机试

验来检验。

3.肾功能恶化 在急性心力衰竭患者,增高的中心静脉压损害肾功能。必须密切监测尿量。利尿药,通过降低升高的中心静脉压,起到保护肾功能的作用。

4.扩血管治疗 在急性肺水肿治疗选择中扩血管治疗常与利尿药同时应用。有时呼吸困难非常严重,必须进行辅助通气。异常血管收缩是急性心力衰竭发作的主要因素。血管扩张药治疗通常能达到明显的短期利益,以挽救患者避免溺死在自己的分泌物中,且对不严重的肺淤血患者也是有用的。血管扩张药治疗可能并未得到充分应用,特别是在美国。一项对110例急性肺水肿和充血性心力衰竭(CHF)患者进行的小型随机试验,对主要硝酸酯类治疗和主要利尿药治疗进行了对比,结果表明扩血管治疗具有临床优势。静脉注射硝酸异山梨酯降低了患者机械通气的需求和心肌梗死(MI)的发生率。有趣的是,ALARM-HF的分析结果表明,静脉联合应用利尿药和血管扩张药较单独应用利尿药的患者住院病死率更低。

**表 6-2 急性心力衰竭应用的药物**

(1)血管扩张药:如果有充血的迹象和血压恒定,硝酸酯类、硝普钠、奈西利肽

(2)利尿药:用于体液潴留,抗利尿药抵抗的治疗(检查电解质,合并应用利尿药,增加多巴胺,减少 ACEI 剂量);低钠血症时用垂体后叶素 2 受体拮抗药

(3)强心药:如果外周灌注不足,多巴胺、多巴酚丁胺、肾上腺素、去甲肾上腺素、左西孟旦、磷酸二酯酶抑制药

(4)加压素:用于感染性休克心肺复苏术、术中低血压

**维持血压药物的选择**

(1)严重低血压和休克:多巴胺 $5\sim20\mu g/(kg\cdot min)$ 或去甲肾上腺素 $0.5\sim30\mu g/min$

(2)轻度低血压:血管扩张药或正性肌力药物(多巴酚丁胺或磷酸二酯酶抑制药或左西孟旦)

(3)血压高于 13.3kPa(100mmHg):硝酸甘油或奈西立肽或 BNP 或硝普钠

续表

**交感神经张力在急性心力衰竭中的作用**

(1)心动过速和心房颤动:与快心室率心房颤动有关的 AHF 中反常性的使用 β 受体阻滞药;静脉注射艾司洛尔(表 8-2)

(2)急性高血压:与上述急性心力衰竭相比可以应用更高剂量的艾司洛尔静脉注射(80mg,在 30s 内完成,然后 150~300μg/min;见第 1 章)

数据来自 Pang PS 等.急性心力衰竭综合征当前和未来的管理。欧洲心脏杂志,2010,31:784-793

5.拟交感神经性药物和正性肌力扩张药　拟交感神经强心药和影响肌力扩张药可能对高容量患者益处有限,故通常用于低心排血量的患者。很少或没有证据表明他们可以产生长期的利益,而是会增加病死率(本章见"米力农")。这样的药物最好用作暂时支撑心力衰竭,或者作为左心室的辅助装置或移植前的桥梁药物。当血压降低或肾灌注减少时正性肌力药或影响肌力的扩张药被推荐使用。一个重要的选择在很大程度上取决于血压和外周血管的灌注,选择正性肌力药物或者血管舒张药物增加或降低外周血管阻力。在欧洲指南中对急性心力衰竭的诊断和治疗给出了有用的算法。一旦急性干预使患者恢复稳定,急性休克或急剧恶化的原因必须被找到。此后,管理是按照慢性心力衰竭进行。

6.收缩血管与扩血管治疗　收缩血管药与血管扩张药在治疗急性心力衰竭中的对比研究很少。ADHERE 是一项对超过65 000 例患者的研究,研究表明,应用血管扩张药硝酸甘油或者奈西利肽与使用多巴酚丁胺或者米力农相比能降低病死率。然而,那些应用血管舒张药治疗患者的初始收缩压较正性肌力组高,这是可以被预料的。虽然进行了校正,但这仍然是一个事后的观察研究。ALARM-HF 研究对超过 4000 例患者使用倾向匹配技术进行分析,一项更严格的统计,虽然还是事后回顾性研究。这些分析表明,与单独使用利尿药或血管扩张药相比,使用多巴胺或多巴酚丁胺的患者住院病死率增加了 1.5 倍,使用去甲肾上腺素和肾上腺素的患者住院病死率增加了 2.5 倍。联合应用不同性药物或血管扩张药与正性肌力药物联合在这些分析中都没有被考虑。总的目标,第一,保持适当的而不是过度的左心室充盈压,理想情况下应进行心排血量监测;第二,保持适当的尿量。

**(二)急性血管收缩药:拟交感神经类药物及其他药物**

在生理学上,增加肾上腺素能驱动所导致的急性快速收缩反应的基础是心肌水平的第二信使环磷腺苷的快速增加(cAMP;图 1-1)。药理学上,急性正性肌力支持应用了相同的原理,通过外源性给予儿茶酚胺,激动 β 受体,或者通过磷酸二酯酶(PDE)型 Ⅲ 型抑制药抑制 cAMP 的降解(图 6-2)。为了对循环衰竭起到急性的支持作用,可能需要通过临时的 β 肾上腺素激动外周血管收缩来完成(图 6-3)。因此,有各种儿茶酚胺样药物用于急性心力衰竭,这依赖于急性正性肌力激动和急性血管舒张的联合作用,并且可能需要急性血管收缩(表 6-3)。通常必须对心律失常的风险和心肌收缩力进行利益平衡。治疗肺淤血和急性呼吸困难,需要静脉注射呋塞米和硝酸酯。

肾上腺素能药物的心血管治疗作用

(1)肾上腺素能对血压的影响:应用去甲肾上腺素的情况下,会出现血压升高(外周 α 效应占主导)实际效果。而生理剂量的肾上腺素通过对 $β_2$ 激动产生血管扩张作用,可能会抵消 α 激动产生的血压升高效果(图 6-2)。肾上腺素的净效果是只升高收缩压(增加心搏量),同时舒张压($β_2$ 外围扩张)下降。只有高药理学剂量的肾上腺素作用于 α 收缩血管,升高舒张压。

(2)急性心力衰竭时的 β 肾上腺素激动:拟交感神经药物可以通过对心脏的 β 肾上腺素激动对急性心力衰竭产生有益影响:$β_1$ 激动产生正性肌力作用,$β_2$ 激动后导致后负荷降低(外周动脉血管扩张),以及 α 激动恢复低血压状态下的血压(表 6-2)。可惜,实验工作表明,儿茶酚胺激动,例如去甲肾上腺素注射,应慎用于急性心肌梗死的低输出状态。$β_1$ 效果可能诱发心律失常和心动过速,这可能增加局部缺血和促进由于代谢耗尽引起细胞死亡。

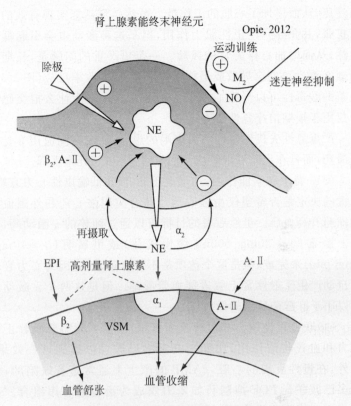

**图 6-3　肾上腺素能神经终端在调节血管张力中的作用**

神经调节控制动脉收缩和扩张。上部分,终端神经元;下部分,血管平滑肌(VSM)。肾上腺素能交感神经除极(左上)释放在终端神经元存储的颗粒去甲肾上腺素(NE)到突触间隙,从动脉壁作用于突触后终端收缩血管的 $\beta_1$ 受体。NE 也存在刺激突触前 $\beta_2$ 受体的反馈机制自身调节,避免 NE 过量释放。与此相反,迷走神经胆碱能刺激释放 NO,其作用于毒蕈碱受体(亚型 2,$M_2$)抑制 NE 的释放,从而间接引起血管扩张。循环肾上腺素(EPI)刺激血管舒张血管 $\beta_2$ 受体,而且突触前受体的神经末端上促进 NE 释放。血管紧张素 Ⅱ(A-Ⅱ)在肾处于休克样状态时由肾释放的肾素形成,是血管收缩药,通过抑制 NE 的释放(突触前受体,示意性地显示在终端的神经元的左侧)和直接作用于小动脉受体起作用(图© L.H.Opie,2012.)

过度的 α 效果会增加后负荷,这是因为血压升高超过所需的适当灌注压,从而增加了心肌的工作量。虽然 $\beta_2$ 激活能实现有效的血管扩张,并介导一些正性肌力作用,但是这种激动也会引起低钾血症,从而增加心律失常的风险。一个更严重的问题是,长期或剧烈 $\beta_1$ 激动可能会导致或增加受体下调,减弱收缩反应(图 1-6)。儿茶酚胺毒性可以导致心肌破裂而死亡。这是为什么拟交感神经仅用于短期治疗急性心力衰竭。

严重急性失代偿慢性心力衰竭的患者,住院期间应用 β 受体阻滞药,而且在出院后继续应用的患者,180d 病死率下降。

(3)α 肾上腺素能作用:如果血压低,像在低输出性心力衰竭,关键的决定是否希望仅由强心药或联合应用强心药和外围血管收缩药升高血压。虽然后者的目标可以通过纯粹的 α 激动药,如肾上腺素(5～20mg、500ml 缓慢输注)或甲氧明(5～10mg,1mg/min)来完成,但是这个选项是不符合逻辑的,因为心力衰竭会自动产生反射性肾上腺素能血管收缩。但是这两个 α 激动药可以用于麻醉药所致的低血压。

(4)联合正性肌力和血管收缩作用:偶尔可能需要联合正性肌力和血管收缩作用,比如高剂量多巴胺可以达到这一效果。此外,在慢性衰竭的心脏,cAMP 的产生率通常是有缺陷的,使得多巴胺联合 PDE 抑制药如米力农成为潜在的有用组合。如果仅需要增强收缩力,即使多巴酚丁胺可以通过作用于周围的 $\beta_2$ 受体产生降低舒张压的作用,但是仍然可以选用多巴酚丁胺。如果正性肌力药物联合周围血管扩张药是必需的,可以给予多巴酚丁胺联合一种血管扩张药,低剂量的多巴胺或米力农是合适的。

(5)混合静脉肾上腺素正性肌力药:混合静脉肾上腺素正性肌力药($\beta > \alpha$ 肾上腺素能激动)的激动,有不同程度的 β 和 α 肾上腺素能激动作用。α 肾上腺素能受体的激动也导致适度的人心脏正性肌力反应,当严重心力衰竭时 α 受体相对上调时可能更重要。如多巴酚丁胺,以前被视为高度选择激动 $\beta_1$ 受体,但现在认为也激动 $\beta_2$ 受体及 α 受体(表 6-2)。

表 6-3 拟交感神经正性肌力药物治疗急性心力衰竭

| 药物和中介受体 | 多巴酚丁胺 ($\beta_1>\beta_2>\alpha$) | 多巴胺 (多巴胺能>$\beta_1$; 高剂量 $\alpha$) | 去甲肾上腺素 ($\beta_1>\alpha>\beta_2$) | 肾上腺素 ($\beta_1=\beta_2>\alpha$) | 异丙肾上腺素 ($\beta_1>\beta_2$) | 米力农 PDE 抑制药 | 去氧肾上腺素 受体激动药 |
|---|---|---|---|---|---|---|---|
| 剂量输注 [μg/(kg·min)] | 2~15 | 2~5 肾作用; 5~10 正性肌力; 10~20 SVR↑ | 0.01~0.03 最大 0.1 | 0.01~0.03 最大 0.1~0.3 | 0.01~0.1 | 丸剂量 50~75 (10min) 静脉滴注 0.375~0.75 | 0.2~0.3 |
| 消除 $t_{1/2}$ (min) | 2.4 | 2.0 | 3.0 | 2.0 | 2.0 | 150 | 20 |
| 正性肌力作用 | ↑ | ↑ | ↑ | ↑ | ↑↑ | ↑ | 0 |
| 小动脉舒张作用 | ↑ | 0 | 0 | ↑ | ↑ | ↑ | ↓ |
| 血管收缩 | HD↑ | HD↑↑ | ↑↑ | HD↑↑ | 0 | 0 | ↑↑↑ |
| 变时效应 | ↑ | 0,↑ | ↑ | 0,↑ | ↑↑ | ↑ | 0 |
| 血压的影响 | ↑ | HD↑ | ↑↑ | ↑↑ | ↓ | ↓ | ↑↑ |
| 利尿作用(直接) | 0 | ↑↑ | 0 | 0 | 0 | 0 | ↓ |
| 心律失常风险 | ↑ | HD↑ | ↑ | ↑↑ | ↑↑ | ↑ | 0 |

↑.增加;0.无变化;↓.下降.

### (三)多巴酚丁胺

多巴酚丁胺是一种类似于多巴胺的合成物,属于竞争性 β 肾上腺素能激动药($\beta_1 > \beta_2 > \alpha$)。其主要特点是强有力的正性肌力作用(图 6-4)。然而,其 $\beta_2$ 激动作用可能会导致低血压,有时会导致舒张压下降反射性心动过速。此外,可能导致长期死亡率增加,以及增加心力衰竭患者心脏交感活性。

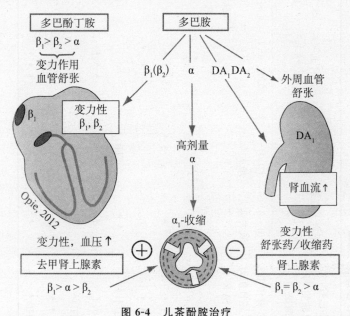

图 6-4　儿茶酚胺治疗

受体的生理和药理特异性(图© L.H.Opie,2012.)

(1)药动学、剂量和适应证:输入药物清除迅速(半衰期 2.4min)。静脉给药标准剂量 $2.5\sim10\mu g/(kg \cdot min)$,通常较低剂量$[2.5\sim5\mu g/(kg \cdot min)]$就足够,很少达到 $40\mu g/(kg \cdot min)$。该药物可在监测下静脉使用最长 72h,没有口服剂型。适应证包括慢性顽固性心力衰竭急性加重、严重心肌梗死(心脏手术后)、心源性休克及过度 β 阻断。

(2)应用、不良反应及注意事项:多巴酚丁胺适用于左心室功能严重低下的患者,包括心脏指数降低及左心室充盈压升高。但是,极度低血压不适合(平均动脉压<70mmHg,但没有临床休克)。目前,多巴酚丁胺主要应用在超声心动图负荷试验上。多巴酚丁胺的潜在缺点:①在严重心力衰竭时,β受体可能下调甚至治疗性阻断,因此多巴酚丁胺可能达不到预期效果;②血压可能会下降或保持不变,而不是上升;③可能导致窦性心动过速或其他更严重的心律失常。虽然心律失常、心动过速较异丙肾上腺素发生率低,但所有的正性肌力药物都会增加细胞质内的钙含量,从而有增强心律失常的风险。长时间的持续输注可能产生耐药性。可谨慎使用无菌水或葡萄糖或生理盐水稀释来预防,但不可使用碱性溶液。使用不超过24h,辅以必要的血流动力学或仔细的临床监测。检查血钾,以减少心律失常。

1.多巴胺 多巴胺是一种儿茶酚胺类药物用于治疗严重的心力衰竭和心源性休克。从生理学上讲,它不仅是去甲肾上腺素的前体,而且还在心脏的神经末梢释放去甲肾上腺素(图6-4)。然而在外周,这种效果是通过突触前受体的 $DA_2$ 受体,抑制去甲肾上腺素的释放,从而舒张血管。因此,全面的多巴胺激动心脏作用包括通过对β和α肾上腺素能的反应及通过多巴胺受体舒张血管的功能。理论上讲,多巴胺对严重充血性心力衰竭或休克患者有重要作用。它通过激活特定的突触前多巴胺 $DA_1$ 受体,可增加重要脏器血流灌注:肾、肠系膜、冠状动脉和脑血管床,虽然这与临床资料相矛盾。高剂量多巴胺可激动α受体,从而引起外周血管收缩;外周阻力增加,肾血流量下降。因此,应尽可能保持低剂量以达到预期目的。

(1)多巴胺的特性及应用:多巴胺,一种"柔性分子"适合许多受体从而直接激动 $β_1$ 和 $β_2$ 受体,以及α激动。后者解释了为什么高剂量多巴胺导致血管收缩。药动学:多巴胺不适用口服。静脉注射多巴胺在几分钟内通过多巴胺β-羟化酶和单胺氧化酶(MAO)代谢。

(2)剂量和适应证:多巴胺只能静脉注射,所以限制了它的使用,只能作为短期治疗。剂量开始于 $0.5\sim1\mu g/(kg\cdot min)$ 增加到一个可接受的尿量、血压或心率达标;约>10µg/(kg·min)血管出现收缩,被认为显著高剂量,偶尔需要另外一个 α 阻断药或硝普钠。对于少数患者,低剂量 5µg/(kg·min)就开始血管收缩。在心源性休克或急性心肌梗死,5µg/(kg·min)多巴胺足以使每搏量最大限度增加,而肾血流在 7.5µg/(kg·min)达到高峰,7.5µg/(kg·min)时可能出现心律失常。对于感染性休克患者,多巴胺具有正性肌力、增加尿量等作用。多巴胺普遍用于心脏外科手术后。肾功能恶化和急性失代偿性心力衰竭,利尿药使用相关的低钾血症比较常见,并提示预后不良。低剂量多巴胺改善肾血流灌注。

(3)与呋塞米联合应用:急性心力衰竭患者,小剂量呋塞米合用(5mg/h)和小剂量多巴胺[5µg/(kg·min)]连续输注 8h 与高剂量呋塞米等效,但必须建立在肾功能改善及钾平衡基础上。

(4)"肾保护"剂量:多巴胺 0.5~2.5µg/(kg·min)作为经典剂量用来肾保护或辅助危重患者利尿。这个剂量在重症状况下不起作用,不赞同肾保护观念。然而,在一项针对慢性重度心力衰竭患者使用血管内超声观察仔细滴定剂量-反应的研究发现,多巴胺剂量为 3~5µg/(kg·min)时可增加肾血流量,而更高的剂量可增加心排血量。这项研究恢复了"肾保护剂量"和形成了其他正在进行研究的基础。在危重缺氧患者,多巴胺可能有不良的作用,如呼吸抑制和肺分流增加,这可能需要补充氧气。"肾保护剂量"多巴胺尚未证明可以预防造影剂肾病,对于慢性心力衰竭门诊患者间歇使用多巴胺无效甚至可能有害。

(5)注意事项、不良反应和相互作用:多巴胺不能使用碱性溶液稀释。严密监测血压、心电图和尿量,需要的话定期测量心排血量及肺毛细血管楔压评估。少尿,首先纠正低血容量;尝试呋塞米。多巴胺禁忌用于室性心律失常、嗜铬细胞瘤。慎用于主动脉狭窄。药物外渗可引起组织损伤,使用塑料输液管通过大静脉输液可作预防,使用酚妥拉明局部浸润治疗。如果患者最近摄入了单胺氧化酶抑制药,那么组织的多巴胺代谢率将下降,并且剂量应削减为通常的 1/10。

(6)多巴胺和多巴酚丁胺比较:需要升压(大剂量效应)和增加心排血量,而无显著性心动过速或心室易激的患者首选多巴胺。对于心源性休克,输注同等浓度的多巴胺和多巴酚丁胺可能比单药使用更有优势。这两种药(以及所有的静脉正性肌力药物)有效使用的关键在于对个体化患者的仔细的临床及血流动力学监测。

2.肾上腺素(副肾素) 肾上腺素可激动 $\beta_1$,$\beta_2$ 受体高剂量时兼有激动 α 受体作用(表 6-2)。低生理输注速率[<0.01$\mu$g/(kg·min)]降低血压(舒张血管作用),而超过 0.2$\mu$g/(kg·min)增加外周阻力和血压(联合正性肌力和血管收缩作用)。主要用于紧急需要收缩性激动时,如心脏骤停(图 12-10)。其中,高剂量肾上腺素附加的 α 兴奋作用有助于肾上腺素起到维持血压和克服 $\beta_2$ 受体激动所引起的外周血管舒张作用。急性剂量为 0.5mg 皮下或肌内注射 0.5~1mg 输入到中心静脉,1 或 0.1~0.2mg 心内注射。半衰期为 2min。不良反应包括室上性心动过速、心律失常、焦虑、头痛、四肢变冷、脑出血、肺水肿。禁忌证包括妊娠后期,由于增加诱导子宫收缩的风险。

感染性休克的应用:在 330 例使用机械辅助通气的感染性休克患者中,平均动脉压为 9.3kPa(70mmHg),使用肾上腺素 0.2$\mu$g/(kg·min)获得的临床转归及病死率类似于去甲肾上腺素 0.2$\mu$g/(kg·min)+多巴酚丁胺 5$\mu$g/(kg·min)。然而,由于没有安慰剂对照组,肾上腺素可能会造成与去甲肾上腺素+多巴酚丁胺相同的害处(或获益)。

3.去甲肾上腺素 去甲肾上腺素半衰期为 3min,常用静脉注射剂量在 8~12$\mu$g/min。这种儿茶酚胺有突出 $\beta_1$ 和 α 激动作用及较少的 $\beta_2$ 激动作用。去甲肾上腺素主要激动外周的 α 受体(较肾上腺素更多表达)和心脏 β 受体。逻辑上,去甲肾上腺素应该是大多数使用于当休克状态伴随着外周血管舒张时("暖休克")。在未来,抑制扩张血管的 NO 形成的药物可能将更多使用在这样的患者。去甲肾上腺素不良反应包括头痛、心动过速、心动过缓、高血压。与所有的儿茶酚胺和血管扩张药一样,警惕外渗造成组织坏死的风险。联合 PDE 抑制药治疗有助于避免 PDE 抑制药的降压作用。禁忌证包括晚期妊娠(见之前的"肾上腺素")和已经存在的过度收缩。

4.异丙肾上腺素 异丙肾上腺素具有相对单纯的 β 激动作用(β₁,β₂),有时仍然应用。它的心血管效应与运动所起的作用极为相似,包括正性肌力作用和血管扩张作用。理论上,它最适合于心肌收缩乏力和心率慢而外周阻力高的患者,例如,术前使用 β 受体阻滞药的患者心脏外科手术后。另一个理想的用途是 β 受体阻滞药过量。静脉注射的剂量为 $0.5\sim10\mu g/min$,血浆半衰期约为 2min,主要问题在于心动过速和心律失常的风险。此外,通过刺激 β₂ 舒张血管的作用造成舒张压下降。其他不良反应是头痛、震颤和出汗。禁忌证包括心肌缺血及心律失常。

5.β₂受体激动药 在健康志愿者中,β₂ 受体具有介导变时、变力及血管扩张作用。慢性心力衰竭患者,已知心脏 β₂ 受体解偶联,虽然没有经过测试,但一些证据表明已经使用利尿药和地高辛治疗的患者具有临床获益。药物主要是支气管扩张药(特布他林、沙丁胺醇)。因此从理论上讲,可用于慢性阻塞性气道疾病联合慢性心力衰竭患者。β₂ 受体激动药减低血钾浓度和延长 QT 间期,可能增加心律失常的风险。一些较新的 β₂ 受体激动药的药理特性复杂。盐酸克仑特罗已用于左心室辅助装置的患者,所获益处可归因于对血流动力学的影响或代谢作用。

6.钙离子增敏药 使用钙增敏药的原则是,当不尝试增加细胞内钙含量时,传统正性肌力药的机制不可避免引起心律失常风险。而收缩装置对普通水平钙是敏感的。理论上这些药物应增加收缩力而没有钙诱发心律失常的风险。这种设想没有在这个小组的几个案例中得到证实,他们具有 PDE 抑制的致心律失常性。左西孟旦虽然得到有些欧洲国家的许可,但美国未批准。它使肌钙蛋白 C 对钙增敏,不损害舒张性松弛。此外,它使血管三磷腺苷敏感的钾离子通道开放,舒张血管。血管扩张,可以促发反射性心动过速,也可能导致抑制 PDE₃。在 LIDO 研究中,一项

针对严重低心排血心力衰竭 103 例患者的研究,使用左西孟旦
[10min 给予负荷剂量 24μg/kg 后 0.1μg/(kg・min)输注 24h]与
多巴酚丁胺相比(5～10μg/min),血流动力学改善伴 180d 病死率
下降。因为没有安慰剂组,考虑这种差异可能是由多巴酚丁胺危
害性所造成的。SURVIVE 试验,一项 1327 例急性失代偿性心力
衰竭的试验,左西孟旦与多巴酚丁胺有着类似的主要终点(180d
全因病死亡率)。但左西孟旦在以下方面有优势,减少心力衰竭
发作[B 型脑钠肽(BNP)早期的快速下降,180d 的心力衰竭发生
率低],而心房颤动和低血钾发生率增加。在 REVIVE 的 Ⅱ 期临
床试验中,相对于标准治疗,接受左西孟旦的患者住院时间更短,
住院费用更低。基于亚组分析,左西孟旦较标准治疗体现了更好
的绩效。

**(四)兼具正性肌力和血管扩张的药物**

虽然 inodilation 一词是由 Opie 在 1986 年杜撰,但其基本原
理可追溯到 1978 年,Stemple 等结合硝普钠的舒张血管作用及多
巴胺的正性肌力作用,从而减轻前、后负荷。严格来说,多巴酚丁
胺和多巴胺也在 inodilators 范畴。尽管如此,这是典型的 PDE
Ⅲ 型抑制药(图 6-5)。作为一个亚组,在试验中 inodilation 没有
改善病死率及发病率,他们的使用应保留用于非常严重的血流动
力学障碍情况,如左心室衰竭,这种衰竭体现在尽管有足够的左
心室充盈压,但心排血量仍严重不足。

1.Ⅲ型磷酸二酯酶抑制药(PDE Ⅲ 型抑制药)　如米力农,可
抑制心脏和外周血管平滑肌 cAMP 的分解,增强心肌收缩力和扩
张外周动脉和静脉(图 6-5)。米力农可大幅度提高心率及降低血
压。血管扩张成分可解释心肌氧耗的保护。尽管如此,心肌
cAMP 水平升高可导致心房和心室心律失常,这可以解释在米力
农-地高辛的研究中,米力农并不比地高辛有优势,并且可导致更
多概率的室性心律失常。虽然米力农和依诺昔酮在英国都被认
可,但米力农是唯一在美国批准的具有血管扩张作用的正性肌力
药物。

(1)米力农:米力农在美国和英国被批准静脉使用。它的药

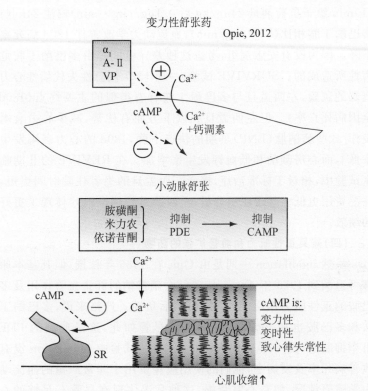

**图 6-5 兼具正性肌力和血管扩张的药物增加血管平滑肌及心肌中 cAMP 的机制**

α₁.α₁ 肾上腺素能激动；A-Ⅱ.血管紧张素Ⅱ；PDE.磷酸二酯酶；SR.肌质网；VP.血管升压素(图© L.H.Opie,2012.)

理机制是 PDE Ⅲ型抑制。药品说明书给出了一个突出的警告指出持续给药超过 48h,没有有效性及安全性方面的证据。进一步警告是,长期口服使用增加室性心律失常发生率和病死率。在 OPTIME-CHF 试验中,对 949 例慢性心力衰竭急性加重的研究中,米力农对比安慰剂组没有显示出额外的获益,相反,造成更多的并发症如新发心房颤动、持续性低血压而没有总体病死率获益。后来的一项分析显示在缺血性患者中,使用米力农临床获益更差。没有证据表明长期连续或间歇输注米力农将获益而没有潜在的严重危害。

①适应证和剂量:米力农可静脉输注用于低心排血量的心力衰竭患者,且必须密切监测,以及准备好设备应对随时可能发生的任何急性危及生命的室性心律失常。没有输液时间超过 48h 的临床试验经验。缓慢静脉负荷剂量(50μg/kg 稀释后超过 10min 输入)可用,尽管许多临床医生省略初始负荷以避免低血压影响,静脉输液的速度为 0.375~0.750μg/(kg·min),通常外科手术后使用长达 12h 或急性心力衰竭最多 48h,最大日剂量为 1.13mg/kg。根据肌酐清除率适当降低肾衰竭的剂量(见药品说明书)。例如,肌酐清除率为 20ml/(min·1.73m²)的输注速率为 0.28μg/(kg·min)。禁忌证包括急性心肌梗死、重度主动脉狭窄及肥厚性梗阻主动脉瓣下狭窄。米力农短期的正性肌力支持,作为慢性心力衰竭急性加重最佳管理方案不被推荐,除非有明确的正性肌力或升压的临床需要。

②联合治疗和药物相互作用:米力农可以给已经接受 ACEI 的患者增加更多血流动力学的好处,然而,这伴随着血管扩张的高风险。米力农可联合适度剂量多巴酚丁胺,以提高心肌收缩力和降低心室充盈压。当血压低时,米力农可联合大剂量多巴胺。除室性心动过速和心律失常,几乎没有其他药品不良反应。

(2)依诺昔酮:在美国,依诺昔酮是一种试验药物尚未临床使用,但在英国可静脉注射使用[负荷剂量:90μg/(kg·min),10~30min,然后 5~20μg/(kg·min),肾衰竭减量]。虽然它的适应证为低心排血量及充盈压升高的心力衰竭,但在实践中,它用于急性而不是慢性心力衰竭,或桥接情况,如正等待移植。依诺昔酮没有克服 PDE 抑制药的共同的问题,即增强 cAMP 水平而带来的严重心律失常的风险。后者可以解释为什么依诺昔酮增加严重心力衰竭的死亡率,而 cAMP 的中央激动作用可以解释为什么身体活动能力和生活质量提高。这意想不到的悖论引发了一场辩论,至今尚未结论,即对于慢性严重性终末期心力衰竭注重生活质量抑或延长寿命。

2.提高心脏功能的新方法 如前所述,所有目前使用的正性肌力药物和 inodilators 都是通过一个机制,即增加细胞内 cAMP 和钙离子水平,从而增加心率和心肌氧耗量,随之带来心肌缺血、心律失常和死亡的增加。已经发展了多种新方法来提高心脏功能而无这些负面作用。一个有前途的方法包括心肌肌球蛋白直接激活。2 个在志愿者或收缩性心力衰竭患者中研究心肌肌球蛋白活化剂(omecamtiv mecarbil)的作用。在第一项针对人类的研究(34 例健康男性)显示,静脉滴注 omecamtiv mecarbil 增加左心室收缩功能呈高度剂量依赖性,支持心力衰竭患者临床应用这些药物。

在一篇相关的文章中,遵指南治疗的 45 例稳定的收缩性心力衰竭患者,静脉输注 omecamtiv mecarbil 后显示浓度依赖性左心室射血时间增加(达 80 ms)、每搏量增加(最高 9.7ml),以及心率小幅下降(2.7 次/分;$P$ 均<0.000 1)。一项急性心力衰竭患者剂量确定研究(ATOMIC-AHF)正在招募患者,omecamtiv mecarbil 口服的高生物利用度体现了这种疗法的慢性口服治疗的潜力。

其他可能的新的正性肌力作用机制包括钠-钾三磷腺苷酶(ATPase)抑制与肌浆网钙泵激活[(SERCA)istaroxime],肌浆网钙泵激活血管舒张(硝酰供体如 cxl-1020),兰尼碱受体(s44121)稳定和活力的调节(乙莫克舍、丙酮酸)。

(五)负荷减少和血管舒张

1.负荷减少机制 曾经是一个特殊的措施,现在扩张血管对于心力衰竭和高血压的治疗是司空见惯的,因为外周循环已经成为心血管药物作用的主要场所。血管扩张药可根据在循环中的作用部位进行分类(图 2-3)。减轻前负荷药物(主要是静脉扩张药)可与主要减轻后负荷药物(主要是小动脉扩张药)相鉴别,而兼有减轻前、后负荷的药物为动-静脉扩张药。ACEI 为专门的血管扩张药,有很多其他附加属性(第 5 章)。而其他血管扩张药,特别是小动脉扩张药,反射性激活肾素-血管紧张素轴,ACEI 除具有抗交感作用外,有舒张血管和抑制 RAA 系统作用。

(1)减轻前负荷:通常前负荷(左心室充盈压)增加,那么左心室收缩压峰值上升,心排血量上升(Frank-Starling 曲线的升支)。患病的心脏排血量增加比正常的要减少许多,随着左心室充盈压的升高,心排血量没有升高甚至可能下降(Frank-Starling 曲线的降支)。然而,对患病的心脏最佳充盈压是可变的。减少心力衰竭前负荷主要药物:①呋塞米利尿;②硝酸酯类药物,扩张全身静脉,以减少静脉回流,从而减轻左、右心房的充盈压。

(2)减轻后负荷:减少后负荷的治疗目的是减少外周血管阻力,减轻心脏负荷,改善肾功能,增加骨骼肌灌注。系统(外周)血管阻力的降低与血压的降低不同,因为心力衰竭中在降低后负荷时心排血量代偿性增加以维持动脉血压。特殊的减少后负荷药很少,目前在实践中只有 2 个。肼屈嗪仍然是一个非特异性的未定的细胞作用模式未确定的药物,虽然它很可能作为一种钾通道开放药。其次,CCBs 是广泛用于降压的降低后负荷的药物。他们往往具有负性肌力作用,从而限制了他们在心力衰竭中的使用,这是它们的禁忌。氨氯地平等长效钙通道阻滞药可能例外,虽然有严格限制(见第 3 章)。

(3)兼具减轻前后负荷的药物:硝普钠,用于非常严重的高血压或充血性心力衰竭,必须在密切监测下静脉使用。它作为 α 受体阻滞药可以同时减低前负荷和后负荷,而后者说明其降压作用。理论上,他们也应该在心力衰竭中发挥作用,但事实却不是。相反,作为一个群体,如果用作高血压的单药治疗,他们反而增加心力衰竭的发病率(见第 7 章)。拉贝洛尔和卡维地洛,兼具 α 和 β 受体阻滞,仅后者经过心力衰竭的测试(图 1-10)。这些药物的 β 阻滞组分能够抑制在心力衰竭中由交感兴奋而导致的 β 受体介导的心肌毒性,α 阻滞成分可以降低外周血管收缩。

2.硝普钠——平衡血管扩张药原型　硝普钠是 NO 供体,通过在血管组织环磷酸鸟苷(GMP)的形成而起到舒张作用(图 6-6)。只要动脉压在可接受范围,静脉注射硝普钠仍作为严重低输出左心衰竭的参考血管扩张药,因为它作用迅速,并有平衡前负荷和后负荷的作用(图 2-3),扩张小动脉和静脉。硝普钠起效迅速,对二尖瓣或主动脉瓣关闭不全造成的顽固性心力衰竭,可显著提高左心室每搏量。同时观察到改善严重心肌梗死后泵衰竭、心脏手术后心力衰竭及慢性心力衰竭急性加重患者的血流动力学和临床。由于需要进行细致、连续的监测和它的光敏感性,以及氰化物的毒性风险,对于慢性心力衰竭急性加重已被硝酸酯类取代,而高血压急症被静脉使用尼卡地平、非诺多泮或拉贝洛尔所取代(表 7-4)。然而,在许多心力衰竭中心硝普钠仍然是一个常用的药物,一项针对 175 例心脏指数为 $2L/(min \cdot m^2)$ 甚至更低的急性失代偿心力衰竭的患者的非随机研究证实,强化药物治疗包括血管扩张药物。硝普钠治疗组较对照组有更大的血流动力学改善和较低的病死率。

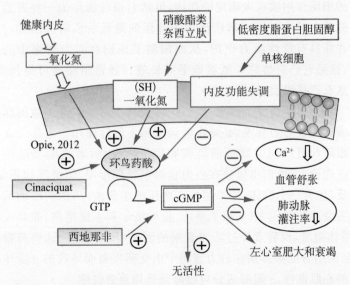

**图 6-6 一氧化氮、硝普钠、奈西立肽通过血管舒张激动鸟苷酸环化酶形成环磷酸鸟苷**

注意西地那非可能的作用和相关化合物(图 2-6)(图© L.H.Opie,2012.)

(1)性能、预防措施、氰化物毒性:静脉输入硝普钠,血流动力学反应(直接血管舒张)开始在数分钟内,停止也快速。静脉注射转化为氰化高铁血红蛋白和红细胞游离氰化物;游离氰化物然后在肝中转变为硫氰酸盐,通过肾清除(半衰期为 7d)。外渗必须避免。硝普钠必须溶解在生理盐水溶液(避免碱性溶液),配制完尽快使用,输液过程中避光;配制超过 4h 或变色时应弃用。当硝普钠被长时间使用或给予高剂量时,不良反应确是一种特殊的问题,尤其是如果有肝或肾衰竭时,限制氰化物的代谢和排泄。

氰化物毒性:氰化物蓄积可以通过抑制氧化代谢的作用,从而导致无氧代谢与乳酸性酸中毒,杀死细胞。这个过程具有潜在的致命性。但是,后者可能更多是终末期事件与循环衰竭相关。临床情景是可变的,范围从腹痛到无法解释的死亡。神经系统的特点比较突出,包括精神状态改变、不明原因脑病、局灶性病变、抽搐(氰化物卒中),甚至脑死亡。氰化物毒性可通过以下方面避免:①保持输注剂量尽可能低,输注时间尽可能短,对于高血压急症治疗最高剂量维持不超过 10min;②保持临床警惕;③同时给予硫代硫酸钠;④寻找中毒的间接证据如升高的血乳酸和血硫氰酸盐水平。当硝普钠被用来进行与机械辅助装置使用或移植手术过渡的情况下,有时可低剂量使用长达 3d(硝普钠:硝普钠剂量,适应证和禁忌证,在本章下文)。然而,硫氰酸盐的水平,只是间接地反映氰化物毒性及提供不完善的指导。硫氰酸盐的毒性是另一种危险(有毒的硫氰酸盐水平 $100\mu g/ml$)。硫氰酸盐是相对无毒的,但可以在肾衰竭的时候变得有毒,可以表现出各种胃肠道(GI)和中枢神经的表现,其中一些与氰化物毒性重叠。

(2)硝普钠剂量、适应证和禁忌证:常规剂量 $0.5\sim10\mu g/(kg \cdot min)$,但在最大输注速率时持续不应超过 10min。药品说明书给出了一个警告,除非给予极低的速度[$2\mu g/(kg \cdot min)$],否则氰化物的毒性可以达到致命的水平。输注速度需要根据血压仔细调节,血压必须连续监测,以避免足以致命的低血压发生。当硝普钠用来治疗重度高血压时,药品说明书警告,当以最大剂量输注超过 10min 血压仍不能有效控制,应立即停药。相反,在治疗心力衰竭时,硝普钠不能突然停药以避免血压反弹带来的风险。

适应证:①严重慢性心力衰竭急性发作,尤其是反流性瓣膜病,"抢救"患者或作为移植或机械辅助装置使用的过渡;②高血压危象(表 7-4);③主动脉夹层动脉瘤;④麻醉中控制性低血压[最大剂量为 1.5μg/(kg·min)];⑤冠状动脉旁路移植术后,而此时患者从低温环境转换后反应性的高血压,这样,硝普钠或硝酸酯类药物可给予 24h,如果没有低血压问题。禁忌证如下:原有的低血压(收缩压<90mmHg,舒张压<60mmHg)。所有血管扩张药禁用于严重阻塞性心瓣膜病(主动脉瓣或二尖瓣或肺动脉瓣狭窄,或梗阻型心肌病)。但出乎意料的,在密切监测下,硝普钠可以提高主动脉瓣狭窄所致心力衰竭的心排血量,作为瓣膜置换的过渡,这显示增加的总血管阻力加重受损左心室负荷。急性心肌梗死不是禁忌证,但避免过度低血压。肝或肾衰竭是硝普钠的禁忌证,因为有毒代谢物清除被抑制。

(3)硝普钠的不良反应:除了氰化物的毒性,硝普钠还有如下不良反应。过度强力的治疗可能引起左心室舒张末压过度下降,严重低血压、心肌缺血。疲劳、恶心、呕吐和由毒性所引起定向障碍,往往与连续治疗超过 48h 有关。在肾衰竭患者,经过长时间的大剂量输注而导致硫氰酸积累可能产生甲状腺功能减退症。肺血管舒张增加了通气血流的不匹配从而导致缺氧。

(4)氰化物毒性处理:首先,提高警惕,避免氰化物中毒。一旦诊为疑似,立即停止输液(血硫氰酸盐水平只是间接指示)。给 3% 亚硝酸钠溶液,<2.5ml/min 至总剂量 10~15ml/min,随后硫代硫酸钠 12.5g 溶于 5% 葡萄糖注射液 50ml 于 10min 注射。如果有必要,可半量重复给药。

3.硝酸酯类 硝酸酯类药物现在用于治疗急性和慢性心力衰竭(见第 2 章)。他们可增加舒张血管的 cGMP,主要作用是静脉扩张而不是动脉扩张。因此,最适合于肺毛细血管楔压增高和以肺充血为临床特点的患者。硝酸酯类药物产生"药理放血"效应。静脉注射硝酸盐通常选择来替代硝普钠治疗心肌梗死的急性肺水肿,因为硝酸酯类在大型试验中有着广泛经验。除了作为血管扩张外,硝酸酯类可拮抗在心力衰竭时增高的去甲肾上腺素对心肌细胞和成纤维细胞产生危害。如前所述,对心力衰竭和急性肺水肿患者的治疗,静脉注射硝酸酯类优于单独使用利尿药。在 VMAC 试验中,低剂量静脉滴注硝酸甘油在降低肺毛细血管楔压和早期呼吸困难缓解方面与对照组无显著性差异。然而,在 VMAC 试验亚组分析中更积极的药物滴定显示高剂量静脉注射硝酸甘油显著改善 PCWP,虽然使用 24h 有明显的耐药性。在美国,静脉注射硝酸甘油可能仍未充分使用。当治疗急性心力衰竭,剂量应该从 $20 \sim 40 \mu g/min$ 开始,然后每 $5 \sim 10 min$ 快速滴定至所需的血流动力学或临床症状,最高可至约 $200 \mu g/min$。主要的不良反应是头痛和低血压,减少或停止输液可减少以上反应。

4.奈西立肽  在美国,奈西立肽是第一个被批准的新的治疗性神经肽类药物。它是一种重组人 B 型脑钠肽与由心室因室壁张力增加和体积超负荷应激而分泌的内源激素相同。在早期的研究中,当奈西立肽作为利尿药静脉输注或口服加入标准治疗急性心力衰竭的方案中,比硝酸甘油能更好地缓解呼吸困难。奈西立肽治疗急性心力衰竭在第一个 24h 增加呼气峰流速。

2005 年,基于 5 项研究的荟萃分析提出了肾功能恶化的危险及增加病死率。在随机试验(ASCEND-HF)7141 例心力衰竭患者中,除标准治疗方案外,加用奈西立肽组与加用安慰剂组相比,在 30d 内呼吸困难改善很小,心力衰竭住院日数和病死率无有利影响。虽然,在奈西立肽组有症状低血压的发生率有所增高,但在肾功能恶化率方面无显著差异。

5.研究中的血管扩张药  鉴于血管扩张药治疗急性心力衰竭的核心作用,已显示出足够的热情开发其他类型的血管扩张药,包括其他嵌合神经肽(例如,cenderitide)和可溶性鸟苷酸环化酶激活药或激动药(例如,cinaciguat)。另一种新的研制中的药是松弛素,一种多效性神经激素,有血管舒张和潜在的肾保护作用,早先研究取得令人鼓舞的结果，目前在Ⅲ期临床试验。

**（六）血管加压素和"伐普坦类"**

1.加压素受体　血管加压素，或抗利尿激素（ADH），是由下丘脑合成的，对渗透压的调节及心血管的张力和内稳态至关重要（图 6-7）。以前的临床研究已经强调了血管加压素及其类似物在心肺复苏、感染性休克、术中低血压中的作用。最近，Gassanov 及同事评估，重点已转移到抗利尿激素分泌过多综合征（SIADH）。

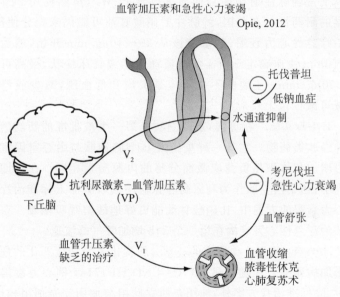

血管加压素和急性心力衰竭

Opie, 2012

**图 6-7　血管加压素与心力衰竭**

注意 $V_1$ 激动药用于选择型心力衰竭，以及注意 $V_2$ 拮抗药用于抑制水通道蛋白及舒张血管（Figure © L.H.Opie,2012.）

当血浆渗透压上升，动脉压下降及心脏充盈下降时可促进 ADH 释放。人类 ADH 含有精氨酸，故又称为精氨酸加压素（AVP）区别于其他血管加压素类似物。血管加压素已经有 3 个受体亚型被确定：$V_1$，$V_2$，$V_3$。$V_1$ 受体是 G 耦合蛋白，通过磷酸肌醇信号通路起作用,导致细胞内钙离子的释放和血管收缩。$V_2$受体也是 G 耦合蛋白,但通过腺苷酸环化酶起作用,以 cAMP 作为第二信使。$V_2$受体存在于肾小管,介导尿潴留。$V_3$受体存在于脑垂体前叶,与促肾上腺皮质激素(促肾上腺皮质激素)的释放有关,这里不进行讨论。目前,尚未发现与加压素的形成或降解有关的特殊酶。因此,大多数针对血管加压素药理作用的研究都集中在识别血管加压素受体激动药和拮抗药(图 6-4)。

2.精氨酸加压素对血管张力的影响　静脉注射 AVP 起效迅速(数分钟),并迅速从胞质向细胞外容积重新分布。大多数由肝、肾代谢清除,一小部分由肾排泄。AVP 的半衰期较短(4～20 min),必须连续静脉输注才能维持生理效应。当交感神经系统、肾素-血管紧张素系统和神经内分泌系统未受损时,血管加压素系统的作用缓和。

AVP 的释放似乎对循环血容量的维持比动脉压维持更紧密。血浆 AVP 水平显著增加通常发生在严重低血压、失血性休克和心搏骤停。然而,已经有报道感染性休克患者及血流动力学不稳定的器官捐赠者有相对较低的 AVP 水平,这表明"相对抗利尿激素缺乏症"的临床状态可能存在,这些可能对外源性抗利尿激素使用有反应。因此,最近 AVP 在临床实践中相对的在以下方面用于升压:术中低血压、血管扩张性休克、感染性休克、心肺复苏术中(见下文)。不良结局包括胃肠道缺血、肾缺血、双心室功能障碍、心脏指数减低、氧输送量降低、氧耗量降低。

3.AVP 与心肺复苏(CPR)和休克　在人类和动物模型中,在 CPR 时给予外源性 AVP 可提高冠状动脉灌注压及提高苏醒概率。抗利尿激素在增加生命器官血流和改善复苏效果上优于肾上腺素。美国心脏协会(AHA)以前的心肺复苏指南推荐重复注射肾上腺素 1mg,或将第一剂或第二剂肾上腺素更换为 40U 加压素,或血管加压素优先用于心脏停搏(见第 12 章)。AVP 已用于治疗体外循环术后出现的与低循环加压素水平相关的低血压。在 0.1U/min 的剂量,抗利尿激素改善成年人和儿童心脏术后的休克。

4.**"伐普坦类"用于低钠血症** 两种血管加压素受体拮抗药("伐普坦类")现在用于血容量治疗(欧洲)或正容量性和高容量性低钠血症的治疗(美国):静脉使用的托伐普坦和口服使用的考尼伐坦。这两种药物都被批准用于:①SIADH 引起的低钠血症的治疗;②充血性心力衰竭和肝硬化引起的低钠血症。

Gross 和 Wagner 提出 3 个问题:①这些药物可降低与低钠血症相关的高病死率吗?②使用它们防止慢性 SIADH 低钠血症复发合理吗?③慢性伐坦类治疗费用合理吗?他们评论说,最佳的伐坦类方案(剂量,控制时机)治疗 SIADH 目前是不成立的,也不是避免过快的纠正低钠血症最好的方法。因此,这些学者不愿意考虑选择伐坦类药物作为低钠血症的治疗。

5.**考尼伐坦用于心力衰竭低钠血症** 在美国,考尼伐坦(vaprisol)作为肾 $V_2$ 受体拮抗药被批准用于治疗具有等容量性低钠血症(血清钠<135 mmol/L)的基础心力衰竭的住院患者。提高血钠的预期临床效益可能大于增加的不良反应的风险,不良反应包括注射部位静脉炎、低钾血症、头痛、神经功能失常(在快速纠正低钠血症中出现),这个假设还没有得到充分的临床试验证实。考尼伐坦的剂量:静脉注射 20mg 负荷剂量超过 30min,如果需要,用 20mg 静脉持续输注超过 24h。如果血清钠不能按预期的速度升高,最高可滴定至 40mg/d。

6.**托伐普坦用于心力衰竭合并低钠血症** 托伐普坦(15~60 mg/d)是一种口服 $V_2$ 受体拮抗药。在 SALT 研究中,它可增加在第 4 天和第 30 天的血清钠水平。在容量超负荷以及低钠饮食的心力衰竭患者,未合用襻利尿药的托伐普坦治疗,较安慰剂组体重降低,而没有血清电解质的不利变化,基础药物包括 ACEI 和 β 受体阻滞药。但是,在 EVEREST 研究中,它尽管短期内有利于减轻体重及轻度缓解呼吸困难,但对心力衰竭的长期发病率及病死率没有明显益处。美国 FDA 批准的适应证是有症状的和耐液体限制的低钠血症(<125mmol/L)。黑框警告不要过快的纠正,否则会引起渗透性脱髓鞘。

7.其他的伐普坦类 包括莫扎伐普坦、利希普坦、vaptans、satavaptan,他们均作用于 $V_2$ 受体。

除了前面提到的新方法,目前有许多有趣的治疗方向正在研发当中。针对保护心肌和改善心肌代谢状态的治疗措施(例如:丙酮酸、依托莫司)正在出现,它们作为潜在的治疗急性心力衰竭的药物。217 例严重主动脉瓣狭窄而置换术并有左心室肥厚证据的患者,极化液(GIK)治疗用来与安慰剂相比较。GIK 组减少低心排的发生率($OR$,0.22,$P=0.0001$),减少术后正性肌力药物使用 6~12h($OR$,0.30;$P=0.0007$),左心室活检提示心肌保护作用的分子标记增加,腺苷磷酸激酶,Akt 的心肌保护作用磷酸化和 O-连接的 N-乙酰葡萄糖胺[(O-GlcNAc)-选择蛋白带]。关于这方面的研究及对急性心肌梗死提供心肌保护的研究正在进行中。神经体液的激活包括炎症和免疫系统的激活,如 C 反应蛋白、白细胞介素-6 及组织型纤溶酶原激活物水平的升高,而所有这些都影响 180d 病死率。

## 三、心源性休克

心源性休克的主要目标是减少负荷、保护心脏功能,保持合理的血压以提升肾血流灌注。降低肺毛细血管压力和右心房充盈压可达到降低前负荷的目的,而这被认为具有正性肌力作用。取决于血压,后负荷可能因血管扩张而减轻,有时因外周血管收缩而增加。这些目标可以通过多种静脉正性肌力药物,如多巴胺、多巴酚丁胺、米力农及其他药物来实现。其中的一些,如大剂量多巴胺和去甲肾上腺素引起血管收缩,导致增加休克状态的血压。具有正性肌力的血管扩张药,如米力农与小剂量多巴胺,如果血压相对维持良好,有一个突出的血管扩张作用。尽管使用各种药物治疗,心源性休克仍然预后差。辅助系统如主动脉内球囊反搏(IABP-SHOCK Ⅱ 试验)越来越多地被应用和正在试验。

# 四、慢性心力衰竭

慢性心力衰竭与急性心力衰竭在治疗重点上有所不同。急性心力衰竭治疗目的是尽快缓解症状,通过改善血流动力学和神经激素状态,抢救危急及短期有心肺死亡风险的患者,防止急性心肌、肾和其他器官损伤。强调静脉用药。慢性心力衰竭治疗目的是为了防止慢性进行性心肌损害(预防),防止或逆转心脏进一步扩大(逆向重构),缓解症状来改善生活质量,延长寿命。减少住院治疗是卫生服务提供者的一个重要目标,因为这是治疗心力衰竭费用的主要决定因素。慢性心力衰竭症状的起源尚不清楚。

目前已经有了一个连续的关键试验。第一,常规治疗充血性心力衰竭的致残性,如果任其自然发展必然致残;其次,某些药物可以部分地降低病死率。多数有效药物主要是通过调节神经体液反应起作用(图5-8)。关键的药物是利尿药、ACEI,β受体阻滞药、醛固酮抑制药(螺内酯和依普利酮)和 ARBs,以及特定患者选择肼屈嗪和硝酸酯类药物的结合。利尿药可使体液潴留导致的症状得到缓解。第二组的药物包括:具有正性肌力作用和普遍提高细胞 cAMP 和钙离子浓度的药物,这往往会增加病死率。大多数这些药物增加慢性心力衰竭病死率,可能是因为加重心肌损伤、促进细胞凋亡及致心律失常。地高辛兼有两个群组的特征,因为它既抑制神经体液反应,又具有正性肌力作用。这可以解释为什么它在一些研究中对病死率产生中性影响。

## (一)慢性重症心力衰竭的治疗

急性期过后,患者常处于慢性重症心力衰竭,需要不同的管理治疗方案。这种管理方案对慢性心力衰竭为首发表现的患者基本相同。诊断必须确实可靠,判断病因,伴随病症的判别与治疗,症状严重程度及预后的评估。对症治疗旨在获得最佳利尿方案来治疗及预防水钠潴留。目的恢复体液容量及正常分布,且不过分利尿。不利的神经体液反应可被 ACEI,ARBs,β受体阻滞药及醛固酮抑制药(螺内酯或依普利酮)所抑制(图 5-8)。地高辛可用于心房颤动的心率控制及拟交感阻断药作用有助于恢复窦性节律。药物需从较低有效剂量开始启用。

　　1.目前的趋势　　虽然心肌可能大部分已损坏,通过合理使用利尿药、ACEI,β受体阻滞药、醛固酮抑制药、ARBs,血管舒张药如特定患者中硝酸异山梨酯、肼屈嗪的运用(图 2-7 及图 6-10),临床症状仍可得到改善。总体来说,治疗策略为避免激动虚弱的心肌并使其得到休息。ACEI,β受体阻滞药、醛固酮抑制药、血管舒张药可改善预后,利尿药可以减轻体液潴留及呼吸困难,但其他的则可能带来危害(表 6-4)。近期对慢性心力衰竭治疗最重要的变化是除 ACEI,β受体阻滞药外逐步增加醛固酮抑制药的运用。伊伐布雷定为新兴的最大可耐受三药联合方案之上的重要辅助治疗。许多其他的治疗方法也在研究中,包括心肌代谢治疗(如:哌克昔林及曲美他嗪)及西地钠非(图 6-6)。辅助装置及细胞基因治疗领域的令人激动的最新进展在本章讨论范围之外。

**表 6-4　慢性心力衰竭:降低病死风险,改善临床症状及可能有害的药物**

**减低病死风险:推荐运用**

(1)ACEI 或 ARB

(2)β受体阻滞药

(3)螺内酯或依普利酮

(4)硝酸异山梨酯、肼屈嗪(黑种人中疗效确切)

**改善症状:根据临床判断使用**

(1)利尿药

(2)硝酸铜

(3)贫血患者铁剂运用

(4)提升代谢药剂(必要时:曲美他嗪、哌克昔林)

(5)伊伐布雷定

续表

**可能有害的：应当谨慎运用**

(1)缩血管或正性肌力扩张药

(2)抗心律失常药或 β 受体阻滞药及胺碘酮

(3)钙通道拮抗药

(4)地高辛，检测血钾及肌酐的水平之后运用，仅用低剂量，目标血浓度 $0.65 \sim 1.3$ nmol/L 的血药浓度（$0.5 \sim 1$ng/ml）。高剂量地高辛血浓度为 $1.3 \sim 2.6$ nmol/L 的血药浓度（$1 \sim 2$ng/ml），以前接受，现已废除

2.**增量治疗**　在心力衰竭发展不同阶段，选择相应药物增量治疗可以对抗进展性心力衰竭的恶化进程（表 6-5）。A 阶段主要是预防。B 阶段增加更多神经体液抑制药。C 阶段包括利尿疗法，醛固酮阻滞药，双心室再同步起搏（心脏再同步治疗 CRT）及置入式复律除颤器（表 8-16）。D 阶段干预治疗，包括左心室辅助装置及心脏移植，增加了干细胞治疗的探索。

**表 6-5　美国心脏学会推荐的慢性心力衰竭的治疗**

减低死亡风险：推荐运用　A 阶段

　　控制高血压

　　戒烟

　　调脂

　　锻炼

　　不主张乙醇摄入及不恰当的药物治疗

　　ACEI 或 ARB

**出现结构性心脏病**

　　B 阶段

　　A 阶段治疗

　　ACEI 或 ARB

　　β 受体阻滞

续表

**心力衰竭症状恶化**

C 阶段

利尿药

ACEI 或 ARB

β 受体阻滞

华法林

醛固酮拮抗药

肼屈嗪、硝酸酯

双心室起搏,ICD

**静息状态下顽固性症状**

D 阶段

C 治疗阶段

机械辅助装置

心脏移植

持续的变力性灌注

临终关怀

---

**(二)心力衰竭:诊疗方案**

1.一般措施及生活方式修正　一般措施及生活方式修正包括轻度限盐,低肾灌注时限水及服用阿司匹林。华法林有类似的总体获益,减少卒中的风险但同时增加消化道出血的风险。尽管周期性卧床休息目的旨在达到最佳利尿效果(服用利尿药后平卧休息 1~2h),原则上须保持体力活动,有强烈证据表明,在病情允许的情况下应实施康复运动计划。在一组平均 59 岁治疗有效的心力衰竭患者,持续 12 个月的运动锻炼,30 个月内全因死亡率,住院率,心血管病死率及心力衰竭住院概率降低了 11%~15%。在患者上报的健康状况表中也有类似的减少。治疗慢性心力衰竭中最具性价比的新方案则是心脏专科护理的家庭干预治疗,减少住院次数提升存活率。家庭护理问诊可以提供意见及帮助,监督药物治疗,特别是对于进展性心力衰竭治疗。良好护理的远期价值在于心力衰竭管理的多学科交叉的相互配合护理可以减少病死风险。

有关接种流感疫苗、控制乙醇摄入、停止吸烟、控制性行为、控制饮食、药物相互作用、锻炼、飞机旅行、生活方式及危险因子方面控制都应给予相应建议。现在认识到贫血是不良预后因素应当治疗,评估促红细胞生成素(EPO)试剂及铁剂运用收益的一些研究正在进行。

2.利尿药剂量　需谨慎调整利尿药的剂量,在消除水肿及过度利尿间取得平衡。多种利尿药联用,纠正电解质紊乱及肾前性氮质血症。老年人过度使用利尿药会导致乏力。遵循肾单位顺序封锁原则(表 4-2),常需要联合使用利尿药,患者更为舒适。重症心力衰竭且肾小球滤过率极度减低的患者($<15\sim20\text{ml/min}$),可高剂量呋塞米单药运用,或常与噻嗪类利尿药联用。在重度体液潴留患者,更多静脉使用襻利尿药。美托拉宗作为强效利尿药可被用于难治性利尿药抵抗患者。保钾利尿药,如螺内酯及依普利酮常与排钾利尿药联用,在利尿药抵抗的患者中,首先排查有无相互作用的药物,特别是非甾体类抗炎药、消炎药(表 4-5)。口服呋塞米吸收特性较多变,选用更易吸收的托拉塞米对于患者偶尔会有更好的收益。

3.β 受体阻滞药　　历史上看 β 受体阻滞药治疗心力衰竭出现在 ACEI 之后,β 受体阻滞药可大幅度降低病死率。标准的心力衰竭治疗是利尿药,RASS 系统阻断药及 β 受体阻滞药联合。β 受体阻滞药可用于早期心力衰竭治疗,亦可在 ACEI 之前使用。一般认为,早期的神经体液调节机制是压力反射引起的肾上腺素能激动(表 5-8)。已经临床验证的治疗慢性心力衰竭的β 受体阻滞药为比索洛尔(CIBIS Ⅰ and Ⅱ)、琥珀酸美托洛尔(MERIT-HF)、卡维地洛(美国卡维地洛研究,澳大利亚新西兰研究,COPERNICUS 和 CAPRICORN),表 1-2 给出了具体剂量。老年患者使用奈比洛尔可减少住院率但对病死率无影响。慢性心力衰竭及左心收缩功能明显降低的患者应当考虑使用β 受体阻滞药。患者血流动力学稳定后才开始 β 受体阻滞药治疗。对于更严重的心力衰竭,β受体阻滞药并不作为急救用药。即使心功能Ⅳ级患者β受体阻滞药的使用也能很大程度上获益,减少患病率及病死率,特别是卡维地洛(COPERNICUS)。早期小剂量的β受体阻滞药的运用很有必要,逐步增加剂量,数周后维持用药,逐步增加剂量时间应>2周。根据相关药物临床试验给出的目标剂量,逐步增加达到最大耐受剂量。许多患者可能在开始应用β受体阻滞药后逐步出现乏力,但这通常是暂时的,通过合适的疏导及准备,常可良好的耐受。

4.β受体阻滞药的选择 选择合适的β受体阻滞药仍有争议,但我们对卡维地洛总体的良好数据印象深刻,包括其抗氧化的能力。目前标准的治疗方案强调在 ACEI 应用后及时加用β受体阻滞药。增加 ACEI 的剂量可减少住院率但对病死率影响较小。而在 ACEI 基础上加用β受体阻滞药可以很显著地降低病死率。许多临床医生提倡起始低剂量 ACEI 运用并逐步增加β受体阻滞药的剂量,而不是增加 ACEI 剂量。此外,一些新证据表明,ACEI 及β受体阻滞药的用药顺序对预后也许无影响。

5.额外心率减低:伊伐布雷定 心率过快是心力衰竭预后不良的一个危险因素。伊伐布雷定是窦房结 $I_f$ 电流首选特异性抑制药,选择性减慢心率并对心肌、血管无影响。这个独特的药使 SHIFT 试验可研究单独降低心率对心力衰竭预后的影响。SHIFT 研究中 6558 例慢性心力衰竭患者心率≥70 次/分,在标准治疗基础上加用伊伐布雷定,与安慰剂比减少了心血管病死及住院的联合终点率($HR$ 0.82;可信区间 0.75~0.90;$P=$ 0.000 1),但对于心血管或全因死亡率没有显著影响。伊伐布雷定可缓慢加量至最大剂量 7.5mg,2 次/日。不良反应为心动过缓,安慰剂组 1%,伊伐布雷定 5%;幻视,安慰剂组 1%,伊伐布雷定 3%。

在《柳叶刀》评论员的文章中,TeenLink 提出了他的关心,尽管 SHIFT 实验研究者们给出了相关的警告,医生们也许倾向于用伊伐布雷定来替代美托洛尔,或者并不积极在伊伐布雷定前首先使用美托洛尔。β受体阻滞药在多项实验中已证实可以显著地改善生存率,降低24%～65%的死亡风险,而无论是在10 917例受试者的 BEAUTIFUL 试验或6558例受试者的 SHIFT 试验中伊伐布雷定并没有对生存率有显著改善。这些试验表明相比于伊伐布雷定,美托洛尔也许可以提供生存率上的受益。SHIFT 试验中仅有23%的患者接受了目标剂量的治疗,仅有一半的患者接受了以上及半剂量美托洛尔的治疗。SHIFT 研究最新报道指出在使用美托洛尔基准剂量不断升高的患者中,伊伐布雷定的受益逐渐减少,在1448例使用美托洛尔目标剂量的患者中,伊伐布雷定对于心血管死亡率及心力衰竭住院的组合终点并无获益($HR$:0.99,可信区间0.79～1.24;$P=0.91$)。当然对于全因死亡肯定也并无获益($HR$ 1.08,可信区间0.78～1.48,$P=0.65$)。因此我们认为,伊伐布雷定只能用于那些美托洛尔已滴定至最大可耐受治疗剂量而仍心率持续升高的患者。

6.心率及生活质量 对于收缩性心力衰竭的患者来说,健康相关的低生活质量与心血管病死率及心力衰竭住院率升高相关。SHIFT 研究表明,与安慰剂组相比,额外加用伊伐布雷定所带来的心率降低(约10min)提升生活质量($P<0.001$)。小型、非盲的 CARVIVA-HF 研究结果表明,单用伊伐布雷定或与卡维地洛联用安全且可以提升活动耐量,对于已接受 ACEI 治疗的心力衰竭患者来说也可改善生活质量。

7.欧盟中伊伐布雷定的注册 2012年3月16日,欧盟放宽伊伐布雷定的治疗指征,可用于窦性心率≥75次/分慢性心力衰竭 NYHA 分级 Ⅱ～Ⅳ级的收缩期功能不全患者,与标准治疗相联合,包括β受体阻滞药或β受体阻滞药禁忌或不能耐受的患者。

8.肾素-血管紧张素-醛固酮系统(RAAS)抑制药 血管紧张素转换酶抑制药、血管紧张素受体拮抗药和醛固酮拮抗药关键概念是 ACEI 和β受体阻滞药应当或者至少需要考虑用于所有的患者。他们的剂量应该逐步滴定增加直至临床试验中使用的剂量,除非出现低血压或头晕等症状表现。在已经接受大剂量利尿药患者初次使用 ACEI 时(存在强烈的肾素-血管紧张素活化),利尿药的剂量必须减少,注意避免或尽量减少首剂低血压。当 ACEI 确实不能耐受,例如,剧烈咳嗽,首先需明确咳嗽不是心力衰竭恶化所致。在咳嗽完全控制后再进行激发试验,然后换为 ARB。证据来源于 3 个大规模临床研究(CHARM,Val-HeFT 和 VALIANT,见第 5 章)。现在愈来愈多的证据表明,醛固酮阻滞药实现双重 RAAS 抑制。妊娠患者禁忌使用所有的 RAAS 阻断药。

9.*肾素-血管紧张素系统(RAS)抑制时肾功能恶化*　根据 SOLVD 研究,在安慰剂组内早期 GFR 降低病死率增加,而在依那普利治疗组并非如此。Konstam 在一篇述评中指出:"有理由认为,抑制 RAS 后可通过一种机制降低 GFR,但并不造成不利的预后。"在早期肾功能恶化患者中依那普利治疗组较安慰剂有更大的生存获益,这表明"GFR 降低是更好的 RAS 抑制作用的一个标志,有更大的生存获益"。因此,适度的 GFR 降低可能是一种获益而不是伤害的标志。

10.*醛固酮拮抗作用*　螺内酯降低急性心肌梗死后已获得最佳治疗而心功能Ⅲ级和Ⅳ级患者病死率。

11.*依普利酮*　依普利酮引起男子女性化乳房的发生较螺内酯少。与 ACEI 或 ARB 联合治疗,需要严密的血钾监测。依普利酮急性心肌梗死后心力衰竭的疗效及生存的 EPHESUS 研究显示,急性心肌梗死合并左心室收缩功能障碍的心力衰竭患者,在标准药物治疗基础上加用低剂量盐皮质激素受体拮抗药依普利酮生存率提高 15%,同时减少心血管病死、猝死和需住院治疗的心力衰竭事件。在 EPHESUS 研究中,第 1 个月依普利酮使用 25mg/d,然后滴定至 50mg/d,仔细监测血钾,警惕肾衰竭的出现。依普利酮通过独立于早期保钾或利尿效果的机制带来长期生存和心血管结果的获益。这表明,盐皮质激素受体拮抗药具有超出其利尿和保钾性能的心血管保护特性。

12.*EMPHASIS-HF 研究*　在 EMPHASIS-HF 研究中,心肌

梗死后心力衰竭(平均射血分数 0.26)同时具有轻微症状的患者在优化治疗的基础上,加用依普利酮与安慰剂对比。仔细监测血清钾水平,依普利酮同时降低死亡风险($HR$ 0.76, $CI$ 0.62～0.93; $P=0.008$)和住院的风险($HR$ 0.77; $CI$ 0.76～0.88; $P<0.001$)(见第 5 章)。此外,减少新发心房颤动或心房扑动。在心肌梗死后合并轻微肾损害的心力衰竭患者中应用依普利酮安全吗?引起肾损害吗?尽管 eGFR 早期有轻度的下降,但依普利酮保留其预期的获益。

13.ARB 的作用　一般认为,在慢性心力衰竭和左心室收缩功能障碍患者中 ACE 抑制药优于 ARB(ELITE Ⅱ, OPTI-MAAL),而且药价便宜及临床使用经验更久和丰富。然而,对于 ACEI 不能耐受的患者,则应选用 ARB,比如 Val-HeFT 研究中使用的缬沙坦以及坎地沙坦。对 ARB 坎地沙坦的研究也提供了强力的证据,坎地沙坦可用于经 ACEI 和 β 受体阻滞药等标准化治疗后仍有症状的慢性心力衰竭患者。

14.肾素-血管紧张素-醛固酮系统阻滞药用药选择　现在至少有 3 种途径可以抑制肾素-血管紧张素-醛固酮:ACEI,ARB 或醛固酮受体拮抗药,或它们的各种组合。β 受体阻滞药也间接阻滞 RASS。如第 5 章所讨论的,哪些药物的组合是最好的对于个体患者来说仍然无法确定。对一个患者已经服用利尿药,ACEI 和 β 受体阻滞药的患者最难的问题是否加用 ARB,醛固酮拮抗药,或两者都添加?所有的 3 个使用盐皮质激素受体拮抗药的试验(RALES,EPHESUS,EMPHASIS)结果表明可改善生存率,从总的数据和成本考虑,通常赞成使用醛固酮阻断药。现在有新出现的证据支持"四重治疗"(即 ACE 抑制药,β 受体拮抗药、螺内酯,一些精心选择的患者使用 ARB 可能受益,但肾功能障碍及高钾血症必须严格监控)。此外,在黑种人患者中硝酸肼屈嗪可明显降低全因死亡率。

15.磷酸二酯酶-5(PDE5)抑制药　PDE5 抑制药,最著名的为改善勃起功能,同时舒张肺和全身的血管(图 6-6)。初步证据表明,PDE5 抑制药对慢性心力衰竭合并继发性肺动脉高压

(PH)有益。"累积的数据表明,抑制 PDE5 对由压力或容量超负荷引起的心室重构和心力衰竭是一种很有前途的治疗方法"。在 7 个小型慢性心力衰竭的试验中,共有 199 名患者,测量心脏指数有一致性的改善。在一个研究中患者的抑郁改善,生活质量提高。不过,还没有大规模,长期,安慰剂对照的试验研究提供证据。

16.地高辛　地高辛,不再被认为是一种必要的药物,而是一种可供的选择,较以往小心,选择性给予低剂量,可改善症状,具体将在本章后面内容中详细阐述。众多药物相互作用和矛盾也限制了它的使用。为获得除 β 受体阻滞药外的心室率控制,伊伐布雷定是更安全的选择。

17.抗心律失常药　抗心律失常药物可能需要。室性快速性心律失常是慢性心力衰竭患者死亡的主要原因之一。重要的是要避免诱发因素如低血钾,地高辛过量,或长期使用磷酸二酯酶抑制药。心功能 I 级患者应当避免使用。长期低剂量胺碘酮可以考虑,当有设备条件和良好适应证,可选择 ICD 置入(图 8-16)。心房颤动是一种常见且严重的问题,要求在两种治疗策略中选择一种:转复为窦性心律,此后可能需要服用低剂量胺碘酮;或者控制心室率,包括休息和运动时心室率(图 8-13)。AF-CHF 研究显示,在 1376 例慢性心力衰竭合并心房颤动患者中,节律控制策略或维持窦性心律并不意味着更好的预后。因此,许多医生选择控制心室率策略。因此 β 受体阻滞药、地高辛和胺碘酮通常而被使用,而钙离子通道阻滞药由于其负性肌力作用而相对禁忌使用。

18.短期强心药　短期拟交感神经药或正性肌力药不能轻易使用。当正性肌力支持是必须时,米力农或其他短期强心药品作为救治措施对减轻症状具有明显作用。在心力衰竭恶化而不需要紧急使用增加心肌收缩力或升压支持的患者,可能有一定的好处但有不良反应风险。

19.血管扩张药治疗　虽然接受了完整治疗(利尿药、ACEI,β 受体阻滞药、螺内酯、ARBs,甚至地高辛),患者仍有症状,硝酸异山梨酯和肼屈嗪是值得尝试的。FDA 批准硝酸异山梨酯结合普萘洛尔治疗黑种人群体的慢性心力衰竭,主要基于 A-HeFT 研究中 1050 黑种人中全因死亡率下降 43%。FDA 批准的硝酸异山梨酯和普萘洛尔组合加入标准的治疗对非黑种人群体是否有效还没有直接研究。肼屈嗪通过血管钾通道开放使小动脉显著扩张。肼屈嗪可能通过抑制硝酸盐的耐受性而增强硝酸盐的作用(图 2-7)。肼屈嗪不推荐在已经接受利尿药及 ACEI 和其他有效药物治疗的心力衰竭患者中单独使用。

20.新型药物  排水利尿药通过拮抗在肾的血管加压素 2型受体,从而促进自由水清除和减少低钠血症(图 4-5)。从长远而言,他们的作用相对较令人失望(第 4 章)。哌克昔林通过代谢抑制心肌脂肪酸氧化,需监测血药浓度以避免肝或神经毒性。哌克昔林可能特别用于既有难治性心绞痛又有心力衰竭的患者。曲美他嗪,另一个脂肪酸抑制药,不良反应很小,在一些欧洲国家应用,提高特发性扩张型及缺血性心肌患者的左心室功能,改善特异胰岛素敏感性。其他报道也显示,对于缺血性或糖尿病性心肌病患者有益。最近的一个荟萃分析总共 884 例患者的多项临床研究结果显示,包括对左心室重构在内的有益影响。西地那非,即通过增加 cGMP 帮助衰竭的心肌。己酮可可碱是一种复杂的药剂,降低肿瘤坏死因子(TNF-α)和提高射血分数,并且也有 PDE 活性,但是结果数据是缺失的。抗利尿激素(ADH)拮抗药是合理的,但在 EVEREST 试验中托伐普坦对于改善长期预后方面的能力令人失望。其他许多改善心脏功能的药物还在研究中。在所有这些有前景的药物中,已经证明有效并上市的托伐普坦、己酮可可碱、西地那非,但不适用于慢性心力衰竭。那些本应该是有效但结果令人失望的药物包括①内皮素(ET)受体拮抗药通过血管扩张及改善冠状动脉内皮细胞的完整性以减轻心脏负荷;②细胞因子拮抗药,包括依那西普从 TNF-α 的受体诱导 TNF-α。

21.基因治疗　现在已经确定收缩障碍为进展性心力衰竭的一个重要特征。因此,目前的注意点在肌质网钙转运 ATP 酶(SERCA2a)上调与临床相关(图 6-8)。在一个小型 2 期人体试验中,心力衰竭患者通过顺行性心外膜冠状动脉灌注转染腺病毒相关的 1 型/SERCA,SERCA2a 上调,有明确收益超过 12 个月。此外,现在的出现通过 SUMO 化的 SERCA2 分子上调理论假说,其中 SUMO 代表小泛素相关 1 型调节器。

22.干细胞治疗　初步的研究表明,冠状动脉内输注自体心脏干细胞提高了左心室收缩功能降低心肌梗死后心力衰竭患者的心肌梗死面积。另一个研究采用自体心肌球细胞团证明可大量减少瘢痕形成,提高有活力的心肌数量和增加区域收缩力,增厚心肌壁,但没有相关的心室容量变化。另外间充质前体细胞相关的研究也是令人鼓舞,因此将遵循这些不同的方法更大的 2 期研究将会出现。

23.贫血的治疗:促红细胞生成素刺激药　慢性心力衰竭常伴有贫血,这可能是心力衰竭治疗的新目标。静脉补铁、促红细胞生成素。促红细胞生成素刺激药如达依泊汀 α 可以增加血红蛋白,但这本身并没有临床受益。在某些方面,ACE 抑制药甚至导致贫血(见第 5 章)。在 TREAT 研究中,4038 例糖尿病、慢性肾病及贫血的患者随机接受阿法达贝泊汀或安慰剂,阿法达贝泊汀组患者的卒中风险增长 2 倍不能解释。FDA 已经对促红细胞生成素刺激药的危险发出警告,如果血红蛋白低于 $100g/L$ 的患者允许治疗,以避免输血,与 1989 年的最初证明的有效性是一致的。尽管如此,一项试验正在进行中,检验达依泊汀 α 能纠正贫血,临床获益并安全的假说。

24.铁稳态和健康相关的生活质量　出人意料的是,从患者的角度来看,它不仅是血红蛋白的问题。一个较小范围的初步研究结果更支持这个观点。459 名慢性心力衰竭和缺铁患者的 FAIR-HF 研究,通过对他们进行静脉铁注射,不管患者有无贫血,其症状、机体功能和在一个可接受的不良反应下的生活质量都得到改善。从使用 4 周后和整个研究期间来看,静脉铁的应用

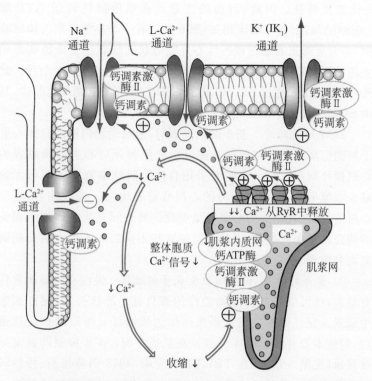

**图 6-8 基因治疗促进心力衰竭的细胞内钙离子的运动、作用部位**

心力衰竭的患者 $Ca^{2+}$ 交换的调节从正常模式转变为(图 1-1)减少和限制 $Ca^{2+}$ 流动。基因治疗,仍处于发展早期,旨在促进上调肌浆内质网钙 ATP 酶(SERCA)活性,此是调节摄取 $Ca^{2+}$ 进入到肌浆网(SR)的关键酶,通过 RyR 受体增加 $Ca^{2+}$ 从肌浆网通过钙通道释放进入细胞质。整体效果是提高 $Ca^{2+}$ 收缩信号。通过基因治疗上调 SERCA 不会直接纠正其他离子的异常,如减少 $Ca^{2+}$ 通过 L 型钙离子通道,提高钠离子进入,增加钾离子的丢失。到目前为止还没有具体的治疗来纠正这些离子异常。急性心力衰竭,儿茶酚胺类正性肌力药物(图 6-4)和血管扩张药(图 6-6)增加耗尽细胞内 $Ca^{2+}$ 储备。慢性心力衰竭,β 受体阻滞药(图 1-7 和图 1-8)和伊伐布雷定通过完全不同的离子流以减少钙离子内流,因此增加了疗效(图 8-4)。地高辛抑制钠钾泵,接着钠钙交换增加细胞内 $Ca^{2+}$,从而间接促进收缩性与增加分离的拟迷走作用 [图 6-11(图© L.H.Opie,2012)]

显著改善健康相关的生活质量。重要的是,这些作用与贫血状态无关。

25.心脏再同步化治疗和置入型心律转复除颤器　心脏再同步治疗(CRT,双心室起搏)和心脏除颤器,被越来越多地用于心力衰竭患者。大量的临床试验和 Meta 分析显示此两种装置的使用降低了病死率。确切的适应证仍然有争议。通常 QRS 传导时间延长作为心室内传导受损标志,可以考虑使用 CRT。这些治疗可能是挽救生命的,但费用昂贵。这引起了严重的问题,关系到国家医疗预算。

26.心脏外科手术　当瓣膜存在缺陷,有明确的心肌缺血证据,或提示心脏重塑时,必须考虑心脏手术。心室重建手术的效果仍有争议,STICH 试验的第 2 部分假设结果表明这种作用可能很有限。STICH 的第 1 部分假说同样表明,对死于冠状动脉疾病与左心室功能障碍的患者来说单独的药物治疗和药物治疗加冠状动脉旁路移植术(CABG)之间没有显著差异。此外,冠状动脉旁路移植术后患者的存活心肌的情况与单纯药物治疗相比也没有明显区别。

27.最后的措施　呋塞米治疗无效的严重难治性心力衰竭能从体外超滤去除血管内液体而获益。虽然随着科技的进展和更好地选择患者带来了更好的临床结果,心脏移植或左心室辅助装置治疗是最后的措施。心脏移植治疗数量下降部分原因是缺乏器官捐助者,部分原因是医药和设备装置改善。现在适应证比以前更严格。尚无心脏移植的对照试验。机械辅助装置也被视为是延长生命的治疗方式。

## 五、心力衰竭治疗的总结

当心力衰竭进展到严重阶段,需要已经确立的方法和新的治疗方法(图 6-9)。充分发展的心脏病是一个复杂现象,从心脏开始,继而累及肺部,肾和外周血管(图 6-10)。最大治疗,包括已经确立的治疗方法如图 6-10 左上方显示，和下方的新疗法。对于后者，$I_f$ 阻滞药伊伐布雷定在欧盟批准用于持续性心动过速患者的外加用药。需要特殊药物治疗肺水肿（见"急性心力衰竭"前面章节），肾和外周动脉。对后两个部位治疗，阻断 RAAS 仍是根本。

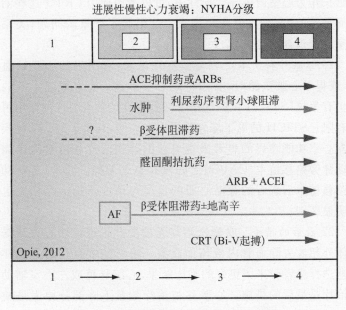

进展性慢性心力衰竭：NYHA分级

**图 6-9 进展性慢性心力衰竭的治疗图解**

注意早期使用 ACEI，越来越多早期使用 β 阻滞药。利尿药是缓解水肿和水钠潴留的根本，采用连续肾封锁原理。ARB＋ACEI：这些药物的组合使用在一些试验中是有效的。然而，这种配伍具有争议性。CRT，后来也被称为双心室起搏（图 © L.H. Opie,2012.）

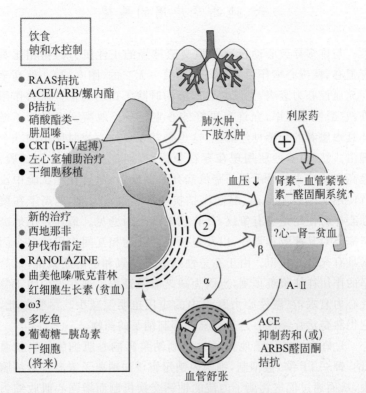

**图 6-10 充血性心力衰竭的治疗原则**

利尿药减少肺水肿(1),然而激活肾素-血管紧张素-醛固酮系统(RAAS)。左心室
(LV)功能低下因为低血压伴肾灌注降低或 β 肾上腺素压力感受器反射性激活该系统
(2)。血管紧张素Ⅱ(A-Ⅱ)或 α 肾上腺素能受体激活导致血管收缩。从逻辑上讲,
ACEI 和 ARBs 是如 β 受体阻滞药一样整体治疗的必要的组成部分。醛固酮受体阻滞
药也是必不可少的。在其他的治疗方法中对伊伐布雷定做了最好的测试。硝酸肼屈
嗪使美国黑种人患者受益,但在别的种族中可能可以减轻血管收缩。曲美他嗪(TMZ)
和哌克昔林抑制心肌脂肪酸氧化,提高射血分数。西地那非应该通过增加环磷酸鸟苷
的起作用(图 6-7)。双心室起搏(Bi-V),也被称为心脏再同步治疗(CRT),尤其是在心
室传导阻滞(QRS 延长)时应当被使用。左心室辅助装置被认为是移植前的过渡措施。
干细胞移植是未来研究的方向(图© L,H,Opie,2012.)

# 六、地高辛应用的展望

与许多导致心动过速的拟交感神经的正性肌力药物相比具有强心、减慢心率作用的地高辛是独一无二的(图6-11)。地高辛在充血性心力衰竭,尤其是心房颤动时除了微弱的正性肌力作用外,它减慢心室率,允许有更好的心室充盈。地高辛也降低了循环衰竭患者的交感神经活性,这也是其在窦性心律时使用的一个理由。然而,这种使用现在存在争议,特别是一项6800例试验,地高辛治疗未能显示任何降低病死率的获益,尽管在此试验中没有使用β受体阻滞药、醛固酮拮抗药和装置。因此,地高辛在窦性心律时使用是具有争议,具有较强的反对意见。最佳使用地高辛需要对其疗效和毒性,以及包括多种药物相互间作用的多个因素具有充分的认识。由于在急性病患者缺氧和电解质紊乱,地高辛的作用往往很难预测,也因为缺乏有效证据。现在很少用于急性心力衰竭,在慢性心力衰竭中的应用也明显减少。尽管如此,它仍然是治疗慢性心力衰竭唯一抑制钠泵的药物。

1.钠泵抑制 洋地黄通过抑制钠泵影响心肌细胞。当钠泵(钠/钾-ATP酶)被抑制,细胞内钠短暂增加钠离子浓度接近细胞膜,从而通过促进钙离子内流的钠钙交换机制而增强心肌收缩力(图6-11),同时也伴随心律失常的增加。然而,较先前标准低的剂量和血药浓度的地高辛仍然具有正性肌力作用。

2.直接钙吸收 地高辛毒性。洋地黄毒苷研究,通过新的跨膜钙通道促进钙离子进入心肌细胞。

3.自主神经与肾素-血管紧张素的影响 副交感神经激活导致窦性心率减慢和房室结抑制。在迷走神经阻断后发现地高辛对窦房结和房室结仍然可产生一个适度的直接抑制的影响。地高辛减慢房室传导,延长房室不应期,主要依赖于增加迷走神经张力,而不是地高辛的直接影响。洋地黄中毒部分症状可由副交感神经的影响来解释,如恶心、呕吐、厌食。洋地黄对交感神经的抑制在治疗充血性心力衰竭中发挥重要作用。洋地黄抑制交感神经活性,发生的影响在任何观察到的血流动力学改变之前。地高辛降低钠泵的活动抑制从肾释放肾素产生尿钠排泄作用。减少肾素释放导致血管舒张,帮助抵消地高辛直接血管收缩机制。

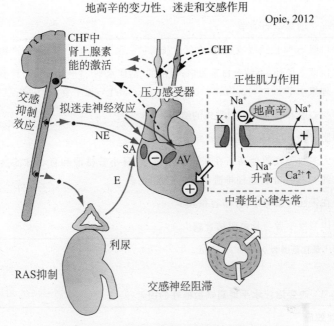

**图6-11 地高辛同时具有神经和心肌细胞的作用**

地高辛的正性肌力作用是由于抑制心肌细胞钠泵。通过刺激迷走神经和抑制交感神经而减慢心率和抑制房室结,是其重要的治疗功能。毒性心律失常的机制尚未充分理解,可能是通过钙依赖性后电位引起的

4.地高辛的药动学(表6-6) 地高辛血清半衰期是1.5d。每天约有1/3的体内储存被排除,其中大部分是以原型通过肾排泄。在肾功能正常的患者中约30%是由非肾途径(粪便排泄、肝代谢)排泄。在洋地黄化的患者中,约一半的地高辛被结合到骨骼肌细胞受体(血液),占容量分布的大部分。洋地黄类药物与受

体之间的"契合"在骨骼肌比心肌要"紧密",虽然洋地黄的作用主要在于心肌。多重的药动学因素影响一个给定的剂量的地高辛的血药水平(表 6-6 和表 6-7 心脏用药)和地高辛的敏感性(表 6-7)。在伴肾功能损害时,地高辛排泄减少,维持剂量较低。负荷剂量也可能较低(见下文)。

---

**表 6-6　地高辛药动学**

(1)口服 75% 快速吸收;其余在低位肠道被细菌灭活为地高辛降解产物

(2)血液中循环,不结合血浆蛋白;以前的"治疗水平"1～2 ng/ml,目前的理想水平 0.5～1ng/ml[1](0.65～1.3 nmol/L);血半衰期约 36h

(3)与心脏和骨骼肌组织受体的结合

(4)脂溶性;可透过血-脑脊液屏障

(5)大多数吸收的地高辛在尿中原型排泄(肾小管排泄和肾小球滤过)。约 30% 经非肾途径排泄,肾衰竭者则更多

(6)在慢性肾衰竭中,分布容积减少

(7)体型瘦小者与骨骼肌结合减少

---

[1].最佳范围为 0.5～0.8ng/ml

---

**表 6-7　改变治疗水平地高辛敏感性的因素**

**生理效应**

　　增强迷走神经张力(增加地高辛对窦房结和房室结的影响)

　　增强交感神经张力与迷走神经效应相反

**系统性因素或疾病**

　　肾衰竭(减少分布容积和排泄)

　　体型瘦小(减少与骨骼肌的结合)

　　慢性肺疾病(缺氧、酸碱变化)

　　黏液性水肿(半衰期延长)

　　急性低氧血症(洋地黄更易致心律失常)

**电解质紊乱**

低钾血症(最常见;对毒性敏感,易中毒)

高钾血症(防止洋地黄心律失常)

低镁血症(由长期使用利尿药引起;更易中毒)

高钙血症(增加洋地黄的灵敏度)

低血钙(降低灵敏度)

**心脏疾病**

急性心肌梗死(可引起增加敏感性)

急性风湿性或病毒性心肌炎(传导阻滞危险)

甲状腺功能亢进性心脏病(降低灵敏度)

**伴随药物治疗**

使用利尿药而钾离子丢失(因低血钾增加敏感性,易发生中毒)

使用影响窦房结或房室结的药物(维拉帕米、地尔硫䓬、β 受体阻滞药、可乐定、甲基多巴或胺碘酮)

5.地高辛的使用:临床实践中的变化

(1)无明显充血性心力衰竭的慢性心房颤动现可能最常使用地高辛。不幸的是,即使是心脏病专家严密设计的心房颤动的试验,如 PALLAS 研究中,平均水平在中毒剂量范围,理论上可能使心力衰竭的发生率增高。地高辛可联合维拉帕米、地尔硫䓬或β 受体阻滞药物控制运动中的心室率。然而,值得注意的是,最佳心率仍悬而未决。需注意维拉帕米与地高辛间的相互作用,维拉帕米减少地高辛非肾清除率。

(2)尚缺乏合并充血性心力衰竭的慢性心房颤动好的研究结果。因此,它的剂量和效果仍需靠临床判断。与 β 受体阻滞药联合使用是一种合乎逻辑的结合,不仅减慢心室率,而且还提高运动耐量和射血分数。注意尚无任何硬终点事件的研究结果数据。在充血性心力衰竭伴窦性心律的大规模的 DIG 研究中发现获益有限,很窄的治疗-中毒窗和大量的药物间相互作用(表 6-6 和表 6-7 本书第 7 版),很难掌握理想剂量和血药水平。在充血性心力衰竭的管理中,如果没有仔细给予较以前更低剂量的地高辛,使

地高辛归类到一个有条件的和具有潜在危险选择性药。在
2009ACC 和 AHA 给予洋地黄 B 级证据,但这似乎不是基于任何
现有的结果试验。洋地黄可使当前或之前有症状的充血性心力
衰竭和左心室射血分数降低的患者获益,减少心力衰竭住院。需
要注意,在心力衰竭中心率降低获益的硬数据伊伐布雷定强于地
高辛。

6.门诊患者应用地高辛　回归基于 1997 年 DIG 试验的数
据,慢性心力衰竭和低血药浓度的门诊患者(SDCs),病死率和住
院率减少。小剂量地高辛(≤0.125mg/d)是 SDC 的最强的独立
预测因子($HR$ 2.07,95% 可信区间 1.54~2.80)。因此,已经使
用地高辛或者不能获得有效的药物的患者使用低剂量地高辛可
能是最好的。

7.地高辛不在终末期心力衰竭中使用　在需要心脏移植术
和其他最佳治疗的终末期心力衰竭的患者,地高辛使主要结果
(主要死亡)风险增加,危险比 2.28($P$<0.01)。增加主要结果
事件(联合死亡,紧急移植或置入左心室辅助装置)和增加住
院率。

8.地高辛的剂量和血药浓度　通常认为地高辛的治疗中毒窗
口狭窄。此前,理想的血药浓度务实的被视为 1 ~ 2ng/ml
(1.3~2.6nmol/L)。目前低剂量和低血药浓度已经找到强有力
的证据。支持性数据来自一个回顾性分析 3782 例心力衰竭患者
随访 3 年的试验研究。在较以前的"低"水平地高辛 0.5~0.8
ng/ml 或 0.6~1 nmol/L 组,全因病死率略有下降,尽管只有
6%。地高辛浓度(0.9~1.1ng/ml)对病死率没有影响,而较高的
水平(1.2ng/ml 或更多)增加病死率 12%。基于以往的试验得出
的假说,地高辛具有双向影响病死率,"反转"血药浓度水平约为
1ng/ml,实际的治疗范围为 0.5~1ng/ml(图 6-12)。

9.洋地黄化　首先检查肾功能并考虑患者的年龄。目前的趋
势是低剂量的地高辛,通常首剂量 0.25mg,接下来 0.125 mg/d,
年龄超过 70 岁或存在肾功能损害的患者甚至考虑更低剂量。地
高辛血药水平仍然是有价值的,以允许不同的胃肠道吸收,不同

的心脏反应及可能的药物相互作用。稳定的血清和组织浓度需要 5～7d。

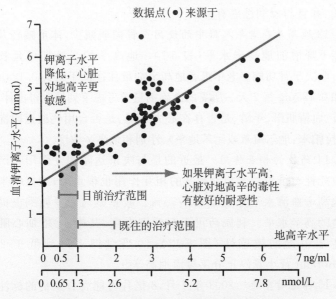

**图 6-12 地高辛可能的治疗和中毒血清水平**

当血钾降低,心脏对洋地黄中毒的心律失常很敏感。相反地,随着血钾上升,可以耐受更高的血清地高辛水平。注意通用的地高辛低"治疗"水平。没有良好的前瞻性数据说明地高辛水平和结果的联系[钾的数据来自于 Shapiro W.Am J Cardiol 1978,41:852-859)图© L.H.Opie,2012]

10.地高辛禁忌证 禁忌证包括肥厚型梗阻性心肌病、一些合并心房颤动的 WPW 综合征患者(图 8-14)、显著的房室结传导阻滞及心脏舒张功能障碍,相对禁忌证包括肾衰竭和高龄(减少剂量)。

11.地高辛在女性患者中的使用 在地高辛研究中,只有 22% 的参与者是女性,其中原因不明全因死亡率风险增加 23%。笔者认为,有可能与当时普遍使用的激素替代疗法与地高辛在肾的相互作用有关。

12.地高辛与乳腺癌　　两项研究显示,地高辛增加女性的乳腺癌风险。其中一项较大的研究提示,乳腺癌与地高辛使用时间相关,而另一项研究提示,乳腺癌风险增加和至少使用 2 年地高辛相关,并且与浸润性癌有关。

13.地高辛在老年人群中的使用　　骨骼肌减少,体重减轻及肾功能下降增加地高辛水平(表 6-7)。地高辛的半衰期可延长至73h,取决于肾功能。老年患者地高辛剂量往往低于每天 0.125mg,例如 0.125mg 每 2 天。所需的准确剂量要考虑下列情况得出计算:体重、血清肌酐、年龄、是否存在心力衰竭、是否合用钙通道阻滞药(维拉帕米、地尔硫䓬或硝苯地平)、性别和地高辛浓度。

14.药物的相互作用　　最近的是与决奈达隆相互作用有潜在的致死性。维拉帕米与地高辛的相互作用也很重要,维拉帕米可使地高辛血清水平升高 50%～75%。胺碘酮与普罗帕酮也提高血清的高辛水平。利尿药可引起低钾血症,其中:①增加心脏对地高辛中毒的敏感性(图 6-12);②当血钾下降到低于 2～3mmol/ml 肾小管停止分泌排泄地高辛。

15.洋地黄中毒　　2008 年 4 月,8 亿片可能含有双倍的标注剂量的地高辛片剂被制造商召回。洋地黄中毒的典型患者(表 6-7)是一位老年女性,患有进展性心脏病和心动过缓及肾功能异常。低钾血症常见(图 6-10)。接受地高辛治疗的任何患者出现下列情况应考虑洋地黄中毒:新出现的胃肠道症状、视觉异常、中枢神经系统症状、心律失常、房室传导紊乱。洋地黄毒性的细胞机制包括①细胞内钙超载诱发钙依赖性的延迟后除极(图 6-11);②过度的迷走神经刺激,诱发窦性心动过缓及房室阻滞;③增加洋地黄对房室结的"直接"抑制作用。

16.洋地黄中毒的治疗　　洋地黄中毒的诊断依据地高辛血清水平的不适当升高及患者存在可疑的临床特征。只有提示性症状,撤回地高辛即可,同时等待确认升高的血清水平。存在危险性心律失常和低钾血症的患者,氯化钾 30～40mmol 溶入 20～50ml 生理盐水中,非常谨慎地以 0.5～1mmol/min 通过塑料导管经大静脉滴注(钾溶液外渗可引起组织坏死和小静脉滴注会引起局部刺激和疼痛)。苯妥英钠可逆转高度房室阻滞,可能系作用于中枢。剂量:停用 β 受体阻滞药和任何提高地高辛血清浓度的药物(维拉帕米)。因为胺碘酮的半衰期很长而无须停用。口服钾:当心律失常不是很紧急时(例如,室性期前收缩),4~6g 氯化钾(50~80mmol)可分次口服。如果存在房室传导阻滞或高钾血症,钾是禁忌使用的,因为钾会进一步增加房室传导阻滞。药用炭(50~100g)增加胃肠道清除地高辛效果。具有相似的作用但效果较差。

17.地高辛特异性抗体(片段)  地高辛特异性抗体(地高辛中毒解毒剂)可用来治疗威胁生命的地高辛中毒,特别是存在严重的室性心律失常或显著的高钾血症(>5.5mmol/L)。通过评价血清水平估测机体地高辛总负荷量,由此来计算地高辛特异性抗体的使用量。一支地高辛特异性抗体约可结合 0.5mg 地高辛。

地高辛是一种具有独特性能的极其复杂的药物,被越来越视为治疗作用有限的药物,其使用需要专家的建议和监督。

## 七、收缩功能保留的心力衰竭:舒张性心力衰竭

1.定义  在标准心力衰竭治疗描述中,经常忽略了约近一半的临床心力衰竭患者并不是收缩功能减低(HFrEF)的心力衰竭,而是收缩功能相对保留的舒张性心力衰竭占主导地位。目前的术语是射血分数保留的心力衰竭(射血分数保留心力衰竭或 HFpEF),然而,这并没有给出机制上的见解。射血分数保留的定义各不相同,往往≥0.50,在不同的研究中采取了不同的界值,如0.45,0.40,甚至 0.35。总体来说,情况是严峻的,其长期预后与收缩性心力衰竭相似。除了用于诊断的射血分数程度不同的问题,还没有可以接受的解释机制。这些建议包括由于心肌僵硬度增加(例如纤维化)对容量负荷较敏感,以及左心室重构和容量依赖的左心室灌注压增加。

与舒张性心力衰竭密切相关的情况是一组心力衰竭的症状

与体征,另外更精确的是超声心动图提示左心室舒张功能紊乱证据。例如,在平均射血分数为 0.50 的 CHARM-preserved 研究中,射血分数保留的心力衰竭患者一个亚组,其 1/3 患者没有客观的舒张功能障碍证据,提示临床标准的特异性或超声心动图标准的敏感性不足,或两者皆有。不足一半的 HFpEF 患者,中度和重度舒张功能障碍是不良预后的重要预测因子。相反,甚至尚没有心力衰竭表现的舒张功能障碍也是一个严重的情况。20% 的患者 3 年后进展为明显的心力衰竭和死亡。诊断舒张功能障碍需要专业的超声心动图,至少包括脉冲多普勒测量的二尖瓣和肺静脉血液流入模式及组织多普勒成像二尖瓣环速度。

HFpEF 患者的病理生理特征仍未完全阐明。临床舒张性心力衰竭(DHF)患者,经侵入性血流动力和超声心动图评估存在显著的左心室舒张功能异常和左心室腔僵硬度增加。磁共振成像(MRI)研究证实,高血压患者左心室压超负荷导致的几何学上的同心性肥厚,是左心室肥厚合并射血分数保留的基础原因。在老年患者组,起初为心力衰竭合伴左心室同心性肥厚的患者,7 年后只有 25% 发展为左心室收缩功能障碍。和射血分数减低的患者相比,射血分数保留的心力衰竭患者有更多的非心源性疾病和非心血管住院率和较少的与心力衰竭相关的住院治疗率。在 HFpEF 患者,非心力衰竭住院占主要地位,是心力衰竭相关住院的 3 倍。这强烈提示,所有这些合并症可能是需要评估和治疗的主要的问题。

2.发生率　HFpEF 是心力衰竭人群中最常见的类型,HFpEF 在老年人和女性更为常见,正变得越来越普遍。主要的易患因素是肥胖、高血压、冠状动脉疾病和糖尿病。肥胖导致高血压,高血压性心力衰竭在黑种人患者中尤其重要。高血压黑种人患者,其平均左心室射血分数是 0.55,其中 24% 的患者经超声心动图诊断为舒张功能障碍。哥本哈根医院心力衰竭研究 10 年分析表明,临床诊断为心力衰竭的患者中,61% 是射血分数保留的心力衰竭患者,但当升高的 NT-proBNP 作为心力衰竭诊断条件时,只有 29% 的患者是"真正的"HFpEF。

3.治疗　心力衰竭的根本原因应给予强有力的治疗(控制高血压、预防心肌缺血、减轻左心室肥厚),并特别注意避免心动过速,控制或预防心房颤动。体液潴留可使用利尿药,但接下来应该做些什么? 尽管已有一些大型临床试验,但 HFpEF 的治疗策略仍有待证实。Holland 等对 20 个随机对照研究进行了荟萃分析,使用 β 受体阻滞药(7)、ACEI(8),CCBs(2),他汀类药物、利尿药、ARB 等药物干预对运动能力、舒张功能和病死率的影响。他们同时分析了 12 个观察性研究。结果显示,药物干预提高运动耐量($n=1833,P<0.001$),而舒张早期、舒张晚期充盈率以及舒张功能障碍指数没有改善。全因死亡率没有变化。

4.具体的试验研究

(1)血管紧张素受体阻滞药:CHARM-preserved 研究中加入了坎地沙坦,之前的治疗使用利尿药(75%)、β 受体阻滞药(56%)、CCBs 或其他血管扩张药(68%)、地高辛(28%),ACEI 仅占 19%。随访均值时间为 3 年,只有一项联合二级终点阳性,即因心力衰竭、心肌梗死、心血管病死率、卒中住院率($P=0.037$)。总病死率和总住院率没有改变。对心力衰竭的治疗效果使用一个新指标,存活天数和院外时间,在研究观察时间内坎地沙坦优于安慰剂 24.1d($P<0.001$)。在 I-PRESERVE 研究中,4128 例左心室射血分数≥0.45 的心力衰竭患者随机分为厄贝沙坦组或安慰剂组,随访超过 4 年。主要终点全因死亡率或心血管住院率(心力衰竭、心肌梗死、心律失常、卒中),以及任何其他预先设定的结果,两者之间没有显著差异。矛盾的是,厄贝沙坦在低风险 HFpEF 患者中表现出意想不到的获益。"低风险"是指血清 NPs 浓度低,提示早期获益,而不是疾病晚期和疾病的更高风险阶段。然而这毕竟是一项回顾性分析,为进一步了解潜在的获益需要前瞻性研究结果。

(2)ACEI 在 HFpEF 中的作用:PEACE 研究中,8290 名稳定型冠状动脉疾病,左心室射血分数保留(≥0.40,平均 0.59)的低风险患者随机分为群多普利或安慰剂组,随访时间超过 6 年。两者在心血管原因死亡、心肌梗死或冠状动脉血运重建之间无显著差异。虽然这些患者没有 HFpEF,6 年以后的随访观察到亚组中使用新的生物标志物,结果获益,包括心血管病死或心力衰竭风险减低。相比之前使用其他生物标志物如 NT-proBNP 升高 2～3 倍确定为高风险患者。这组患者 6 年中治疗 14 例,可以预防 1 例心血管病死或因心力衰竭住院。PEP-CHF 研究中的老年患者,经超声心动图提示舒张性心功能障碍并排除严重的左心室收缩功能障碍及瓣膜疾病,培哚普利与安慰剂组比较。主要终点全因死亡率或计划之外的与心力衰竭相关的住院率均无显著差异。其原因可能是对于开放标签的 ACEI 较高的中途退组和组间交换。培哚普利组在 1 年时,住院率、心功能分级、6min 步行试验方面均有改善的趋势。考虑到这些获益及 ACEI 在其他心血管疾病研究中的益处(例如:HOPE,EUROPA),我们相信 ACEI 应该用于这些患者的治疗,尤其是提示存在高血压的患者。

(3)β 受体阻滞药在 HFpEF 中的作用:SENIORS 研究中,2128 例有心力衰竭病史、左心室收缩功能范围较宽的患者(左心室射血分数≥0.35)分为奈比洛尔和安慰剂组。奈比洛尔组主要终点全因死亡率或心血管住院率显著改善,尽管死亡率在统计学上没有差异。有趣的是,在左心室射血分数<0.35 和≥0.35 的患者之间奈比洛尔的益处无明显差异,提示对于左心室功能障碍不很严重的患者能够从奈比洛尔获益。还需注意的是,平均收缩压在射血分数保留组为 19.3kPa(145mmHg),而射血分数较低组的平均收缩压与 18kPa(135mmHg),所以收缩压的下降也许可以部分解释阳性结果。

(4)醛固酮拮抗药的作用:越来越多的证据表明,增强的醛固酮信号在 HFpEF 或 DHF 的发生、发展中扮演着关键作用。醛固酮是心肌和血管纤维化有力的刺激因子,在这一人群的心力衰竭进展中可能是一个关键性因素,因此是一个重要的治疗靶点。依普利酮的作用在一个仅 44 例 HFpEF 患者中得到检验,这是一个小样本、随机、双盲、安慰剂对照研究。主要终点全因死亡率 6min 步行距离没有变化。尽管如此,一个可能的益处是血清胶原转换标志物降低,以及舒张功能改善(E/E',$P=0.01$)。这些益处是否会被转化为在发病率和病死率上的获益需要更大的试验研究来确认。

(5)正在进行中的试验:TOPCAT 研究旨在评估螺内酯对 HFpEF 患者的发病率、病死率、生活质量的影响。Aldo-DHF 研究旨在评价醛固酮受体拮抗药螺内酯 25mg/d 是否改善 DHF 患者的运动能力及舒张功能。入选标准包括年龄≥50 岁,NYHA Ⅱ级或 NYHA Ⅲ级,LVEF≥0.50,超声心动图提示舒张性心功能障碍。两个主要终点是 12 个月后的运动能力($VO_2$ 峰值、肺功能)和心脏舒张功能(E/E',超声心动图)改变。

进一步的试验正在进行中,是评价血管紧张素受体拮抗药脑啡肽酶联合缬沙坦对射血分数保留的心力衰竭患者及已经使用缬沙坦治疗的高血压患者的作用。

(6)整体解释:在等待相关研究结果的同时,我们的意见是持续的临床心力衰竭,不论射血分数如何,需要增加的治疗包括适量的利尿药、肾素血管紧张素抑制药、β 受体阻滞药,动脉血压的降低起着重要的作用,血管舒张药对减轻后负荷有益。

# 八、右心室衰竭

"很长的一段时间,右心室功能的重要性被忽略了"。右心室生理功能特征是与肺循环紧密相关。右心室能够适应前负荷的显著变化,但对后负荷的改变高度敏感。进行性扩张和功能障碍引起氧的供需失衡,最终导致右心衰竭。超声心动图和心脏 MRI 是评估右心室功能的主要的非侵入性方法。右心衰竭管理的要点在于优化前负荷、后负荷和心肌收缩力。虽然在早期的研究中新的治疗药物带来了希望,但治疗靶点很少。

左心室功能障碍诱发右心室发生功能障碍,如前壁心肌梗死。右心室是最前部心腔,呈三角形状,其游离壁较左心室薄,因为右心室是在一个低阻力系统中收缩。由于形状、位置和收缩情况对超声评价右心腔带来重要的技术挑战。右心室面积分变化数≤35% 可评估右心室功能障碍。

右心室后负荷表示右心室射血时必须克服的阻力。与左心室相比右心室对后负荷的改变高度敏感(图 6-12)。虽然在临床实践中肺血管阻力(PVR)经常用来指示后负荷,但 PVR 并不能反映右心室后负荷的复杂性。

指导孤立的右心衰竭的管理证据不如指导因左心室收缩功能障碍导致的慢性心力衰竭的管理证据明确。大多数建议是基于回顾性或小的随机研究结果。然而,右心衰竭通常是左心衰竭的一部分,除非肺动脉高压(PAH)是基本原因。因为心室腔的相互依赖,右心功能障碍反过来会使得左心功能障碍恶化。实验中,给大鼠高剂量的比索洛尔(10mg/kg)和卡维地洛(15 mg/kg)能够延缓肺高压向右心衰竭进展或改善右心功能。临床上,甚至在肺动脉高压靶向治疗后,尽管肺血管阻力(PVR)下降,右心功能仍然会恶化。右心功能的损失与不良预后相关,不论 PVR 的任何变化。肺容量与 PVR 相关。

具体的治疗目标:具体的治疗目标包括优化前负荷、后负荷和心肌收缩力。在左心衰竭中使用 β 受体阻滞药的标准还没有在右心衰竭的治疗中得到检验。维持窦性心律和房室同步在右心衰竭的治疗中非常重要,因为心房颤动和高度的房室阻滞可引起严重的血流动力学后果。在调整治疗时心室间的相互依赖也是需要重点考虑的。过度的容量负荷可增加心包限制并且可通过心室间的相互作用减少左心室前负荷和心脏输出。另外,血容量过低可减少右心室前负荷及心脏输出。在急性右心衰竭,应尽可能避免血容量过低,低血容量可导致右心室缺血和更低血压的恶性循环。

指导单纯右心室(RV)衰竭管理的证据并不像指导管理左心室(LV)收缩功能障碍引起的慢性心力衰竭证据那样完善确立。大多数建议是基于回顾性或小组随机研究数据。然而,除了当肺动脉高压(PAH)是其基础病因者外,RV 衰竭通常是 LV 衰竭的一部分。由于心室相互依赖,RV 功能障碍将进一步使 LV 功能障碍恶化。实验中,给予大鼠高剂量的比索洛尔(10mg/kg)和卡维地洛(15mg/kg),使 PH 到 PV 衰竭的进程延迟,以及改善 RV 功能。临床上,即使针对 PAH 治疗后,尽管 PVR 下降,RV 功能仍可能恶化。这种 RV 功能的丧失预后较差,无论 PVR 的任何变化。肺的容量与肺血管阻力(PVR)相关。

具体的治疗目标包括优化前负荷,后负荷和收缩性在 LV 衰竭中,常规使用 β 受体阻滞药,但尚未在 RV 衰竭的治疗中进行研究。维持窦性心律和 AV 同步在 RV 衰竭中尤为重要,因为心房纤颤与房室传导阻滞可能严重影响血流动力学制订治疗方案时也需要考虑左右心室是相互依赖的这个重要概念。由于左右心室相互依赖性,过度容量负荷可能增加心包限制约束,降低 LV 前负荷和心排血量,通过心室相互依赖的机制输出。

同样,低血容量可减少 RV 前负荷和心排血量。在急性 RV 衰竭中,应尽一切努力,以避免低血压,这可能导致 RV 缺血和进一步低血压的恶性循环。

# 九、肺 高 压

1.继发性肺高压　虽然指南中关于肺动脉高压给出了详细的建议,但仅有较短的篇幅关于其他更常见的肺高压形式,包括继发于左心疾病的 PH(图 6-13)。68%～78% 慢性严重左心室收缩功能障碍的患者有 PH,通常与右心室功能障碍有关。相比之下,PAH 仅是 PH 患者中相对少的一部分,最常见的情况是继发于慢性心力衰竭患者的肺静脉高压。

2.肺动脉压力的测量　PH 在慢性心力衰竭患者中的患病率很大程度取决于患者的选择和采用的肺动脉(PA)收缩压的阈值。肺动脉压力可通过侵入性的右心导管测量(金标准)或非侵入性的心脏超声多普勒测量。使用的定义是右心室压力梯度差超过 4.7kPa(35mmHg)[相当于估测的肺动脉收缩压 > 6kPa(45mmHg)],在此标准下,1380 名心力衰竭患者中 7% 存在 PH。这种情况首要的治疗是左心衰竭。那么肺动脉高压(PAH)的具体治疗是什么?PAH 的存在仍然是死亡率的一个重要的独立预测因子,尽管与其他已证实的预后不良指标如二尖瓣反流、血浆标志物或左心室充盈压(如 NT-proBNP)以及左心室和右心室功能不全有密切联系。

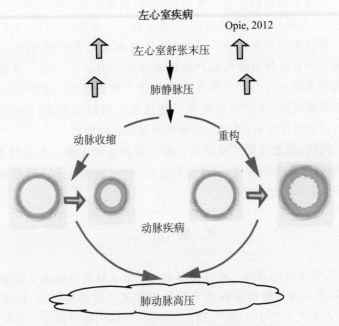

**图 6-13　左心室疾病发展成继发性肺高压**
　首先,左心室舒张末压(Pr)升高,导致肺静脉压间接升高。肺动脉收缩和重
构二者均易于引起肺动脉高压(Figure © L.H.Opie,2012.)

　　目前用来治疗 PAH 的药物(前列腺素、ET 受体拮抗药、
PDE-5 抑制药)还未在继发于左心疾病的 PH 中很好检验(图
6-14)。显然这种常见的情况需要更多的研究。然而,尽管缺乏有
证据的有效数据,目前的趋势是对合并左心室疾病的 PH 患者使
用靶目标针对 PAH 的药物。这种趋势被一个小的研究支持,此
研究显示西地那非降低 PVR,提高运动能力,改善心力衰竭合并
PH 患者的生活质量。这些患者之前使用利尿药和 β 受体阻滞药
(100%)、ACEI 或 ARB(77%)、螺内酯(76%)、地高辛(65%)及
置入式心脏除颤器(83%)。机制上,短期 cGMP 增加,使用西地
那非和 BNP 注射改善左心室舒张顺应性,部分是由于肌联蛋白

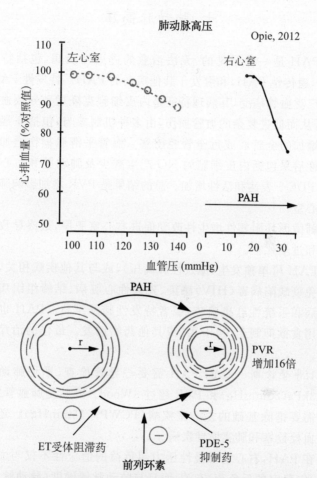

**图 6-14 肺动脉高压(PAH)患者增加的动脉内压导致每搏量显著降低,超过增加的左心室(LV)压**

降低 PAH 的动脉内压,主要的相关舒张药物是内皮素阻滞药、环前列腺素、磷酸二酯酶(PDE)-5 抑制药(Figure © L.H.Opie,2012.)

的磷酸化。认为这些药物除了扩张血管外可能直接作用于心肌蛋白。

# 十、肺动脉高压

PAH 是一种罕见的、无法治愈的进展性疾病,包括特发性 PAH,遗传性 PAH,和继发于其他疾病的 PAH。特发性 PAH 是一种广泛血管病变,其病理特征是内皮细胞克隆增殖导致血管丛损伤,从而促进复杂的血管损伤,由多种机制参与,包括 5-羟色胺释放增加的全管腔或近全管腔闭塞。血管平滑肌损伤增加。其功能性后果包括内皮细胞的 NO 产生减少及肺动脉和右心室肌细胞 PDE-5 表达和活性增加。总的结果是 PVR 增加影响肺动脉和右心室。

肺微循环阻塞性增生性改变促进右心室肥厚,最终导致右心衰竭和过早死亡。

PAH 可单独发生(原发性肺高压),或与其他疾病相关,例如人类免疫缺陷病毒(HIV)感染、先天性心脏病、结缔组织疾病如硬皮病和系统性红斑狼疮,或者特发性肺纤维化。PAH 也能通过滥用食欲抑制药,可卡因,或其他药物诱发。最佳的治疗仍未确定。

1.导管诊断  诊断 PAH 需要心导管检查,平均肺动脉压≥3.3kPa(25mmHg)和 PVR 超过 3Wood。既然是肺血管疾病,诊断需要排除基础的左心室疾病(PCWP<15mmHg)。还需要排除血栓栓塞和肺实质性疾病。

在 PAH,右心室对慢性压力超负荷的适应性不仅与血管阻力水平(稳定的后负荷)有关,而且与肺动脉僵硬度(脉动脉负荷)有关。在 PH,肺动脉僵硬度指标(弹性、扩张性、容量、僵硬指数 β 及脉搏压)与独立右心室功能障碍、扩张及肥大程度相关。PH 患者增加的肺动脉僵硬度与生存率降低相关。

2.治疗选择  PAH 仍无法治愈,治疗方案包括前列腺素、PDE-5 抑制药、ET 受体拮抗药。一项关于 21 个研究 3140 例患者,包括了所有治疗类型的荟萃分析发现全因死亡率降低 43%（RR 0.57;CI 0.35~0.92;P＝0.023）。血管扩张药组病死率降

续表

| 药物 | 商品名 | 剂量范围 （mg/d） | 频次 （次/日） |
|---|---|---|---|
| 外周作用药物 | | | |
| 胍乙啶 | Ismelin | 10～150 | 1 |
| 胍那决尔 | Hylorel | 10～75 | 2 |

利尿药详见表 4-3，表 4-5；β 受体阻滞药详见表 1-3；α，β 受体阻滞药详见表 1-3；ACEIs 详见表 5-4；ARBs 详见表 5-12；CCBs 详见表 3-2，表 3-5。

必须认识到，高血压病的病因是多因素的，不同的降压药作用机制各异（图 7-2），降压药物的选择追求个体化。在未来，得益于基因遗传分析，这种个体化的选择将达到事半功倍的效果。

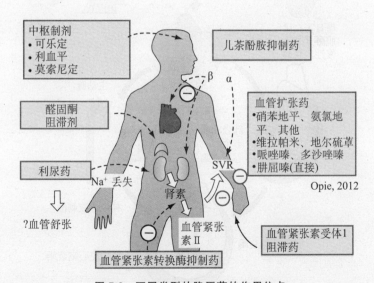

**图 7-2　不同类型的降压药的作用位点**

因为高血压的发病常是多环节参与的，因此，对于一个特定的患者，可能很难找到单一一种理想的药物，通常需各种药物联合应用。ACE.血管紧张素转换酶；ARBs.血管紧张素受体阻滞药；AT-1.血管紧张素 II 亚型 1；DHP.二氢吡啶类；SVR.全身血管阻力（图摘自 L.H.Opie，2012）

# 一、高血压病的治疗原则

　　高血压病是最常见的疾病,降压药是处方量最大的药物。尽管如此,即使在发达国家高血压病控制现状仍然不佳。原因包括多方面,其中最显而易见的可能就是高血压病本身是一种常见的、无法治愈的、持续性的慢性疾病,常没有症状且治疗的短期获益不明显。高血压病出现并发症在所难免(图 7-3),从原理上进

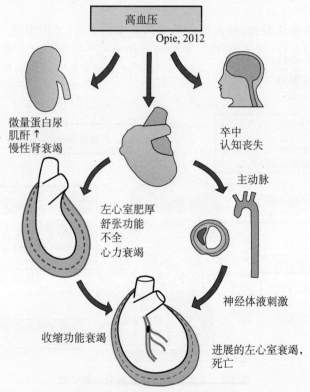

**图 7-3　高血压与心血管并发症**

　　心脏并发症是高血压病最常见的致死病因。高血压患者也经常死于肾衰竭和脑卒中等并发症。两个主要心血管事件是左心室肥厚(LVH)和主动脉、冠状动脉疾病的进展。LVH 常首先表现为舒张功能不全的症状,然后发展到左心收缩功能衰竭(LVF),如果任其发展,可能会导致死亡。(图。L.H.Opie,2012)。

行防治将能显著改善对并发症的控制。预防仍是首要目标。除了预防,有效的治疗虽不能终止高血压病对心、脑、肾的损害,但可以减缓其进展。

1.高血压病的确诊 血压在一天的不同时间段具有波动性,因此,需要对诊室血压测量及诊断标准进行规范,就此而言,NICE 指南推荐采用平均诊室血压测量值。诊室测量的最高收缩压(systolic blood pressure,SBP)这个指标既往经常被认为与焦虑相关而被忽视,目前有研究表明,诊室测量的最高收缩压是心血管事件强有力的预测因子,并独立于平均收缩压。诊室外血压则可以更准确地评估高血压的病情。它的优越性体现在,不论是通过自动还是手动方法测量,其记录的血压测量值多更能可靠地反映患者真实的血压。尽管目前有越来越多复杂的方法来评估患者的“真实”血压水平,但诊室血压仍一直是诊断和评估血压水平的标准方法。多次测量诊室血压 ≥18.7/12kPa(140/90mmHg)是诊断高血压病的标准,大多数主流的高血压治疗指南均建议所有高血压病患者的降压目标是将收缩压降至 18.7kPa(140mmHg)以下。然而这个临界值合理吗?

下面将用两个相关的临床试验来说明这个问题。MRC 轻度高血压试验入选了风险非常低的高血压患者(在安慰剂组中,未来 10 年心血管事件发生率为 8.2%),研究发现,将 SBP/DBP 平均值降至 18.4/11.5kPa(138/86mmHg)与降至 19.9/12.1kPa(149/91mmHg)相比,能显著降低卒中和心血管事件发生率,但不能降低冠状动脉事件发生率及病死率。无独有偶,中国的一项研究——FEVER 研究表明,小剂量非洛地平(5mg/d)治疗组中,将 SBP 降低至 18.7kPa(140mmHg)以下能减少主要临床事件发生。治疗 3.3 年后,普通高血压病患者可以减少2.1% 的心血管事件发生,老年高血压病患者可以减少 5.2% 的不良事件发生。

2.动态血压监测 动态血压监测(ambulatory blood pressure monitoring,ABPM)是诊断和监测高血压最简单而迅速的方法。目前,英国的高血压诊治指南指出,当平均诊室血压≥

18.7/12kPa（140/90mmHg）时，推荐用 ABPM 来确诊。ABPM 是诊断和评估高血压病的出色工具，且至少在英国属于低成本高效益。那么我们该采用动态血压的平均值还是峰值来评估血压水平呢？有研究表明，相较于平均值，血压峰值与左心室重量指数（LVMI）、心肌梗死（MI）及颈动脉内膜中层厚度有更好的相关性。然而，包括美国在内的其他国家，关于 ABPM 的费用未纳入医疗保险支付范围，这直接限制了 ABPM 的广泛应用。

在美国，使用不到 40 美元的自动血压测量仪进行家庭血压自测，就可以为高血压病的诊断、评估及治疗提供大量的信息。

诊室外动态血压监测可以发现血压变异情况。其中包括：

• 隐匿性高血压：直到最近才被认识，它是指在诊室血压正常而诊室外血压升高的临床现象。有研究表明，在连续入院的患者中，10%～20% 患有隐匿性高血压，且在临床终点事件的发生率方面，隐匿性高血压与持续性高血压没有差异。由此不难推测，隐匿性高血压具有隐匿性交感神经亢奋的特点。

• 清晨高血压：经常出现在醒后 2h 或活动后。它与心脏病发作、卒中及猝死密切相关。

• 心动过速：心率变快在高血压病患者甚至是没有心脏疾病的患者中也经常出现，它并不是无关紧要的一个现象。至今尚缺乏前瞻性的临床研究来证实特异性降低心率的药物（如伊伐布雷定等）的有效性及获益（详见第 6 章）。因此，降低心率重点还是得通过改善生活习惯来实现。例如有氧运动、戒烟、限酒、忌咖啡因及禁用刺激性药物等。

• 血压变异性增大：目前已经证实血压变异性与靶器官损害、心血管病发病率相关。ABPM 不仅可以确定血压变异性还可以长时段监测诊室或诊室外血压情况，给临床工作者提供有用的信息。X-CELLENT 研究表明，CCBs 相较于其他降压药更能降低血压变异性。该研究将入选人群随机分为 4 个治疗组：安慰剂组、坎地沙坦组、吲达帕胺缓释剂组、氨氯地平组，分析 4 个组的动态血压监测数据，结果表明，氨氯地平可以显著降低血压变异性,这可能与血压降低($P<0.006$)及心率变异性降低($P<0.02$)相关。

3.J 形曲线现象　高血压中的 J 形曲线是个棘手的问题,Norman Kaplan 曾指出:"J 形曲线现象盛行其道。"John Chalmers 提道:"血压与心血管事件间存在 J 形曲线现象,这一点显而易见,当血压低于机体血压自动调节范围时,机体重要脏器的血流灌注不足。"然而他同时也质疑,这种现象究竟是高血压患者的固有现象,还是高血压病降压治疗过程出现的现象。在一项大型前瞻性试验中,当血压低于($18.7\sim19.1$)/($10.9\sim11.2$)kPa($140\sim143$)/($82\sim84$)mm Hg 时,降压治疗与心血管事件发生率及全因死亡率间存在 J 形曲线现象。J 形曲线现象是心血管事件再发的独立预测因子。然而血压水平与终点事件之间的因果关系仍需要更多的前瞻性研究加以验证。

4.舒张压的截点　有研究发现,当舒张压低于某数值时,大约 8.7kPa[65mmHg(水银血压计测量时柯式音第 5 音所对应的血压值)],心血管事件发生率升高,此外,还有人认为当舒张压低于 $9.3\sim10.7$kPa($70\sim80$mmHg)时,冠心病患者的病死率增加。更有研究提出,这个舒张压的临界值低于 8kPa(60mmHg)。欧洲指南里写道,在不少临床试验研究中,安慰剂对照组中也存在 J 形曲线现象。指南里还提到,试验后分析发现在收缩压 $16\sim18.7$kPa($120\sim140$mmHg)、舒张压 $9.3\sim10.7$kPa($70\sim80$mmHg)时心血管事件发生率最低,而血压进一步降低对心血管的保护作用并不大(图 7-4,图 7-5)。

如果临床上出现舒张压低于临界值 8.7kPa(65mmHg)时,该如何调整治疗呢？理论上,应该将降压药减量,直到舒张压从 8.7kPa(65mmHg)升至 $8.7\sim9.3$kPa($65\sim70$mmHg)。但这不仅没有临床试验数据支持,同时也会使收缩压升高。因此,舒张压的安全截点具体是多少还需要更多的相关研究来进一步确定。

5.睡眠呼吸暂停相关性高血压　在一项连续性调查研究中,125 名顽固性高血压患者中,患睡眠呼吸暂停的占 64%。

6.中心动脉压　测量颈动脉-桡动脉脉搏波速度可以评估动脉扩张性,经函数转换后可得出中心动脉压。相较于常规测量肱动脉压,经过颈动脉-桡动脉脉搏波速度转换的中心动脉压与血管疾病的预后密切相关,这点具有很大的临床应用前景。

7.主动脉硬化　在高血压病患者中,动脉僵硬度是心血管事件及病死率的独立预测因子(图 7-11)。目前可以根据颈动脉-股动脉脉搏波速度计算动脉僵硬程度。一项单中心试验研究表明,降压治疗不仅能影响血压,还能改善动脉僵硬度。

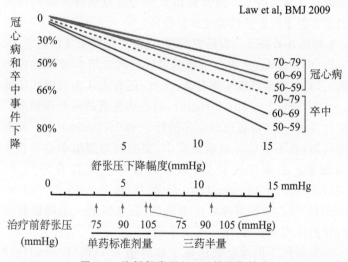

**图 7-4　降低舒张压(DBP)的预期效应**

对 147 项临床研究的荟萃分析表明,半剂量的 3 种药物比标准剂量的单药更能降低 DBP、减少冠心病(CHD)和卒中(数据来自 Law MR, et al. Use of blood pressure lowering drugs in the prevention of cardiovascular disease: metaanalysis of 147 randomised trials in the context of expectations from prospective epidemiological studies. Br Med, 2009, 338: b1665.)

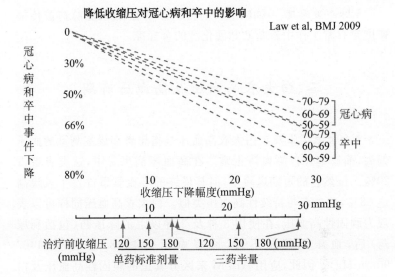

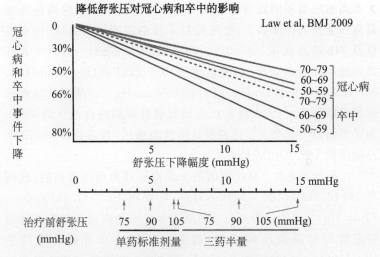

**图 7-5　降低收缩压(SBP)的预期效应**

对 147 项临床研究的荟萃分析表明,半剂量的 3 种药物比标准剂量的单药更能降低 SBP、减少冠心病(CHD)和卒中。(数据来自 Law MR,et al.Use of blood pressure lowering drugs in the prevention of cardiovascular disease:metaanalysis of 147 randomised trials in the context of expectations from prospective epidemiological studies. Br Med,2009,338:b1665.)

8.脉搏波速度　临床上目前公认颈动脉-股动脉脉搏波传播速度是日常工作中诊断动脉硬化度的金标准。

# 二、白大衣高血压及高血压前期

1.白大衣高血压　白大衣高血压是指患者在诊室测量的血压偏高,而诊室外自测血压正常。在高血压病患者中,这类患者占20%。虽然它的短期风险小,但其最终的心血管事件发生风险高达68%,这一点与持续性高血压类似。白大衣高血压同样可以表现为顽固性高血压,在使用3种及3种以上的降压药(包括利尿药)后,血压仍控制不佳,诊室血压仍≥18.7/12kPa(140/90mmHg)。因此,应用 ABPM 来区分真正的顽固性高血压及白大衣高血压型顽固性高血压尤为重要。ABPM 鉴别这两种类型高血压亚型的标准如下:血压控制不佳的顽固性高血压[诊室血压及24h动态血压≥17.3/10.7kPa(130/80mmHg)];白大衣高血压型顽固性高血压[诊室血压≥18.7/12kPa(140/90mmHg),24h动态血压<17.3/10.7kPa(130/80mmHg)]。根据诊室血压测量诊断标准,白大衣高血压占所有显性顽固性高血压的40%。为了预防白大衣高血压进展到持续性高血压,有必要每6~12个月随访做1次 ABPM 检查。

2.高血压前期　以往所谓的正常血压或血压临界高值[收缩压16/18.5kPa(120~139mmHg),舒张压10.7/11.9kPa(80~89mmHg)],目前归为高血压前期。为了避免高血压前期进展为特定类型的高血压病亚型,避免血压进一步升高并维持在18.7/12kPa(140/90mmHg)以上,有必要对高血压前期的患者进行生活方式的积极干预。当血压低于18.7/12kPa(140/90mmHg)时是否需要服用降压药物? 在对将近100万人进行大型 Meta 分析后,对于轻度血压升高患者的治疗观念有一个激进的改变。当血压高于15.3/10kPa(115/75mmHg),会增加心血管疾病的风险,且每升高2.7/1.3kPa(20/10mmHg),风险相应增加

1 倍。基于这个研究结果,不少学者提出了一个更激进的观点:高血压前期可能需要药物治疗。这直接导致了在较低的血压水平进行积极的降压药物治疗,有些治疗方案甚至缺乏强有力的临床试验数据支持。目前对于血压水平低于 18.7/12kPa(140/90mmHg),推荐干预生活习惯即可。

## 三、确定总体心血管病风险

2007 年欧洲高血压病指南指出,评估总体心血管风险时,除了参考血压水平外,同时还应该根据病史、体格检查、常规实验室检查结果(如心电图等)综合评估心血管病风险。常用的评估工具有 Framingham 心血管病风险评估模型等。根据每个高血压病患者的风险评估分层采取不同的治疗策略(表 7-2)。对于一部分患者而言,非常规检查(如心脏彩超)的结果还可以作为是否启动积极降压治疗的依据。合并靶器官损害意味着需强化降压治疗。

远期风险与近期风险:在一项大型的临床研究中,61 685 名美国人,从 55 岁开始随访,随访 70 万人·年。结果显示男性的心血管病长期风险为 53%,女性 40%。在特定的年龄范围内,心血管病的长期风险随着血压的升高而升高。血压控制在正常水平的人群,心血管病长期风险为 22%～41%,55 岁以后进展为高血压的患者,心血管病长期风险为 42%～69%,这些数据体现了高血压水平持续时间与不良反应间存在量-效关系。

## 四、治疗的目标

高血压治疗的目标是血压达标,以期最大限度地降低心血管病风险,同时使治疗的不良反应达到最小化。目前的降压药物应让患者很少感觉不适。而高血压如何治疗才能最大限度地降低心血管病风险,这点仍有争议。

**表 7-2 高血压的危险分层**

| 其他危险因素 | 血压(mmHg) | | | | |
|---|---|---|---|---|---|
| | (120~129)/(80~84) | (130~139)/(85~89) | (140~159)/(90~99) | (160~179)/(100~109) | 180/110 以上 |
| 无 | 一般风险 | 一般风险 | 10年风险<15% | 10年风险15%~20% | 10年风险20%~30% |
| 1~2个 | 10年风险<15% | 10年风险<15% | 10年风险15%~20% | 10年风险15%~20% | 10年风险>30% |
| ≥3个,TOD,糖尿病 | 10年风险15%~20% | 10年风险20%~30% | 10年风险20%~30% | 10年风险20%~30% | 10年风险>30% |
| 相关并发症 | 10年风险20%~30% | 10年风险20%~30% | 10年风险>30% | 10年风险>30% | 10年风险>30% |

注:TOD,靶器官损害;表源自欧洲心脏学会的高血压诊治的相关推荐;心血管病的10年风险根据 Framingham 风险评估标准。冠心病的危险因素(应注意与第10章 ATPⅢ之间细微的差别);高血压;血胆固醇>250mg/dl;LDL>155mg/dl;男性 HDL<40mg/dl,女性 HDL<48mg/dl;早发冠心病家族史;吸烟;年龄>55岁,女性>65岁);腹型肥胖;CRP≥1mg/dl

靶器官损害:左心室肥厚;经超声诊断的血管疾病;男性血肌酐水平>133μmol/L(1.5mg/dl),女性中这个值会更低;微量蛋白尿>300mg/24h

相关并发症:脑血管疾病包括 TIA;心绞痛或心肌梗死,充血性心力衰竭,肾损伤,周围血管疾病,视网膜病变

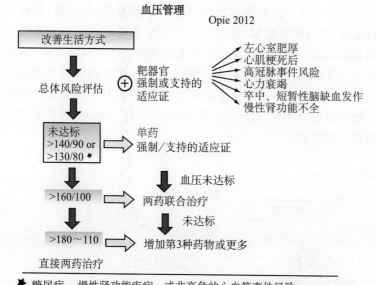

图 7-6 高血压治疗的简化法则

BP.血压;LVH.左心室肥大;MI.心肌梗死;TIA.短暂性脑缺血发作(图摘自 L. H. Opie,2012)

点事件的发生方面,它优于 β 受体阻滞药、CCB 类降压药、ACEI 类降压药及 α 受体阻滞药,而与 ARB 类降压药相比则没有显著差异。利尿药降压药相较于其他类降压药来得便宜,可以作为降压治疗的基础用药,因此,不管在单药治疗还是联合用药治疗上都可以见到利尿药的身影,这一点不足为奇(图 7-2,图 7-7)。当利尿药降压药与 ACEI 类和(或)ARB 类联合应用时,降压效果更好。而与二氢吡啶类 CCB 类降压药联用时,由于二氢吡啶类 CCB 类降压药本身具有利尿作用,使得这两药的联用并没有预期来得有效。高血压病的并发症如卒中、充血性心力衰竭等的发生与血压高低直接相关,而这种相关性在冠心病中明显减弱,冠心病不仅是高血压病患者最常见的并发症,同时也是高血压病患者最常见的死亡原因。早期的临床试验表明,大剂量的利尿药降压治疗存在代谢方面的不良反应,例如,血脂异常、低血糖、低钾低镁血症、高尿酸血症等,这从一方面解释了为何冠心病患者在应用利尿药降压药后病死率却并没有如期降低。有研究表明,当血钾低于 3.5mmol/L,随访 6.7 年后的心血管事件发生率增加 4倍。利尿药的另一个不良反应是性功能障碍,其中氯噻酮出现性功能障碍更为常见。此外,在年龄＜60 岁的白种人中,不良反应的发生率更高。

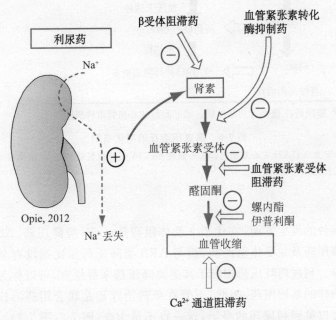

**图 7-7　利尿药**

　　利尿药引起钠丢失,导致循环肾素活性增加,而血管紧张素介导的血管收缩效应抵消了利尿药的降压效果。因此,利尿药与 β 受体阻滞药、ACEIs,ARBs,CCBs 能很好地协同作用:β 受体阻滞药抑制肾素的释放、ACEI 抑制血管紧张素 II 的形成、CCBs 直接对抗利尿药介导的血管收缩。在这些联用方案中,利尿药和 ACEI 或 ARBs 的协同疗效已经得到很好的验证。ACEI 和 ARBs 可以降低利尿药的代谢不良反应。(图摘自 L.H.Opie,2012)

**1.缺乏药物剂量-预后关系的研究**　低剂量的利尿药降压这个治疗理念目前还存在一个主要的问题,就是尚缺乏理想的前瞻性临床研究对不同治疗剂量的利尿药进行对比分析,证明低剂量利尿药可以改善高血压患者的预后。严格来讲,目前除了 SHEP 试验证明了对于老年人而言,选择低剂量氯噻酮(12.5mg)初始降压治疗可以使患者获益以外,我们还不清楚其他利尿降压药在低剂量应用时对于高血压病患者的预后影响如何。即便已经有试验证实了低剂量利尿药初始治疗的有效性及获益性,目前临床上常还是双倍剂量应用利尿药,并且和 β 受体阻滞药联用。理论上,在充分保证降压效果的同时减少利尿药的剂量,可以降低代谢方面不良反应的发生率。然而目前仅有的证据表明在治疗轻中度高血压时,低剂量且能有效安全的降压药物有:氢氯噻嗪 12.5mg,氯噻酮 12.5～15mg,苄氟噻嗪 1.25mg。有研究表明,氯噻酮的降压效果比氢氯噻嗪更持久,两者中优选氯噻酮。

**2.氢氯噻嗪的治疗剂量**　尽管在大多数无合并症的高血压病患者中,每日 12.5mg 氢氯噻嗪连续用药数周可以使血压降低 1.3kPa(10mmHg),然而对于有合并症的高血压患者而言,这个用药剂量太大了。氢氯噻嗪每日剂量为 25mg 时,会增加患糖尿病的风险。低剂量氢氯噻嗪(6.25mg/d)的降压效果与联用 β 受体阻滞药和 ACEI/ARB 类降压药相比无显著差异。但是低剂量氢氯噻嗪起效缓慢,至少需要数周的时间才能起效。此外,低剂量的噻嗪类利尿药还可以和本身具有一定利尿作用的二氢吡啶CCB 类降压药联用。更巧妙的是,钠盐限制可以加快低剂量氢氯噻嗪起效。低剂量氢氯噻嗪(或者等效剂量的其他利尿药降压药)的优势在于可以最小化甚至在某种程度上完全避免代谢性不良反应及血脂异常。然而,即便是氢氯噻嗪 12.5mg/d 仍然会导致机体钾丢失并发生低钾血症。通过联用 ACEI/ARB 类降压药可以预防这种不良反应。

**3.氯噻酮**　TOMH 研究推荐轻型高血压病患者服用氯噻酮的剂量为 15mg/d。联合体重控制及其他干预措施,其降压效果与其他类降压药等效。尽管氯噻酮发生性功能障碍的不良反应是其他利尿药降压药的 2 倍,并且服药后 1 年里血脂明显升高,但除此之外,它能明显改善高血压病患者的生活质量,并且在随访 4 年后血脂情况能恢复正常。在 SHEP 研究中,推荐对于老年性单纯收缩性高血压,氯噻酮剂量为 12.5mg/d 是一线治疗方案,必要时为了更好地控制血压,需要将剂量加倍或是加用阿替洛尔。SHEP 研究中,氯噻酮治疗组随访 4.5 年后总卒中率降低了 36%。其不足之处在于,随着药物剂量的增加,低钾血症的发生率升高,心血管事件发生率升高,从而削弱了总体获益。ALLHAT 研究中,与氨氯地平(CCB 类降压药)、赖诺普利(ACEI 类降压药)相比,氯噻酮剂量为 12.5～25mg/d 时,其总体的治疗效果最佳,但是有增加患糖尿病和低钾血症的风险。

4.氯噻酮与氢氯噻嗪　总体上,相较于氢氯噻嗪而言,氯噻酮降压作用更持久,更有利于改善高血压病患者的预后,然而它也更容易发生低钾血症等代谢性不良反应(详见第 4 章)。

5.苄氟噻嗪　苄氟噻嗪属于噻嗪类利尿药,英国一项大型的临床试验表明,苄氟噻嗪每日 10mg 一次性给药比每日 1.25mg 剂量治疗的降压效果更好。目前英国指南推荐用苄氟噻嗪替代其他应用更广泛的降压药来进行初始降压治疗。

6.阿米洛利　在所有利尿药中,阿米洛利是唯一具有保钾作用的药物。在一项对黑种人难治性高血压病的研究中发现,阿米洛利的降压作用与螺内酯等效,阿米洛利联合标准剂量噻嗪类利尿药的降压效果不及阿米洛利单药使用。

7.吲达帕胺　吲达帕胺是合成药物,具有噻嗪样利尿作用,相较于传统的噻嗪类利尿药而言,吲达帕胺更具有亲脂性,在有的国家,它还被改进成具有舒张血管作用的利尿药。目前吲达帕胺的标准剂量已从片剂 2.5mg/d 改进成缓释剂 1.5mg/d,但是缓释剂仍具有低钾血症、血糖升高、尿酸升高等不良反应。吲达帕胺在逆转左心室重构方面优于依那普利(20mg/d)。一项大型的临床试验——HYVET 研究用吲达帕胺缓释剂治疗高龄老年高血压,二期研究结果显示,吲达帕胺缓释剂可以明显降低病死率,同时也因此提前结束了该研究。

8.襻利尿降压药　呋塞米是速效利尿药,每日至少需要给药2次才能达到理想的降压效果。托拉塞米2.5mg/d具有较强的利尿降压作用同时不会产生代谢性不良反应及血脂异常。美国的一项高血压药物注册临床研究显示,大剂量托拉塞米(5~10mg/d)有利钠作用,因此更容易发生代谢性不良反应。

9.保钾利尿药联合其他利尿药　保钾利尿药联合其他利尿药治疗虽然会增加医药费用,但是却可以很好地预防由利尿药诱发的低钾血症、低镁血症。药物相关性尖端扭转型室速引发心脏性猝死的风险也因此降低。一项小型的临床观察研究分析表明,保钾利尿药有助于保留老年人的认知功能。因此,为了更好达到降压效果,保钾利尿药通常与其他类利尿药(如噻嗪类利尿药)联合降压治疗。临床上常用的固定剂量的复方制剂有氨苯蝶啶-氢氯噻嗪制剂(Dyazide,Maxzide)和阿米洛利-氢氯噻嗪制剂(Moduretic)。这些复方制剂的一个通病是氢氯噻嗪的剂量过大。氨苯蝶啶-氢氯噻嗪制剂有两种规格,其中Dyazide含有25mg氢氯噻嗪,但只有50%能被吸收,Maxzide含有25~50mg氢氯噻嗪。Moduretic含有50mg氢氯噻嗪,这个剂量则严重超标。目前在欧洲有另一种较小规格的阿米洛利-氢氯噻嗪片(Moduret)已经上市,其中噻嗪类利尿药的含量为标准剂量的50%,这个药物克服了复方制剂中噻嗪类利尿药含量过大的缺点。然而,即便是剂量减半了,从某种意义上而言,这个剂量还是过大。螺内酯-氢氯噻嗪制剂含有25mg,25mg氢氯噻嗪。值得注意的是,与襻利尿药相比,噻嗪类利尿药对合并严重肾功能不全的高血压病降压效果不佳。

10.利尿药与其他类降压药联用　利尿药可以加强其他类降压药的降压作用。利尿药和ACEI/ARB类降压药联合降压是合理的,同时这也是"ACD"降压治疗方案中的一部分,同时,"AD"两药联用的降压作用不如"ACD"三药联合的作用(详见第5章)。目前有不少设计精妙的临床试验对比研究不同氢氯噻嗪剂量(6.25~25mg)及其与β受体阻滞药、地尔硫草、ACEI类降压药联合用药的降压效果。总体而言,25mg氢氯噻嗪降压效果更好,然而这种降压优势与其他可替代的更大剂量的降压药相比,几乎可以忽略。因此,目前联合 6.25mg 氢氯噻嗪作为降压初始治疗仍存在争议,尽管这个剂量可以避免低钾血症。早有临床试验研究肯定了吲达帕胺联合 ACEI 类降压药治疗高龄高血压的降压效果。

11. 利尿药总结  低剂量利尿药适用于高龄、肥胖、黑种人高血压病患者的初始治疗,但与高剂量利尿药一样,它也有代谢性不良反应如新发糖尿病等。与安慰剂相比,低剂量利尿药可以降低高龄高血压病患者卒中和冠心病的发生率,同时它还可以降低轻中型高血压病的病死率,改善其预后。相较于低龄的白种人高血压病患者,利尿药似乎更适用于高龄黑种人患者。有两个大型的临床试验均表明利尿药可以改善高龄高血压病患者(年龄>60岁)的预后。值得注意的是,在这些临床试验设计中,利尿药治疗剂量是逐级递增的,而更理想的设计应该像 HYVET 试验一样,保持利尿药低剂量不变,再加用其他类降压药。在 HYVET 研究中,由于早期结果证实了低剂量利尿药联合 ACEI 类降压药能改善预后,因而提前宣布终止试验。

# 九、钙通道阻滞药

CCBs(钙通道阻滞药)同其他降压药相比可以明显降低高血压病患者的卒中风险。CCBs 可以直接降低外周血管阻力,部分药物如短效的二氢吡啶类 CCBs 本身还具有利尿作用。对于心功能正常的患者,CCBs 没有负性肌力作用。需注意区分二氢吡啶类 CCBs(DHPs)与非二氢吡啶类 CCBs(non-DHP)(维拉帕米、地尔硫䓬等)对血儿茶酚胺水平的影响。二氢吡啶类扩张血管时可以反射性激动肾上腺素系统,引起血儿茶酚胺水平轻度升高伴血浆肾素水平增高达临界值(图 7-8)。非二氢吡啶类可引起血儿茶酚胺水平升高。有不少关于 CCBs 与高血压病患者预后的研究一致证实了 CCBs 治疗高血压病的安全性及有效性,并能预防卒中发生。在 ASCOT 试验中,相较于以阿替洛尔为基础的降压治疗

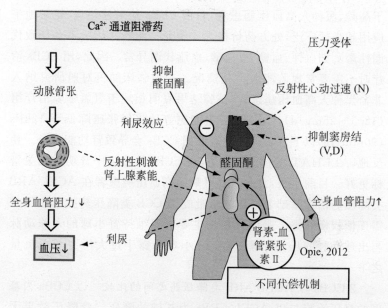

**图 7-8 钙通道阻滞药(CCBs)**

    CCBs 主要通过舒张外周血管达到降压作用,还具有轻度利尿作用。CCBs 通过负反馈机制调节肾素及血管紧张素的生成、去甲肾上腺素的释放。这种由短效 CCBs 如硝苯地平等刺激肾上腺素剧增可能导致冠心病患者发生急性心肌梗死(图 3-6)。目前只有长效的 CCBs 适用于高血压病。CCBs 还能抑制醛固酮释放,从而减少体液潴留。(图摘自 L.H.Opie,2012)

    方案,以氨氯地平(必要时联用 ACEI 类降压药)为基础的降压治疗方案的降压效果更好、心血管事件发生率降低、总病死率下降、新发糖尿病减少。CCBs 对高龄老年性高血压的降压作用更好,并且没有种族差异。CCBs 的作用机制与钠盐摄入无关。CCBs 可以单药作为高血压病患者的初始治疗,特别适用于合并心绞痛、雷诺现象、阵发性室上性心动过速等情况,其中合并阵发性室上性心动过速时,非二氢吡啶类是最佳选择。临床试验结果显示氨氯地平有很好地预防心肌梗死作用。ASCOT 试验结果表明氨氯地平可以降低高血压病患者心肌梗死的发生率。

1.CCBs 与利尿药之间的比较　与利尿药一样,CCBs 更适用于高龄、黑种人高血压病患者,目前 CCBs 越来越便宜,氨氯地平应用越来越广泛,处方药价格为 4 美元。此外,CCBs 不会导致代谢性紊乱如血钾、血糖、血尿酸、血脂代谢异常。因此,用 CCBs 治疗时不需要常规监测血生化情况。一项临床随机对照研究纳入非裔黑种人高血压病患者,试验结果表明相较于氢氯噻嗪治疗组(12.5～25mg/d),CCB 治疗组能更好地将舒张压降低至 12kPa (90mmHg)以下。目前尚没有证据 CCBs 会导致肾功能不全。相反地,ALLHAT 试验则证明了,在 CCBs 治疗组中肾功能相关指标更好。目前主张,合并慢性肾病的高血压病患者在 ACEI/ARB 类降压药治疗基础上添加二氢吡啶类 CCB 类降压药控制血压时需谨慎权衡利弊。避免肾损伤主要是要维持肾小球的入球动脉与出球动脉的压力平衡,避免肾小球暴露于过大压力及血流量之下。

2.CCBs 与 ACEI/ARB 类降压药之间的比较　以 CCBs 为基础的降压治疗与以 ACEI/ARBs 为基础的降压治疗降压效果无差异,但 CCBs 能更好地预防脑卒中发生,而在预防心力衰竭方面则没有显现出优势。AASK 试验研究不同降压药对合并肾功能不全的黑种人高血压病的预后影响。合并微量蛋白尿的高血压病患者,经过氨氯地平初始治疗后,肾小球滤过率增加;而经过雷米普利或美托洛尔治疗后,肾小球滤过率下降。因此,β 受体阻滞药、ACEI 类降压药更适用于合并蛋白尿的高血压病患者。ALL-HAT 试验表明,在预防肾性损伤及心脏病发作方面,氨氯地平、赖诺普利与氢氯噻嗪相比无显著差异,在黑种人亚组中,氨氯地平、赖诺普利还能显著预防卒中发生。INVEST 试验表明,在冠状动脉事件方面,维拉帕米联合群多普利降压治疗与阿替洛尔联合氢氯噻嗪降压治疗无显著差异。

3.CCBs 与 ACEIs 联合降压　ACCOMPLISH 试验比较 ACEIs 联合 CCBs 降压治疗与 ACEIs 联合噻嗪类利尿药降压治疗两种治疗方案对高危高血压病的初始治疗效果及影响。试验结果显示,ACEIs 联合 CCBs 更适用于高危高血压病患者的初始治疗。另外还有研究表明贝那普利联合氨氯地平与贝那普利联合氢氯噻嗪降压治疗方案相比,能更大程度的延缓肾病的发展。

4.CCBs 与预后的 Meta 分析　一项 Meta 分析结果显示,在减少卒中、冠心病、主要心血管事件及心血管病死率方面,CCBs 与安慰剂相比有显著差异,CCBs 与心力衰竭的发生有相关性。CCBs 在心血管病死率、总死亡率、心力衰竭发生率方面与常规的利尿药联合 β 受体阻滞药降压治疗方案相比并无显著差异,而 CCBs 与卒中减少有强相关性。此外,与 β 受体阻滞药、利尿药相比,包括维拉帕米在内的 CCBs 可以减少新发糖尿病。

5.新型 CCBs——拉西地平　拉西地平目前已经在欧洲上市,与氨氯地平相比,踝关节水肿的发生率更低。ELSA 试验在 4 年研究期间纳入了 2334 名高血压人群,结果显示,在减缓动脉粥样硬化、代谢综合征进展方面,拉西地平优于阿替洛尔。

6.CCBs 应用现状评价　目前,关于 CCBs 长期用药的安全性这一问题已经解决了,只有在极大剂量应用短效 CCBs 才可能诱发缺血性事件,这可能与血压急剧下降相关。而在这一点,长效的 CCBs 安全性更高。在预防心血管事件及脑卒中方面,CCBs 优于其他降压药。因此,2011 年的 NICE 指南将 CCBs 列入降压治疗的一线药物。ASCOT 及 ACCOMPLISH 试验均很好地证明了 ACEIs 联合氨氯地平可能是一线的联合降压治疗方案。目前有许多制药公司在研发氨氯地平与 ACEIs/ARBs 固定剂量的复方制剂。

## 十、血管紧张素转换酶抑制药

卡托普利是第一个 ACE 抑制药,目前还有许多这一系列的药物正在开发中。除了药物作用时间不同之外,这一类药物均具有降压作用,并且在实质上几乎没有差别(表 5-4)。ACEI 类降压药(ACEIs)的不良反应很少,主要的不良反应有咳嗽和罕见的血管性水肿。ACEIs 的量效曲线更平坦,药效温和,服药方便,除了双侧肾动脉狭窄及妊娠禁用以外,ACEIs 几乎没有禁忌证。ACEIs 初始用药时,对肾小球出球动脉作用更强,因而会降低肾小球内压力,往往导致血肌酐升高。ACEIs 在合并肾功能不全、糖尿病并发 4 型肾小管酸中毒或与保钾利尿药联用时,更可能导致高钾血症。ACEIs 与其他治疗措施(不包含 ACEIs 或直接肾素抑制药的治疗)联合治疗时更适用于老年患者。此外有研究表明,ACEIs 更适用于合并糖尿病、心肌梗死、肾衰竭、心力衰竭的高血压病患者。HOPE 试验则强调了 ACEIs 对高危高血压病的心血管病事件的预防作用。

1.ACEIs 治疗轻中度高血压　ACEIs 可以单药治疗轻中度高血压病,甚至适用于低肾素型高血压病。它也可以和其他降压药联用。ACEIs 单药治疗时,从饮食上严格限盐是至关重要的。不同的钠盐摄入量影响肾素-血管紧张素系统的激活,这也许解释了为什么只有部分的轻中度高血压对单药 ACEIs 治疗有反应。

2.ACEIs 与预后的 Meta 分析　研究表明,在减少卒中、冠心病、心力衰竭、主要心血管事件、心血管性死亡及全因死亡率方面,以 ACEI 为基础的降压治疗方案与安慰剂治疗组相比有显著的差异。尽管在减少卒中方面,ACEIs 并不优于以利尿药和(或)β 受体阻滞药为基础的降压治疗方案,但是在降压效果方面,两种治疗方案相比并无显著差异。很显然,在预防心力衰竭方面,ACEIs 优于以 CCBs 为基础的降压治疗方案;而在预防卒中方面,ACEIs 并不优于以 CCBs 为基础的降压治疗方案;在减少冠心病、心血管性死亡、全因死亡率方面,两种降压治疗方案相比并无显著差异。

3.ACEIs 与冠心病　HOPE 试验入选合并冠心病的高危高血压病患者,结果显示,加用雷米普利能预防心血管事件,但是目前雷米普利的这种作用是否药物本身带来的益处还是一个问题。因为对试验中的 ABPM 进行亚组分析显示,雷米普利 10mg 在夜间 21:00 给药时,会导致血压的波动性变大。EUROPA 研究中,用培哚普利 8mg 治疗确诊冠心病的患者,可以降低心血管相关事件的发生率,特别是心肌梗死,同时还可以明显降低血压。此外,有大量的试验表明 ACEIs 具有直接的血管保护作用。此外还有 3 个关于心力衰竭的临床试验表明,ACEIs 具有独立的降压作用。

4.联合用药 ACCOMPLISH 试验表明,在降低心血管病发病率及病死率方面,贝那普利联合氨氯地平降压治疗方案优于氨氯地平联合氢氯噻嗪降压治疗方案。然而只有当肾小球滤过率高于 60ml/min 时,这种优势才能显现出来。

### (一)ACEIs 与肾疾病

肾血管性高血压中,高肾素是高血压病发病机制中的重要环节,ACEIs 是肾血管性高血压的一线治疗药物。由于肾血管性高血压对 ACEIs 反应灵敏,因此,低剂量试验性用药是必要的。单侧肾血管性高血压应用标准剂量的 ACEIs 治疗时,肾小球滤过率急剧下降,但大部分具有可逆性,而对于双侧肾血管性高血压则为这种损害则不可逆。然而即便缺乏血管紧张素Ⅱ(AT-Ⅱ)的作用,肾血管本身的狭窄仍然会引起肾血流减少,导致肾进行性缺血性萎缩。因此,检测肾血流情况及肾功能是必要的。当肾血管狭窄引起继发性高血压时,相较于内科药物治疗,此时应该优选外科手术治疗或血管成形介入治疗。目前仅有一个临床研究比较药物治疗与肾血管成形术对单侧肾血管狭窄的疗效分析。

高血压急症时,舌下含服(咀嚼)卡托普利可以迅速使血压下降。但是目前尚不清楚卡托普利是否也能迅速解除双侧肾动脉狭窄从而使血压急剧下降。此外,这种血压急剧下降是否进一步会造成肾损伤,而肾损伤同时又是高血压急症的高危因素,这个恶性循环还尚有待进一步评估。尽管如此,血压一直居高不降同样具有很大的危险性。因此,最佳的选择是在住院期间平缓地降压。

在合并糖尿病性肾病和蛋白尿的高血压病患者,ACEIs 和 ARBs 对肾小球出球动脉作用更强,从而降低肾小球内压力,延缓肾小球硬化的进展。目前临床上用 ACEIs/ARBs 治疗合并糖尿病性/非糖尿病性肾病高血压已成共识。然而,仍有两个临床试验对这种观点提出质疑。Kent 等提出,当非糖尿病性肾病高血压尿蛋白＜500mg/d 时,患者并不能从 ACEIs/ARBs 治疗中获益。Suissa S 等对 ACEIs 治疗 6102 例合并糖尿病的高血压病患者进行远期疗效分析,发现随访 3 年后,ACEIs 并不能预防肾功能恶化,且肾功能恶化的风险在使用 ACEIs 治疗 3 年后增加了4.2 倍。

过去认为,联合 ACEIs 和 ARBs 可以对合并蛋白尿的高血压病提供肾保护作用,而 ONTARGET 试验结果却表明了 ACEIs 和 ARBs 联合用药组与单药治疗组相比,有更高的心血管病风险(包括糖尿病、严重肾损害、高钾血症)。此外,有其他研究表明 ACEIs/ARBs 在和直接肾素抑制药联用时心血管病的风险增大。因此,FDA 发出警示并直接对相关的复方制剂进行撤药处理。此外柳叶刀杂志还以学术性误导的原因对 COOPERATE 试验进行撤稿,因为该试验提出双重 RAS 系统阻滞治疗有效。

**(二)特殊高血压病人群**

1.高龄患者　对于年龄＜80 岁的患者,应该维持血压在18.7/12kPa(140/90mmHg)以下。而高龄高血压病患者则目标血压值应为 20/10.7kPa(150/80mmHg)。许多大型的预后研究已经证实了利尿药治疗方案及 ACEIs/ARBs 治疗白种人高龄患者的有效性及获益性。主动脉随着年龄增长出现硬化,收缩压逐渐升高,舒张压逐渐下降,脉压增大。高龄患者更容易患全身多系统疾病,这意味着临床上需要对高龄老年患者进行更详细的病史采集以及更全面的辅助检查,但这往往也可能导致过度医疗。

2.高龄黑种人患者　有研究表明,卡托普利在治疗高龄黑种人高血压病时与安慰剂无明显差异,这可能与种族差异及年龄因素导致低肾素相关。此外,ALLHAT 研究表明,对于黑种人而言,赖诺普利在预防卒中方面并不优于氯噻酮、氨氯地平,可能是因为试验组在设计时,赖诺普利降压方案中没有联用利尿药或是二氢吡啶类钙阻滞药。

3.合并心力衰竭　ACEIs 联合利尿药是高血压合并心力衰竭的一线治疗方案。已有证据表明,ARBs 如替米沙坦同样适用于治疗高血压合并心力衰竭。

阻断 $AT_1$ 受体时会增加 $AT_2$ 受体的活性,有利于侧支循环的形成,增加神经元对缺氧的耐受性可能是 ARBs 在预防卒中方面优于 ACEIs 的机制。然而,ONTARGET 大型临床试验入选超过25 000例的高危高血压患者,结果表明,在改善心血管病预后方面(包括卒中),雷米普利(ACEIs)与替米沙坦(ARBs)无明显差异。

目前及今后 ARBs 在降压治疗中的地位:ARBs 与 ACEIs 一样阻滞 RAS 系统,几乎有着相似的降压作用,但是目前 ARBs 较昂贵。因此,ACEIs 在降压治疗中性价比更高,而只有当患者不耐受 ACEIs 时,如咳嗽等,这时 ARBs 可作为替代方案。另一个观点认为 ARBs 值得进一步推广应用于高血压病的治疗,因为不少临床研究表明,ARBs 在改善预后方面与其他降压药无明显差异,但是它在良好控制血压的同时几乎没有 ACEIs 的不良反应,因此,患者更能耐受 ARBs。

# 十二、直接肾素抑制药

阿力吉仑是第一个直接肾素抑制药,近十几年它是唯一一个被广泛推广的新型直接肾素抑制型降压药,尽管目前热情开始在减退。阿力吉仑的降压机制是阻断 RAS 系统。一项关于24hABPM 的临床研究中,阿力吉仑可以增强全剂量 ARBs 的降压作用。阿力吉仑的降压作用具有剂量依赖性及时间依赖性,与利尿药联合时,降压效果增强。但同时过量的代谢产物可能使肾素病理性增加,这有助于解释为何在 ALTITUDE 研究中,阿力吉仑在改善预后方面并没有显现出优势。

ACCELERATE 试验是个小规模的临床研究,它用阿力吉仑(150~300mg/d)、氨氯地平(5~10mg/d)两药联用方案治疗高血压病患者,结果显示两种药物单药治疗的效果相当,联合用药时,降压效果更好。因此,阿力吉仑将来可能会被开发制成复方制剂。

## 十三、醛固酮受体阻滞药

1.螺内酯和依普利酮　对于螺内酯及依普利酮是否适用于原发性醛固酮增多症及顽固性高血压仍存在争议。根据APIRANT 和 ASCOT-BPLA 研究,螺内酯是一类富有活力的四线降压药。APIRANT 试验是一项关于螺内酯治疗顽固性高血压的疗效分析的随机对照研究,该研究入选 111 例顽固性高血压患者(其中有 75% 以上的患者服用 4 种降压药:β受体阻滞药、利尿药、ACEIs 及 CCBs),随机分为螺内酯 25mg 治疗组和安慰剂治疗组,经过 8 周后,结果显示螺内酯治疗组的夜间收缩压、24h 平均收缩压、诊室收缩压较安慰剂组显著下降($-8.6$mmHg,$-9.8$mmHg 和$-6.5$ mmHg;$P=0.011,0.004$ 和 $0.011$),但是两组在控制舒张压方面无显著差异。可能为了更大地降低舒张压,需要加大螺内酯的剂量。RALES 研究(详见第 5 章)结果表明,密切监测血钾情况下,螺内酯更适用于合并舒张性心力衰竭的高血压病患者。

2.依普利酮　与螺内酯不同的是,依普利酮的作用机制更具有特异性,男性乳房发育更少见。依普利酮在体内代谢缓慢,半衰期 $3.5 \sim 5$h,经肾(66%)及经粪便排泄。由于依普利酮经肝CYP3A4 代谢,因此它不能和 CYP3A4 强抑制药联用(如酮康唑、克拉霉素、奈法唑酮、利托那韦和奈非那韦)。依普利酮的起始剂量为 50mg/d,必要时每 2 天增加 50mg,4 周后可以达到最大的降压效果。EPHESUS 试验表明,依普利酮可以改善心肌梗死后心力衰竭的预后,此外,依普利酮还可以单药或与其他降压药联用治疗高血压病。依普利酮 50mg/d 的降压效果无种族差异,在黑种人人群中,依普利酮的降压效果优于氯沙坦 50mg/d。从作用机制上来看,依普利酮可以改善高血压病患者的血管上皮细胞功能,而这一点氯沙坦则没有。相较于螺内酯,依普利酮可能更适用于顽固性高血压(详见相应章节)。然而,目前还缺乏足够的证据证实这一点。FDA 规定依普利酮的禁忌证包括高钾血症(血清钾高于 5.5 mmol/L)、肌酐清除率低于 30ml/min，2 型糖尿病性肾病早期不能与保钾利尿药或补钾药合用。

3.展望　目前关于醛固酮合成酶抑制药的研发已经进入早期试验阶段。

4.醛固酮受体阻滞药降低交感活性　一项对醛固酮受体阻滞药疗效评估研究中，通过测量血浆肾上腺素水平，意外发现了醛固酮受体阻滞药组与利尿药组相比更能降低交感活性，且降压效果更好。虽然这个研究规模小，纳入的人群平均年龄为 68 岁，但这个结论却意义重大。另一个试验中，氯噻酮降压治疗组中，经神经微电极测定的骨骼肌交感神经活性增加，糖耐量出现异常。而在螺内酯治疗组中，这两个观察指标没有明显改变。

# 十四、β 受体阻滞药

β 受体阻滞药通过多机制降压(图 7-10)。β 受体阻滞药与其他降压药相比，并不能预防心脏病发作，同时还能增加 14% 的卒中风险，这个观点由 Messerli 等在 1998 年提出，由 Carlberg 等首次在 2004 年以试验证明，自 2004 年后被充分证实。目前不再推荐使用 β 受体阻滞药进行一级预防，某些特殊情况下，推荐使用 β 受体阻滞药进行二级预防(表 7-3)。一项对 ASCOT 试验的亚组分析显示，相对于中央动脉压，β 受体阻滞药更能降低外周动脉压，最终造成了血压变异性增大，产生多种不良反应，如胰岛素敏感性的下降、糖尿病的风险增加、甘油三酯升高、高密度脂蛋白胆固醇下降、体重增加、乏力(进一步减少体力活动)，这些大大地限制了 β 受体阻滞药成为一级预防的药物。此外，与其他降压药物不同的是，相较于主动脉压，β 受体阻滞药更能降低肱动脉压。然而并不是对所有的血管舒张性 β 受体阻滞药都是如此，尤其是对于可以代谢生成 NO 的 β 受体阻滞药如奈比洛尔而言。此外，一项纳入超过 20 万人群的 Meta 分析——BPLTTC 研究多达 2 万个终点事件，提出了另一个强有力的观点：不同的降压方案之间的终点事件风险性无显著差异，换而言之，只管降压就对了。

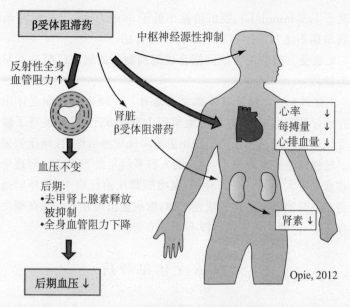

**图 7-10 β 受体阻滞药的降压机制**

早期心率(HR)、每搏量(SV)、心排血量(CO)的降低并不会使血压下降,反而会通过压力感受器反射引起 α 受体为主的血管收缩,导致全身血管阻力(SVR)增加。应用 β 受体阻滞药数日后,通过终末神经元的突触前抑制,抑制去甲肾上腺素的释放,SVR 从而恢复正常,血压开始下降。而对于具有血管舒张作用的 β 受体阻滞药而言(图 1-10),用药早期 SVR 就开始下降,因此降压更迅速(图摘自 L.H.Opie,2012)

1.扩血管作用的 β 受体阻滞药 理论上讲,拉贝洛尔、卡维地洛、奈比洛尔更不易发生代谢性紊乱,可以作为美托洛尔、阿替洛尔的替代治疗选择。但是目前还没有足够的证据证明这些药物在降压治疗中的有效性及安全性。奈比洛尔可以代谢产生 NO,这一点是否有特殊的意义?有研究表明,奈比洛尔比美托洛尔更能降低主动脉压,逆转左心室重构。仅仅凭这一点就推广使用奈比洛尔进行降压治疗是远远不够,至少还需阐明降低中心动脉压与减少心血管事件发生之间关系。另一个观点认为,在预防胰岛素抵抗、纤溶系统抑制方面,奈比洛尔优于美托洛尔。从降压、控制心率、影响肾素活性方面,等效剂量应用美托洛尔与奈比洛尔治疗,结果显示美托洛尔治疗组会增加胰岛素抵抗、纤溶酶原激活物抑制药-1 抗原的浓度,增强氧化应激,而奈必洛尔治疗组则不会。那么问题来了,昂贵的奈比洛尔与卡维地洛相比,孰优孰劣呢? 在 GEMINI 试验中,卡维地洛在预防胰岛素抵抗方面优于美托洛尔。目前卡维地洛已经是临床上广泛应用的处方药。

2.β 受体阻滞药的药动学　亲脂性高的药物一般需要调整剂量,因为亲脂性高的药物会有较高的肝代谢首关消除效应,并且可能导致药物代谢增快,这个过程还受肝血流及肝功能影响。理想的 β 受体阻滞药降压应该是长效的、高选择性、可完全代谢清除的,标准剂量下能有效降压。有时简单的药动学也是个优势,例如不经肝代谢、与小蛋白结合、不溶于脂质、无活性代谢物等。对于高龄及黑种人患者而言,具有舒张血管作用的 β 受体阻滞药更优选。此外,理想的 β 受体阻滞药还应该不影响脂质代谢(表10-5)及糖代谢。实际上,对于大多数 β 受体阻滞药而言,每天服药 1 次就能达到令人满意的降压效果,但是对于所有的 β 受体阻滞药来讲,监测每日清晨的用药前血压来确保药效覆盖全天 24h,这一点是极其重要的。β 受体阻滞药不管是单药还是联合其他降压药治疗高血压,均有相当大的降压作用。然而,ALLHAT 试验显示 β 受体阻滞药与 RAS 系统抑制药如 ACEIs/ARBs 联合用药并没有达到理想的降压效果。

3.β 受体阻滞药与利尿药联合用药　理想的利尿药-β 受体阻滞药复方制剂应包含不超过 12.5mg 氢氯噻嗪、1.25mg 苄氟噻嗪或相似低剂量氯噻酮。当有糖尿病风险时应避免使用利尿药联用 β 受体阻滞药。

## 十五、α 肾上腺素受体阻滞药

在美国,目前临床上应用的 α 肾上腺素受体阻滞药有:哌唑嗪(脉宁平)、特拉唑嗪(高特灵)、多沙唑嗪(可多华)。α 肾上腺素受体阻滞药的优点是没有代谢性方面的不良反应,但是它有不少不良反应如嗜睡、腹泻、直立性低血压、心动过速等。长期用药还可能产生耐药性,这可能与体液潴留相关,出现这种情况时,应注意加大剂量或加用利尿药。α肾上腺素受体阻滞药会导致体液潴留,这一点从一定程度也解释了,为何在 ALLHAT 研究中多沙唑嗪治疗组与利尿药治疗组比较,心力衰竭的发生率更高。因此,这类药物在单药初始治疗时的应用有限。然而,在 TOMH 研究中,用多沙唑嗪 2mg/d 治疗轻中型高血压,同时干预生活习惯,随访 4 年后,其降压效果与其他降压药治疗组无显著差异。此外,尽管在改善生活质量方面,多沙唑嗪治疗组与醋丁洛尔治疗组间无明显差异,但与安慰剂治疗组间同样无明显差异,并且在多沙唑嗪治疗中,性功能障碍发生率最低。

尽管 ALLHAT 试验的结果并如预期所料,但从研究结果来看,α肾上腺素受体阻滞药可能更适用于高血压合并代谢综合征及良性前列腺增生(α肾上腺素受体阻滞药可以缓解症状)。ASCOT 试验中,多沙唑嗪被列为三线降压药,当用两种降压药治疗,血压仍控制不佳时,开始加用多沙唑嗪,结果表明,加用多沙唑嗪可以将血压降低 1.6/0.9kPa(12/7mmHg)。酚苄明及酚妥拉明可以同时阻断 $\alpha_1$ 和 $\alpha_2$ 受体,适用于嗜铬细胞瘤引起的继发性高血压。拉贝洛尔、卡维地洛会影响 α肾上腺素受体阻滞药的降压效果。

# 十六、直接血管扩张药

在过去,肼屈嗪属于三线降压药,和利尿药、肾上腺素受体阻滞药联用时可以增强降压作用并减少不良反应。肼屈嗪是一类便宜的降压药,在发展中国家中仍被广泛用于降压治疗。当肼屈嗪每日剂量超过 200mg 时有患狼疮的风险,且目前没有证据表明肼屈嗪可以逆转左心室重构,因此,在降压治疗方面,肼屈嗪正慢慢被 CCBs 取代。然而,在心力衰竭治疗方面,肼屈嗪联合硝酸异山梨酯(拜迪尔,详见第 2 章)方案是治疗方案上的一次革新,尤其对于黑种人患者,效果更好。米诺地尔是一类作用于钾通道的长效血管舒张药。米诺地尔会导致严重的肾钠潴留及多毛症,偶尔还会出现药物性心包炎,因此,米诺地尔仅适用于男性严重顽固性高血压及合并肾功能不全的高血压。有研究提示,应用米诺地尔使左心室质量增加30%。

## 十七、中枢性肾上腺素抑制药

在所有中枢性肾上腺素抑制药中,利血平在低剂量水平(0.05mg/d)就能达到最大的降压效果且不良反应少。加药及撤药都要逐量进行,常需数周内。但考虑经济成本的时候,利血平和利尿药是最便宜的联合降压方案。甲基多巴与可乐定相似,作用于中枢 $\alpha_2$ 受体,在降压的同时不会使心率减慢,尽管它有潜在的严重肝损害及嗜酸粒细胞数增多等不良反应,目前临床上仍在使用甲基多巴。可乐定、胍那苄及胍法辛的作用机制以及治疗效果与甲基多巴相仿。相较于甲基多巴,可乐定引起的药物性自身免疫性损害发生率更低,一旦发生更为危重。VA研究表明,可乐定 0.2~0.6mg/d 的降压效果最好,并且与年龄差异、种族差异无关。这个研究主要的缺点在于,不耐受治疗的患者所占的比例高。可乐定的一个特殊的不良反应是撤药后反弹现象,用可乐定控释贴治疗(1贴/周)可最大限度避免这种现象。胍那苄与可乐定相仿,但是与可乐定相比,胍那苄水钠潴留发生率更低,还能使血胆固醇下降 5%~10%。胍法辛与这类药物相仿,每日睡前给药1次可以避免白天嗜睡现象,胍法辛突然撤药的反弹现象较少发生。咪唑类受体阻滞药如莫索尼定、利美尼定目前只在欧洲上市,美国目前还没有上市。

## 十八、联合用药方案

1.背景 总体而言,指南上对轻中型高血压病(BP<160/100mmHg)的初始治疗推荐单药降压方案,而重型的高血压病,则应联合用药治疗。同时指南对高危高血压病的起始治疗也推荐联合用药方案。然而有确凿的证据表明,单药进行初始治疗对心血管的保护作用有限。那么,临床上,联合用药降压方案是否

能提供更大的心血管保护作用呢?

2.联合应用降压药物治疗 一项大规模的病例对照研究,入选来自伦巴第、意大利的 209 650 例患者,用 Logistic 同归分析并建立联合用药方案启动或维持降压治疗与心血管病的风险相关模型。结果发现,与单药启动治疗组相比,联合用药启动治疗组的心血管病风险下降 11%。与单药启动并维持治疗组相比,联合用药启动并维持治疗组的心血管病风险下降 26%(95% 可信区间:15%~35%)。因此,该研究人员推荐联合用药降压治疗应该扩大适应证。但是同时也有学者指出,这个研究所纳入的人群是非随机入选的,因此,研究结果具有局限性,要评估单药启动降压与联合用药启动降压的效果还需要更大规模的随机对照研究。同时,对于联合用药还需要有这样一个概念:低剂量的两药联用优于单药加量。一项对 147 个临床研究的 Meta 分析(图 7-4,图 7-5)证实了加用第二种起始剂量的降压药达到的降压效果是单药剂量加倍所达到的降压效果的 5 倍。此外,低剂量药物联合治疗可以减少剂量相关性不良反应的发生。

3.CCBs-ACEIs 联合降压 ASCOT 研究中肯定了 CCBs-ACEIs 联合降压治疗方案,这具有里程碑式的意义,同时也为 ACCOMPLISH 研究铺平了道路。ACCOMPLISH 研究证实了氨氯地平-培哚普利联合用药组优于阿替洛尔-利尿药联合用药组。平均随访 5.5 年后,氨氯地平-培哚普利联合用药组能降低总体心血管事件($HR$ 0.84,$P < 0.000\ 1$)、卒中率($HR$ 0.77,$P = 0.000\ 3$)、全因死亡率($HR$ 0.89,$P = 0.025$)、新发糖尿病($HR$ 0.70,$P < 0.000\ 1$)。

4.ACCOMPLISH 试验 ACCOMPLISH 研究表明,在治疗高危高血压病时,贝那普利联合氨氯地平起始降压治疗组相较于贝那普利联合氢氯噻嗪而言,能显著降低心血管病事件发生率及病死率。由此研究人员认为,对高危高血压病启动治疗采用 ACEIs 联合 CCBs 方案优于 ACEIs 联合噻嗪类利尿药。值得注意的是,氨氯地平的药物半衰期比氢氯噻嗪更长,而两者血压控制效果无显著差异,因此对于 ACEIs 联用 CCBs 组相较于 ACEIs

联合噻嗪类利尿药组具有更好的降压效果,还需要一个更合理的解释。

5.肾脏作用　ACCOMPLISH 研究中,对于慢性肾病进展预先设定的终点是血肌酐浓度升高 1 倍、终末期肾病[eGFR<15ml/(min·1.73m$^2$)]、透析。在该终点事件发生率方面,贝那普利-氨氯地平治疗组低于贝那普利-氢氯噻嗪治疗组(2%,3.7%,$HR$ 0.52,$CI$:0.41~0.65,$P$<0.000 1),由此可见,贝那普利-氨氯地平启动治疗相较于贝那普利-氢氯噻嗪启动治疗能在一定程度上延缓肾病的进展。进一步扩大而言,ACEIs 联合CCBs 相较于常规的 ACEIs 联合噻嗪类利尿药而言,更应该作为高危高血压病的一线治疗。

6.复方制剂　目前复方制剂的概念深入人心,而复方制剂则是基于这样一个理念:多药低剂量联用的降压效果优于单药加量的效果(图 7-4,图 7-5)。

## 十九、特殊患者群体:老年人

随着寿命的延长,越来越多的患者将归入老年人的范畴。目前英国高血压指南对老年性高血压推荐用 CCBs 治疗。很多老年人,治疗中注意利尿药为基础。HYVET 研究则为 CCBs 联合利尿药治疗高龄老年性高血压奠定基础。而在 CCBs 联合 ACEIs 治疗高血压病方面,ASCOT 研究、ACCOMPLISH 研究具有里程碑式的意义。由于大多数老年性高血压患者需要 2 种或 2 种以上的药物才能控制血压至目标值,因而该选择哪一种降压方案启动降压治疗几乎变得毫无意义了。然而,正如表 7-3 所示,合并某些特殊情况时,还是需要选择更合适的降压方案。

1.老年化改变　随着年龄的增长,主动脉硬化不可避免(图7-11),这意味着随年龄的增长,收缩压升高在所难免。颈动脉-股动脉脉冲波延迟可以通过非侵入性检查手段来测量动脉硬化度。多个临床试验证明,治疗老年性高血压与治疗中年性高血压相比,更能预防卒中,改善患者预后。由此可见,高龄患者比低龄患

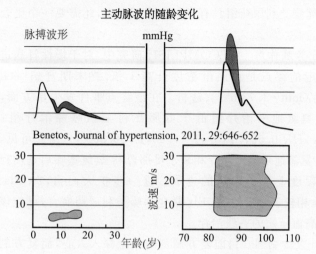

**图 7-11　老年人的主动脉压力变化**

右上图:老年人主动脉压骤升骤降;右下图:老年人主动脉波速度模式显著变化。上图数据均采用侵入性主动脉内测量。也可以通过非侵入性测量颈-股动脉波峰延长来反映动脉硬化程度

者更能从血压下降中获益,尤其是在合并其他高危因素如糖尿病等情况下。治疗老年性高血压还能延迟甚至是预防老年痴呆β受体阻滞药对老年人的益处。目前尚缺乏令人信服的证据。而CCBs 刚好可以改善老年人大动脉的硬化度,改善心脏顺应性下降,改善舒张性心功能不全。ACCOMPLISH 试验中入选人群平均年龄为 67 岁,研究结果显示,氨氯地平联合贝那普利治疗组相比于氨氯地平联合氢氯噻嗪(12～25mg/d)治疗组,能显著降低心血管病发病率及病死率,而只有当 eGFR＞60ml/min 时,氨氯地平联合贝那普利治疗才有这种心血管保护作用。

　　2.年龄＞80 岁的高龄患者　对于年龄＞80 岁的高龄高血压患者,应谨慎地将血压降至目标值 20/10.7kPa(150/80mmHg)。

　　3.血压范围　有确凿的证据表明,老年人中,收缩压持续升高超过 21.3kPa(160mmHg)的需启动降压治疗,在这个年龄组中,收缩压比舒张压更重要。因此,老年单纯收缩性高血压(舒张

压<90mmHg)应积极治疗。高血压存在靶器官受损时,如胸或腹主动脉的疾病、糖尿病等情况,应积极采取降压治疗。老年人较少出现持续性单纯舒张压性高血压,血压维持在 12kPa(90mmHg)以上,收缩压不高,此时应当按其他低龄高血压病患者处理。

4.生活方式调整　对于老年性高血压而言,非药物治疗措施也是必要的。即便是散步这样的措施也能改善高龄高血压患者的认知功能。老年女性对限钠更为敏感,除此之外,增加钾摄入对老年女性而言也能提供心血管保护作用。对于老年患者而言,最理想的非药物治疗措施是限钠、控制体重及散步。

5.如何降压　HYVET 研究显示,对于高龄高血压患者的降压目标值为 20/10.7kPa(150/80mmHg)。高血压病合并心肌缺血、左心室肥厚或者脉压增大/舒张压低的老年人时,J 形曲线现象尤为明显。舒张压下降带来的损害会不会抵消甚至超过收缩压下降带来的益处呢?目前尚没有前瞻性的研究数据来证明这一点。

6.高龄高血压病的用药　低剂量利尿药仍是高龄高血压病的一线降压药,不管在 SHEP 研究还是 HYVET 研究等一些重要的临床试验均采用利尿药来治疗高血压病。利尿药可以防治骨质疏松和老年痴呆,与其他降压药同等重要。

7.CCBs　Syst-Eur 研究中应用尼群地平治疗高龄高血压病,Syst-China 研究则应用硝苯地平治疗高龄高血压病,两个研究试验结果均表明,长效 DHPs 能显著降低高龄高血压病患者的心血管发病率及病死率。ALLHAT 试验表明,氨氯地平与利尿药、ACEIs 在预防冠状动脉事件方面无显著差异。

8.β 受体阻滞药　在老年性高血压的治疗中,β 受体阻滞药并不优于利尿药,但 β 受体阻滞药可以用于心肌梗死或心力衰竭二级预防治疗。老年人使用 β 受体阻滞药的风险包括窦房结或房室结超抑制,心排血量降低,本就衰老的心脏可能进一步衰竭。

9.ACEIs/ARBs　ACEIs/ARBs 在老年性高血压中应用广泛。STOP-2 试验显示,ACEIs/ARBs 与传统的降压方案治疗效果无显著差异,甚至优于 CCBs,在 Australian 试验中,对于男性患者,ACEIs/ARBs 治疗效果优于利尿药。理论上,限盐和(或)联用利尿药能增强 ACEIs/ARBs 的降压效果。在高龄患者中,ACEIs 可以改善胰岛素抵抗,这一点也许可以拮抗利尿药带来的代谢性不良反应。直到目前为止,关于 ARB 治疗高龄高血压的疗效分析只有 SCOPE 试验。

10.联合用药治疗  ALLHAT 试验中近 2/3 的高血压患者采用联合用药治疗。ACEIs/ARBs 联合利尿药、ACEIs/ARBs 联合 CCBs 两种方案在降低病死率和减少心血管病事件方面无显著差异。

在治疗高龄高血压病时有两点需要注意:① 舒张压低于 9.3kPa(70mmHg)时,老年人更容易发生心肌缺血、脑缺血;② 老年人更容易发生直立性低血压和餐后低血压,这种情况可能在降压治疗时加剧。

# 二十、其他特殊患者群体

1.心绞痛和高血压  能在抗心绞痛的同时降低血压的药物有 β 受体阻滞药和 CCBs。一项阿替洛尔和维拉帕米的疗效对比研究显示,两个治疗组在主要终点事件的发生率方面无显著差异。相较于阿替洛尔治疗组,维拉帕米治疗组能减少心绞痛发作及患新发糖尿病的风险。尽管如此,维拉帕米在临床上仍然少用,因为维拉帕米更容易发生便秘。尽管 HOPE 试验、LIFE 试验分别证明了 ACEIs 及 ARBs 可以通过降压逆转心室重构,从而间接改善心肌供需氧平衡。但利尿药、α 受体阻滞药、ACEIs 及 ARBs 都没有直接的抗心绞痛的作用。

2.黑种人患者  ALLHAT 研究中,对赖诺普利治疗组进行分析发现,黑种人患者卒中风险更大、血压控制更差,这可能与试验设计中,赖诺普利治疗组规定不能联用噻嗪类利尿药及氨氯地平相关。值得注意的赖诺普利治疗组与其他治疗组相比,黑种人患者心绞痛发作比例更高(0.7%)。单药治疗时,黑种人患者对利尿药、CCBs 的反应性更好,而对 ACEIs/ARBs 及 β 受体阻滞药反应较差。这可能与老年黑种人患者机体本身低肾素状态相关。总体上来看,联合利尿药可以增加黑种人患者对 ACEI/ARBs 及 β 受体阻滞药的反应,原因在于利尿药可以增加血肾素水平。在另外一项研究中,CCBs 治疗南非黑种人高血压比低剂量利尿药的治疗效果更好,原因可能与没有对患者进行限盐干预相关。

3.合并糖尿病的高血压病患者　基于专家意见,目前指南建议合并糖尿病的高血压病患者在血压高于 17.3/10.7kPa (130/80mmHg)时,就应该启动降压治疗,并且降压的目标值是使收缩压低于 17.3kPa(130mmHg)。最近,ACCORD 试验表明,合并糖尿病时,血压进一步下降会进一步降低卒中发生率,但却不能进一步预防心脏病发作或其他心血管事件发生,同时还会造成药物不良反应。然而我们可能低估了血压降低的获益,因为在这项研究中,令人意外的结果是血压进一步下降会降低冠状动脉事件的发生率。

合并糖尿病性肾病。1 型糖尿病性肾病中,ACEIs 可以降低蛋白尿,延缓肾小球硬化及有效肾单位丢失。2 型糖尿病性肾病中,试验表明 ARBs 的肾保护作用与 ACEIs 相仿。合并 2 型糖尿病的高血压患者出现 RAS 阻滞药抵抗,说明了糖尿病患者 RAS 系统激活,同时也提醒我们对于合并糖尿病的高血压病患者,要充分抑制 RAS 系统,可能需要更大剂量的 RAS 抑制药。

已有确凿的证据表明,ACEIs 对合并 1 型糖尿病性肾病、ARBs 对合并 2 型糖尿病性肾病有特异的肾保护作用。结合 RENAAL 及 IDNT 试验结果,收缩压达到治疗目标值 17.3kPa (130mmHg)甚至更低的组别,蛋白尿发生率、心血管病风险性更低。由此可见 ARBs 既能降低血压又能减少蛋白尿,对肾保护起到双重作用。实际上,当患者负担不了 ARBs 的费用,那么可以用 ACEIs 来替代。

4.血脂异常　患者出现高脂血症时,加用他汀类药物将是必要的,在 ASCOT-LLA 试验中(详见第 10 章),入选人群的平均胆固醇水平仅轻微升高,加用 10mg 阿托伐他汀在预防冠心病及卒中方面具有重大意义。以往的治疗方案里,服用高剂量的利尿药会增加血浆胆固醇水平,目前采用低剂量治疗使这一情况变得更少见。至于β受体阻滞药,以往认为β受体阻滞药可以预防心脏病复发,并且可能有助于预防高血压患者初始冠状动脉事件的发生。但目前并没有证据支持β受体阻滞药优于其他降压药。早期的β受体阻滞药在预防卒中的同时,还会升高血甘油三酯水平,降低高密度脂蛋白胆固醇水平,降低胰岛素敏感性,并可能导致2型糖尿病,因此并不推荐早期β受体阻滞药用于一级预防。α受体阻滞药可以明显改善血脂情况,而在大多数研究结果中ACEIs,ARBs,CCBs并不影响脂质代谢过程。因此,这些药物比β受体阻滞药更有良好的应用前景。

5.高血压患者的运动治疗　低中强度的有氧运动训练能降低静息血压。因此,增加运动调整生活方式是高血压病非药物治疗的一部分。缺乏运动是冠心病的独立危险因素。调整生活习惯,进行运动锻炼可能会使心排血量增大、血压升高。这时候选择降压药最好是能恰当地拮抗这种作用。ACEIs/ARBs,DHP-CCBs就是最佳选择。相反地,β受体阻滞药通过降低心率、降低心排血量,即便是有血管舒张作用的β受体阻滞药也是一样的。

6.代谢综合征　1型糖尿病患者中有50%患高血压,多数是继发于肾损害。2型糖尿病患者中有80%高血压,是代谢综合征的常见表现(见第11章,图11-1)。在接受治疗的高血压患者中,糖尿病病史≥25年以上的占20.4%,这可能与体重增加和使用β受体阻滞药相关。糖尿病患者的血压控制标准比非糖尿病患者更严格。JNC-7指南建议糖尿病患者的降压目标为17.3/10.7kPa(130/80mmHg)。ADVANCE研究中,合并糖尿病的高危高血压病患者(平均血压140/77mmHg),用培哚普利联合吲达帕胺进一步降压,平均血压下降了0.7/0.3kPa(5.6/2.2mmHg),全因死亡率下降14%(P=0.03)。单纯收缩期高血压患者合并糖尿病时,收缩压应降至18.7kPa(140mmHg)左右。降压治疗的同时还需要调整生活方式,包括控制血糖等。对于那些有糖尿病倾向(有代谢综合征的个人史及家族史)的高血压病患者,避免使

用大剂量利尿药和 β 受体阻滞药作为初始治疗。对于这类患者,使用 ACEIs/ARBs 进行初始治疗同样存在争议。Syst-Eur 试验中,长效 DHP-CCBs 尼群地平使合并糖尿病患者获益,且较 SHEP 试验中的利尿药的获益更大。因此,对于合并代谢综合征的高血压病患者而言,ACEIs/ARBs 是一线药物、CCBs 为二线药物,无代谢不良反应的 β 受体阻滞药或小剂量噻嗪类利尿药则为三线药物,某些情况下也可选择 α 受体阻滞药。

7.肥胖的高血压患者 肥胖的高血压患者的特点是高血容量、高心排血量(由 Starling 定律决定),低外周血管阻力。其中的机制相当复杂,包括肾小管重吸收钠的能力增强,交感神经传出系统亢进等。控制体重往往不容易,更妄论坚持了。但即便是体重轻微的下降对维持血压下降都有重要意义。体重每降低 1kg,就能使血压降低约 0.13kPa(1mmHg)。由于肥胖患者更容易产生胰岛素抵抗,且大剂量利尿药在降低血压的同时,还会出现胰岛素抵抗,并且存在许多潜在的不良反应。因此对于肥胖患者而言,需小剂量应用利尿药。肥胖和胰岛素抵抗是左心室肥厚的独立危险因素。因此即便缺乏良好的研究数据支持,理论上对于肥胖高血压患者而言,合理的顺序是优先选择对代谢影响最小的方案,例如利尿药联合 ACEIs/ARBs,ACEIs 联合 DHP-CCBs 可以避免噻嗪类利尿药致糖尿病的风险。对于肥胖的高血压患者应避免使用 β 受体阻滞药。

8.心肌梗死后的高血压患者 高血压患者发生急性心肌梗死(AMI)时,血压往往会降低,而在心肌梗死后数月内逐渐升高。目前尚没有足够的前瞻性研究来确定心肌梗死后高血压的最佳治疗方法。但 β 受体阻滞药和 ACEIs/ARBs 更适用于心肌梗死后高血压。

9.吸烟 高血压病患者戒烟是势在必行。吸烟,除了是冠心病和卒中的独立危险因素外,同时与高血压病的发病息息相关。首先,吸烟促进肾性高血压及恶性高血压的发生及发展。其次,吸烟损害血管内皮细胞的完整性。目前认为内皮功能的完整性在维持正常的血压和勃起功能方面具有重大意义。最后,嗜烟导致血压持续上升,动态血压检测时还发现嗜烟的患者收缩压高峰波动性大。嗜烟的患者不吸烟时,随机诊室血压正常会掩盖了吸烟对血压的不良影响。

10.合并妊娠 甲基多巴经试验证明适用于合并妊娠的高血压患者,ACEIs/ARBs 对妊娠高血压患者来讲是绝对禁忌的。

11.睡眠呼吸暂停 在一项 125 例顽固性高血压患者的研究中,64% 的顽固性高血压病患者患睡眠呼吸暂停。年龄＞50 岁、颈围大、打鼾是阻塞性睡眠呼吸暂停的良好预测指标。对于合并阻塞性睡眠呼吸暂停的难治性高血压患者,肾交感神经消融术可以降低血压并且减少打鼾。更有趣的是,术后患者糖耐量异常也能进一步改善。

# 二十一、降压治疗的特殊目标

1.逆转左心室肥厚 左心室肥厚是高血压的重要并发症,超声心动图比心电图更能准确诊断左心室肥厚。它不仅仅是心血管病的独立危险因素,还与异常心脏舒张功能相关。这可能会导致呼吸困难,甚至是左心室衰竭。重要的一点是,血压下降短期内并不改善左心室肥厚,但降压治疗维持长达 3 年,可能完全逆转左心室肥厚。不少重要的回顾性分析表明,ACEIs/ARBs,CCBs 等药物可以阻断心肌细胞增生的信号通路,从而逆转左心室重构。LIFE 研究提示,相较于阿替洛尔、氯沙坦在逆转左心室肥厚上有决定性的优势。LIFE 研究中猝死率、新发糖尿病的下降均与 ACEIs 逆转左心室肥厚相关。有趣的是,左心室肥厚不仅和日间血压相关,夜间血压没有相应的下降也会促进左心室肥厚发展。对于左心室肥厚的降压新目标是降低中心动脉压,由儿茶酚胺作用于 α 肾上腺素受体介导左心室肥厚。因此,理论上具有血管舒张作用的 β 受体阻滞药应该比其他 β 受体阻滞药在逆转左心室肥厚方面更有效。因此,从这一方面来说,奈必洛尔优于美托洛尔。

2.心房颤动 高血压引起的左心室肥厚使左心房扩大,引起心房颤动(图 8-11)。不少降压药如维拉帕米、地尔硫䓬以及 β 受体阻滞药可以控制心室率,对于合并心房颤动的高血压患者是可行的治疗策略。此外,严格的控制血压本身也能治疗左心室肥厚。最近的一篇综述提到,在选择 ARB 类药物对高血压病患者进行心房颤动的一级预防具有循证医学证据。两个大型的双盲对照试验(VALUE 试验中研究缬沙坦;ONTARGET/TRAN-SCEND 试验中研究替米沙坦)显示 ARBs 在预防高血压病患者发生心房颤动方面与 ACEIs 没有明显差异。

3.清晨血压上升　起床后清晨血压达高峰与猝死、急性心肌梗死和卒中具有强相关性。理论上讲,需使用超长效剂型来治疗清晨高血压。实际上,清晨高血压治疗策略仍然不明确。目前只有一个前瞻性对照试验阐述这个问题。该研究表明,缓释型的维拉帕米(Covera HS)治疗组 CCB 并不优于 β 受体阻滞药为基础的治疗方案。然而这个研究被提前终止了。目前,理想的治疗策略应该以降低心脏性风险为目标,使清晨血压达到正常值,不论是诊室血压还是诊室外血压。

4.室性心律失常　心脏异位电活动常与左心室肥厚相关,并提示有潜在的心脏收缩功能障碍,通常不具威胁性。其中,高血压病相关心脏病可以单独或协同冠状动脉疾病均可引起心脏收缩功能障碍。β 受体阻滞药可避免心脏收缩功能进一步下降,但有心律失常的不良反应。持续性室性心动过速可能提示合并冠心病可能。合并致命性心律失常的高血压病患者需加用Ⅲ类抗心律失常药:索他洛尔或胺碘酮(详见第 8 章),同时应该注意利尿药诱发的低钾血症引起的尖端扭转型室性心动过速。

5.西地那非治疗勃起功能障碍和高血压　几乎每一种降压药都有报道过性功能障碍的不良反应,尤其在男性患者中更常见。这可能与吸烟、高胆固醇血症、糖尿病使阴茎血管的内皮细胞功能受损,导致血流量减少引起勃起功能障碍。此外,即使在未患心血管疾病前,勃起功能障碍可能提示全身血管疾病。有研究发现,ARBs 与 β 受体阻滞药相比男性性功能障碍发生率更低。TOMH 研究发现,多沙唑嗪治疗组的性功能障碍发生率最低。西地那非这类药物必要时可用于无心绞痛发作的高血压病患者,因为这些患者不会服用硝酸酯类药物。西地那非通过提高血管内皮细胞的环磷酸鸟苷及环磷酸腺苷水平来达到降低外周血管的压力。而众所周知,这两个环节是硝酸酯类药物的作用机制中重要环节(图2-6)。因此,两药联用时会导致血压显著下降。

6.不影响认知功能的最佳选择　一般来说,除了中枢性降压药如可乐定、甲基多巴外,其他降压药应该没有中枢神经系统方面的不良反应。然而β受体阻滞药可能对认知功能产生轻微的影响。这种情况主要见于普萘洛尔,甚至非脂溶性剂阿替洛尔也会发生。目前已确定CCBs,ACEIs/ARBs不影响认知功能,在降压的同时,可延缓或预防老年性痴呆,因此这些药物不失为最佳选择。

7.改善生活质量　在一般情况下,除普萘洛尔、甲基多巴、可乐定以外,几乎所有的降压药均能改善患者的生活质量。需要注意的是对于生活质量的研究中,有治疗不良反应的患者往往更容易失访,而被排除在研究之外。尽管如此,大多数降压药可以改善生活质量,但研究表明,β受体阻滞药与运动耐量下降或性生活质量下降相关,这对于精力旺盛的男性高血压病患者而言显然是个坏消息。而β受体阻滞药治疗焦虑引起的高血压和心动过速,可以迅速起效。

8.降压药在发展中国家的性价比　世界范围内,昂贵的药物通常是一种奢侈品,而选择的原则是由经济能力决定的。目前尚缺乏对降压药性价比的相关研究。考虑经济成本的话,大多数均会选择小剂量噻嗪类利尿药、CCBs作为初始降压治疗方案。对于南非高血压病患者而言,以利尿药为基础,联合依那普利及一种CCBs的治疗方案血压达标率达78%。以左心室肥厚为治疗终点,CCBs比利尿药更有效。在某些国家如印度,CCBs的价格普遍都很低。

# 二十二、高血压危象

首先,在选择降压治疗方案前,区分高血压亚急症(血压严重

升高,必须降下来,但降压不一定迅速)或高血压急症(并发急性
心力衰竭的视盘水肿或高血压脑病)两个概念是相当重要的(选
择的药物见表 7-4)。对于高血压亚急症而言,口服速效降压药如
呋塞米、卡托普利将血压降至适当水平,加用其他降压药时需密
切监测检测血压情况。而对于高血压急症而言,住院治疗并选择
表 7-4 中任意一种治疗方案是相当必要的。然而,高血压迅速降
低可能对靶器官如大脑、心脏等有不利的影响。因此,在出现脑
缺血、心肌缺血相关症状时,选择快速降压方案需权衡利弊。因
此,选择硝普钠、尼卡地平、拉贝洛尔静脉用药是可行的。非诺多
巴是一类经静脉用药的选择性多巴胺 $A_1$ 受体激动药,可以增加
肾血流量保护肾功能,但是会反射性地引起心动过速。对于并发
急性左心衰竭,首选依那普利或舌下含服卡托普利联合一种襻利
尿药。合并急性冠状动脉综合征患者首选硝酸甘油静脉用药,通
常联用艾司洛尔。

**表 7-4　高血压急症及高血压亚急症的药物治疗**

| 临床情况 | 降压机制 | 药物 | 用法 |
|---|---|---|---|
| 高血压急症紧急降压 | 一氧化氮供体 | 硝普钠静脉滴注(注意:氰化物中毒) | 0.3~2 μg/(kg·min) 注意调整剂量 |
| 高血压合并缺血事件(±严重左心功能不全) | 一氧化氮供体 | 静脉用药:硝酸甘油 20~200μg/min 或硝酸异山梨酯 1~10 mg/h | 根据血压调整剂量 |
| 高血压合并缺血事件同时出现心动过速 | 心功能良好时应用 β 受体阻滞药 | 艾司洛尔静脉推注或静脉滴注 | 50~250μg/(kg·min) |

续表

| 临床情况 | 降压机制 | 药物 | 用法 |
|---|---|---|---|
| 高血压合并缺血事件同时出现心动过速 | α,β受体阻滞药 | 拉贝洛尔静脉推注或静脉滴注 | 2～10 mg<br>2.5～30 μg/(kg·min) |
| 高血压合并心力衰竭 | 血管紧张素转换酶抑制药 | 依那普利拉(静脉推注)<br>卡托普利(舌下含服) | 0.5～5 mg 静脉推注<br>12.5～25 mg 舌下含服 |
| 高血压无心脏合并症 | 血管舒张药 | 肼屈嗪、硝苯地平[1]、尼卡地平 | 5～10 mg 静脉推注<br>1～4 mg 静脉推注<br>5～10 mg 舌下含服<br>5～10 μg/(kg·min)<br>1～3 μg/(kg·min) |
| 恶性高血压,合并肾功能恶化 | 多巴胺受体(DA₁)激动药,忌用β受体阻滞药 | 非诺多泮[2] | 0.2～0.5 μg/(kg·min) |
| 高血压合并嗜铬细胞瘤 | α,β受体阻滞药,或联用α受体阻滞药和β受体阻滞药,避免单独使用β受体阻滞药 | 酚妥拉明、拉贝洛尔 | 1～4 mg 静脉推注<br>2～10 mg<br>2.5～30 μg/(kg·min) |

注:表格源自 Foex,et al.Cardiovascular drugs in the perioperative period.New York:Authors' Publishing House;1999,with permission.Nitrate doses from Table 6, Niemenen MS,et al.Eur Heart J,2005,266:384.

[1].美国不批准使用硝苯地平,口服制剂具有禁忌证。[2].美国批准使用 Corlopam 治疗恶性高血压,具体用法详见药品说明书;需警惕当出现心动过速的不良反应时,不能用β受体阻滞药来治疗

1.硝普钠 硝普钠在临床上应用广泛,但用药时需仔细监测,以免过量。硝普钠能同时降低前负荷和后负荷。大剂量硝普钠持续静脉滴注 10min 以上,会有氰化物中毒的风险(详见第 6 章)。拉贝洛尔能平稳降压,因此不会引起反射性心动过速;拉贝洛尔还有阻断 α 受体的作用,因此可以拮抗 β 受体阻滞药的不良反应,如支气管痉挛等。肼屈嗪、双肼屈嗪可能引起心动过速。因此,合并心绞痛最好避免使用这类药物,除非与 β 受体阻滞药联用时。此外肼屈嗪是目前唯一批准的适用于妊娠子痫前期的治疗药物。

2.脑卒中急性期 脑卒中急性期能否从血压降低中获益仍存在争议,大多数神经专科医师认为只有当舒张压超过 16kPa (120mmHg)时,才启动降压治疗。

## 二十三、最大剂量药物治疗

临床上时偶尔会遇到这样的情况,已有的降压方案对某些患者不起效。这时需考虑以下几点:①患者依从性如何? ②排除了白大衣高血压了吗? 诊室内血压代表患者的真实血压吗? 有时候这两者的差异是很大的。③患者有无合并动脉粥样硬化性肾动脉狭窄或肾衰竭等? ④患者限盐戒酒了吗? 有没有服用拟交感神经药物或非甾体类抗炎药? ⑤患者近来精神压力如何? ⑥是否有潜在的继发性高血压可能? 例如,高血浆醛固酮水平和低血浆肾素水平可能提示醛固酮增多症,这时候将醛固酮受体拮抗药替代噻嗪类利尿药,或是两药联用。醛固酮受体拮抗药同时还适用于原发性醛固酮增多症引起的顽固性高血压。⑦降压药达最大治疗剂量了吗,特别是利尿药降压药。反应性的钠潴留导致血管过度舒张使外周血管对血管舒张药不敏感,外周阻力不能进一步下降(注意此时低剂量利尿药的概念暂时不适用)。

顽固性高血压的降压治疗 临床上顽固性高血压具有较高的心血管疾病发病率和病死率。目前可以应用 ABPM 对顽固性高血压进行诊断及疗效、预后的评估。顽固性高血压意味着外周血管阻力和(或)心排血量居高不降。一般来说,治疗顽固性高血压的重点应尽可能地选用多种不同作用机制的扩张血管治疗,例如 CCBs,ACEIs,α 受体阻滞药、血管紧张素受体拮抗药、米诺地尔,大剂量利尿药和醛固酮受体拮抗药等。重度高血压的血压水平常呈容量依赖性,血管舒张药尤其是米诺地尔在降压的同时会引起水钠潴留;因此,为了获得更好的降压效果,需联用利尿药,特别是襻利尿药。襻利尿药中,托拉塞米治疗高血压病的剂量为每日 1 次标准剂量。其他的襻利尿药如美托拉腙与托拉塞米的降压作用无明显差异,甚至美托拉腙覆盖 24h 的降压作用更明确。由于直立性低血压和性功能障碍的发生率高,神经节阻滞药(胍乙啶和胍环定)目前已过时了,因此它是降压治疗的最后选择。目前顽固性高血压的治疗强调以 CCBs,ACEIs/ARB 及利尿药三药联合为基础,再加上 2 种药物:螺内酯和 α 受体阻滞药,然后才考虑肾交感神经消融治疗。

# 二十四、肾交感神经消融治疗

肾交感神经消融治疗在难治性高血压中的疗效目前还处在研究阶段。SIMPLICITY HTN-3 临床研究目前正在进行中。初期非对照试验结果显示,153 例难治性高血压(5 种降压药治疗下平均血压为 176/98±17/15mmHg),在肾交感神经消融治疗后,血压下降 3.3/1.6kPa(25/12mmHg),随访 2 年后血压降得更低,且无明显不良反应。SIMPLICITY HTN-2 试验中入选患者随机分为单纯药物治疗组与肾去交感神经治疗组(5 种降压药物治疗联合肾动脉去交感神经治疗)治疗 6 个月后,效果满意。为了使结果更有说服力,还需进一步改进研究设计方案。因此 SIM-PLICITY HTN-3 试验在纳入更大样本量、并设计假手术对照组及采用 24h ABPM 检测血压等方面进行了改进。

肾交感神经激活后,传出神经引起肾血管收缩、肾素释放、水钠潴留,传入神经将信号传入大脑,引起交感神经系统过度激活,而导致高血压。肾交感神经消融治疗同时阻断肾交感传入和传出系统,可能发挥着系统性的降压效果。在早期的研究中表明,肾交感神经消融治疗可以改善高血压合并糖尿病患者的胰岛素抵抗并且可以改善睡眠呼吸暂停的相关参数。但一位高血压杂志的编辑质疑,这些患者是否真的属于顽固性高血压患者。因为降压药中几乎没有中枢性降压药或 α 受体阻滞药、仅少数用了醛固酮受体阻滞药。而支持者提出,许多患者宁愿选择一次性介入治疗,而不愿长期服用多种药物。

## 二十五、压力反射激活治疗高血压

对难治性高血压患者置入装置来刺激颈动脉窦压力调节感受器以达到降压目的,是治疗难治性高血压的另一种非药物治疗手段。动物试验表明,用电刺激狗的颈动脉窦神经,可以通过压力反射降低血压,减慢心率,降低血浆肾上腺素浓度。美国一项研究随机入选难治性高血压患者,对试验组进行双侧颈动脉窦压力感受器刺激达 12 个月,对照组在前 6 个月进行假刺激,后 6 个月进行双侧颈动脉窦压力感受器刺激。研究结果表明难治性高血压患者确实可以从压力感受性反射激活疗法中获益,但这个新疗法并非在所有的终点事件上都表现出优势性,发生许多与手术相关的并发症,如面神经麻痹等。目前,第二代小型的单极刺激装置已经在欧洲开始试用。

## 二十六、小　结

1.**主要进展**　近来高血压病诊疗方面的主要进展是降压目标值更低,且与心血管风险密切相关。因此,对高血压进行危险分层是诊疗的重要组成部分。监测血脂是必要的,有指征时,应加用他汀类药物。对生活习惯进行干预前,需评估靶器官损害情况。

2.**老年人和糖尿病患者**　是两个主要的高危人群。对老年收缩性高血压进行降压治疗可降低脑卒中、心血管事件和全因死亡率。在糖尿病患者中,血压应该降低到 17.3/10.7kPa(130/80mmHg),此外还需要联合他汀类药物治疗。

3.作为首选药物 JNC 等指南提出,小剂量利尿药适用于无其他降压药物使用指征的低危高血压病。因为利尿药可以降低主要终点事件发生率包括全因死亡率在内。英国高血压学会推荐 CCBs,ACEIs/ARB 以及利尿药(氯噻酮或吲达帕胺)这三类药物为一线降压药。相比之下,欧洲高血压协会则提出五大类药物治疗高血压,即小剂量利尿药、β 受体阻滞药、CCBs,ACEIs,ARBs。由于 β 受体阻滞药在预防卒中方面没有显示出优势,其地位在下降,可作为二级预防的药物。

4.合并糖尿病的患者 首选 ACEIs/ARBs。必要时可加用利尿药、β 受体阻滞药或 CCBs。

5.在治疗老年高血压病患者 大多临床试验首选小剂量利尿药联合长效二氢吡啶类 CCBs。CCBs 理论上对延缓血管老化,防止血管舒张功能受损有益。HYVET 试验中对老年高血压使用吲达帕胺降压,病死率显著下降,因此研究提前终止了。高龄高血压患者的降压目标值为 20/13.3kPa(150/100mmHg)。需要注意的是,单纯性收缩性高血压在降压治疗时,舒张压不应低于8.7～9.3kPa(65～70mmHg)。

6.合并冠状动脉疾病的高血压 在降压的同时应控制血脂,有助于降低冠状动脉性病死率。目前并没有哪一类的降压药能特异降低冠状动脉性病死率。相比之下,在降低冠状动脉性病死率方面,他汀类药物备受瞩目。

7.高血压急症 应根据患者特点选择静脉类降压药 对于那些高血压亚急症时(无靶器官急性损害),应使用速效的口服降压药如呋塞米或卡托普利等。

8.难治性高血压 以下这几点相当重要:患者依从性;注意排除继发性原因,包括原发性醛固酮增多症;需谨慎白大褂高血压可能;注意应用 24h 血压总体情况。只有在充分考虑这几点后,才能制订更好的治疗方案。

9.难治性高血压非药物治疗 如肾去交感神经治疗、压力反射激活疗法等不失为一个选择。

10.降压治疗的总体方针 我们建议以患者为中心,充分考虑预后,根据指南制订最佳降压策略。在美国从 1980～2000 年间通过加强高血压病管理治疗,冠状动脉性病死率下降 20%。更有效的控制血压势必能产生更大获益。

(吴 兵 洪恢宏 译 林 荣 校)

# 第 **8** 章 抗心律失常药物及治疗策略

STANLEY NATTEL · BERNARD J.GERSH ·
LIONEL H.OPIE

"器械治疗和射频消融治疗的发展使威胁生命的高交感激活性心律失常治疗策略发生了重大变革"。

Authors of this chapter 2004

## 一、最新进展概述

自本书上一版发行至今,以下几个主要方面发生了变化:①由于抗心律失常药物治疗始终存在不尽如人意之处及器械和消融技术的飞快发展,越来越多的室性心律失常和室上性心律失常患者采用了器械和消融治疗。②随着老龄人口的增加,心房颤动已经成为主要的健康问题。心房颤动领域的研究越来越活跃,关于心房颤动的治疗策略是心室率控制还是节律控制的争论一直存在,目前越来越多的证据倾向于介入消融治疗。③在心律失常的治疗领域,尤其是心房颤动的治疗方面,一些称为上游治疗的手段已经备受关注。上游治疗包括那些以延缓心律失常基质改变为目标的治疗方法,以期预防心律失常的发生(一级预防)或在心律失常初次发作后减少其再发风险(二级预防)。④卒中被认为是心房颤动患者危害最大的并发症,新型口服抗凝药物不断出现,使卒中预防成为心房颤动管理科学中最主要的考量之一。⑤心脏电生理特性存在重要的性别差异。与男性相比,女性往往静息心率更高,QT 间期更长,药物诱发尖端扭转型室速风险更高。女性心房颤动患者发生卒中风险更高,而且更不易于接受抗凝和导管消融治疗。女性对心脏再同步化治疗(CRT)的反应更好,换句话说,即再住院次数减少及逆转心室重构的作用更强。这些心律失常领域中存在的性别差异需要更进一步的研究,探寻其潜在的病理生理机制。

## 二、抗心律失常药物

抗心律失常药物用于减轻患者症状或者延长患者生存时间。然而,大型临床研究和一项入选近 100 000 例应用抗心律失常药物治疗急性心肌梗死患者的荟萃分析研究结果使预防性应用抗心律失常药物的效果受到严重质疑。这些研究强调,只有当抗心律失常药物治疗预防临床终点事件的获益大于其潜在不良反应时才应该使用抗心律失常药物治疗。从这个角度说只有 β 受体阻滞药等少数几个药物能够应用于心肌梗死患者。有趣的是,在缺血性心脏病和心力衰竭患者中,醛固酮受体拮抗药、血管紧张素转换酶抑制药(ACEI)、血管紧张素受体拮抗药(ARB)、他汀及不饱和脂肪酸均有预防心脏性猝死的证据,然而大部分的抗心律失常药物依然没有证据支持能够预防心脏性猝死。这些结果再次强调了那些致命性心律失常不单单是"电活动异常",有效的治疗目标还应包括其上游机制。胺碘酮是唯一一个能够预防心脏性猝死(SCD)的抗心律失常药物,具有多种离子通道阻断效应,是一个广谱抗心律失常药物。然而,即便这样,胺碘酮预防高危患者心脏性猝死的效果依然劣于置入性心脏转复除颤器(ICDs)。

分类:根据抗心律失常药物作用的电生理特点,将抗心律失常药物分为 4 类(表 8-1)。最初的 Vaughan Williams 4 类分类法现在已经发展成为以离子通道和受体为基础的更为复杂的"西西里岛"(Sicilian Gambit)抗心律失常药物分类系统(图 8-1)。另一种描述性划分将抗心律失常药物分为仅用于室上性心动过速治疗的药物(表 8-2)及主要用于治疗室性心动过速的药物(表 8-3)。

### 表 8-1  抗心律失常药物分类

| 分类 | 离子通道 | 复极时间 | 举例 |
|------|---------|---------|------|
| ⅠA | 阻滞钠通道++ | 延长 | 奎尼丁、丙吡胺、普鲁卡因胺 |
| ⅠB | 阻滞钠通道+ | 缩短 | 利多卡因、苯妥英钠、美西律、妥卡尼 |
| ⅠC | 阻滞钠通道+++ | 不变 | 氟卡尼、普罗帕酮 |
| Ⅱ | 抑制 If 电流(一种起搏及去极化电流)、间接抑制 L-钙电流 | 不变 | β受体阻滞药(索他洛尔例外,其同时具有Ⅲ类抗心律失常效应) |
| Ⅲ | 抑制钾电流 | 显著延长 | 胺碘酮、索他洛尔、伊布利特、多非利特 |
| Ⅳ | 抑制房室结钙内流 | 不变 | 维拉帕米、地尔硫䓬 |
| 类似Ⅳ | 激活钾电流(超极化) | 不变 | 腺苷 |

+.抑制效应;++.明显抑制效应;+++.主要抑制效应

表 8-2　仅用于治疗室上性心律失常的抗心律失常药物

| 药物 | 剂量 | 药动学 | 不良反应及禁忌证 | 相互作用及预防措施 |
|---|---|---|---|---|
| 腺苷（类Ⅳ类抗心律失常药物） | 对于阵发性室上性心动过速，起始剂量为快速静脉推注 6mg。若 1～2min 末起效，必要时可在此之后的 1～2min 后追加 12mg。儿童中报道：0.25mg/kg 应该有效 | $T_{1/2}$=10～30s。腺苷在体内快速转运至红细胞及血管内皮细胞（主要代谢场所），在此代谢为腺苷及单磷酸腺苷 | 不良反应多是短暂的。包括恶心、头晕、面部潮红、胸痛。窦房结或房室结受抑制，心动过缓；大剂量推注时偶见低血压，心动过速、支气管痉挛 | 注意：心房扑动中腺苷可诱发 1∶1 传导；双嘧达莫可抑制腺苷的分解，因此联用时腺苷应减量 |
| 艾司洛尔（Ⅱ类） | 负荷剂量：静脉推注 500mg/min，超过 1min；之后给予维持剂量：先静脉推注 50mg/min，100mg/min，150mg/min 及 200mg/min（均 >4min），当达到理想疗效后停用 | $T_{1/2}$=9min。在初始静脉推注之后 2min 内起效，90% 在 5min 内达稳定的血药浓度。在停用后 18～30min 内 β 受体阻滞药的疗效消失。艾司洛尔在红细胞内代谢，不经肾脏或肝代谢 | 低血压，外周血管缺血，意识障碍，血栓性静脉炎，溢出引起皮肤坏死；支气管痉挛。在严重心动过缓（大于一度）、传导阻滞及明显心力衰竭的休克及心源性休克的患者中禁用 | 与华法林及消耗儿茶酚胺的药物会产生相互作用。增加地高辛血药浓度。延长琥珀酰胆碱的活性时间 |

续表

| 药物 | 剂量 | 药动学 | 不良反应及禁忌证 | 相互作用及预防措施 |
|---|---|---|---|---|
| 维拉帕米(IV类) | 5～10mg 缓慢静脉推注(>2～3min),若耐受可在10～15min内重复10mg。在美国,若需要会在10min之后第2次静脉推注10mg。口服剂量,120～480mg/d,分3~4次 | $T_{1/2}=2\sim8h$(口服或静脉推注),多次口服后 $T_{1/2}$ 增加至4.5～12h。维拉帕米在静脉推注后5min内或口服后1～2h起效,90%通过胃肠道吸收(因人而异),在肝首关代谢。其生物利用率仅约20% | 低血压,心源性休克,显著的心动过缓,二度或三度传导阻滞,预激综合征,宽 QRS 波心动过速,室性心动过速及失代偿期心力衰竭患者禁用。在未安装起搏器的病窦综合征患者也是禁用的 | 苯巴比妥、苯妥英钠、磺吡酮及利福平的血药浓度降低;地高辛、奎尼丁、卡马西平、环孢素血药浓度升高。利福平及西咪替丁毒性增加。合并肝功能不全应减量 |
| 地尔硫草(IV类) | 起始剂量 0.25mg/kg 超过2min,持续监测 ECG 及 BP。必要时可在15min后加量至 0.35mg/kg。对于心房颤动或心房扑动,起始剂量 5～10mg/h,之后可增加 5～15mg/h,最多应用24h | $T_{1/2}=3\sim5h$(老年人中半衰期更长)。地尔硫草被吸收后经细胞色素P450代谢,其生物利用度约 0.40(因人而异)。80%与血浆蛋白结合。肝肾功能损害不影响地尔硫草的血浆浓度 | 不良反应:房室传导阻滞,心动过缓(偶尔心搏骤停,窦性停博。禁忌证:病窦综合征,二度或三度房室传导阻滞,宽 QRS 波心动过速,显著心动过缓或左心衰竭 | 与胺碘酮,β受体阻滞药,地高辛,甲氟喹联用时,心动过缓,房室传导阻滞的风险增加。与西咪替丁合用时,其血浆浓度会增加;与巴比妥类、苯妥英钠及利福平联用时其浓度下降。与卡马西平、环孢素联用时其浓度变化较大,可能升高。地高辛浓度变化较大,可能升高,注意房室结传导 |

续表

| 药物 | 剂量 | 药动学 | 不良反应及禁忌证 | 相互作用及预防措施 |
|---|---|---|---|---|
| 伊布利特（Ⅲ类） | 静脉推注：1mg超过10min（60kg以下的患者，0.1mg/kg）必要时可在10min后重复上述剂量 | 起效 $T_{1/2}=1.5min$，平均消除 $T_{1/2}=6h（2～12h$不等）。疗效在40min以内 | 恶心、头痛、低血压、束支传导阻滞、房室结传导阻滞，心动过缓、尖端扭转性室性心动过速、持续性单形性室性心动过速、心动过速、室性期前收缩。避免同时应用Ⅰ类或Ⅲ类抗心律失常药物。与胺碘酮或索他洛尔联用需谨慎。曾尖端扭转型室性心动过速或失代偿期心力衰竭者禁用 | 与ⅠA类或其他Ⅲ类抗心律失常药物相互作用，延长QT间期（如抗精神病药、抗抑郁药、大环内酯类及某些抗组胺药）。注意QT间期（表8-4）及时纠正低钾血症及低镁血症 |

续表

| 药物 | 剂量 | 药动学 | 不良反应及禁忌证 | 相互作用及预防措施 |
|---|---|---|---|---|
| 多非利特（Ⅲ类） | 250mg 2 次/日，若肾及心脏功能正常，最大剂量可达 500mg，2 次/日。若心功能不全，250mg，2 次/日。服药后每 2～3 小时检查下 QT 间期，若 QTc 延长 > 15% 或>500ms，应减量。若 QTc>500ms，停用 | 口服血浆浓度在 2.5h 达峰，48h 内达稳定的血药浓度。50% 经肾排泄 | 间断扭转性室性心动过速发生在 3% 患者，在保证血钾正常的情况下，发生率会下降。肾功能不全，心动过缓或基础 QT 间期延长时应避免应用或减量。避免与其他延长 QT 间期的药物联用。禁用于曾发生间断扭转性室性心动过速或肌酐清除率＜20ml/min 的患者 | 与酮康唑、维拉帕米、西咪替丁或细胞色素 CYP3A4 抑制药（包括大环内酯类、利托那韦等蛋白酶抑制药）联用时，其血浆浓度会升高。其他预防措施如前述 |

**表 8-3 用于治疗室性心律失常的抗心律失常药物**

| 药物 | 剂量 | 药动学 | 不良反应及禁忌证 | 相互作用及预防措施 |
|---|---|---|---|---|
| 利多卡因(IB类) | 先静脉推注 75~200mg;之后 2~4mg/min 泵入 24~30h(无口服制剂) | 单次静脉推注的疗效仅能维持数分钟,之后 $T_{1/2}$ 大约 2h。在肝快速代谢。血药浓度为 1.4~5mg/ml;>9mg/ml 时出现药物毒性 | 若肝血流缓慢(如休克、β受体阻滞药、肝硬化、西咪替丁、严重心力衰竭)应减量。高剂量致 CNS 不良反应 | β受体阻滞药减慢肝血流,增加利多卡因的血浆浓度。西咪替丁会减少肝对利多卡因的代谢 |
| 美西律(IB类) | 先以 12.5mg/min 静脉推注[1] 100~250mg,之后 2mg/(kg·h) 泵入 3.5h,之后 0.5mg/(kg·h) | $T_{1/2}=10$~17h。血药浓度为 1~2mg/ml。肝代谢途径,水解产物为无活性的代谢产物 | CNS,GI 不良反应。心动过缓、低血压常见 | 酶诱导剂;丙吡胺及β受体阻滞药;美西律会增加茶碱水平 |
| 苯妥英钠(IB类) | 静脉推注 10~15mg/kg 超过 1h;口服 1g;500mg 口服 2d,之后 400~600mg/d | $T_{1/2}=24h$。血药浓度为 10~18mg/ml。肝代谢途径,肝或肾疾病者需减量 | 低血压、眩晕、构音障碍、昏睡、牙龈炎、巨细胞性贫血、狼疮、肺炎 | 肝酶诱导剂 |

续表

| 药物 | 剂量 | 药动学 | 不良反应及禁忌证 | 相互作用及预防措施 |
|---|---|---|---|---|
| 氟卡尼 (IC类) | 静脉推注[1] 1~2mg/kg 超过10min,之后 0.25mg/(kg·h);口服 100~400mg/日,2次/日 | $T_{1/2} = 13 \sim 19h$。2/3 经肝代谢,1/3 经肾代谢,保证血药浓度低于 1mg/ml | QRS波增宽,致心律失常,左心室功能受损;CNS不良反应,增加心肌梗死后死亡率 | 许多药物,尤其是抑制传导及窦房结、房室结的药物 |
| 普罗帕酮 (IC类) | 静脉推注[1] 2mg/kg,之后 2mg/min 泵入。口服 150~300mg,3次/日 | $T_{1/2} = 2 \sim 10h$,最长达 32h。血药浓度为 0.2~3mg/ml。肝代谢途径(P450缺乏者代谢慢) | QRS增宽。轻度负性肌力作用。GI不良反应。致心律失常 | 地高辛浓度增加。肝酶诱导剂 |
| 索他洛尔 (III类) | 160~640mg/d,偶尔分2次口服可加量 | $T_{1/2}=12h$。无须代谢,亲水性物质。肾排泄 | 心肌受抑,窦性心动过缓,房室传导阻滞,若低钾可出现尖端扭转型室性心动过速 | 与IA类药物或利尿药联用时尖端扭转型室性心动过速风险增加。肾衰竭患者中需减量 |

续表

| 药物 | 剂量 | 药动学 | 不良反应及禁忌证 | 相互作用及预防措施 |
|---|---|---|---|---|
| 胺碘酮<br>（Ⅲ类） | 口服负荷剂量 1200～1600mg/d；维持剂量 200～400mg/d，有时更少。静脉推注 150mg 超过 10min，之后 360mg 超过 6h，之后 540mg 维持 24h，再 0.5mg/min 泵入 | $T_{1/2}=25\sim110$d。血药浓度为 1.2～5mg/ml。肝代谢途径。脂溶性分布于体内。由皮肤、胆管及泪腺排泄 | 完全性剂量依赖的不良反应，包括肺纤维化，QT 间期延长，尖端扭转型室性心动过速 | 与ⅠA 类药物联合易引起尖端扭转型室性心动过速。与β受体阻滞药联用会抑制窦房结、房室结，增强疗效 |

CNS. 中枢神经系统；GI. 胃肠道；$T_{1/2}$. 血浆半衰期

① 在美国，静脉推注方式未获批

ⅠA 类药物（表 8-1）不再推荐：妥卡尼、美西律及溴苄胺鲜少应用。在此书之前版本中考虑可应用前述药物

肝酶诱导剂包括：巴比妥类、苯妥英钠、苯妥英、利福平，诱导肝酶活性，降低上述药物的血药浓度

## (一)ⅠA类抗心律失常药物:奎尼丁和类似化合物

奎尼丁是历史上第一个应用的抗心律失常药物,属于ⅠA类抗心律失常药物(其他药物包括丙吡胺和普鲁卡因胺),预期具有比其他抗心律失常药物更卓越的效果。然而事实并非如此,临床医师越来越清楚地认识到奎尼丁的缺陷和应用风险,临床使用越来越少。ⅠA类抗心律失常药物主要阻断快钠通道,降低0相动作电位最大除极速率。除此之外,ⅠA类药物还可以延长动作电位时程,具有轻度Ⅲ类抗心律失常药物效应(图8-1)。这样的药物具有致心律失常的不良作用,其发生机制之一是延长了QT间期某些遗传易感性患者,也可通过减慢心肌传导而促发折返。目前尚无大规模的临床试验证明奎尼丁或其他Ⅰ类抗心律失常药物能够降低患者病死率;还有一些间接的证据表明,可能会增加或者至少不减少患者病死率。关于奎尼丁和普鲁卡因胺,请参考表8-3。

## (二)ⅠB类抗心律失常药物:利多卡因

ⅠB类抗心律失常药物通过阻断快速钠电流发挥作用(典型的Ⅰ类药物效应,参见图8-1),在无病变心肌组织中还具有缩短动作电位时程的作用。前者作用效应更强,后者事实上具有轻度致心律失常的不良反应,但是另一方面却能保证不会出现QT间期延长。ⅠB类药物选择性作用于病变心肌或缺血心肌组织,减慢心肌传导,从而有效终止钠通道依赖的折返。ⅠB类药物具有和快速灭活钠通道绑定的特殊亲和力,这也许是ⅠB类药物对房性心律失常无效的原因。

1.利多卡因 利多卡因已经成为治疗急性心肌梗死及心脏手术相关的严重室性心律失常的标准静脉注射药物。在急性心肌梗死患者中常规应用利多卡因预防室性心动过速和心室颤动的概念已经过时。这种静脉注射药物对控制慢性复发性室性心律失常并没有作用。利多卡因选择性作用于缺血心肌,在细胞外钾浓度较高时作用效应更强。因此,为了使利多卡因(其他Ⅰ类抗心律失常药物亦如此)达到最大效应,必须积极纠正低钾血症。利多卡因对室上性心律失常没有治疗作用。

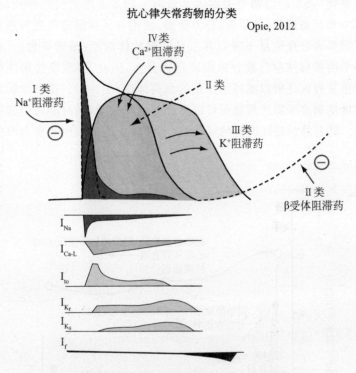

**图 8-1 抗心律失常药物的 4 种经典类型**

Ⅰ类抗心律失常药物减弱 0 相动作电位快速除极(快速钠通道),Ⅱ类抗心律失常药物,β受体阻滞药,作用机制复杂,包括抑制动作电位 4 相自动除极和间接关闭钙离子通道,β受体阻滞药能够减少钙离子通道的磷酸化,使其很难维持"开放"状态。Ⅲ类抗心律失常药物阻滞外向钾通道,延长动作电位时程和不应期。Ⅳ类抗心律失常药物,包括维拉帕米及地尔硫革,以及间接的钙拮抗药腺苷,均可抑制钙离子内流,作用于心脏窦房结和房室结,尤其是抑制房室结区的传导。大多数抗心律失常药物有多个作用位点。下图是根据 Sicilian 分类总结的抗心律失常药物作用的主要离子通道靶点。$I_{Ca-L}$.长效钙离子电流;I.电流;$I_f$.窦房结内向起搏电流;$I_{K_r}$.快速复极钾电流;$I_{K_s}$.缓慢复极钾电流;Na.钠;$I_{to}$.瞬时外向电流(图© L.H.Opie,2012.)

(1)药动学:静脉注射的利多卡因大部分被肝微粒体迅速去乙基化(表8-3)。两个关键因素影响了利多卡因的代谢和效应,其一是肝血流量(老年人、心力衰竭,使用β受体阻滞药或西咪替丁的患者肝血流量下降),其二是肝微粒体活性(酶诱导物)。利多卡因静脉注射后数分钟内即迅速分布,因此,必须维持输注或者重复静脉注射以维持治疗量的血药浓度(图8-2)。循环中较高浓度的利多卡因代谢物既可以发挥其治疗效应,同时亦可引起中毒。随着静脉输注时间的延长,血流量较小的组织中利多卡因的

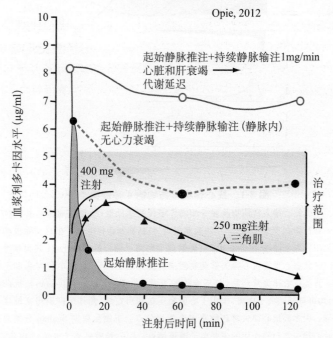

图 8-2 利多卡因的药动学

为了达到并维持利多卡因足够的血药浓度,利多卡因需要起始静脉推注之后持续静脉输注。若通过肌内注射达持续较高的血药浓度需要400mg。注意在心脏或肝衰竭的患者中,延迟代谢过程会增加其血药浓度,不良反应风险更高

再分布可导致其半衰期延长(最长达 24h)。

(2)剂量:利多卡因匀速静脉滴注需要 5~9h 达到治疗量血药浓度(1.4~5μg/ml),因此,标准利多卡因治疗需要首先给予75~100mg 静脉负荷量,30min 后给予第 2 次静脉负荷量,或者400mg 肌内注射。负荷量后继续以每分钟 2~4mg 速度静脉滴注维持 24~30h,3mg/min 的目标速度可以预防心室颤动,但是大约 15% 的患者可出现严重不良反应,这些患者中大约 50% 需要将利多卡因减量。肝血流量减少(心力衰竭或者使用 β 受体阻滞药)、肝病及合并使用西咪替丁或氟烷的患者需要减半量。老年患者在持续静脉滴注 12~24h 后容易发生毒性反应,因此也需要减量。

(3)临床应用:是否所有急性心肌梗死患者均应常规给予利多卡因?这个问题已经被问了至少 25 年。今天,答案是否定的。来自 20 多个随机试验和 4 项荟萃分析已经表明,利多卡因可以减少心室颤动。也会影响病死率,推测可能是因为缓慢性心律失常和心脏停搏。何时可以使用利多卡因?利多卡因可应用于快速性心律失常或频繁室性期前收缩严重影响了血流动力学稳定的急性心肌梗死患者(尤其是已经应用了 β 受体阻滞药的患者),以及在心脏手术中或全身麻醉时。利多卡因什么时候不应使用?利多卡因不应预防性应用,或者应用于存在心动过缓及心动过缓合并的室性心律失常,这时需要使用阿托品(或者起搏治疗)而不是利多卡因。

(4)不良反应:利多卡因一般不影响患者的血流动力学稳定,即使是在慢性充血性心力衰竭(CHF)患者中,也很少影响房室结功能或传导(表 8-4)。当高浓度静脉输注利多卡因 3~4mg/min 时,可能会导致嗜睡、麻木、言语障碍和头晕,尤其是在年龄>60 岁的患者。即使是在利多卡因输注速度为 2~3mg/min 时,也会有大约一半的患者出现轻微的神经系统不良反应。偶尔会出现窦房结静止,特别是在合用其他抑制窦房结功能的药物时。

**表 8-4 治疗室性心律失常药物的电生理及血流动力学作用和不良反应**

| 药物 | 窦房结 | 窦性心率 | A-His | PR | AV阻滞 | H-P | WPW | QRS | QT | 严重血流动力学障碍 | 尖端扭转性VT风险 | 单形性VT风险 |
|---|---|---|---|---|---|---|---|---|---|---|---|---|
| 利多卡因 | 0 | 0 | 0/↓ | 0 | 0 | 0 | ↓/0 | 0 | 0 | 毒性剂量 | 0 | 0 |
| 苯妥英钠 | 0 | 0 | ↑/0 | 0 | 减弱 | 0 | ↓/0 | 0 | ↓ | IV低血压 | 0,+ | 0,+ |
| 氟卡尼 | 0/↓ | 0 | ↓↓ | ↑ | 避免 | ↑↑ | ↓A/R | ↑ | ↑ | LV↓↓ | 0 | +++ |
| 普罗帕酮 | 0/↓ | 0 | ↓ | ↑ | 避免 | ↑↑ | ↓A/R | ↑ | 0 | LV↓↓ | 0 | +++ |
| 索他洛尔 | 0/↓ | ↓ | ↓ | ↑ | 避免 | 0 | A/R | 0 | ↑↑ | IV时 | ++ | 0,+ |
| 胺碘酮 | ↓ | ↓ | ↓ | 0/→ | 避免 | 0/↓ | A/R | 0 | ↑↑↑ | IV时 | + | 0,+ |
| | | | | | | | | | | | +/一 | |

A.顺行的;A-His.心房-希氏束传导;AV.房室;H-P.希氏束-浦肯野纤维传导;IV.静脉注射;LV.左心室;PR.PR同期;R.逆行;VT.室性心动过速;WPW.预激综合征(旁路传导);QRS.QRS宽度;QT.QT同期;↑.增加;→.延长;↓.降低;↘.缩短;+.有风险;++.明显风险;+++.显著风险

(5)药物相互作用和联合使用:接受西咪替丁、普萘洛尔或氟烷治疗的患者,肝对于利多卡因的清除下降,更容易发生毒性反应,因此,应该减少剂量。合用肝酶诱导剂(巴比妥类、苯妥英钠、利福平)的患者,利多卡因剂量需要增加。尽管没有相关经验报道,利多卡因早期与β受体阻滞药联用并不是禁忌证。需要注意的一点是,β受体阻滞药降低肝血流量,缓慢性心律失常可能更容易出现。因此,标准剂量的利多卡因治疗可能会有更多潜在的不良反应,包括窦房结抑制。

(6)利多卡因对急性心肌梗死相关性室性心动过速和心室颤动疗效不佳:如果利多卡因在急性心肌梗死相关性室性心动过速和心室颤动的治疗中效果不佳,应该考虑是否存在低钾血症、严重的心肌缺血或其他可逆的潜在因素? 有没有给药方法上的技术性错误? 是否真的适合使用利多卡因治疗,还是需要使用另一类抗心律失常药物(例如β受体阻滞药、Ⅲ类抗心律失常药物,如胺碘酮)? 在一项急性心肌梗死患者的回顾性分析中,6%的患者发展成持续性室性心动过速和心室颤动,那些幸存 3h 的患者中,胺碘酮,而不是利多卡因,与患者死亡风险的增加有关。然而,目前尚不清楚胺碘酮治疗的患者临床预后较差的原因是药物本身的作用,抑或选择了病情更重的患者使用胺碘酮治疗的结果。这进一步表明在这些人群中进行随机临床试验的重要性。

(7)结论:利多卡因是一个治疗持续性室性心动过速的合理初始治疗药物,使用方便,而且发生血流动力学不稳定的不良反应和药物相互作用风险较低。然而,和其他Ⅰ类抗心律失常药物相比(普鲁卡因胺约 80%),利多卡因的治疗有效性也相对较低(15%~20%)。因此,使用利多卡因可以抑制和终止接近 1/5 的单形性室性心动过速而几乎没有太多不良反应。

2.苯妥英钠(大仑丁)  苯妥英钠(大仑丁、埃潘纽廷)现在使用较少。对先天性心脏病术后发生的室性心律失常可能有较好疗效。偶尔用于癫痫合并心律失常的患者,是一个具有抗心律失常和抗癫痫双重作用的药物。

### (三)ⅠC类抗心律失常药物

自从心律失常抑制试验[(cardiac arrhythmia suppression trial,CAST)氟卡胺]和汉堡心搏骤停研究[(Cardiac Arrest Study Hamburg,CASH)普罗帕酮]中发现ⅠC类抗心律失常药物具有致心律失常不良反应后,ⅠC类药物的地位明显下降。然而,经过仔细选择后,ⅠC类药物仍然具有其他药物不可替代的治疗作用。作为同一类药物,其具有3个主要的电生理(EP)效应。首先,ⅠC类药物是强大的快钠通道抑制药,显著抑制心肌动作电位0相时程的上升,这同时也是其抑制希氏束-浦肯野纤维传导而导致QRS波增宽的原因。另外,ⅠC类药物也可以通过延缓慢钠通道的灭活和抑制快速复极钾电流($I_{k_r}$)而延长心肌细胞动作电位时程(APD)。ⅠC类药物具有强大的抗心律失常效应,广泛应用于其他药物治疗效果不佳的阵发性室上性心律失常(尤其是心房颤动)和室性心律失常的控制。ⅠC类药物对儿茶酚胺敏感性多形性室速也同样有效。ⅠC类药物可以显著抑制心肌传导,延长动作电位时程,这可以导致电活动的异质性及致心律失常作用。此外,心率加快,交感神经活性增加及病变心肌或缺血心肌的存在均是导致促心律失常作用的因素。因此,ⅠC类药物应避免应用于结构性心脏病患者(图8-3)。另外,ⅠC类药物也广泛应用于预防心房颤动的复发,其中普罗帕酮证据级别最强,氟卡尼证据中等。

1.氟卡尼　氟卡尼能有效治疗室上性心律失常和室性心律失常。其潜在的致心律失常作用限制了其使用,特别是合并结构性心脏病的患者。氟卡尼应在严密观察下开始使用,口服低剂量逐步增加,并常规监测心电图(ECG)评估QRS波时限,间断检测其血药浓度水平。一旦达到稳态治疗(通常为药物半衰期的5倍时间),建议进行24h动态心电图分析或症状限制性运动试验来检测潜在的心律失常。药动学、不良反应和药物相互作用见表8-3～表8-5。

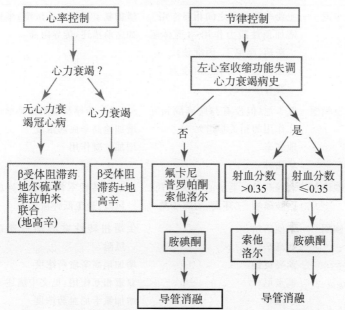

图 8-3　心率控制或节律控制的药物治疗方案

近期欧洲药品管理局警告决奈达隆的用药安全性,同时,根据加拿大心血管协会的推荐,修改了决奈达隆的适应证,仅仅作为持续型或阵发性心房颤动患者在成功转复窦性心律后的维持用药。(引自 Skanes AC,et al.Focused 2012 update of the Canadian Cardiovascular Society atrial fibrillation guidelines:recommendations for stroke prevention and rate/rhythm control.Can J Cardiol,2012, 28:125-136.)

表 8-5　抗心律失常药物间的相互作用(药动学)

| 药物 | 相互作用 | 结果 |
| --- | --- | --- |
| 利多卡因 | β受体阻滞药、西咪替丁、氟烷、酶诱导剂 | 肝血流减低(药物血药浓度增加),血药浓度减低 |

续表

| 药物 | 相互作用 | 结果 |
| --- | --- | --- |
| 氟卡尼 | 主要与胺碘酮之间相互作用<br>增加负性肌力作用(β 受体阻滞药、奎尼丁、丙吡胺)<br>增加房室传导阻滞(奎尼丁、普鲁卡因胺) | 增加氟卡尼的血药浓度;半量如之前描述,传导阻滞 |
| 普罗帕酮 | 氟卡尼(但没有与胺碘酮相互作用的相关报道)<br>地高辛<br>华法林 | SA,AV 传导及心肌抑制增加<br>增加地高辛血药浓度<br>增加抗凝作用 |
| 索他洛尔 | 利尿药、IA 类抗心律失常药、胺碘酮、三环类、吩噻嗪类 | 尖端扭转性室性心动过速的风险;避免低钾血症 |
| 胺碘酮 | 索他洛尔<br>地高辛<br>苯妥英钠<br>氟卡尼<br>华法林 | 尖端扭转性室心动过速的风险<br>增加地高辛血药浓度<br>双重相互作用,见文中描述<br>增加氟卡尼血药浓度<br>增加华法林抗凝效果 |
| 伊布利特<br>多非利特 | 所有延长 QT 间期的药物<br>所有延长 QT 间期的药物<br>与维拉帕米、西咪替丁、酮康唑、甲氧苄啶竞争肝代谢 | 尖端扭转性室心动过速的风险<br>尖端扭转性室性心动过速的风险<br>增加多非利特的血药浓度,增加尖端扭转性室型心动过速的风险 |
| 维拉帕米<br>地尔硫䓬 | β 受体阻滞药、地高辛过量、心肌抑制药、奎尼丁 | 增加负性肌力、抑制结区传导 |
| 腺苷 | 双嘧达莫<br>甲基黄嘌呤(咖啡因、茶碱) | 抑制腺苷分解;半衰期显著延长;需相应降低腺苷剂量<br>抑制受体;减低腺苷效应 |

(1)适应证:①非结构性心脏病患者的阵发性室上性心动过速(PSVT),包括阵发性心房扑动或心房颤动及预激综合征(WPW)合并心律失常;②危及生命的持续性室性心动过速,其治疗获益大于致心律失常风险;③通过阻断 RyR2 通道开放而治疗儿茶酚胺敏感性多形性室性心动过速。心房颤动复律后,可以在一定程度上维持窦性心律。

氟卡尼禁忌用于结构性心脏病患者及右束支传导阻滞合并左前分支阻滞的患者,除非已置入起搏器。同时也禁忌用于病窦综合征,左心室功能下降及心肌梗死后状态的患者。说明书中有一个警示框禁用于慢性持续性心房颤动患者。

(2)致心律失常作用:在 CAST 研究中,氟卡尼的致心律失常作用包括增加室性心律失常和猝死的风险。氟卡尼的致心律失常作用与其非均一地减慢心肌传导作用有关,既往存在心肌梗死的患者发生风险最大,尤其是那些合并明显室性期前收缩的患者。存在急性心肌梗死风险的患者也可能增加其致心律失常风险。监测心电图 QRS 时限是合理的,但是其"安全界值"目前尚不确定。此外,正如 CAST 研究所示,也可能发生晚期致心律失常作用。在合并窦房结或房室结传导功能问题的患者中,有可能会出现心律失常的恶化。氟卡尼还可增加心内膜起搏阈值。房性致心律失常作用包括两方面,随着心房率的减慢,心室率可能会比较快;此外,室性心律失常可能会出现。

2.普罗帕酮　普罗帕酮抗心律失常效应和不良反应,包括致心律失常作用与其他 IC 类药物相似。在 CASH 研究中,普罗帕酮撤出的原因之一是因为增加总病死率和心搏骤停的再发。普罗帕酮对于治疗室上性心律失常包括 WPW 综合征和复发性心房颤动是相对安全的药物,但是必须得铭记需要先除外结构性心脏病。

(1)药理特性:和其他 IC 类药物的特性一致,普罗帕酮阻断快速内流钠离子通道,具有较强的膜稳定作用,延长 PR 间期和 QRS 波时限,但是对 QT 间期无明显影响。普罗帕酮也有轻度 β 受体阻滞药和钙通道阻滞药(L-型钙通道)的特性。对于药动学、不良反应,药物相互作用和联合应用情况见表 8-3～表 8-5。值得注意的是,7% 的白种人患者,肝细胞色素同工酶 P450 2D6 基因缺失,使普罗帕酮分解代谢明显变慢。

(2)剂量:剂量通常为 150～300mg,3 次/日,日最大剂量为 1200mg,有些患者需要 4d 剂量而有些只需要 2d 的剂量。英国的临床研究对比了 300 mg,2 次/日与 300mg,3 次/日剂量的效果,结果发现后者治疗效应更明显,同时不良反应也更多。药物代谢明显个体差异意味着普罗帕酮的剂量必须个体化。

(3)普罗帕酮适应证:在美国(只有口服药)的适应证包括①危及生命的室性心律失常。②抑制室上性心律失常,包括预激综合征和复发性心房扑动或心房颤动,而且必须排除结构性心脏病(有致心律失常风险)。普罗帕酮在心房颤动的急性转复及维持窦性心律方面有很强的有利证据。静脉注射普罗帕酮的适应证(英国和美国不允许使用静脉制剂)和口服普罗帕酮一致,在慢性心房颤动的转复方面效果与胺碘酮相似。静脉注射普罗帕酮也同样可以应用于儿茶酚胺敏感性多形性室性心动过速的治疗。"需要时"普罗帕酮也可以尝试用于阵发性心房颤动的转复,尽管在严格的临床试验观察后此适应证并没有被批准。口服普罗帕酮 500mg,对新近发生心房颤动 8h 内的转复成功率明显高于安慰剂,而且具有良好的安全性。在无器质性心脏病患者中,其自动转复为窦性心律的概率较高。相对禁忌证包括既往存在窦房结、房室结或束支传导异常,或左心室(LV)功能下降的患者。合并哮喘和支气管疾病包括慢性支气管炎的患者一般不应给予普罗帕酮治疗(说明书)。普罗帕酮具有轻度 β 受体阻滞效应,尤其是当剂量超过每日 450mg 时。据估计,普罗帕酮的 β 受体阻滞效应约为 1/40。

### (四)Ⅱ类抗心律失常药物:β肾上腺素能受体阻滞药

由于Ⅰ类抗心律失常药物长期临床结局越来越多地受到质疑,从这个角度来看,β 受体阻滞药在降低心肌梗死患者病死率方面拥有众多的循证医学证据。β 受体阻滞药作用于①$I_f$ 电流,此电流是当前公认的重要起搏电流(图 8-4),同时也参与了受损心肌组织的除极,从而促进心律失常的发生;②内向钙电流 $I_{Ca-L}$,间接抑制组织中环磷酸腺苷(cAMP)水平的下降。

**β受体激动药和I_f电流抑制药对窦房结的作用**

Opie, 2012

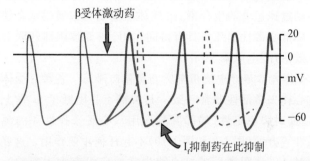

**图 8-4　窦房结动作电位以及 β 肾上腺素能刺激和 I_f 阻滞药抑制 I_f 电流后对其影响**

(图© L.H.Opie,2012.)

　　β 受体阻滞药的基本作用机制包括:①心动过速在触发某些心律失常中的作用,尤其是那些触发活动性心律失常;②持续性室性心动过速患者和急性心肌梗死患者增加了交感活性;③β 肾上腺素能第二信使 cAMP 活性在缺血相关性心室颤动原因中的基础作用。β 受体阻滞药对心肌梗死后患者的保护作用其具体机制目前尚未完全清楚。但应该是多方面效应的综合结果,抗心律失常效应可能是其中之一。

　　1.适应证　β 受体阻滞药的抗心律失常治疗主要应用于以下方面:不适当窦性心动过速、情绪或运动诱发的阵发性房性心动过速、运动诱发的室性心律失常、嗜铬细胞瘤合并的心律失常(与 α 受体阻滞药结合应用避免高血压危象)、遗传性长 QT 综合征、心力衰竭及有时候用于二尖瓣脱垂合并的心律失常。这些适应证的大部分共同点是 β 肾上腺素能活性介导的交感神经活性增强。在稳定型心力衰竭的患者中,β受体阻滞药降低了全因病死率、心血管病死率和猝死。β受体阻滞药作为单一疗法在无明显缺血因素相关的严重复发性室性心动过速中也是有效的,并且经验性β受体阻滞药治疗似乎与电生理检查指导的Ⅰ类药物或Ⅲ类药物的治疗一样好。在 AVID 试验中,β受体阻滞药治疗改善了那些未使用特异性抗心律失常药物治疗的心室颤动或症状性室性心动过速患者的生存率。β受体阻滞药与胺碘酮联合使用对于显著降低心源性病死率具有协同作用。β受体阻滞药联合胺碘酮可有效治疗"电风暴"发作。

2.心律失常治疗中使用哪类β受体阻滞药　各种β受体阻滞药的抗心律失常活性非常一致。其关键点是阻断了β₁肾上腺素能受体,而对膜稳定性(局部麻醉作用)、心脏选择性和内源性拟交感活性等方面(图 1-9 和图 1-10)不起任何主要作用。这些附加的特性对β受体阻滞药的抗心律失常效应没有太大影响。艾司洛尔,一种选择性β₁受体拮抗药,半衰期为 9min,18～30min 后可完全恢复β受体活性。艾司洛尔可在红细胞中迅速代谢,不依赖于肾和肝功能。由于其半衰期短,艾司洛尔可用在有相对禁忌证或需要对β受体阻滞药严密观察的情况下使用。例如,在室上性心动过速、快速心房颤动或心房扑动及慢性阻塞性气道疾病或中度左心室功能障碍的患者中,艾司洛尔作为治疗性干预药物有良好的作用。

在美国,可用于抗心律失常治疗的β受体阻滞药包括普萘洛尔、索他洛尔和醋丁洛尔。后者是极富吸引力的β受体阻滞药,因为其具有心脏选择性,对血脂的有利或中性作用(表 10-5),及其在心肌梗死后生存研究的大型试验中的良好结局。然而,醋丁洛尔治疗严重室性心律失常的潜在能力从未在大型临床试验中得到证实。美托洛尔 25～100 mg,2 次/日,在美国未获得抗心律失常治疗的许可。因为其是凭经验性β受体阻滞治疗与电生理检查于指导治疗室性快速性心律失常不同。索他洛尔(具有Ⅱ类和Ⅲ类抗心律失常药物活性)和美托洛尔(Ⅱ类)均可减少室性快速性心律失常的复发及 ICD 置入后的不适当放电。在 CASH 研究中,胺碘酮与美托洛尔、普罗帕酮和 ICD 进行比较,其中 ICD 治疗效果最好。普罗帕酮组与其他治疗组相比,增加了患者病死率,因此被提前终止。而美托洛尔治疗组与胺碘酮治疗组相比,患者生存率相当。

3.β 受体阻滞药抗心律失常治疗的缺点　许多患者具有 β 受体阻滞药治疗的绝对或相对禁忌证,包括肺部疾病、传导异常或未经控制的严重心力衰竭。大量荟萃分析表明,即使有这样的相对禁忌证,β 受体阻滞药仍然可以降低患者病死率高达 40%。认识到这一点很重要,已使用 ACEI 和利尿药治疗的轻度至中度左心室功能障碍患者,不再是 β 受体阻滞药治疗的绝对禁忌证,而是其强适应证,特别是那些症状性心力衰竭患者(心功能Ⅱ级和Ⅲ级)。另一个缺点是 β 受体阻滞药对症状性室性心律失常的疗效较不确定。目前,β 受体阻滞药是适合一般使用的抗心律失常药物中最接近理想的药物,因为其具有广谱的抗心律失常活性和确切的安全性。此外,β 受体阻滞药与其他抗心律失常药物联合使用可以具有协同作用,并且可以降低这些药物的致心律失常效应。另一方面,β 受体阻滞药对于预防心房颤动复发、维持心房颤动患者的窦性心律及大多数持续性快速性心律失常的急性转复方面疗效欠佳。

**(五)混合性Ⅲ类抗心律失常药物:胺碘酮和索他洛尔**

由于在一些使用Ⅰ类抗心律失常药物的患者中存在病死率增加的证据,大家注意力转移到了Ⅲ类抗心律失常药物。胺碘酮和索他洛尔这两种广泛使用的药物具有重要的Ⅲ类抗心律失常药物特性,同时也具有其他类别药物的效应。在 ESVEM 试验中,索他洛尔比 6 种Ⅰ类抗心律失常药物疗效更好(表 8-6)。胺碘酮,与Ⅰ类药物相比,对各种严重的心律失常具有良好的临床效果。胺碘酮和索他洛尔是混合型的,而不是单纯的Ⅲ类抗心律失常药物,这一点至关重要。

Ⅲ类药物是通过延长动作电位时程,从而延长有效不应期而发挥作用,其发挥疗效的同时也必然会延长 QT 间期。在低钾血症、低镁血症、心动过缓或存在一些遗传背景的情况下,QT 间期延

**表 8-6 关于治疗室性心律失常的药物或装置的重要临床试验**

| 药物或装置 | 缩略词 | 假设 | 关键结果 |
|---|---|---|---|
| Ⅰ C 类 | CAST-心律失常抑制试验 | 抑制 PVC 有益 | 治疗组的病死率成倍增加 |
| Ⅱ 类 | Steinbeck | EPS 指导治疗与美托洛尔疗效比较 | 获益相同:无需 EPS |
| Ⅱ类、Ⅲ类（索他洛尔） | ESVEM-电生理检查与心电监护比较,1993 | 何种药物更好何种评价方式更好 | 索他洛尔比 Ⅰ 类药物好 EPS＝Holter |
| Ⅲ 类 | EMIAT-欧洲心肌梗死胺碘酮试验,1997 | 心肌梗死后射血分数低的患者中,胺碘酮可降低猝死率 | 心律失常性病死率降低,总病死率不变 |
| Ⅲ 类 | CAMIAT-加拿大心肌梗死胺碘酮试验 | 心肌梗死后频发 VPS 或非持续性 VT-胺碘酮是否降低致死率 | 降低猝死率及致死率 |
| ICD | MADIT-多中心自动除颤装置试验 | 在高风险患者（EPS:冠心病合并 NSVT）中装 ICD 的预后优于药物 | 病死率降低一半,试验中止 |
| ICD | AVID-抗心律失常药物与置入性除颤仪比较 | VF 或 VT(伴射血分数下降)生还者选择 ICD 治疗更优 | ICD 治疗降低病死率 26%～31%,试验中止 |
| ICD | MUSTT-多中心非持续性室性心动过速试验 | EPS 指导治疗可减低 AMI 生还者的病死率 | ICD 组的心搏骤停或心律失常性病死率降低 27% |

续表

| 药物或装置 | 缩略词 | 假设 | 关键结果 |
|---|---|---|---|
| ICD | CIDS-加拿大置入性除颤仪试验 | VF,心搏骤停或持续性 VT;全因病死率;ICD 与胺碘酮比较 | 仅在高风险患者中 ICD 疗效优于胺碘酮,其降低风险 50% |
| ICD | MADIT-2 | 心肌梗死后,左心室射血分数≤0.30 | ICD 降低全因病死率 31% |
| ICD | SCD-HeFT-心脏性猝死-心力衰竭 | 扩张性心肌病,Ⅱ级或Ⅲ级症状,其射血分数≤0.35 | ICD 降低全因病死率 23%;胺碘酮无获益 |

长可能会易于发生尖端扭转型室性心动过速。在索他洛尔这种同时引起心动过缓和延长动作电位时程的药物中尤其容易发生。Ⅲ类药物仅作用于动作电位的复极相,对心脏传导并没有影响。然而,胺碘酮和索他洛尔具有其他的特性可以改变传导——胺碘酮可以显著抑制钠通道和钙通道,而索他洛尔可以阻断 β 受体。胺碘酮使动作电位的复极相在整个心肌更加均匀,从而可以抑制由于电生理特性的异质性所导致的一些严重室性心律失常。胺碘酮的疗效远超过其他抗心律失常药物,包括索他洛尔。此外,胺碘酮引起的尖端扭转型室性心动过速的发生率远低于其Ⅲ类药物效应预期的发生率。然而,胺碘酮具有许多潜在的严重心外不良反应,而索他洛尔没有。

1.胺碘酮　胺碘酮(cordaldone)是一种独特的"广谱"抗心律失常药物,主要是Ⅲ类药物活性,但同时也具有强大的Ⅰ类抗心律失常药物活性和辅助的Ⅱ类和Ⅳ类抗心律失常药物活性。胺碘酮能够阻断钠离子通道,钙离子通道和复极相的钾离子通道。一般来说,这种药物已经从抗心律失常治疗的"最后一根稻草"状态改变为越来越多地使用在危及生命的心律失常的治疗和心房颤动患者中低剂量的治疗(图 8-5)。其抗心律失常效应的获益和降低病死率的可能性需要权衡这些问题:第一,口服治疗起效缓慢,可能需要大量静脉注射或口服负荷剂量以快速实现抗心律失常效果。第二,存在许多严重的不良反应,特别是肺间质浸润和甲状腺问题(图 8-5),必须精细评估与权衡其最大抗心律失常效应和潜在不良反应。第三,半衰期极长。第四,存在许多潜在的严重药物相互作用。胺碘酮单一治疗时,尖端扭转型室性心动过速的发生很罕见,然而当与一些药物合用时其药物相互作用可能会易于诱发尖端扭转型室性心动过速。对于复发性心房颤动,胺碘酮可能疗效显著,而几乎没有不良反应的风险。然而,在一些难治性室性心律失常,ICD 不适当放电的患者中,胺碘酮应尽可

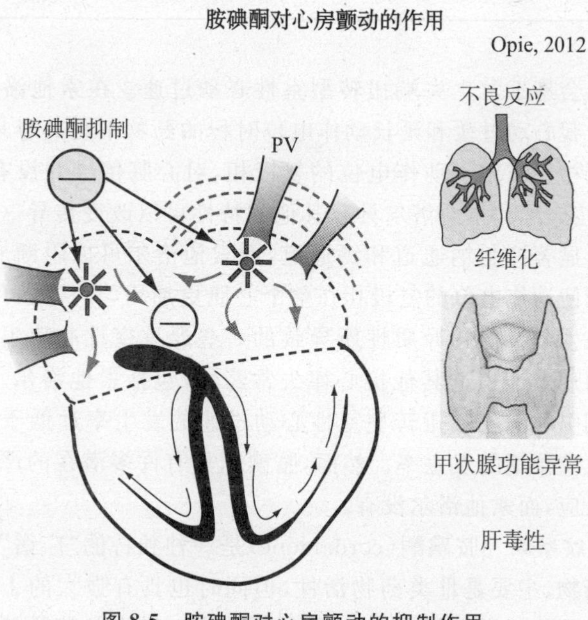

**胺碘酮对心房颤动的作用**

Opie, 2012

图 8-5　胺碘酮对心房颤动的抑制作用
权衡胺碘酮治疗心房颤动与其致肺间质纤维化、甲状腺功能紊乱等不良反应间的利弊关系(图© L.H.Opie,2012.)

能使用较低剂量(参见 ICD 章节)。

(1)电生理特征:胺碘酮是一种复合型抗心律失常药物,主要是Ⅲ类药物,同时也具有其他三类抗心律失常药物中每类药物的一些特性。Ⅲ类药物活性意味着胺碘酮通过延长所有心肌组织(包括房室旁路)动作电位时程而延长其有效不应期。它还具有强大的Ⅰ类抗心律失常作用,抑制在高频刺激下失活的钠通道。其在心房颤动患者中的治疗获益至少部分是通过延长左、右上肺静脉的不应期和抑制房室结传导实现的(图 8-5)。此外,在实验性心房重构模型中,胺碘酮是治疗心房颤动"唯一有效的"药物。胺碘酮非竞争性地阻断 α 和 β 肾上腺素能受体(Ⅱ类药物作用),并且这种作用是对 β 受体阻滞药竞争性受体抑制的重要补充。胺碘酮具有较弱钙拮抗药(Ⅳ类药物)效应,这似乎可以解释其引起的心动过缓和房室结抑制及相对较低的尖端扭转型室性心动过速发生率。此外,胺碘酮还具有部分扩张冠状动脉和外周血管的作用。

(2)药动学:这种高脂溶性药物的药动学特征与其他心血管药物明显不同。在可变(30%～50%)和缓慢的胃肠道吸收后,胺碘酮缓慢分布,并广泛进入脂肪组织。因此,胺碘酮广泛分布于大量外周组织中后才能保证足够的血液和心脏浓度,这就是其起效缓慢的原因。此外,当口服药停止时,大部分药物仍然储存于外周而不能清除,造成清除半衰期非常缓慢,长达 6 个月。口服给药后开始起效的时间会延迟,使用大量的负荷剂量后,有望在几个月内达到稳态药物效应(胺碘酮化)。静脉给药后,虽然主要的作用,如治疗除颤无效性心室颤动的作用可以在几分钟内实现,但是其完整的电生理效应依然会延迟。胺碘酮是脂溶性的,广泛分布在体内并高度集中在许多组织中,特别是肝和肺。经肝代谢后成为药理活性代谢物脱乙基胺碘酮。尽管口服药物剂量与血浆浓度之间,以及代谢物浓度和一些迟发效应,例如对于难治性心力衰竭阶段的治疗效应之间存在一些直接关系,但是总体来说,胺碘酮的临床效应与血清药物或其代谢物浓度之间的相关性尚未完全确立。治疗性血药浓度范围不完全确定,但可能在

$1 \sim 2.5 \mu g / ml$ 之间,几乎所有的胺碘酮(95%)都是和蛋白质结合的,更高水平的血药浓度可增加其毒性。胺碘酮不通过肾排泄,而是通过泪腺、皮肤和胆道排泄。

(3)剂量:当需要快速控制紧急心律失常时,起始负荷方案通常为 $2 \sim 4$ 次/日,最大剂量 1600mg/d 给予 $7 \sim 14d$,然后减少至 $400 \sim 800mg/d$,使用 $1 \sim 3$ 周。通过使用负荷剂量,一般在平均 5d 后可以控制持续性室性心动过速。然而,临床实践变化很大,在不太紧急的情况下,可以使用每天低至 600mg 的负荷剂量。维持剂量可以变化,高剂量治疗可以 400mg/d 或偶尔使用更多,但随着时间的推移,发生不良反应的风险相当大。为了预防复发性心房颤动,一种方案是 800mg/d,使用 14d,600mg/d,使用 14d,然后 300mg/d,1 年以后 200mg/d。在延长治疗期间可能需要下调剂量以免发生不良反应,同时保持最佳的抗心律失常作用。治疗心房扑动或心房颤动的维持剂量通常较治疗严重室性心律失常为低(200mg/d,甚至 100 mg/d)。静脉注射胺碘酮(在美国批准)可用于治疗难治性心律失常。目标是维持静脉注射 24h 以上:开始 150mg 静脉推注 10min,然后 6h 内静脉注射 360mg,剩余 18h 内注射 540mg,24h 内总共 1050mg,或在急性心肌梗死或在心脏手术后(见下一部分)的心房颤动,在 20min 内注射 5mg/kg,24h 内静脉输注 $500 \sim 1000mg$,然后口服,同时 0.5mg/min 静脉输注泵输注。较高的静脉负荷剂量可能会造成低血压。对于除颤无效的心搏骤停,静脉注射剂量为按估计体重 5mg/kg,如果进一步除颤时,心室颤动仍然不能终止,则继续以 2.5mg/kg 的剂量维持。

(4)适应证:在美国,胺碘酮仅适用于使用足够剂量的其他抗心律失常药无效或不能耐受的复发性心室颤动或血流动力学不稳定的室性心动过速,因为胺碘酮的使用伴随有显著的毒性。胺碘酮通常用于心房颤动,特别是使用较低的、相对无毒的剂量和长期毒性风险较低的老年人中。随着心房颤动消融治疗的不断增加,近年来胺碘酮的使用显著减少。胺碘酮被认为是在威胁生命的室性快速性心律失常(特别是心肌梗死后及与充血性心力衰竭相关)或心脏手术后心律失常的预防和控制中可用的最有效药物之一,目前仍然不能被 ICD 所替代。对于降低慢性心力衰竭患者的病死率,胺碘酮并不比安慰剂更好,而是 ICD 更好,可以降低患者病死率达 23%。然而,在 ICD 时代,胺碘酮(加 β 受体阻滞药)具有减少 ICD 重复放电的新使命。

(5)静脉注射胺碘酮:静脉注射胺碘酮用于预防和治疗频繁发作的复发性心室颤动、不稳定型室性心动过速和其他药物难治性心律失常。当不能使用口服胺碘酮时,也可以考虑静脉给药形式。注意事项:静脉注射胺碘酮有引起低血压的风险。通常,静脉注射胺碘酮维持 48～96h,同时口服胺碘酮。在 ARREST 研究中,胺碘酮在降低即刻病死率方面优于安慰剂($44\%$ vs $34\%$,$P=0.03$)。对于治疗除颤无效性心室颤动,胺碘酮与利多卡因疗效相似。在慢性心房颤动的急性转复方面,静脉注射胺碘酮与静脉注射普罗帕酮同样有效,两者均有强有力的证据。然而,胺碘酮治疗转复心房颤动的时间通常需要延迟 6h 以上,从而限制了其使用。

(6)预防阵发性心房颤动或心房扑动复发:胺碘酮可能是目前预防阵发性心房颤动或心房扑动复发最有效的药物,并且在结构性心脏病或慢性心力衰竭患者中也是完全合理选择。低剂量(200mg/d)的胺碘酮与索他洛尔或 Ⅰ 类药物相比能够更好地维持患者窦性心律,实际上并没有发现尖端扭转型室性心动过速(除了普罗帕酮)。胺碘酮小剂量维持(100mg/d)可以减少不良反应的发生,其治疗获益必须考虑与不良反应发生风险之间的平衡(参见以下部分不良反应)。胺碘酮在美国未被许可用于室上性心律失常,尽管其在心房颤动(常见的疾病)的治疗中已被频繁使用。胺碘酮的禁忌证是严重的窦房结功能障碍,伴有明显的窦性心动过缓或晕厥,二度或三度心脏传导阻滞,过敏反应,心源性休克和合并严重慢性肺部疾病。

(7)不良反应:最常见的不良反应是窦性心动过缓,尤其是在老年人中,以及 QT 间期延长。尖端扭转型室速的发生率非常低(0.5%)。在 92 项研究的回顾分析显示,胺碘酮的严重不良反应包括视神经病变/神经炎(≤1%～2%)、灰蓝色皮肤色素沉着(4%～9%)、光过敏(25%～75%)、甲状腺功能减退(6%)、甲状腺功能亢进(0.9%～2%)、肺毒性(1%～17%)、周围神经病变(年发生率0.3%)和肝毒性(转氨酶升高,15%～30%;肝炎和肝硬化<每年3%,0.6%)。推荐的预防措施是基线和6个月时检测甲状腺功能和肝酶,基线和每年检查心电图、胸部X线、皮肤、眼睛,如果症状加重检查周围神经。角膜微粒沉着(>90%)通常没有症状。

(8)甲状腺不良反应:胺碘酮对甲状腺激素的代谢具有复杂的作用(含有碘且与甲状腺素结构相似),其主要作用是在外周抑制 $T_4$ 向 $T_3$ 的转化,从而使血清 $T_4$ 水平升高而 $T_3$ 水平小幅下降。在大多数患者中,胺碘酮不改变其甲状腺功能。约6%的甲状腺功能减退可能发生在胺碘酮治疗的第1年,但甲状腺功能亢进的发生率只有0.9%;确切的发生率在不同地区各不相同。甲状腺功能亢进可能使心律失常更容易发生,如果在胺碘酮治疗期间出现新的心律失常,应排除甲状腺功能亢进。一旦出现胺碘酮诱导的甲状腺毒症常常预后很差,因此治疗早期即应提高警惕。在老年男性(平均年龄67岁),亚临床性甲状腺功能减退(TSH 4.5～10 mU/L)可能是比较常见的,常常比对照组高出20%,需要额外警觉(3个月时应进行甲状腺功能测定)和进行左甲状腺素替代治疗。甲状腺毒症在碘缺乏地区更容易出现(20% vs 3%)。

(9)心脏不良反应和尖端扭转型室性心动过速:胺碘酮可抑制窦房结或房室结(2%～5%),在那些先前存在窦房结功能异常或心脏传导阻滞的患者中可能更严重。从血流动力学的角度来看,胺碘酮可能是一种安全的药物。荟萃分析显示,只有1.6%的患者因为出现心动过缓而需要停用胺碘酮。

(10)肺部不良反应:使用较高剂量的胺碘酮可能会出现不常见的毒性作用,最严重的是肺炎,可能导致肺纤维化,在每天剂量约400mg的患者中10%～17%可发生此不良反应。这些受影响的患者中约10%出现死亡(包装说明书)。双盲胺碘酮试验的荟萃分析表明,每年有 1% 的患者可出现肺部毒性风险,同时有一些患者死亡。值得注意的是,肺部毒性可能与剂量相关,在那些每天 200mg 低剂量胺碘酮用于预防心房颤动复发的患者中很少发生肺部不良反应。如果早期识别,并及时停用胺碘酮,肺部并发症通常可以逆转,出现症状时可能需要类固醇等治疗。

(11)其他不良反应:中枢神经系统不良反应,如近端肌肉无力、周围神经病变和其他神经症状(头痛、共济失调、震颤、记忆受损、睡眠不良、恶梦)的发生率通常变化很大。在 GESICA 研究中胃肠道不良反应并不常见。然而,在慢性心力衰竭患者中,即使每天仅用 200mg 的剂量,排除肝转氨酶水平的升高,也有大约 25% 的患者可能会出现恶心。这些不良反应通常减少剂量后即可缓解。睾丸功能障碍可能也是不良反应之一,在长期服用胺碘酮的患者中可以检测到促性腺激素水平的升高。不太严重的不良反应如下:几乎所有给予较长时间胺碘酮治疗的成年患者均可出现角膜微粒沉积。罕见出现视力损害和症状,而且减少药物剂量可缓解。治疗期间很少发生黄斑变性,没有二者存在因果关系的证据。胺碘酮长期治疗,通常是超过 18 个月后可能会出现光敏性灰色或浅蓝色皮肤色素沉着。避免日晒,并使用具有 UVA 和 UVB 保护的防晒软膏,停用药物后色素沉着会缓慢消退。

(12)剂量:黄斑变性很少发生在治疗期间,没有证据的因果关系。长期治疗后,可能会出现光敏的板状灰色或浅蓝色皮肤变色,通常超过 18 个月。避免接触阳光,并使用具有紫外线 UVA 和 UVB 保护的防晒软膏。色素沉着在药物撤出后缓慢消退。

(13)出现不良反应时停药:当出现肺部毒性作用时必须停用胺碘酮,3～10d 胺碘酮血浆浓度下降约 50%,然后随着组织储存量的消耗而缓慢下降(半衰期非常长)。

(14)剂量依赖性不良反应:关于胺碘酮不良反应的全面荟萃分析显示,即使是使用低剂量也不可能完全避免不良反应的发生。在平均剂量为每天 152～330mg 时,由于药物不良反应而停药的比例是使用安慰剂患者的 1.5 倍。然而,值得一提的是低剂量使用胺碘酮时不会出现尖端扭转型室性心动过速。

(15)药物相互作用:最严重的相互作用是与其他延长 QT 间期的药物合用时其致心律失常作用增强,如ⅠA 类抗心律失常药物(吩噻嗪、三环类抗抑郁药、噻嗪类利尿药和索他洛尔)。胺碘酮可以增加奎尼丁和普鲁卡因胺的血药浓度(不建议这些药物合用)。与苯妥英钠有双重药物相互作用,胺碘酮可增加苯妥英钠水平,同时苯妥英钠也可增强胺碘酮向去乙基胺碘酮的转化。与华法林存在严重,而且常见的药物相互作用,胺碘酮可能通过肝相互作用而延长凝血酶原时间,导致服用华法林的患者发生出血事件;这些患者需要减少约 1/3 的华法林用量,并重新检测国际标准化比率(INR)。胺碘酮可增加血浆地高辛浓度,容易出现洋地黄毒性反应(因为使用胺碘酮,所以不出现心律失常);这些患者需要减少大约一半的地高辛用量,并重新测定血浆地高辛水平。由于存在较弱的 β 受体阻滞药和钙拮抗药作用,胺碘酮容易出现窦房结和房室结抑制。因此与 β 受体阻滞药和钙拮抗药可能存在不利的相互作用。然而,与 β 受体阻滞药合用却常常可以使胺碘酮的抗心律失常效应明显增强。

(16)住院:对于初始治疗是否需要住院存在一些争议,因为如果有出现威胁生命的室性心动过速和心室颤动风险通常是住院指征。对于复发性心房颤动(在美国未获得许可),低剂量的初始治疗可以在门诊进行。如果对置入 ICD 的患者使用胺碘酮治疗,除颤阈值通常会增加,必须在出院之前重新进行检查。

2.索他洛尔 索他洛尔(美国的 Betapace,欧洲的 Sotacor)首次在美国获得许可是用于控制严重室性心律失常。现在索他洛尔被授权许可用于维持有症状的复发性心房颤动或心房扑动患者的窦性心律。虽然有效性不如胺碘酮,但是当担心胺碘酮的不良反应时,可以选择索他洛尔。作为混合的Ⅱ类和Ⅲ类抗心律失常药物,索他洛尔具有 β 受体阻断药的所有有益作用。然而,它也不可避免地受到所有Ⅲ类抗心律失常药物容易引起尖端扭转型室性心动过速的影响。

(1)电生理特性:索他洛尔是右旋和左旋异构体的外消旋混合物,它们的电生理作用各不相同。虽然这些成分都具有Ⅲ类抗心律失常药物活性,但Ⅱ类药物活性主要源自 l-索他洛尔。纯Ⅲ类药物活性成分 d-索他洛尔在 SWORD 研究中增加了心肌梗死后射血分数(EF)下降患者的病死率。该研究结果表明Ⅲ类药物活性可能因为尖端扭转型室性心动过速的出现而减弱了标准 dl-索他洛尔有益的 β 受体阻断作用。在实践中,使用低剂量(160mg/d)的外消旋药物,其Ⅲ类活性并不明显。在人体中,Ⅱ类抗心律失常药物的主要作用是抑制窦性心律和房室结传导。Ⅲ类药物的主要作用是延长心房肌和心室肌组织动作电位时程(APD)和不应期,以及抑制任何旁路的双向传导。APD 延长可能同时伴随有钙内流的增强,这也许可以解释其致心律失常性后除极效应,同时也是其负性肌力作用低于预期的主要原因。索他洛尔是一种非心脏选择性、水溶性(亲水)非蛋白结合剂,仅由肾排泄,血浆半衰期为 12h(美国包装说明书)。每 12 小时给药其谷值血药浓度为峰值血药浓度的 1/2。

(2)适应证:由于索他洛尔具有Ⅱ类和Ⅲ类抗心律失常药物特性,因此,可以应用于多种心律失常的治疗,包括窦性心动过速、阵发型室上性心动过速、预激综合征合并的心律失常(无论是前向传导还是逆向传导所致)、复发性心房颤动、缺血性室性心律失常,以及复发性持续性室性心动过速或心室颤动。索他洛尔治疗室性心律失常的结果来源于 ESVEM 研究,此研究结果显示,平均日剂量 400mg 的索他洛尔降低死亡及室性心律失常发生的概率优于 6 种Ⅰ类抗心律失常药物中的任何 1 种。索他洛尔主要的适应证是电生理检查可诱发的单形性室性心动过速(或心室颤动)。在这些宽泛的适应证中,目前索他洛尔主要用于心房颤动转复后窦性心律的维持,在这方面索他洛尔和氟卡尼或普罗帕酮效果相似,但是索他洛尔具有可以应用于结构性心脏病及不需要联合使用其他减慢房室结传导的药物等优势,但是,这 3 种药物的有效性均不及胺碘酮。

(3)剂量:对于既往有心房颤动或心房扑动病史的窦性心律

患者,药品说明书上的推荐剂量是每日 320mg(2 次剂量),此剂量
的治疗效应与不良反应风险比(尤其是尖端扭转型室性心动过
速)最优。当应用于心房颤动或心房扑动患者时,索他洛尔每日
320mg,其尖端扭转型室性心动过速的发生风险为 0.3%,剂量增
加后其发生风险增至 3.2%(美国包装的药品说明书)。对于室性
心律失常,索他洛尔的日剂量是 160~640mg,分 2 次给药。维持
日剂量≤320mg(正如心房颤动复发时所推荐的剂量)可以减少包
括尖端扭转型室性心动过速在内的不良反应的发生。然而,对于
预防室性心动过速或心室颤动的复发可能需要每日 320~480mg
的剂量。使用 2 次给药方案时,经过 2~3d 达到血浆稳态血药浓
度。在肾功能不全、老年人或存在其他致心律失常作用危险因素
的患者中,应该减少剂量、延长用药间隔时间。

(4)不良反应:索他洛尔具有 β 受体阻滞药的不良反应,如乏
力(20%,在年轻患者中更容易出现)和心动过缓(13%),同时也
有出现尖端扭转型室性心动过速的风险。作为非选择性 β 受体
阻滞药,索他洛尔还有诱发支气管痉挛的可能。关于药物相互作
用,参见表 8-3 和表 8-5。

(5)预防措施和禁忌证:对于复发性心房颤动或心房扑动患
者的初始治疗,索他洛尔增加剂量的同时患者应住院监测 3d(药
物说明书)。在有严重传导系统疾病,包括病态窦房结综合征、二
度或三度房室传导阻滞(除非已安装起搏器)、支气管痉挛性疾病
和有明显致心律失常风险的患者中应避免使用索他洛尔。哮喘
是使用禁忌证,支气管痉挛性疾病应高度警惕(索他洛尔是一种
非选择性 β 受体阻滞药)。该药物禁用于肌酐清除率低于 40
ml/min(肾排泄)的患者。当合并以下情况时容易发生尖端扭转
型室性心动过速:索他洛尔剂量超过 320mg/d,存在心动过缓,基
线 QT 间期超过 450ms(药物说明书),严重左侧心力衰竭,女性,
存在其他增加尖端扭转型室性心动过速风险的因素(利尿药治
疗,其他延长 QT 间期药物)或先天性长 QT 综合征(LQTS)患
者。索他洛尔应避免与 I A 类药物、胺碘酮或其他延长 QT 间期
的药物联合治疗(图 8-6)。在怀孕的患者中,索他洛尔属于 B 类

药物。它不致畸,但是可以透过胎盘屏障,可能会抑制胎儿的生命体征。同时,索他洛尔也可经母乳排泄。

**长QT发生尖端扭转型室性心动过速的风险**

Opie, 2012

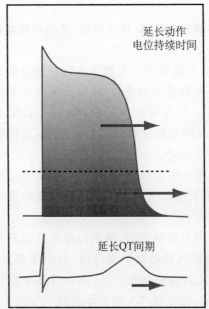

- 丙吡胺
  奎尼丁
- 依布利物
  多非利特
- 索他洛尔
  (胺碘酮)
- 三环类抗抑郁药
  氟哌啶醇
- 抗精神病药
- 吩噻嗪类
- 静脉给予红霉素类
  喹诺酮类(某些情况下)
- 抗组胺药
  - 阿司咪唑
  - 特非那定
- 酮康唑
- 延长QTU
  低钾、低镁
  (噻嗪类)

延长动作
电位持续时间

延长QT间期

**图 8-6　包括抗心律失常药物在内可能导致 QT 间期延长的药物**

低钾血症会导致 QTU 延长,而非 QT 间期延长。一些抗心律失常药物,例如胺碘酮及索他洛尔,在一定程度上通过延长动作电位时程发挥抗心律失常的作用。因此,QT 间期延长是其治疗中不可或缺的部分。但另一方面,尤其在存在低钾血症、低镁血症或者与其他延长 QT 间期的药物联合应用时,QT 间期或 QTU 延长可能会促发尖端扭转型室速。(图© L.H.Opie,2012.)

**3.决奈达隆**　决奈达隆可增加血清地高辛浓度,用于服用洋地黄的患者时应该非常谨慎。与胺碘酮不同,甲状腺不良反应不是一个易见的风险。欧洲药品管理局委员会已经推荐了关于使用决奈达隆的 71 项新限制,与加拿大心血管协会的共识性建议一致。这种抗心律失常药物仅用于阵发性心房颤动患者或持续性心房颤动患者成功复律后维持窦性心律。由于心血管疾病和潜在的肝不良事件风险增加,在充分考虑替代性治疗方案后,决奈达隆应仅处方用于没有心力衰竭病史和具有良好心室功能的患者。目前为止,没有任何发生尖端扭转型室性心动过速的报道。

**(六)单纯的Ⅲ类抗心律失常药物:伊布利特、多非利特和阿奇利特**

Ⅲ类抗心律失常药物,如胺碘酮和索他洛尔的有效性促进了更纯的Ⅲ类药物的开发。两种这样的药物,伊布利特和多非利特目前已应用于临床实践中。伊布利特和多非利特对于转复心房扑动的作用尤其值得一提,因为在这两种药物上市前,还没有发现有药物能够有效转复心房扑动。

1.伊布利特 伊布利特是甲基磺胺类衍生物,主要通过抑制延迟整流钾电流($I_{K_r}$)而延长动作电位复极相。伊比利特没有已知的负性肌力作用。

(1)药动学:伊布利特仅有静脉制剂,因为口服给药时具有很强的肝首关效应。伊布利特的药动学是线性的,独立于剂量、年龄、性别和左心室功能。其细胞外分布广泛,体内清除率高。清除半衰期2～12h(平均6h),存在相当大的个体差异。

(2)伊布利特的有效性:伊布利特能有效终止心房扑动,同时也能转复心房颤动,但成功率较心房扑动略低。其转复心房颤动的效果与胺碘酮相似。在持续性心房颤动或心房扑动的患者中,伊布利特单剂量的转复成功率为44%,增加第2剂量后转复成功率达49%。开始输注后的平均转复时间为27min。伊布利特转复心房扑动的效果与其对心动过速周长变异性的影响有关。像索他洛尔一样,伊布利特显示出逆向使用的特性,因为其延长不应期的效应在频率较高的心动过速中不明显。伊布利特对心脏手术后房性心律失常的转复作用具有剂量依赖性,在10mg的剂量下转复成功率为57%。伊布利特预处理可以使心房颤动电复律成功率明显提高,但是随后需要进行3～4h心电监测,以免发生尖端扭转型室性心动过速。

(3)不良反应:在使用伊布利特治疗的患者中,QT 间期和
QTc 间期的延长是一致性的特征。QT 间期的延长是剂量依赖
性的,在静脉输注结束时 QT 间期最长,输注结束后 2~4h 恢复
到基线。尖端扭转型室性心动过速(具有 QT 间期延长的多形性
室性心动过速)的发生率约 4.3%,并且在接近 2%的患者中可能
需要电复律治疗。尖端扭转型室性心动过速容易发生在药物输
注期间或输注结束后的短时间内(1h 内)。在伊布利特输注开始
后,患者应连续心电监测至少 4h。为了减少致心律失常作用,伊
布利特应避免高剂量使用及快速输注,在那些已经存在 QT 间期
延长或晚期、不稳定型心脏疾病患者中应避免使用,同时血清钾
必须>4mmol/L。理论上,其他延长 QT 间期的心脏药物和非心
脏药物,均可能增加尖端扭转型室性心动过速的发生风险。然
而,在一项研究中,预先使用索他洛尔或胺碘酮治疗并没有增加
尖端扭转型室性心动过速的发生。

(4)剂量:推荐剂量为 1mg,静脉注射 10min。如果 10min 内
心律失常没有终止,可以重复该剂量。对于体重<60kg 的患者,
剂量应为 0.01 mg/kg。

(5)药物相互作用:除了已知的与索他洛尔、胺碘酮和其他延
长 QT 间期药物的相互作用之外,目前没有查明与其他药物相互
作用。

2.多非利特　与伊布利特一样,多非利特也是一种甲基磺胺
类药物。多非利特以浓度依赖方式延长动作电位时程和 QTc 间
期。多非利特仅通过抑制快速延迟整流钾电流 $I_K$ 来发挥其作
用。与伊布利特和索他洛尔相似,多非利特也表现出反向使用依
赖的现象。多非利特具有轻度负性变时效应,缺乏负性肌力作
用,可能还具有轻度正性肌力作用。伊布利特仅有静脉制剂,而
多非利特则只能口服给药。

(1)药动学:口服给药后,多非利特几乎完全(92%～96%)被
吸收,并且在给药后大约 2.5h 达到平均最大血浆浓度。多非利
特每日 2 次口服,48h 内能达到稳态血药浓度。50% 的药物原形

通过肾排泄,没有活性代谢产物。

(2)临床疗效:多非利特在心房颤动的转复中具有良好的临床疗效,甚至优于心房扑动的转复。此外,多非利特对室性心律失常(未授权)也有作用。在 ICD 置入前进行的除颤测试中,多非利特可降低患者的除颤阈值,并抑制室性心动过速的可诱导性。多非利特与索他洛尔一样,能够有效地抑制可诱发的室性心动过速,而且不良反应更少。无论是在合并心肌梗死或不合并心肌梗死的左心室功能下降患者中,多非利特对患者的病死率没有影响。然而,多非利特减少了新发的心房颤动,提高了既往存在心房颤动患者的转复成功率,并改善合并显著结构性心脏病患者窦性心律的维持。在这项研究中,多非利特还减少了患者的再住院率。

(3)适应证:①不适合电复律治疗,且心律失常发作的时间短于 6 个月的持续性心房颤动或心房扑动患者的转复窦性心律治疗。②持续性心房颤动或心房扑动患者转复窦性心律后的维持治疗。因为多非利特可引起室性心律失常,因此多非利特应用于症状非常明显的心房颤动或心房扑动患者,而且不适宜其他抗心律失常药物治疗的患者。根据一项荟萃分析研究结果,更有力的证据显示多非利特用于心房颤动患者的急性转复更优于其后的窦性心律维持。非常重要的一点,多非利特可以用于那些射血分数下降的患者。

(4)剂量:包装说明书上以粗体表示多非利特的剂量必须通过计算肌酐清除率和 QTc 间期进行个体化用药。必须连续心电监测来发现和管理任何严重室性心律失常。对于复杂的 6 步给药法,请参阅包装说明书。计算所得的剂量一般是 125~500mg,2/d。对于肌酐清除率低于 20 ml/min 的患者不应给予多非利特。如果 QTc 间期的增加>15% 或 QTc 间期>500ms,多非利特的剂量应相应减少。给予第 2 剂量后的任何时间如果发现QTc 间期>500ms,应停用多非利特。

(5)不良反应:多非利特最主要的不良反应是尖端扭转型室速,大约发生在 3% 的患者中。保证血清钾和镁水平正常,避免在肾功能异常的患者(或根据药品制造商的算法减少其剂量)或伴有心动过缓的患者、基线 QT 间期延长（QTc 间期应＜429ms）的患者中用药，可以减少尖端扭转型室性心动过速的发生风险（80% 的事件发生在治疗的前 3d 内）。为了早期发现尖端扭转型室性心动过速，患者需要在使用多非利特治疗的前 3d 住院进行连续心电监测。

（6）药物相互作用：多非利特应避免与那些增加其血药浓度水平的药物共同使用。这些药物包括酮康唑、其他细胞色素酶 CYP 3A4 抑制药，包括大环内酯类抗生素和蛋白酶抑制药，如抗病毒药利托那韦及维拉帕米和西咪替丁。低钾血症，特别是使用利尿药或慢性腹泻患者，以及合用那些可以增加多非利特血药浓度的药物时，应监测是否存在 QTc 间期延长（图 8-6）。

### （七）Ⅳ类和Ⅳ类样抗心律失常药物

1.维拉帕米和地尔硫䓬　钙通道阻滞作用可以减慢房室结传导，增加了房室结组织的不应期。二氢吡啶类化合物由于是血管选择性药物，因此没有显著的电生理效应（表 3-3）。非二氢吡啶类药物维拉帕米和地尔硫䓬的电生理性质相似，均可以减慢房性心律失常的心室率，特别是心房颤动患者，还可以终止或预防那些房室结参与的折返性心律失常。维拉帕米和地尔硫䓬可以替代腺苷用于终止房室结依赖的室上性心动过速。

很少用于室性心动过速：一些少见的室性心动过速维拉帕米或地尔硫䓬治疗有效。特发性右心室流出道（RVOT）室性心动过速，使用 β 受体阻滞药后可以考虑选择维拉帕米。束支性室性心动过速通常维拉帕米治疗有效，尖端扭转型室速也可以考虑使用维拉帕米终止。此类药物禁用于其他的室性心律失常，因为其具有负性血流动力学效应，而且治疗无效。维拉帕米慎用于那些接受口服 β 受体阻滞药或近期使用过静脉注射 β 受体阻滞药治疗的患者，可能会发生严重且不可逆的电机械分离。

2.静脉注射镁剂　静脉注射镁剂具有较弱的钙通道阻滞作用，同时也可以抑制钠通道和钾通道。这些作用机制的重要程度如何目前并不清楚。其可以减慢心房颤动患者的心室率，但是对于终止阵发性室上性心动过速无明显效果。静脉注射镁剂可以用于尖端扭转型室性心动过速的治疗,同时也可以用于难治性心室颤动的辅助治疗。

3.腺苷 腺苷通过介导腺苷敏感性内向整流钾通道的开放发挥作用,具有多种细胞学效应,抑制窦房结,抑制房室结的作用更显著(图 8-7)。它是终止窄 QRS 波 PSVT 的一线用药,也可以用于宽 QRS 波心动过速的诊断。

(1)剂量:腺苷的初始治疗应快速弹丸式静脉推注 6mg,随后盐水冲洗以便在心脏中获得较高的药物浓度。如果 1~2min 不起作用,则给予 12mg 静脉弹丸式注射,可以重复 1 次。如果剂量合适,一旦药物到达房室结,通常在 15~30s 发生抗心律失常作用。在服用维拉帕米、地尔硫䓬、β 受体阻滞药或双嘧达莫的患者

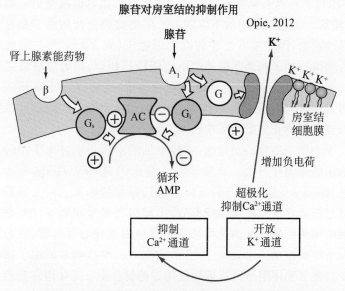

**图 8-7 腺苷作用于不同离子通道抑制房室结(AV)传导**

腺苷作用于腺苷-1($A_1$)表面受体,使腺苷敏感的钾通道开放引起超极化,进而抑制房室结传导。同时,腺苷间接抑制钙离子通道开放。AC.腺苷酸环化酶;AMP.单磷酸腺苷;β.β-肾上腺素能受体;G.G 蛋白,非特异性;$G_i$.抑制性 G 蛋白;$G_s$.刺激性 G 蛋白(图© L.H.Opie,2012.)

(参见本节后面"不良反应和禁忌证"中的药物相互作用),以及存在病态窦房结综合征风险的老年人中,初始剂量应减少至 3mg 或更少。注意其半衰期极短,<10s。

(2)适应证:主要的适应证是窄 QRS 波的阵发性室上性心动过速(通常是房室结折返或预激综合征及隐匿性房室旁路参与的房室折返性心动过速)。在不明原因的宽 QRS 波心动过速中,腺苷可以帮助鉴别室性心动过速或室上性心动过速。如果是室上性心动过速,腺苷通常可以终止心动过速,而在室性心动过速的情况下,腺苷没有任何不利的血流动力学效应,心动过速也不会终止。这可能特别有助于伴有逆向传导的室性心动过速的鉴别,阻断逆行 P 波后即可清楚地显示诊断。最后,静脉注射腺苷可以使疑似 WPW 综合征患者的潜在预激显示得更清楚。用于此适应证时,腺苷应在窦性节律期间使用,同时记录多通道的心电图(最好是全部 12 导联),观察到暂时的高度房室传导阻滞属于正常反应。另一方面,在注射腺苷后,如果出现 PR 间期缩短,QRS 波增宽而没有房室传导的中断,则推断存在前传房室旁路。

(3)不良反应和禁忌证:不良反应的出现源于腺苷对钾通道的作用,不良反应通常是短暂的,例如头痛(通过扩张血管)、胸部不适、潮红、恶心和过度抑制窦房结或房室结。哮喘患者中导致支气管收缩的机制并不清楚,并且可持续 30min。用于药物复律时可出现短暂的新发心律失常。由于存在缩短心房和心室不应期的效应,腺苷可引起一系列致心律失常作用,包括心房期前收缩、心室期前收缩,以及使心房扑动或阵发性室上性心动过速蜕变为心房颤动。禁忌证如下:哮喘或哮喘病史、二度或三度房室传导阻滞及病态窦房结综合征。心房扑动是相对禁忌证,因为有引起 1∶1 房室传导和严重心动过速的风险。药物相互作用如下:双嘧达莫可抑制腺苷分解,因此,在接受双嘧达莫治疗的患者中必须减少腺苷的剂量。甲基黄嘌呤(咖啡因、茶碱)可竞争性拮抗腺苷与其受体的结合,从而降低其临床疗效。

(4)腺苷与维拉帕米或地尔硫䓬:对于快速终止窄 QRS 波室上性心动过速,腺苷和静脉注射维拉帕米或地尔硫䓬同样有效。

需要强调的是,维拉帕米或地尔硫䓬可以产生心肌抑制和外周血管舒张的作用,用于室性心动过速患者时可能是致命的,而腺苷作用非常短暂,真正的室性心动过速几乎不变。腺苷作用短暂是个优势,然而,腺苷也容易出现非常短暂但严重的全身不适症状,而维拉帕米或地尔硫䓬没有。

**(八)致心律失常作用,QT间期延长和尖端扭转型室性心动过速**

1.抗心律失常药物的致心律失常作用　　致心律失常作用可以抵消抗心律失常药物的潜在获益。有两种基本的导致心律失常机制:第一,延长动作电位时程和QT间期(图8-6);第二,持续的宽QRS波心动过速往往会转变为心室颤动(图8-8)。前者通常发生在ⅠA类和Ⅲ类药物,而后者通常发生在ⅠC类药物。此外,当心脏传导被严重抑制时,任何Ⅰ类药物均可使持续性室性心动过速的治疗变得复杂化。第三种致心律失常机制是ⅠA类或ⅠC类药物可使患者先前为阵发性发作的心动过速蜕变为无休止性心动过速。ⅠA,ⅠC和Ⅲ类抗心律失常药物治疗时,不仅需要警惕早期致心律失常作用,在整个治疗过程中均需要连续监测其致心律失常作用。此外,CAST研究表明,即使当室性期前收缩明显减少时,致心律失常性心脏性猝死也可发生。解决这个问题需要:①避免在结构性心脏病患者中使用Ⅰ类,特别是ⅠC类药物;②除非整体临床获益非常明显,否则不使用抗心律失常药物治疗;③最终确立哪些患者致心律失常作用风险高和死亡风险高,而后者目前通常需要ICD治疗。

2.长QT综合征和尖端扭转型室性心动过速　　伴有复极延迟的长QT综合征患者临床上常常通过QT间期、QTc间期(心率校正后超过440ms)或QTU间期的延长来识别。长QT综合征可能是获得性或先天性疾病。事实上,奎尼丁、丙吡胺、普鲁卡因胺和其他的ⅠA类药物,Ⅲ类药物和其他药物(图8-6)都可以延长QT间期,这些药物在抗心律失常治疗中的应用模式需要重新评估。"复极储备"的概念对于理解长QT性心律失常相当重要。一系列电流参与了心肌细胞的复极化,如果其中一个被阻断,其他的则代偿性增加(图8-9)。因此,在具有正常复极储备的人中,

ⅠA和Ⅲ类药物：尖端扭转型室性心动过速

Opie, 2012

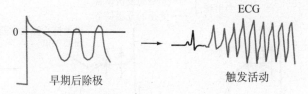

IC类药物：宽QRS波群室性心动过速

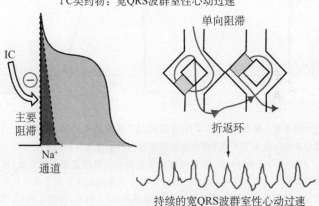

图 8-8 主要的致心律失常机制

上图：ⅠA类及Ⅲ类药物延长动作电位时程，当出现早期后除极时触发活动增强引发尖端扭转型室性心动过速。注意：QT 间期的延长起了主要作用（图 8-6）。下图：IC类药物作为传导组织中钠离子通道的强效抑制药，可导致心律失常。单向阻滞及异质性增加会促进折返环路的形成，出现单形性宽 QRS 波室性心动过速（VT）。ECG.心电图（图© L.H.Opie,2012.）

药物诱导的钾电流减少对 QT 间期或 APD 影响很小（图 8-9，蓝色虚线）。然而，在复极储备下降的患者中，相同的药物将明显延长 QT 间期/APD（图 8-9，红色虚线）。离子通道亚基中的遗传异常，电解质紊乱（例如低钾血症、低钙血症、低镁血症），使用阻断钾通道的药物，甚至正常女性，均可出现复极储备下降。

尖端扭转型室性心动过速的发生不仅与 QT 间期有关，而且还取决于其他参与心律失常的离子通道，如内向钠通道和钙通道。例如，胺碘酮可以引起一定程度的 QT 间期延长，但

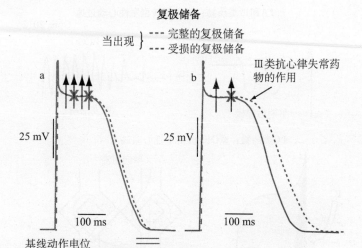

**复极储备**

图 8-9　复极储备是动作电位及 QT 间期延长的决定因素

"复极储备",是为了帮助理解延迟复极化相关的心律失常而衍生出来的一个重要概念。在正常心脏中(图 a),动作电位的平台期有大量的复极电流流出(黑色箭头)。当某种外向电流减少时(如Ⅲ类抗心律失常药物的应用),则其他外向电流增加,因而延长动作电位时程的效应相应减弱(虚线所示)。但是,如图 b 所示,当基础电流减低时(如先天性基因突变导致钾离子电流减少;或者,低钾血症等),储备电流也相应减低,因而同样的Ⅲ类抗心律失常药物会导致动作电位时程(及 QT 间期)的明显延长,其致心律失常风险增加(图© S.Nattel,2012.)

是其致心律失常作用相对较小,因为胺碘酮共同作用于钠通道和钙通道,减少了尖端扭转型室性心动过速的发生风险。当使用索他洛尔、ⅠA 类药物导致 QT 间期延长,或使用胺碘酮时合并其他增加 QT 间期或 QTU 间期的因素,如心动过缓、低钾血症、低镁血症、低钙血症、大量或长期使用排钾利尿药,或联合ⅠA 类和Ⅲ类药物治疗时,严重心律失常的发生风险明显增加。许多非心脏药物也可通过阻断 $I_{Kr}$ 钾通道(图 8-6)而延长 QT 间期,包括三环类抗抑郁药、吩噻嗪、红霉素和一些抗组胺药,如特非那定和阿司咪唑。注意,相同的药物浓度在一些患者中可能只是稍微延长动作电位平台时间,而在其他患者中可能由于复极储备的不同和药物药动学的差异而导致动作电位时程的过度延长。

(1)治疗:药物诱导的尖端扭转型室性心动过速的处理包括早期识别和停用相关药物,补充血钾水平至 4.5～5 mmol/L,并静脉注射镁剂(1～2 g)。一种有意思的预防措施是长期使用保钾利尿药螺内酯治疗。在以上治疗无效的患者中,可以使用异丙肾上腺素或临时心脏起搏增加心率而缩短 QT 间期。异丙肾上腺素禁忌用于缺血性心脏病和先天性长 QT 综合征患者。

(2)先天性长 QT 综合征:先天性长 QT 综合征通常是由遗传性"通道病变"引起,这是一种先天性心脏离子通道病,容易发生致命性心律失常。3 种最常见的类型包括编码复极相关的延迟整流钾通道缓慢成分(LQT1)和快速成分(LQT2)的基因发生功能缺失性突变,以及一些编码钠通道的基因突变导致内向钠电流失活受阻,从而使复极延长(LQT3)。LQT3 理论上可以通过钠通道抑制药(I 类药物)进行治疗,其中美西律和氟卡尼已被证实是有效的。LQT1 患者是缓慢延迟整流钾通道 $I_{K_s}$ 发生基因突变所致,$I_{K_s}$ 是肾上腺素依赖的。肾上腺素激活可增强 $I_{K_s}$,对抗其引起的钙电流增加,从而防止肾上腺素能驱动的 APD 过度延长。LQT1 患者存在 $I_{K_s}$ 应答缺陷,不能对抗肾上腺素激活引起的钙电流增强,从而出现过度 QT 间期延长和尖端扭转型室性。因此,适当的治疗是使用 β 受体阻滞药阻断 β 肾上腺素能效应。

对于各型症状性 LQTS 患者,β 受体阻滞药都是应选择的药物。使用美托洛尔的复发风险显著高于普萘洛尔或纳多洛尔。潜在的原因部分可能是普萘洛尔、纳多洛尔和美托洛尔(按降序)对钠电流(峰值和延迟)的影响存在差异。其他不应使用的药物是氟卡尼和美西律。

## 三、抗心律失常药物及器械治疗的选择

### (一)阵发性室上性心动过速

1.急诊处理 对阵发性室上性心动过速机制的理解对于选择

合理的治疗方式至关重要。在没有器质性心脏病的患者中,房室结折返性心动过速和房室折返性心动过速最为常见,二者维持的共同机制都是依赖于 1∶1 的房室结传导。许多患者可以通过屏气、Valsalva 动作或颈动脉窦按摩来终止室上性心动过速的发作。对于婴儿来说,将面部浸泡于水中亦有效。而当交感神经张力增高时,上述方法可能难以终止。

2.药物治疗 在室上性心动过速发作时,口服药物的生物利用度下降,因此常需要静脉用药。有学者认为可以嚼服地尔硫䓬或普萘洛尔,但这种方法并不常用。腺苷和非二氢吡啶类钙拮抗药(维拉帕米或地尔硫䓬)是静脉用药的首选。

(1)腺苷:在静脉给药后,腺苷会迅速经细胞摄取和代谢,该过程仅需数秒钟。静脉给予负荷量的腺苷后 15～30s,会发生一过性房室传导阻滞。经中心静脉给药时,腺苷的起效时间缩短、作用增强,因此需减小剂量。对于成年人经外周静脉给药的推荐剂量为 6mg,必要时重复给予 12mg,对于特定的患者需增加剂量。由于腺苷的代谢时间非常短,因此,重复给药不会造成蓄积效应。多数患者给药后会出现一过性呼吸困难或胸痛症状,窦性心动过缓或合并房室传导阻滞也较为常见。但是心动过缓通常在数秒钟后自行缓解并出现轻微的窦性心动过速。给药后有可能会出现房性期前收缩或室性期前收缩,后者可能引起室上性心动过速再发或心房颤动。

(2)维拉帕米或地尔硫䓬:除腺苷外,也可选择静脉应用维拉帕米或地尔硫䓬。二者均可通过阻滞钙通道造成一过性房室传导阻滞,从而终止室上性心动过速的发作。维拉帕米的推荐剂量是 5mg 在 2min 内缓慢静脉注射,必要时在 5～10min 后重复给予 5～7.5mg。地尔硫䓬首剂 20mg,重复给药 25～35mg 也同样有效。对于房室结折返性心动过速或房室折返性心动过速的患者,给药后 5min 内室上性心动过速的终止率高达 90%。需要注意的是,维拉帕米和地尔硫䓬兼具血管扩张作用,若心动过速未终止,可能导致低血压。此外,房性心律失常及心动过缓也较为常见。钙拮抗药禁用于预激综合征或与房室结传导无关的宽

QRS波心动过速。在上述情况下,药物可能会导致低血压、休克甚至心室颤动,特别是在新生儿中。

(3)腺苷与钙拮抗药:对于房室结参与的室上性心动过速,腺苷或钙拮抗药均可选择。对于新生儿或婴儿、伴有严重低血压、近期内静脉应用β阻滞药、合并心力衰竭病史或左心功能不全患者,应首选腺苷;而在静脉通路不适宜弹丸式给药、急性支气管痉挛、合并应用影响腺苷代谢的药物等情况下应首选钙拮抗药。

(4)房性心动过速:房性心动过速的机制多种多样,目前对于房性心动过速急诊药物复律的研究较少。对于窦房结折返或某些自律性房性心动过速,可选用钙拮抗药或β阻滞药。瘢痕性房性心动过速往往对药物反应差,其治疗可参考心房扑动。

3.室上性心动过速的长期治疗　大多数室上性心动过速患者无须长期治疗,特别是对于室上性心动过速症状轻微或容易终止者;而室上性心动过速频繁发作,产生明显症状或需要干预治疗者,可采取药物治疗或导管消融。对于房室结依赖性室上性心动过速,钙拮抗药和β受体阻滞药是长期治疗的一线用药。也可选用氟卡尼或普罗帕酮联合β受体阻滞药,二线或三线用药包括索他洛尔、多非利特、阿奇利特、胺碘酮等。导管消融可以通过阻断折返环路(房室结折返性心动过速的某一径路或房室折返性心动过速的旁路)治疗室上性心动过速,具有较高的有效性和安全性,因而可用于复发性室上性心动过速的治疗。房性心动过速的长期治疗缺乏大规模的临床证据。可以选用β受体阻滞药、钙拮抗药或Ⅰ类、Ⅲ类抗心律失常药物进行经验性治疗,也可选用导管消融治疗。

4.导管射频消融术　尽管药物治疗室上性心动过速的成功率能够达到70%～90%,但是约半数患者可能出现药物相关不良反应或无法坚持规律服药。导管消融治疗房室结折返性心动过速或房室折返性心动过速(无论有无预激)成功率高,可以根除室上性心动过速,对于有经验的中心并发症较少,因此成为室上性心动过速的重要治疗选择。对于房室结折返性心动过速,通常选择消融慢径改良术式,对于房室折返性心动过速,通常选择旁路消融。射频能量是最常选用的能源,而冷冻能量亦可选用,特别是对于消融靶点靠近正常传导系统的患者。大多数房性心动过速可以选用导管消融治疗,但需要三维标测系统的支持。而房性心动过速的消融成功率要低于房室结折返性心动过速或房室折返性心动过速。对于心房广泛纤维化,特别是先天性心脏病外科术后的患者,可能有多种房性心动过速并存,要将所有房性心动过速完全消融难度较大。由于导管消融治疗室上性心动过速的成功率高,目前指南推荐导管消融可作为室上性心动过速的一线治疗手段,或应用于药物治疗无效的患者(图 8-10)。

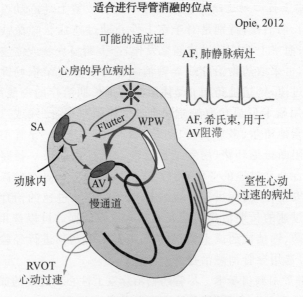

**适合进行导管消融的位点**

Opie, 2012

图 8-10　导管消融术可能干预的靶点

AF.心房颤动;AV.房室结;Flutter.心房扑动;RVOT.右心室流出道;SA.窦房结;VT.室性心动过速;WPW.预激综合征(图© L.H.Opie,2012.)

### (二)心房颤动

　　早在 1903 年就有关于心房颤动的报道,而近年来,随着左心房结构重构和电重构的提出(图 8-11),我们对心房颤动的发生和维持机制又有了新认识。在美国的全部住院患者中,约 20% 诊断为心房颤动。心房颤动的心电图特点为无规律性心房活动,通常

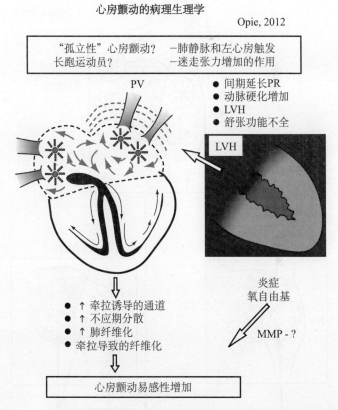

**图 8-11　心房颤动的病理生理特点,其中强调多种促发因素及维持因素**

　　注意心房触发灶、增强的迷走神经活性、左心室肥厚(LVH)、心房张力和纤维化的作用。炎症介质可能也参与其中。MMP.基质金属蛋白酶;(图 © B. J. Gersh,2012.)

由肺静脉起源传入心房,这也是心房颤动消融的靶点(图 8-12),心房激动频率超过 350 次/分,从而导致激动传导至房室结遭遇其不应期的各个时相,一些激动虽然无法下传至心室,但会使房室结不应期改变导致下一次的激动在房室结传导延迟或传导阻滞,该现象称为隐匿性传导。

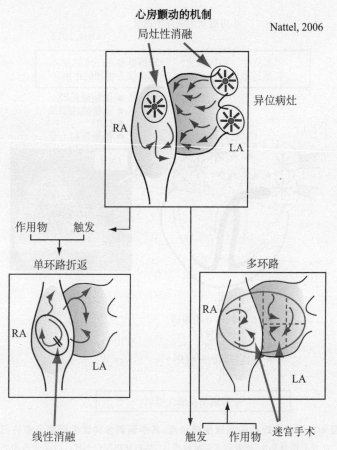

**图 8-12　心房颤动的发生机制,以及消融可能干预的靶点**
迷宫手术(右图)涉及多种切口,途中仅列举两种。LA.左心房;RA.右心房(引自 Nattel S,et al.,Lancet,2006,367:262.)

1.心房颤动的症状　心房颤动患者的症状各异,包括心悸、运动耐量下降、呼吸困难、心力衰竭、胸痛、晕厥、眩晕、卒中等,还有一些患者可以完全无症状。心房颤动也可与窦房结功能障碍或房室传导阻滞并存。因此,患者可能出现严重心动过缓相关症状。心房颤动使心房失去收缩功能、心房内皮功能障碍、激活血栓形成。因此,心房颤动的治疗中除了室率控制、节律控制以外,还包括预防血栓栓塞并发症(图 8-13)。

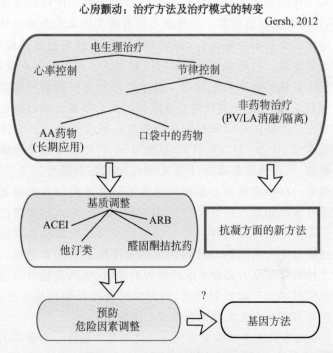

**图 8-13　心房颤动目前的治疗方案**

AA.抗心律失常;ACEI.血管紧张素转换酶抑制药;ARB.血管紧张素受体拮抗药;LA.左心房;PV.肺静脉(图© B.J.Gersh,2012.)

2.心房颤动的发作特点　心房颤动的发作特点多样,我们常以现阶段心房颤动的发作特点作为心房颤动分类依据,对于首诊心房颤动患者来说,其将来心房颤动的表现形式可能各异。因此,我们将首发心房颤动单独列出。若心房颤动在 7d 内自行终止(通常短于 1d),则归为阵发性心房颤动;若心房颤动需要药物或电复律才能终止,则归为持续性心房颤动;持续性心房颤动无法进行复律者则归为永久性心房颤动。但是,同一患者可以既表现为阵发性又表现为持续性心房颤动。上述分类有助于指导我们对心房颤动药物治疗的选择。

3.心房颤动中的心室率控制与节律控制 心房颤动中心室率控制与节律控制孰优孰劣? 在慢性心房颤动的 5 项随机临床试验中,二者并无显著区别。心房颤动患者最大的风险为缺血性卒中。通常需要长期抗凝治疗,而心室率控制能够明显改善症状、提高运动耐量。但是对于心室率的控制应该达到怎样的程度呢? 目前仍无最佳的室率控制标准。过于严格的室率控制可能会导致晕厥或乏力,而过于宽松的心室率控制则会导致心动过速心肌病的发生。严格的心室率控制是指静息心率≤80 次/分,轻度活动时心率≤110 次/分。RACE2 试验显示,严格的心室率控制不是必要的,而在特定患者中,目标心率≤100 次/分即可。

尽管一些指南推荐心房颤动患者进行节律控制和抗凝更优但情况并非都如此。在指南所引用的临床试验中,入选患者已经进行了人为的适应证选择。伴有明显症状的心房颤动患者或已经经过抗心律失常药物治疗但仍无法复律的患者并非随机。医生在选择治疗策略时必须考虑到患者的症状、生活质量及对治疗的依从性。尽管节律控制有效,但仍需要进行长期抗凝治疗,因为仍然有可能存在无症状的亚临床心房颤动。

4.心力衰竭患者的心室率控制 对于合并慢性心力衰竭的心房颤动患者,心室率控制能够减少转复次数及再住院率。大规模随机对照试验 AF-CHF 试验显示,节律控制并不能改善左心室功能、提高运动耐量、降低病死率。目前,对于心房颤动合并慢性心力衰竭患者进行节律控制的适应证为:持续性症状明显的心房颤动,心房颤动与心力衰竭恶化明显相关、心室率控制欠佳患者。联合应用地高辛和卡维地洛能够减慢心室率并提高射血分数。

研究显示,成功的射频消融能够改善心房颤动合并心力衰竭患者的心功能及预后。然而,一项小规模随机对照研究并未得出上述结论。因此,仍需要更多的大规模研究加以证实。

5.心室率控制药物联合应用　联合应用两种心室率控制药物比单纯加大一种心室率控制药物的剂量更有效。且多数患者需进行联合用药。钙拮抗药应避免用于收缩性心力衰竭患者,但对于高血压且心功能正常患者可带来获益。加用地高辛能够减小其他心室率控制药物的剂量。

6.起搏器置入　某些心房颤动患者接受心室率控制药物可能会出现明显的心动过缓或长间歇,从而无法达到良好的心室率控制。静息状态下或睡眠中的长间歇可能会限制心室率控制药物剂量,因而无法控制活动状态下的心室率。上述患者需要进行永久起搏器置入。而对于药物难以达到良好心室率控制的患者,可以选择房室结消融并置入频率应答性起搏器。对于阵发性心房颤动,应选用带有自动模式转换功能的双腔起搏器。而永久性心房颤动患者则应置入单腔起搏器。尽管房室结消融加起搏器置入可以作为心室率控制的替代选择,但是对于合并左心室功能障碍的患者,应考虑行 CRT 置入,以防止长期右心室心尖起搏导致心功能的恶化。

7.心房颤动伴预激　心房颤动伴预激是较为特殊的情况(图 8-14),因为作用于房室结的药物反而会缩短旁路不应期或减少旁路的隐匿性传导,从而加快心室率。因此,应选用延长旁路前传不应期的药物(如普鲁卡因胺、氟卡尼、胺碘酮等),不仅能够控制心室率,还有可能转复心房颤动。紧急情况下需进行电复律。

8.急诊心室率控制　对于症状严重患者应选用静脉给药,以迅速缓解症状。除了心房颤动伴预激的患者外,心室率控制应选用作用于房室结的药物(表 8-7),地高辛是长期应用于心房颤动室率控制的药物,但其起效时间较长,因而不适用于急诊情况。β受体阻滞药能够有效控制心房颤动患者心室率,且有静脉、短效口服及长效口服制剂。索他洛尔兼具 β 受体阻滞及 Ⅲ 类抗心律失

## 房室结折返与预激综合征

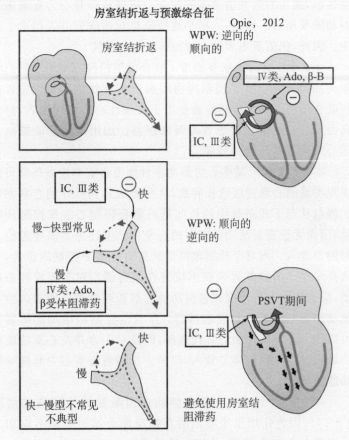

**图 8-14　房室结折返及预激综合征（WPW）**

　　左上图显示无预激综合征的房室结折返环。常见的种类是慢-快型（中图），而快-慢型并不常见（左下图）。为了图解方便，慢传导纤维和快传导纤维被人为分开。右图显示预激综合征伴旁路传导（白色条带所示）。在阵发性室上性心动过速（PSVT）中，往往房室结发生前向传导，伴旁路发生逆向传导，QRS 波时限常在正常范围，称之为顺向性室上性心动过速（SVT）（右上图所示）。少见的一种情况是，旁路前传伴房室结（或者另一条旁路）逆传，称之为逆向性室上性心动过速（右下图所示）。QRS 表现为完全预激的图形。在此类预激综合征合并房性心动过速患者中，阻滞房室结传导的药物可能会增强旁路至心室的传导（红色向下箭头），易诱发心室颤动。不同种类抗心律失常药物的作用位点已做标注。Ado. 腺苷；β-B. β 受体阻滞药（图 © L. H. Opie，2012.）

常药物作用,不宜应用于心室率控制,因为可能增加尖端扭转型室速的风险。非二氢吡啶类钙拮抗药(维拉帕米和地尔硫䓬)能够减慢静息和活动状态下的心室率,对于合并严重心力衰竭或血流动力学不稳定者,需进行电复律。此外,也可选择静脉应用胺碘酮,在控制心室率的同时可能会终止心房颤动发作。

**表 8-7  心房颤动控制心室率治疗中的药物负荷剂量及维持剂量**

|  |  | 急性期静脉用药 | 慢性期口服治疗 |
| --- | --- | --- | --- |
| β受体阻滞药 | 美托洛尔 | 2.5～5mg/5min,最大可用到 15mg | 50～200mg/d |
|  | 普萘洛尔 | 0.15mg/kg(1mg/2min) | 40～240mg/d |
|  | 艾司洛尔 | 静脉推注 0.5mg,之后 0.05～0.2mg/(kg·min) | NA |
|  | 吲哚洛尔 | NA | 7.5～30mg/d |
|  | 阿替洛尔 | 5mg,＞5min,10min 后可重复 | 25～100mg/d |
|  | 纳多洛尔 | NA | 20～80mg/d |
| 钙离子拮抗药 | 维拉帕米 | 0.075～0.15mg/kg,＞2min | 120～360mg/d |
|  | 地尔硫䓬 | 0.25～0.35mg/kg,以 5～15mg/h 泵入 | 120～360mg/d |

NA.目前不可应用

除上述列表外的其他 β 受体阻滞药可能也有效

9.节律控制　节律控制包括心房颤动转复和窦性心律维持,观察性研究表明,恢复窦律可以减轻症状,表 8-8 列出常用于急诊复律及长期维持窦律的药物。尽管早期电复律能够防止心房颤动导致的心房重构,但心房重构仅仅是心房颤动进展的其中一种病理生理机制,因此,不能将此作为电复律时机选择的主要考量。

10.急诊电复律　对于应激诱发的心房颤动可选用急诊电复

律治疗,无法行电复律时可考虑行药物复律,电复律的成功率超过 90%,潜在的并发症包括烧伤、医源性心室颤动(非同步情况下)、需要全身麻醉或镇静。目前的指南推荐如下情况作为电复律的 I 类指征:①快室率合并心肌缺血状态、症状性低血压、心绞痛、心力衰竭并对药物转复反应差;②心房颤动伴预激且心室率非常快或血流动力学不稳定;③患者无法耐受症状。

**表 8-8　用于心房颤动转复及预防复发的药物推荐剂量**

| | | 快速转复的静脉或口服治疗 | 预防复发的慢性口服治疗[1] |
|---|---|---|---|
| IA 类 | 普鲁卡因胺 | 500~1200mg 静脉泵入超过 30~60min | 2000~4000mg/d |
| IC 类 | 氟卡尼 | 1.5~3.0mg/kg 静脉泵入超过 10min[2];200~400mg 口服 | 150~300mg/d |
| | 普罗帕酮 | 1.5~2mg/kg 静脉泵入 10~20min[2] | 400~600mg/d |
| Ⅲ 类 | 伊布利特 | 1mg 静脉泵入超过 10min,可重复 1 次 | 资料不足 |
| | 索他洛尔 | 不推荐 | 160~320mg/d |
| | 胺碘酮 | 5~7mg/kg 静脉泵入超过 30min,之后 1.2~1.8g/d | 400~1200mg/d 持续 7d,之后调整为 100~300mg/d |
| | 多非利特 | 资料不足 | 125~500mg/12h |

Ⅳ.静脉的;[1].无负荷剂量的初始口服治疗,亦可能转复;[2].北美地区无法应用

　　11.提高电复律成功率的药物　指南推荐在电复律前应用胺碘酮、氟卡尼、依布利特、普罗帕酮或索他洛尔能够提高电复律成功率、防止心房颤动再发(推荐级别:ⅡA),对于电复律后心房颤动再发者,应用上述药物后再次尝试电复律可能加转复机会(证

据级别:C)。

12.**心房颤动的药物复律**　表 8-8 列出可供选择的药物,可单独应用,也可用于电复律前。对于近期发作的心房颤动,药物治疗优于安慰剂,但是一些患者能够在 24~48h 自行转复。大多数研究证实,心房扑动的药物转复率高于心房颤动。欧美联合指南推荐,对于持续时间≤7d 的心房颤动患者,可选用多非利特、氟卡尼、依布利特、普罗帕酮急性药物复律。上述药物中,多非利特仅有口服制剂,而依布利特仅有静脉制剂。胺碘酮的起效时间长,因此仅为ⅡA 类推荐。但胺碘酮兼有稳定心室率的作用,且引起室性心律失常的风险较小。奎尼丁也可奏效,但其毒性作用较大。上述药物对于持续时间超过 7d 的心房颤动转复效果欠佳,而口服多非利特是唯一的Ⅰ类推荐药物,需要在住院期间进行,维纳卡兰是一种多通道阻滞药,可应用于心房颤动药物转复,其有效性、耐受性较好,目前在多数欧洲国家已上市,但美国尚未上市。

13.**便携药**　对于某些无器质性心脏病的心房颤动患者,症状发作时即刻服用 1 剂氟卡尼(200~300mg)或普罗帕酮(450~600mg)可能有效(即口袋药),该方法最大的不良反应为可能使心房颤动转为心房扑动,而后者可能引起 1∶1 房室传导,反而加快心室率。因此该方法应慎用,对于可耐受上述不良反应的患者可选用,并且应首先在监护状态下进行试用。

14.**窦性心律维持**　绝大多数患者在心房颤动转复后会复发。而现有药物在维持窦律方面效果欠佳。阵发性心房颤动患者的治疗目标是减少心房颤动发作频率、减轻症状。而持续性心房颤动的目标则应是延长复律间期。研究证实,与安慰剂对照相比,ⅠA、ⅠC、Ⅲ类抗心律失常药物均能够有效维持窦律。而对于比较不同抗心律失常药物的疗效,目前的证据有限。CTAF 试验证实胺碘酮优于索他洛尔或普罗帕酮。同样,AFFIRM 研究的亚组分析也发现胺碘酮优于索他洛尔及联合应用Ⅰ类抗心律失常药。在 SAFE-T 研究中,胺碘酮在全部研究人群中优于索他洛尔,而对于合并缺血性心脏病患者,二者有效性相似。

15.**持续性心房颤动患者的药物选择**　对于没有严重器质性

心脏病患者,一线药物为氟卡尼、普罗帕酮或索他洛尔,而胺碘酮或多非利特为二线用药。对于合并慢性心力衰竭的患者,只有胺碘酮和多非利特是安全有效的。对于合并冠心病患者,ⅠC类药物会增加病死率,所以应选择多非利特或索他洛尔,次选胺碘酮;对于合并高血压且未出现心室肥厚的患者,氟卡尼、普罗帕酮或索他洛尔是一线用药,次选多非利特。而对于出现明显心室肥厚的患者,则只能选用胺碘酮。对于电复律后序贯应用多种药物的方法,有75%~80%的患者能够在1年内维持窦律。

16.新型抗心律失常药物 维纳卡兰是一种兼具钾通道和钠通道阻滞作用的抗心律失常药,在欧洲已获批应用于心房颤动的急诊复律。禁忌证有近期心肌梗死、进展期慢性心力衰竭、梗阻性心脏病,可能出现的风险为低血压。在一项3期临床试验中,336例心房颤动发作时间较短(3h~7d)的患者接受了维纳卡兰静脉注射(3mg/kg在10min内静脉注射,若无效,15min后重复给药),心房颤动急性终止率为52%,而安慰剂对照仅为4%。对于心房颤动持续时间较长(8~45d)的患者,维纳卡兰的转复效果欠佳(转复率为8%,安慰剂对照为0%)。潜在的不良反应为低血压,但较为罕见。目前尚无维纳卡兰与电复律之间头对头的比较,后者是目前的标准疗法。但存在一些风险与不适感,也没有与多非利特、依布利特——目前FDA通过用于心房颤动急诊复律药物的比较,后者有引起室性心律失常的风险。

17.决奈达隆 决奈达隆的分子结构和作用机制均与胺碘酮相似,决奈达隆不含碘,亲脂性较弱,因此不良反应比胺碘酮少,但是对于心房颤动转复效果较弱。决奈达隆目前已广泛应用于心房颤动治疗,特别是转复后的窦律维持。但是需慎用于合并心力衰竭或永久性心房颤动患者,因为其毒性作用。

18.致心律失常风险 由于每种抗心律失常药物均可能存在潜在致心律失常风险,因此,需要谨慎选择。除多非利特外的每种药物均可能引起窦房结功能障碍或房室传导阻滞。在没有应用抑制房室结传导药物的情况下,氟卡尼、普罗帕酮、奎尼丁(用于1∶1下传的心房扑动)均有风险,氟卡尼和普罗帕酮可能会增加缺血性心脏病患者的病死率。ⅠA 类和Ⅲ类抗心律失常药会延长 QT 间期,可能会引起多形性室性心动过速,伴有左心室肥厚或慢性心力衰竭的患者更容易发生这些致心律失常的不良反应。

19.外科术后心房颤动　　心房颤动在心脏外科术后早期较为常见,通常为自限性,一般无须长期治疗。在未经治疗的患者中,冠状动脉旁路移植术后心房颤动的发生率为 30%～40%,而在瓣膜术后更为常见。根据随机对照临床试验的结果,短期应用 β 受体阻滞药和胺碘酮或单用胺碘酮、钙拮抗药均能降低心房颤动的发生率。

20.维持窦律的有创性治疗　　由于药物在心房颤动患者窦性心律维持中有效性较差,目前对于有创性治疗的关注越来越多。外科提出"迷宫"术式治疗心房颤动。有学者发现起源于肺静脉肌袖的异位触发常可引发心房颤动,这些经验都为心房颤动的导管消融奠定基础。前期在肺静脉内消融,常引起肺静脉狭窄,近年来采用肺静脉大环隔离或附加额外的线性消融能够显著提高心房颤动的短期和远期成功率并降低并发症发生率。最佳的适应证是没有器质性心脏病的年轻的阵发性心房颤动患者。随着近年来心房颤动消融经验的积累,对老年患者或合并器质性心脏病患者也可采用该方法治疗。目前,指南对于心房颤动的导管消融有详细推荐,一项随访 2 年的研究对比了抗心律失常药和导管消融治疗阵发性心房颤动的效果,结果发现二者有效性相似。

21.心房颤动诱因　　左心室肥厚、心功能不全会导致左心房内径增加,从而更容易发生心房颤动。高血压也是心房颤动常见的间接诱因。因此,如存在上述情况应及时纠正。

22.肾素-血管紧张素抑制药　　应用 ACEI 或 ARB 可降低心房颤动发生率。其机制可能为逆传左心房重构、减轻心房牵张、减轻心房纤维化,但是仍需要进一步前瞻性双盲临床试验来证实。此外,对于抗炎药物能否降低心房颤动发生率也存在争议,目前有一些临床研究正在进行中。

23.心房颤动的抗凝治疗　　非瓣膜性心房颤动会增加卒中风

险,心房收缩功能的丧失导致血流淤滞在心房中,心房牵张刺激使内皮功能紊乱并激活一些体液因子,导致高凝状态。一些临床因素与卒中风险相关,如高龄、卒中或 TIA 病史、高血压、左心房内径增大、糖尿病及慢性心力衰竭。目前指南推荐应用 CHADS2 评分系统评估卒中风险,并已广泛应用于临床。在 CHADS2 评分中,近期的充血性心力衰竭、高血压、年龄≥75 岁、糖尿病各计 1 分;而卒中史计 2 分。CHADS2 评分为 0 分的患者无须抗凝,1 分的患者可以应用阿司匹林或华法林,而≥2 分的患者则应接受华法林治疗,目标 INR 为 2～3。对于 75 岁以上人群,研究支持应用华法林,除非有明确禁忌证或患者拒绝。

24.新型抗凝药  新型抗凝药在非瓣膜性心房颤动中的应用已经通过美国和(或)欧洲药监局的审批,而加拿大心血管协会推荐新型抗凝药的级别高于华法林。目前主要有 3 种新型抗凝药物,这 3 种药物共同的问题在于致命性出血的风险,目前尚无关于三者拮抗药的临床研究。新型抗凝药物的半衰期相对较短,一旦发生大出血或需要进行急诊手术必须即刻停药。新型抗凝药的主要优势在于:①无须监测 INR;②与食物、药物相互作用产生不良反应的危险减低;③预防卒中效能强(图 8-15)。

早期的研究评价了新型抗凝药物使用的临床净获益,即缺血性卒中的预防与颅内出血的风险。对于 CHADS2 评分中高危者,3 种药物与华法林相比预防缺血性卒中能力相当,而引起颅内出血的风险较低。对于中危患者,阿哌沙班和两种剂量的达比加群(110mg 和 150mg)的临床净获益较多。对于低危患者,阿哌沙班和 110mg,2 次/日的达比加群能够获得较高的净获益。由于目前尚无三者间头对头比较。因此,仅采用统计模型来推断不同药物的临床效果。

(1)阿哌沙班:阿哌沙班是一种凝血因子Ⅹa抑制药,其对房颤患者的抗凝作用优于阿司匹林。AVERROES 研究对比了阿哌沙班和阿司匹林在心房颤动患者中的应用。由于阿哌沙班具有明显的优势,该试验被提前终止,阿哌沙班能够明显减少卒中事件而不增加大出血风险。ARISTOTLE 研究纳入了 18 000 余例

心房颤动中的脑保护

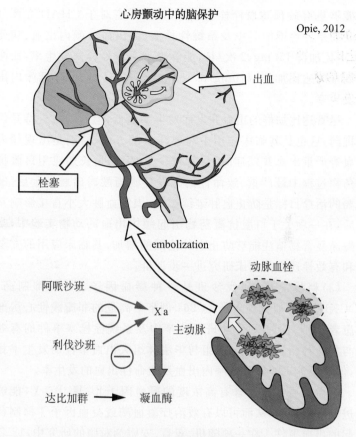

**图 8-15  心房颤动患者的脑保护**

应用新型凝血酶抑制药及Ⅹa因子拮抗药抗凝,减少栓塞是心房颤动患者脑保护的重要策略(图© L.H.Opie,2012.)

心房颤动患者,对比了阿哌沙班与华法林的临床应用,结果发现阿哌沙班在预防卒中及系统性栓塞方面明显优于华法林,并且能够减少出血事件的发生,减少病死率。

(2)达比加群:达比加群是一种凝血酶的直接抑制药,在 2010 年获批应用于心房颤动的卒中预防。有望在全球范围内广泛应用于心房颤动患者的长期抗凝治疗。尽管达比加群相较于华法林能够更有效预防血栓栓塞事件,但是二者对于 CHADS2 评分较高的患者均增加卒中及系统性栓塞、大出血及颅内出血、病死率,达比加群 150mg,2 次/日,能够降低系统性栓塞发生率,而两种剂量的达比加群(110mg 和 150mg,2 次/日)均可降低颅内出血发生率。

尽管达比加群的出血并发症发生率更低,但其为缺乏特异性拮抗药,这也是其临床应用中需要注意的方面,特别是出现颅内出血等严重出血并发症时,尽管较少见,但仍是长期应用口服抗凝药物过程中最严重、致命性的并发症。当颅内出血发生后,最主要的治疗目标是防止血肿继续扩大,因为血肿大小直接影响其预后,在一项关于口服抗凝药物引起颅内出血的动物实验中,凝血酶原复合物输注能够防止血肿范围的增加,其临床应用的安全性和有效性还有待临床研究进一步评价。

(3)利伐沙班:利伐沙班是一种凝血因子 $Xa$ 的抑制药,ROCKET AF 研究纳入了 14 264 例卒中高危的非瓣膜性心房颤动患者,结果表明,利伐沙班预防卒中及系统性栓塞事件的有效性与华法林相当,利伐沙班组与华法林组大出血事件的发生率相当,但利伐沙班能够降低颅内出血及致命性出血的发生率。

凝血酶原复合物含有高浓度的凝血因子 $II$、$VII$、$IX$、$X$,能够促进凝血酶形成,从而可以有效治疗凝血酶或凝血因子 $X$ 抑制药引起的出血事件。在一项随机、双盲、安慰剂对照的研究中,12 名健康男性接受了利伐沙班 20mg,2 次/日和达比加群 150mg,2 次/日治疗 2.5d,接着给予 50U/kg 的凝血酶原复合物或盐水。结果发现,凝血酶原复合物能够立即、完全逆转利伐沙班的抗凝效应,对达比加群无明显影响。但是目前仍无对于严重出血患者的临床试验。

25.华法林应用的注意事项　目前,几项指南均对华法林在复律期前后的应用做出推荐。对于持续时间<48h 心房颤动的急诊复律无需使用华法林。对于持续时间超过 48h 或不确定的患者,推荐在复律前 3～4 周应用华法林抗凝(目标 INR 为 2～3),或者在复律前应用经食管超声排除左心房血栓,如果无左心房血栓,

则可在抗凝治疗中进行复律。即使对于卒中风险小的患者,在复律后也应进行至少 4 周的抗凝治疗。在 AFFIRM 研究中,大多数卒中发生在 INR 不达标或未使用华法林的患者中。此外,很多短阵心房颤动可以没有症状。因此,在没有明确证据证明心房颤动无复发的情况下,需长期应用抗凝治疗。随机对照临床研究已经证实,在非瓣膜性心房颤动患者中,应用华法林进行抗凝治疗可以临床获益。由于应用华法林也存在潜在的风险,在临床中很难决定长期进行华法林抗凝治疗的时机。新型口服抗凝药的诞生可能改变心房颤动抗凝治疗的风险获益比。因此,我们可能需要重新斟酌在华法林时代得出的结论,在这方面还需要进一步的探索。

**(三)心房扑动**

传统意义的心房扑动定义为在不应用抗心律失常药的情况下,心房节律规则且维持在 250～350 次/分。其电生理机制多种多样,最常见的机制是局限在右心房的逆时钟向大折返,即典型心房扑动,折返环经过三尖瓣环与下腔静脉之间的峡部。其心电图特点是在 Ⅱ,Ⅲ,aVF 导联中可见负向的扑动波。其次为右心房的顺时针向折返,这两者均称为峡部依赖性心房扑动。而与其频率相近的其他类型的房性心律失常无须三尖瓣峡部的参与,称为不典型心房扑动。绝大多数对于心房扑动急诊处理的对策既包含了典型心房扑动又包含了不典型心房扑动。心房扑动与心房颤动关系密切,大量研究着眼于心房扑动的导管消融及急诊复律。而对于心房扑动长期药物治疗的研究常包括了心房颤动患者。

1.急诊处理　新发心房扑动患者往往会有明显的症状,在没有应用抗心律失常药物、没有房室传导异常的情况下,心房扑动通常发生 2∶1 的房室传导。这是由于心房激动下传至房室结时,交替地落入房室结的不应期所致。由于在心房扑动发生时很少出现房室结的隐匿性传导,因此,应用延长房室结不应期的药物很难稳定控制心房扑动的心室率,而这类药物通常在心房扑动伴 1∶1 房室阻滞下传的时候具有保护作用。

2.急诊复律　　与大多数折返性心律失常相似,心房扑动患者在有严重症状或血流动力学不稳定的时候需进行急诊复律。心房扑动患者的血栓栓塞风险高,因此,对于没有严重血流动力学障碍的患者,在复律期前后的抗凝原则与心房颤动相同。大多数患者能够耐受 150 次/分左右的心室率(心房扑动伴 2：1 房室传导阻滞),对于此类患者,电复律或药物复律均可。同步电复律及超速抑制心房的有效率较高。静脉应用依布利特 1～2mg 的急诊转复率为 38%～78%。其禁忌证是 Q-T 间期延长、严重低钾血症或低镁血症,常见并发症是 Q-T 间期延长和多形性室心动过速,发生率约为 2%。常见的危险因素包括严重心功能不全(EF＜0.21)、左心室肥厚、心动过缓、电解质紊乱、基线 Q-T 间期延长,女性的发生率高于男性。

3.药物选择　　随机、双盲、对照研究证实,静脉应用依布利特的转复效果优于普鲁卡因胺或索他洛尔,转复通常发生在输注结束前的 60min 内,最常发生于 30min 内。而多形性室性心动过速也较常发生于这段时间,因此,在应用依布利特时最短需心电监护 4h。静脉或口服使用ⅠC 类抗心律失常药和胺碘酮的转复效果均不及依布利特。多非利特也能够有效转复心房扑动,但是目前尚无静脉制剂。如果无须长期服药且无使用禁忌,静脉应用依布利特或电复律是一线治疗选择。如果需要长期服药,则应选用胺碘酮、索他洛尔、多非利特或ⅠC 类药物与延长房室传导药物合用,如果在药物应用 24～48h 仍未转复,则应考虑电复律。

4.长期治疗　　对于心房扑动长期治疗的选择尚无充分证据。对于解剖结构正常且没有心房颤动病史的患者,消融(阻滞三尖瓣峡部)通常优于药物治疗。而对于有心房颤动病史的患者,心房扑动消融对预防心房颤动再发无效。某些心房颤动患者在服药过程中发生心房扑动,在进行心房扑动消融后继续服药控制效果较好。而对于合并心房颤动病史或解剖结构异常的患者,则应选择长期口服药物治疗或联合消融治疗。

5.心房扑动的抗凝治疗　　心房扑动患者的心源性卒中和系统性栓塞风险较高,指南推荐心房扑动患者长期抗凝治疗的原则与心房颤动相同。

**(四)室性心律失常**

1.急诊处理 单形性室性心动过速是指 QRS 形态均匀一致的室性心动过速,可见于各种情况,发生机制也多种多样。瘢痕相关性折返(心肌梗死、手术切口、纤维化)是临床中最常见的原因。指南对于持续性单形性室性心动过速的推荐几乎是基于瘢痕或纤维化相关的室性心动过速,在没有明确证据证明室性心动过速的电生理机制的情况下,室性心动过速的治疗应着眼于折返机制。

2.血流动力学状态 患者的血流动力学状态是决定持续性单形性室性心动过速治疗的关键因素。对于出现意识丧失、严重低血压、严重症状的患者应进行同步电复律。如果时间允许,应在复律前给予静脉麻醉或镇静药物。而上述情况下应用抗心律失常药物的目的是预防室性心动过速再发。对于血流动力学稳定的持续性室性心动过速患者,应该考虑药物复律。目前仅有几项随机对照研究探讨了室性心动过速的药物复律。Griffith 等评价了静脉应用利多卡因(1.5mg/kg)、丙吡胺(2mg/kg,≤150mg)、氟卡尼(2mg/kg)和索他洛尔(1mg/kg)对电生理检查中诱发室性心动过速的转复效果,研究纳入 24 例患者,20 例患者有陈旧性心肌梗死病史,氟卡尼和丙吡胺终止室性心动过速的效果最佳。但是氟卡尼有明显不良反应,而且两种药物均不适用于心肌梗死后室性心动过速患者的长期治疗。所有药物对于无心肌梗死病史患者的转复效果均优于有心肌梗死病史者。因此,研究者推荐利多卡因作为一线治疗,而丙吡胺为二线药物。

3.普鲁卡因胺 普鲁卡因胺对于持续性室性心动过速的急诊复律有一定效果,但是很少单独用于室性心动过速的长期治疗。

4.静脉应用胺碘酮 静脉应用胺碘酮是持续性单形性室性心动过速患者的常用药物。目前指南推荐对于严重心功能不全患者,胺碘酮要优于普鲁卡因胺。但是研究表明,胺碘酮对室性心动过速的急诊终止率较低。在近期的一项调查研究中,胺碘酮的急诊终止率仅为 29%。对于持续性室性心动过速或室性心动过速频繁发作的患者常选用胺碘酮。对于这些患者,最初 10min 内给予 150mg 负荷量,接下来 6h 给予每分钟 1mg 共 360mg,再接下来的 18h 给予每分钟 0.5mg 共 540mg。对于持续性室性心动过速,治疗反应应为室速频率逐渐减慢直至最终终止,可在静脉应用胺碘酮的任何时间转到口服治疗。

5.胺碘酮与心搏骤停　对心室颤动所致心搏骤停者,胺碘酮可作为电除颤的辅助治疗。在随机对照的 ARREST 研究中,对除颤 3～4 次仍复苏失败的患者静脉应用 300mg 胺碘酮能够提高院前复苏成功率,但未提高出院率。ALIVE 研究对比了胺碘酮(5mg/kg)与利多卡因(1.5mg/kg)对院外心室颤动患者的复苏效果。从急救人员出发到给药的平均时间为(25±8)min,结果显示,胺碘酮能够显著提高院前复苏成功率,而对于出院率无明显影响。上述两项研究均提示胺碘酮对心搏骤停患者的复苏治疗有一定作用,是电除颤的重要辅助治疗。对于电除颤患者仍需要预防室性心动过速或心室颤动的再发。

6.室性心动过速的长期治疗　对于有持续性室性心动过速或心搏骤停的患者,抗心律失常药物能够预防室性心动过速再发或改善症状。但是在一项随机对照研究中,药物治疗作为初始治疗的有效性不及 ICD 置入。对于有致死性心律失常风险的患者,抗心律失常药物通常只是作为 ICD 置入后的辅助治疗,用于减少ICD 放电次数(详见 ICD 部分)。

7.非器质性室性心动过速　对于没有器质性心脏病的室性心动过速患者,治疗方式的选择各异。在非器质性室性心动过速中,最常见的两种类型是右心室流出道或左心室间隔下部起源,二者的机制和心电图特点不同。对于右心室流出道起源的室性心动过速,心电图表现为类左束支阻滞型及电轴下偏,通常由应激或运动诱发,表现为短阵室性心动过速或持续性室性心动过速,可能的机制为 cAMP 介导,因此对 β 阻滞药或维拉帕米较为敏感,长期口服维拉帕米、β 受体阻滞药、氟卡尼、普罗帕酮均有效,而如果条件允许则优先选择导管消融。特发性左心室室性心动过速的机制是左后分支处钙通道依赖的折返,心电图特点为右束支阻滞图形伴电轴左偏,对维拉帕米敏感,维拉帕米也可用作长期治疗。导管消融对于上述两种室性心动过速的治疗成功率高,而且此类患者常较年轻,因此,大多数患者优先选择导管消融,这样可避免长期服药。

8.遗传性长 QT 综合征和其他离子通道病 近年来我们对于遗传性离子通道病相关心律失常的认识愈加深入。对于遗传性长 QT 综合征的患者,β受体阻滞药(纳多洛尔)通常有效,特别是对于 1 型和某些 2 型长 QT 综合征患者。目前基因检测尚未广泛开展,未来应进行基因突变检测以指导治疗的选择。

## 四、植入型心脏复律除颤器预防心源性猝死

### (一)二级预防

研究表明,对于症状严重的心肌梗死后室性心动过速患者,ICD 的疗效显著优于药物治疗(主要为胺碘酮),但是 ICD 放电会给患者带来痛苦,因此应尽量避免。抗心律失常药物通常作为 ICD 置入的辅助治疗,以减少 ICD 放电次数或提高超速抑制的成功率,在 OPTIC 研究中,胺碘酮联合 β受体阻滞药要优于单用 β受体阻滞药或索他洛尔。在临床中,β受体阻滞药加胺碘酮是 ICD 患者室性心动过速预防中的标准治疗,导管消融也可有效预防室性心动过速再发,该技术已逐渐普及。

### (二)一级预防:心肌梗死后室性心动过速

目前有 5 项研究探讨了冠心病患者心源性猝死的一级预防,分别为 MADIT Ⅰ,MUST,MADIT Ⅱ,SCD-HeFT,DINAMIT 研究,这些研究几乎均入选了陈旧性心肌梗死病史合并心功能不全的患者,但是不同研究入选的患者基线 LVEF 范围不同。因此,对于该问题仍存在一些争议,目前指南做出如下推荐。

1.对于合并冠心病且存在心肌梗死病史(>40d)、NYHA 分级Ⅱ～Ⅲ级、LVEF≤0.35 的患者应置入 ICD,无论 QRS 波宽度,这也适用于电生理检查中诱发出持续性室性心动过速的患者。对于 NYHA Ⅰ级的患者仍存在一些争议,指南推荐的 LVEF 界值为≤0.30,对于 LVEF 在 0.35～0.40 的患者,可进行有创性电

生理检查评价室性心动过速诱发性,但是目前电生理检查的应用越来越少。

2.对于 LVEF 超过 0.40 的患者,一般无须进行电生理检查,除非患者正在发作室性心动过速、晕厥前兆或晕厥。但是对于出院前的急性心肌梗死患者还存在争议,因为 DINAMIT 研究中对于心肌梗死后 8～40d 的患者得出中性结论,而且 LVEF 在心肌梗死后 4 周内会发生变化,特别是对于接受再灌注治疗的患者。目前指南推荐对于这类患者需要等到心肌梗死后 40d 以后再决定是否置入 ICD 进行一级预防,而在此阶段之前体外除颤仪的应用正在研究中。

### (三)扩张型心肌病患者 ICD 置入

目前,大多数临床试验入选的都是缺血性心肌病患者,而近年来的几项研究均认为对于非缺血性扩张型心肌心病患者,ICD 的置入指征基本与缺血性心肌病相同。

多中心的 DEFINITE 研究纳入了 458 例患者,平均 LVEF 为 0.21,几乎均接受了 β 受体阻滞药及 ACEI 治疗。结果发现,ICD 能够降低心律失常病死率,但未降低全因死亡率。另一项大规模多中心的 SCD-HeFT 研究纳入了约 2500 例心力衰竭患者。研究发现,与安慰剂对照相比,ICD 治疗能够减少 23% 的病死率,而与胺碘酮相比无明显差异(无论病因为缺血性或非缺血性心脏病),因此,对于缺血性或非缺血性心脏病患者,置入 ICD 指征并无不同。对于 NYHA Ⅱ～Ⅲ级、LVEF<0.35 的扩张型心肌心病心力衰竭患者也是 ICD 置入的适应证,而对于 NYHA Ⅰ级患者,置入指征尚存争议。目前还没有相关研究。目前认为此类患者 ICD 置入的 LVEF 界值为≤0.30。如果患者未达到 CRT 置入指征,NHHA Ⅳ级是 ICD 置入的禁忌证。

未来,更精确的危险分层对于 ICD 置入指征评估有非常重要的意义。同时,SCD-HeFT 研究表明,不用 β 受体阻滞药会增加心律失常的风险。对于严重心功能不全的患者,β 受体阻滞药加 ACEI 能够使年病死率下降 6%～7%。因此标准药物治疗是 ICD 置入基础上重要的辅助治疗。此外,在 EPHESUS,RALES 这两项试验中(无 ICD 置入),醛固酮拮抗药同样能够降低猝死风险。在评估是否行 ICD 置入时,还考虑参考其他的合并症。

### (四)ICD 加 CRT

某些严重器质性心脏病患者需置入 ICD,那么在此基础上联合双心室起搏会不会带来更多获益呢? 特别是对于某些 QRS 波时程延长、CRT 置入适应证的患者(图 8-16)。一项大规模临床试验 COMPANION 研究发现,在心功能 NYHA Ⅲ 或 Ⅳ 级的慢性心力衰竭患者且 QRS 时程≥120ms,二者联合能够使全因死亡率

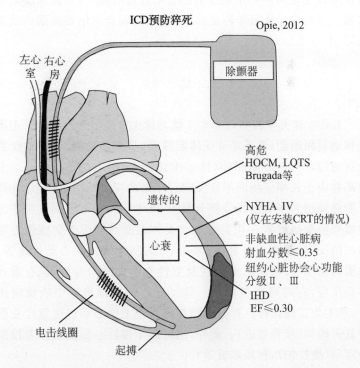

**ICD预防猝死** Opie, 2012

左心室 右心房

除颤器

高危
HOCM, LQTS
Brugada等

遗传的

NYHA Ⅳ
(仅在安装CRT的情况)

心衰

非缺血性心脏病
射血分数≤0.35
纽约心脏协会心功能
分级Ⅱ、Ⅲ
IHD
EF≤0.30

电击线圈

起搏

**图 8-16 缺血性心脏病(IHD)及心力衰竭(HF)患者中,置入型心脏转复除颤器预防心脏性猝死的推荐策略**

　　置入性心脏转复除颤器是一种电子装置,用于检测及治疗危及生命的心动过速。该装置由脉冲发生器和感知、除颤电极组成。HOCM.肥厚型梗阻性心肌病;NYHA.纽约心脏协会;详见 Epstein A et al.,2008(图© L.H.Opie,2012.)

下降 36%,但是该研究没有对比单独置入 ICD 的患者,因此仍需要进一步的观察。CRT 有可能改善慢性心力衰竭患者的左心室重构,从而减少 SCD 的发生率。尽管一些临床研究发现,CRT 同样能够使窄 QRS 波患者获益,但宽 QRS 波仍然意味着更加严重的机械失同步,因此更可能从 CRT 中获益。

### (五)抗心律失常药对 ICD 放电的预防作用

ICD 可以通过高能放电终止致命性心律失常的发作。但某些情况下,房性心律失常也可能导致 ICD 放电。目前的双腔 ICD 可以通过超速抑制终止某些室性心动过速的发作,从而减少放电次数。尽管 β 受体阻滞药是标准治疗,但联合应用胺碘酮的效果更好。

# 五、总  结

1.抗心律失常药物的分类  抗心律失常药物分为 4 类。Ⅰ类是钠通道阻断药,Ⅱ类是 β 受体阻滞药、Ⅲ类是复极阻断药、Ⅳ类是房室结区钙通道阻滞药(比如维拉帕米、地尔硫䓬、腺苷)。Ⅰ类药物由于长期应用的不良反应近年来的应用越来越少,急性期可静脉应用利多卡因或普鲁卡因胺,氟卡尼和普罗帕酮仅用于无器质性心脏病患者。Ⅱ类药物 β 受体阻滞药常用于交感张力增加的情况,如慢性心力衰竭、某些心动过速、缺血性心动过速等。Ⅲ类药物中,胺碘酮对室上性及室性心律失常均有效,但有潜在不良反应,有时可减量服用。除了在心搏骤停患者中静脉应用外,基本为二线选择。Ⅳ类药物在终止室上性心动过速急性发作中效果确切(腺苷首选)。此外,也可用于慢性心房颤动患者控制心室率(维拉帕米和地尔硫䓬)。

2.目前心律失常治疗趋势  由于抗心律失常药物应用的复杂性、潜在不良反应和致心律失常风险,近年来导管消融和器械治疗得到快速的发展。例如越来越多的器质性心脏病患者选择置入 ICD。

3.室上性心动过速  室上性心动过速急性发作时对于腺苷、

维拉帕米、地尔硫革等药物的反应较好。此外,钠通道阻滞药及索他洛尔或胺碘酮等Ⅲ类药物能够抑制旁路或房室结传导。导管消融对于绝大多数室上性心动过速患者的长期治疗疗效确切。

4.心房扑动　心房扑动的药物复律应选择依布利特静脉应用或多非利特口服应用、对于尖端扭转型室性心动过速风险较高的患者(观察 Q-T 间期、电解质水平、合并用药等情况)禁用。此外,也可选择电复律,依布利特可以提高电复律的成功率,长期治疗常选择导管消融。

5.心房颤动急性期　对于心房颤动急性期处理,可以选择维拉帕米、地尔硫革、β受体阻滞药(选择艾司洛尔、美托洛尔、普萘洛尔等静脉制剂)通过抑制房室结传导控制心室率,而药物复律可选用静脉给予依布利特,对于没有器质性心脏病的患者还可以选择氟卡尼或普罗帕酮,需警惕这些药物应用过程中室性心律失常的风险,胺碘酮起效慢,但可以同时控制心室率,且复律后心律失常风险较小。药物复律失败后,可尝试体外或静脉电复律,其成功率往往较高。

6.复发性心房颤动的心室率控制　对于复发性心房颤动患者,需要谨慎选择心室率控制还是节律控制。无论选择何种治疗方式,都需要优化抗凝治疗,因为一些短阵心房颤动发作可以无症状。AFFIRM 研究及一切小规模的研究证实,心室率控制与节律控制的预后相似。对于初发性心房颤动较为实用的建议是尝试复律。如果心房颤动复发且无明显症状,可进行心室率控制。对于没有心力衰竭的患者可选择β受体阻滞药、维拉帕米、地尔硫革或联合用药。地高辛可用于特定患者,对于合并心力衰竭的患者,钙拮抗药应用受限,可选择β受体阻滞药或联用地高辛。对于合并冠心病患者,首选β受体阻滞药或钙拮抗药,因为二者均有抗心绞痛作用。对于药物难以控制心室率的患者可选择进行房室结消融。

7.持续性心房颤动的节律控制　心功能正常患者的一线用药是氟卡尼、普罗帕酮或索他洛尔。而胺碘酮的不良反应较大,因此为二线用药。尽管决奈达隆在某些患者中疗效较好,但是由于存在严重的器官损伤风险,其临床应用逐渐减少。

8.合并心力衰竭患者的节律控制　如果 LVEF＞0.35 应选择胺碘酮或索他洛尔,如果 LVEF≤0.35 应选择胺碘酮,也可选择电复律。某些患者可能存在肺静脉内的快速触发,导管消融疗效较好。

9.慢性心房颤动　治疗原则是在谨慎抗凝治疗的基础上选择心室率控制或节律控制。但是对于心房颤动持续时间超过 7d,已应用多非利特的患者,电复律成功率较低。

10.慢性心房颤动的新型抗凝药物　近年来新型口服抗凝药物进展迅速。达比加群是一种凝血酶直接抑制药,而阿哌沙班、利伐沙班是凝血因子 Ⅹa 的抑制药。这些药物均以固定剂量给药,并且无须监测,相较于华法林能够减少卒中或颅内出血风险,严重出血并发症少见。但是缺乏特异性拮抗药,一旦发生可以应用凝血酶原复合物,但缺乏临床证据。

11.室性心律失常　室性心律失常的治疗在争议中不断取得进展,抗心律失常药仅是室性心动过速治疗中的选择之一。而 ICD 的应用越来越广泛,特别是对于 LVEF 较低的患者。除了 β 受体阻滞药和其他抗心力衰竭药外,大多数抗心律失常药预防心源性猝死的效果较差。室性期前收缩和室性心动过速、心室颤动的治疗目的不同。前者是为了缓解症状,而后者是为了延长生命。利多卡因不再预防性应用于心肌梗死急性期。在心肌梗死后患者,β 受体阻滞药仍然是首选药物,尽管胺碘酮的循证学证据也比较充分。ICD 是特定患者中的标准治疗方式。

12.ICD　对于慢性心力衰竭患者,抗心律失常药物的应用或 ICD 置入必须在优化药物治疗(包括 β 受体阻滞药、ACEI)的基础上进行。对于严重心力衰竭患者,ICD 置入是抗心律失常治疗的重要方面。联合应用 ICD 和 CRT 得到更加广泛的临床应用,特别是对于宽 QRS 波的患者。

13.药物联合器械或消融治疗　越来越多的心房颤动和室性心动过速患者接受了药物联合器械或消融治疗。β 受体阻滞药和胺碘酮合用是置入 ICD 患者的最佳药物选择。

14.新型抗心律失常药物　近年来，一些新型抗心律失常药已经问世，其中绝大多数是ⅠC类或Ⅲ类药物。但是研究证实，许多药物使用的获益不及其风险。仅有依布利特和多非利特两种药物获批上市。依布利特是静脉制剂，而多非利特是口服制剂，两者均能使房性心律失常患者获益，但都有引起尖端扭转型室性心动过速的风险。决奈达隆在阵发和持续性心房颤动患者中能够降低住院率和心血管病死率。但在永久性心房颤动和有心力衰竭史患者中反而会增加此风险。

（何　榕　译）

# 第 **9** 章 抗血栓治疗:血小板抑制药、急性期抗凝药、纤溶药和慢性期抗凝药

KEITH A.A.FOX・HARVEY D.WHITE・
BERNARD J.GERSH・LIONEL H.OPIE

黄帝问:"呼吸停止是否会导致死亡?"
岐伯回答:"当机体的循环系统发生堵塞时,会发生死亡。"
黄帝问:"我们应该如何治疗?"
岐伯说:"我们需要重建脏器与血管系统之间的沟通与血流。"

《黄帝内经》(约公元前 2000 年)

## 一、血栓形成的机制

机体凝血系统包括凝血和抗凝机制两方面,两种机制相互制衡,维持着机体的动态平衡。为了防止血管损伤和降低出血的风险,机体会快速启动凝血系统形成血栓以防止任何可能潜在的出血风险。冠状血管内皮损伤是缺血性心脏病的一个显著特征,这也许会使机体的抗凝功能超过凝血功能,由此导致内皮血管的进一步损伤和血栓的形成。

本章所讨论的 3 类主要药物作用于血栓形成的不同阶段。第一类,抗血小板药物。可抑制动脉血栓形成,预防心肌梗死和短暂性脑缺血发作。第二类,抗凝血药。作为急性期使用的药物(如肝素),它可以防止血栓的进一步形成;作为长期应用的药物(如华法林)可以预防从扩大的左心房或静脉系统脱落的栓子导致的血栓栓塞。抗血小板药物和抗凝药会被联合应用以预防经皮冠状动脉介入治疗术血运重建的血栓并发症。第三类,纤溶药

物。此类药物在急性动脉血栓形成和闭塞的时候被广泛使用,如
ST 段抬高的心肌梗死(STEMI)和外周动脉血栓形成,特别是当
不能行紧急机械性血管重建(如直接 PCI)时。由于这 3 类药物作
用机制不同,意味着它们的联合治疗方案是可以获益的。例如在
急性心肌梗死时纤溶药物可以同血小板抑制药和抗凝药物联合
应用,但是联合治疗的疗效会被出血的风险增加抵消。

以细胞为基础的概念,特别强调组织因子的启动机制。血栓
形成主要经历 4 步(图 9-1):①动脉粥样硬化斑块破裂时血管内
皮会损伤,这时内皮下组织因子会暴露于循环的血液中。②组织
因子会快速地激活凝血因子产生凝血酶,从而使纤维蛋白原转化
为纤维蛋白,这是血栓形成的必要步骤。③血小板黏附、激活和
聚集几乎与凝血酶作用于黏附在受损部位的血小板同时发生(图
9-1)。血小板活化时会发生形状和构型改变,而激活的血小板受
体通过交联聚合促进血小板聚集,产生初级血小板血栓。凝血因
子和血小板产生的凝血酶是促进血小板黏附和聚集的极强刺激
剂。凝血酶可以使纤维蛋白原转换为纤维蛋白,纤维蛋白可以稳
定原本脆弱的初级血小板栓子。因此,血小板的黏附、活化和聚
集过程是相互叠加的,且血小板释放的物质可以进一步引起血小
板聚集并引起血管收缩。④纤维蛋白交联聚合,血小板紧密聚
集,这时血小板血栓形成。此时形成的血栓并不是自由浮动的,
而是通过血小板黏附在损伤的血管壁上。但是这种血小板血栓
和血小板聚集产生的碎片有可能形成栓子,刺激产生了血管张力
的变化并导致远端的微梗死。在典型的动脉血栓形成致冠状动
脉狭窄的部位,血小板聚集后会形成一个白色的帽;在远端作为
血栓的延续会形成一个红色易碎的凝块,是由损伤部位远端的血
流淤滞导致的。

1.组织因子和凝血酶　组织因子和凝血酶受到了更大的关
注。组织因子是一种细胞表面的糖蛋白(Gp),它在损伤的血管内
皮细胞、暴露的内皮下细胞和动脉硬化粥样斑块中大量表达(图
9-2)。斑块破裂时释放的微颗粒也可以生成组织因子。组织因子
与凝血因子Ⅶ结合并形成活化的凝血因子Ⅶa。凝血因子Ⅶa通

## 从斑块到血栓形成

Opie, 2012

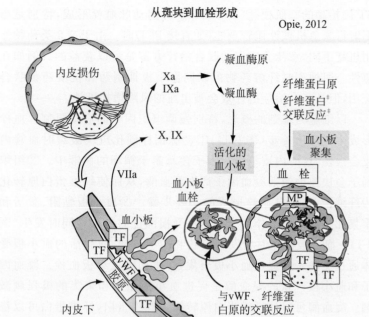

**图 9-1 从不稳定斑块到血栓形成**

斑块因内皮损伤而不稳定,在损伤的功能异常的内皮和内皮下组织中血小板暴露于组织因子(TF)。TF 通过作用于因子Ⅶ(和因子Ⅸa),将因子Ⅹ活化为Ⅹa,随后将凝血酶原活化为凝血酶,凝血酶将纤维蛋白原转换为纤维蛋白并活化血小板。在纤维蛋白和其他交联分子(图 9-2)的影响下,血小板发生变形和聚集。结合血小板并形成稳定的纤维蛋白样的血栓。通过微颗粒(MP)中的组织因子进一步激活凝血系统并形成血栓(TF 在动脉管腔中,左下)。复杂的血小板改变的自我放大作用包括很多途径,包括图 9-2 所示。vWF. von Willebrand 因子(图 © L. H. Opie, J. J. S Opie,2012.)

过活化的凝血因子Ⅸa 直接或间接激活凝血因子Ⅹ(共同凝血途径的第一步)。活化的凝血因子Ⅹa 使凝血酶原转化为凝血酶。尽管凝血酶是凝血过程的最终产物,它也会激活两种血小板受体[蛋白酶激活受体(PARs)](表 9-1)。两种受体的信号传导会使

血小板快速激活(图 9-3,图 9-4)。凝血酶会通过凝血途径的正反
馈作用再次激活凝血因子 V,因子Ⅷ,因子Ⅺ和因子Ⅻ(图 9-5)。
活化的凝血因子Ⅻa 是纤维蛋白血栓稳定所必需的。因此,凝血
酶是凝血过程的关键。

## 血小板的黏附和活化

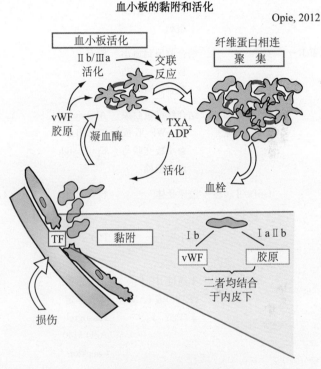

Opie, 2012

**图 9-2 血小板黏附和活化**

内皮损伤使内皮下的 vWF 受体和胶原受体暴露促进损伤部位的血小板黏附。
在凝血酶的作用下血小板活化,在损伤导致的内皮下组织因子作用下迅速形成。
随后糖蛋白 2b3a 受体激活,使 vWF 和胶原形成稳固的交联。血小板活化导致血
栓烷 $A_2$ 和 ADP 释放,并进一步促进血小板活化(自我放大,图 9-3)。血小板聚集
的第三个阶段,当外源性和内源性凝血途径活化快速形成纤维蛋白,与血小板更加
紧密结合。结果是血栓形成(Figure © L.H.Opie,J.J.S Opie,2012.)

**表 9-1　血小板受体及功能**

| 受体 | 可替换或相关的名字 | 功能 | 治疗性抑制药 | 参考 |
|---|---|---|---|---|
| Gp I b/IX/V（受体复合物） | GpIbα | 黏附受体,系链式血小板 vWF 结合到组织 | 没有 | 9 |
| GpIV/FcR-γ | GpIa | 结合胶原到血小板,产生内凸整合素激活 | 没有 | 4,8 |
| αIIb$_{β3}$ | Gp II b/III a（整合素） | 结合纤维蛋白原和 vWF 形成血小板交联与血小板栓 | Abciximab<br>Tirofiban<br>Eptifibatide | 4 |
| α$_2$β$_1$ | GpIa/IIa（整合素） | 胶原受体 | 没有 | 4,8 |
| P2Y$_1$ | ADP | 血小板 | P2Y$_{12}$ | 5,10 |
| P2Y$_{12}$ | 受体(G 蛋白连接) | 激活:Ca$^{2+}$ ↑通过 IP3 ↑(P2Y$_1$)或 cAMP ↓(P2Y$_{12}$) | 受体:<br>氯吡格雷<br>噻氯匹定<br>Prasugrel<br>AZD 6140<br>Cangelor | |
| PAR | 凝血酶血栓素 A$_2$（G 蛋白偶联受体） | 对凝血酶或血栓素 A$_2$ 间接反应而激活血小板 | 阿司匹林间接（阻止 TXA$_2$ 合成） | 5 |

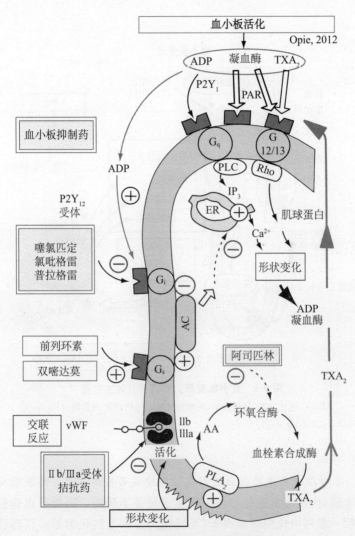

**图 9-3 血小板的活化和相关受体**

不同的血小板抑制药作用于不同的部位和不同机制,最终抑制钙依赖途径的血小板活化。注意图右侧的血小板活化的自我放大,由血小板膜损伤暴露和改变膜结构,活化关键受体(凝血酶,血栓烷 $A_2$,糖蛋白和其他)。AC.腺苷环化酶;ADP.二磷腺苷;$Ca^{2+}$.钙;ER.内质网;$G_i$.抑制型 G 蛋白;$G_s$.激活型 G 蛋白;PAR.蛋白激酶活化受体;PLC.磷酸化酶 c;Rho.Rho 激酶;vWF.von Willebrand 因子(Figure © L. H. Opie,J. J. SOpie,2012.)

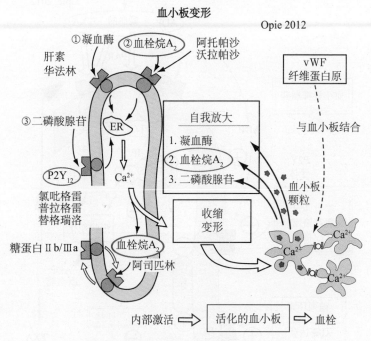

**图9-4 血小板变形。注意自我放大过程**

'Abans'.达比加群,利伐沙坦,阿哌沙班;Ca²⁺.钙;ER.内质网;(Figure © L.
H.Opie,2012.)

2.内源凝血途径在血栓形成过程中是否发挥作用　传统意义
上来讲,内源凝血途径和外源凝血途径是不同的。内源凝血途径
包括一系列活化的凝血因子(Ⅻ转化为Ⅻa,Ⅺ转化为Ⅺa,Ⅸ转化
为Ⅸa,Ⅹ转化为Ⅹa)的相互作用,使凝血酶原转化为凝血酶。外
源凝血途径和内源凝血途径汇集在凝血因子Ⅹ转化为因子Ⅹa
(图9-5),形成内外凝血的共同途径。尽管外源凝血途径在体内
的凝血过程中起关键作用,但不同途径之间可以相互作用,这种
传统的模式有助于我们理解体外凝血实验模型。

3.von Willebrand因子和胶原蛋白血小板受体　血小板表面

## 内源性和外源性凝血途径

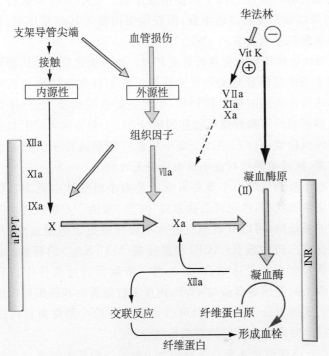

**图 9-5　内源性接触和外源性凝血途径**
其进程可通过活化部分凝血激酶时间（aPTT）和国际化标准值（INR）或凝血酶
原时间（PT）来检测

损伤激活大量的作为细胞膜表面糖蛋白存在的血小板受体。在
我们 2005 年版本中更多的血小板受体已经被认识（表 9-1），基本
上它们都促进血小板参与凝血过程，但临床上并没有新型抗血小
板药物。在中、高度血流切应力的作用下，活化的血小板受体更
易与被破裂斑块或创伤组织所暴露、包含 von Willebrand 因子
（vWF）和胶原蛋白的内皮下基质相结合。作为大分子聚合蛋白，
正常情况下 vWF 因子在血浆中以未活化的形式大量存在。但在

血管损伤的部位,vWF 就会被激活,vWF 与血小板受体结合从而使血小板能在损伤的部位聚集。vWF 血小板受体复合物也可以通过从内质网释放钙离子而激活血小板。血小板胶原蛋白受体 GpⅥ可以强烈地激活血小板,而胶原蛋白能与其相互作用,促进血小板颗粒释放更多的 vWF。

4.血小板活化和受体的自我扩增　血小板在急性心肌梗死的病理生理中发挥着至关重要的作用。它不仅在斑块破裂后刚开始形成凝血块的时候发挥作用,也促进凝血块的扩大、分泌抑制血栓溶解的纤溶酶原激活物抑制物(PAI)-1 和分泌可以引起血管收缩的血栓素 $A_2$($TXA_2$)。血小板也可能形成栓子引起微血管的堵塞,抗纤溶治疗对血小板血栓是无效的。

血小板激活的一个重要方面就是血小板受体由低亲和状态转为高亲和状态,这也可以被称为"内-外"激活。在破裂斑块部位产生的凝血酶,可以有效地促进血小板释放更多地凝血酶,并进一步促进二磷酸腺苷(ADP)和血栓烷 $A_2$($TXA_2$)的释放。这 3 种物质与血小板受体结合,促进进一步激活的过程称作自我放大。激活的受体更容易与 vWF,内皮下胶原蛋白和纤维蛋白原相结合。这些大分子物质不但可以使血小板相互聚集而且可以使其与已经黏附在血管壁的血小板结合。

5.血小板形状改变　活化的血小板可以激活收缩蛋白。肌动蛋白形成新的微丝,肌球蛋白轻链激酶接受 $TXA_2$ 和凝血酶受体的信号促进血小板形状的改变(图 9-2,图 9-3,图 9-4)。这种形状的改变导致血小板激活的膜表面面积扩大,并促使受体构象改变从而进一步激活血小板。血小板形状改变也会促进血小板释放 ADP、$TXA_2$ 和凝血酶,类似于旋风效应,这些物质反过来进一步激活其他血小板。

6.血小板内的钙　血小板活化过程中的一个重要因素就是血小板胞内钙离子的水平。一些介质(包括内皮损伤生成的胶原蛋白,血小板损伤后释放的凝血酶、ADP)会促进钙从内质网流出。血小板胞内钙水平的增加会产生几个结果,包括①促进 $TXA_2$ 的形成;②使血小板收缩,形状发生变化,促进 GpⅡb/Ⅲa 变构激

活,进而纤维蛋白原和其他黏附蛋白可以与血小板交联;③促进
ADP从血小板颗粒的释放从而与其受体作用进一步激活血小板。

7.血小板的快速扩展 黏附、活化和聚集的血小板会刺激血
栓的进一步形成。通过血小板释放和凝血途径产生的大量凝血
酶可以在损伤局部产生纤维蛋白,纤维蛋白通过"端-端""侧-侧"
的聚合反应形成纤维蛋白血栓。凝血酶可以激活因子 $X\!I\!I\!I$,激活
的 $X\!I\!I\!I$ a 可以使纤维蛋白连接起来。这种交联聚合物和聚集的血
小板形成了血栓。

8.抑制血小板的药物 只有一小部分的血小板受体可以被阿
司匹林、氯吡格雷、Gp $I\!I$ b/ $I\!I\!I$ a 拮抗药和血小板 $P2Y_{12}$ 及 PAR 受
体阻断药所阻断。而针对一些主要受体(如胶原蛋白受体、vWF
受体、凝血酶受体和 $TXA_2$ 受体)的拮抗药尚未被研发出来。许
多受体可以被组织因子阻断药间接地抑制,所以在此基础上新型
抗血小板药物有待开发。

9.治疗性启动凝血系统 在紧急情况下(如危及生命的创伤
出血),必须快速启动凝血时,可尝试给予重组活化凝血因子 $VII$ a
(rF $VII$ a)。它是唯一一种被批准用于治疗伴有抑制 $VIII$ 和 $IX$ 因子的
血友病的药物(美国被批准的药物是 Novoseven)。rF $VII$ a 因子被
越来越多的用于超适应证。5 种超适应证的 28 项研究有限的证
据表明,应用 rF $VII$ a 因子并没有降低病死率,却增加了血栓栓塞
的风险。对于凝血因子 $X$ a 诱发的出血,在健康人群中凝血酶原
复合物(PCC)可以迅速并完全拮抗利伐沙班,但不能拮抗达比加
群酯的抗凝作用。在实验性的颅内出血的小鼠模型中,凝血酶原
复合物可以延缓对于达比加群酯治疗导致的血肿扩大。

10.氨甲环酸 氨甲环酸可以抑制纤溶酶。最近大规模的试
验证据表明,在创伤后特别是创伤后 3h 内注射氨甲环酸可以减
少出血。最重要的是,氨甲环酸降低病死和心血管死亡,但不增
加心肌梗死、静脉血栓或肺栓塞。这种经济的一次性疗法很可能
减少出血和病死率。但是在创伤发生 3h 之后应用氨甲环酸有可
能增加死亡的风险。

## 二、抗血小板药物:阿司匹林与心血管保护

1.抑制血小板　阿司匹林不可逆地乙酰化环氧化酶(COX),见图 9-3,该酶活性不能恢复直到新血小板形成。阿司匹林对环氧化酶的同工 COX-1 的抑制可以对心血管产生保护作用,也产生胃肠道毒性作用。相比之下,阿司匹林不能强效地抑制 COX-2,而通过 COX-2 途径可以产生前列腺素(PGs),包括可以诱发炎性反应的 $PGE_2$。通过抑制 COX-1,阿司匹林可以干扰在血小板活化时起重要作用的致栓性 $TXA_2$ 的合成,而低剂量时促进 $PGI_2$(前列环素)持续低剂量的分泌。作为原始细胞,血小板无法合成新的蛋白质。因此,在血小板的生存周期即 $8\sim10d$,阿司匹林可以阻断 COX-1 的所有活性。阿司匹林也有重要的非血小板作用。在血管内皮下,使 COX 失活,这可以减少抗血小板聚集的前列环素和 $TXA_2$ 的形成。

尽管阿司匹林有矛盾效应,其主要临床作用为抗血栓。值得注意的是,血管 COX 可以在数小时内被再次合成,而血小板 COX 只有在没有阿司匹林和新血小板产生的情况下才能合成。在不良反应方面,阿司匹林可以产生胃部刺激症状,导致胃出血而住院的患者每年 1000 人中会有 2 人发生,并且轻微增加出血性脑卒中的风险。尽管如此,在心肌梗死的二级预防中,阿司匹林对心血管事件预防的功效是导致严重出血不良反应的 100 倍,虽然阿司匹林抵抗有可能降低疗效。出血与阿司匹林的剂量有关,当剂量从 $<100mg/d$ 增长到 $<200mg/d$ 时,出血风险增加 1 倍。

2.附加效应　阿司匹林只能阻断血栓素激活的血小板聚集。它的这种效应可以被其他刺激因素所抵消,特别是在血小板聚集作用最强的凝血酶。此外,阿司匹林也可能在血小板-中性粒细胞的相互作用和炎性反应的过程中发挥重要作用,但所需浓度要远高于阿司匹林在二级预防中的浓度。

3.阿司匹林"无反应"(抵抗)　抵抗是一个常用但定义宽泛且

有争议的术语。在动脉血栓疾病患者的长期随访过程中,即使应用足够治疗剂量的阿司匹林,仍有 5%～20% 甚至更多的患者会再发血管事件。首先要除外依从性差,16% 心肌梗死的患者可能会发生阿司匹林抵抗,这些患者 12 个月后的死亡风险、再发梗死或再住院增加 4 倍。抗血小板反应性(阿司匹林或噻吩、吡啶类)并不是一种"全或无"的现象,而是一种连续谱。此外,临床反应取决于致血栓形成刺激物的强度。当阿司匹林抵抗定义为对抑制血栓素的生成失败,即尿中 $TXA_2$ 代谢产物升高,心肌梗死的发生风险增加 1 倍。当阿司匹林抵抗通过血小板功能检测定位临床无应答反应时,患者发生病死、心肌梗死或卒中的风险是正常的 3 倍。阿司匹林抵抗的机制众多:包括血小板 Gp 的多态性、非 COX 途径的血小板激活及不能被阿司匹林强烈抑制的 COX-2 在增强的炎性反应活性增加。阿司匹林抵抗的实验室诊断较难,且目前没有确切的阿司匹林抵抗的定义。因此,其线索往往是临床可疑。氯吡格雷替代阿司匹林或与阿司匹林联合应用,但是存在阿司匹林抵抗的患者对氯吡格雷的反应性有可能降低。

4.阿司匹林的临床应用 因为血小板在各种血管疾病中发挥着重要作用,阿司匹林在临床上有很多适应证。一项荟萃分析纳入 287 项研究的 135 000 例患者,再次证实了阿司匹林在心肌梗死后、劳累型和不稳定型心绞痛患者,以及卒中后和冠状动脉旁路移植术后的预防作用,且疗效无性别差异。目前的主要问题是如何平衡获益与风险,最主要的风险是严重的消化道出血和稍微增加脑出血的风险。用于二级预防时,阿司匹林获益大于风险。用于一级预防时,临床应用的关键是评估潜在的风险和整体获益(包括癌症预防)。

(1)阿司匹林的二级预防:在所有发生过心血管事件的患者中都应当考虑应用阿司匹林,可降低 1/4 的再发血管事件风险。在使用 β 受体阻滞药治疗的稳定型心绞痛的患者,同安慰剂组相比,每天使用 75mg 的阿司匹林可以使急性心肌梗死和猝死的风险降低 34%。在不稳定型心绞痛患者风险降低 46%,在冠状动脉血管成形术患者风险降低 53%,心肌梗死患者的风险降低 25%,卒中或 TIA

患者的风险降低 22%，周围动脉疾病患者的风险降低 23%。

(2)阿司匹林的一级预防：是否只用于高危人群？根据一项 30 000 例患者的荟萃分析，我们以前推荐阿司匹林仅用于高危人群。令人失望地是，在一项设计良好的 1276 例周围血管疾病的糖尿病患者和心血管疾病的高危患者的研究，随访 8 年，阿司匹林未能预防致死心脏疾病或卒中的发生。2003～2008 年意大利国家卫生组织在使用小剂量阿司匹林(≤300mg)的患者中进行了一项针对阿司匹林和出血的最大规模研究。该研究中，通过倾向得分匹配选择 186 425 例患者，并与目前没有服用小剂量阿司匹林的相同数量的人群对照，平均 5.7 年的随访中，进行了 160 万人次的观察。服用阿司匹林的人群中，每 1000 例患者一年中有出血事件 5.58 人，然而在未服用阿司匹林的人群中，每 1000 例患者中为 3.60 人，发病率比是 1.55[可信区间(CI)，1.48～1.63]。对于 10 年风险 10%～20% 的患者，过量阿司匹林导致的出血事件与阿司匹林预防的心血管事件相当。需注意，增加质子泵抑制剂可以减少出血的风险。但这项研究的问题是其"低剂量"的概念是阿司匹林 300mg/d，远远超过我们的推荐剂量。

(3)阿司匹林预防癌症：牛津的 Rothwell 小组发表的一系列研究发现阿司匹林可延缓癌症进展，包括早期转移。在 8 项一、二级预防试验中，阿司匹林可以减少 21% 的癌症死亡风险。尽管是一项回顾性分析，英国的 3 项大规模试验的长期随访信息是通过死亡证书和癌症登记获得的。另外一项支持阿司匹林可以抑制结肠癌的强有力证据来源于一项前瞻性的随机试验。该研究中阿司匹林 600mg/d(该剂量由于出血的风险并不常规推荐)，平均服用 25 个月，结果阿司匹林可以显著降低结肠癌致病基因携带者的肿瘤发病率。

此外，在 77 540 例受试者的 51 项研究中发现，阿司匹林可以减少非血管性死亡，并减少癌症的病死率。虽然死亡风险降低被出血风险增加抵消，但随着随访时间延长，两种作用都降低，随访 3 年后，仅有癌症的风险下降(每 1000 个患者每年减少 3.13 个人的风险)。因大剂量和小剂量阿司匹林治疗后 4～5 年可以显著地减少癌症的转移(所有 $P<0.005$),因此,认为阿司匹林可以抑制转移癌的进展。

那么我们对患者如何建议呢?通过早期研究,我们推测在心血管疾病低危人群中,阿司匹林预防胃肠道肿瘤的作用远远超过其出血风险,基于 51 项研究的 Rothwell 研究,我们同意《柳叶刀》编者的意见:阿司匹林的长期效果是非常令人信服的,获益超过了损害(图 9-6)。在没有明确的数据作为指导时,研究显示 50 岁以前患者可以服用 75mg/d 小剂量的阿司匹林具有早期和晚期的抗肿瘤作用。

因此,我们应该改变以前的观念:不应鼓励健康人群预防应

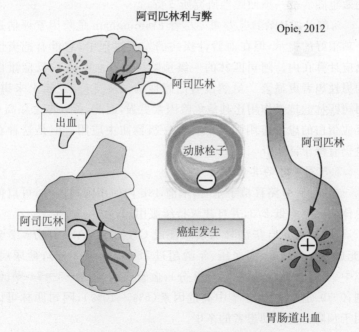

**图 9-6　阿司匹林的获益超过风险**

阿司匹林给予了其众所周知的心脏病大脑保护功能之外,还有一定程度增加脑出血的风险,但最新研究结果显示可降低胃肠道肿瘤发生风险,这一获益也加速了其在胃肠道肿瘤一级预防中的应用(Figure © L.H.Opie,2012.)

用阿司匹林。我们仍然担心老年人中应用阿司匹林会出现肾功能损害的不良反应。尽管缺乏阿司匹林在慢性肾疾病(CKD)患者中是一级预防的数据,临床中即使严重 CKD 患者<100mg/d 的阿司匹林仍然应用。

(4)阿司匹林的心血管适应证:急性冠脉综合征(ACS),包括急性心肌梗死使用溶栓或紧急 PCI 治疗和不稳定型心绞痛非手术治疗或介入治疗的患者,在急性期及后续治疗中都应给予阿司匹林作为三联抗血小板的一部分。在一项大型试验中,每天摄入 300~325mg 大剂量的阿司匹林同小剂量(75~100mg/d)相比,治疗效果及出血的风险并没有不同。此外,在 1988 年的一项大型试验中,阿司匹林 160mg/d 就被用于急性心肌梗死的患者,其功效也随后被一项回顾性研究所支持。

5.阿司匹林的抗炎作用　尽管 Framingham 危险因素评估是一项很好的提示,但在血管性疾病的发生过程中,它没有把炎性反应计算在内。阿司匹林的一级预防获益在血清高 C 反应蛋白的男性患者更显著。虽然没有前瞻性的试验支持,逻辑上来讲,阿司匹林的抗炎作用比其他危险因素更强,因此,可以考虑在高 C 反应蛋白的患者应用阿司匹林作一级预防中应用。但是这种获益仍有待于证实。

6.阿司匹林的其他作用

(1)心脏旁路移植手术时,术前 48h 内使用阿司匹林,可以使总体病死率降低 2/3,并且建议持续服用。

(2)当患者有华法林的禁忌证或 CHADS-VASc 评分<2 分[充血性心力衰竭、高血压、年龄超过 75 岁(该项 2 分);糖尿病、卒中、TIA 或血栓栓塞(该项 2 分);血管疾病、年龄 65~74 岁、性别;0~9 分分级]为非卒中高危因素(6%~10%),阿司匹林可以用于预防心房颤动患者的卒中。

(3)对于动静脉分流术的患者,阿司匹林可以减少血栓的形成。

(4)对于颅内动脉狭窄的患者预防卒中,大剂量阿司匹林(325~1300mg/d)的效果优于华法林。

(5)对于 TIA 和轻微卒中的患者,阿司匹林应当作为综合治疗的一部分(联合应用氯吡格雷,他汀类药物,降低血压,有适应证的情况下抗凝治疗)。

7.小剂量阿司匹林的功效 理论上小剂量的阿司匹林可以保持功效并减少消化道的不良反应和出血的风险。荟萃分析建议对于大部分患者阿司匹林的摄入量为 75~100mg/d。一项对于非 ST 段抬高 ACSs 的患者随访研究表明,阿司匹林的最佳摄入量为 75~100mg/d。每天 80mg 的阿司匹林可以完全抑制由 COX 诱导的血小板聚集。在预防 TIA 时,使用 30mg/d 的阿司匹林与更高剂量的效果相同,其他端点剂量的研究尚缺乏。现在的问题是低剂量阿司匹林需要 2d 才能完全发挥抗血栓作用,这就解释了为什么一旦出现 AMI 或不稳定型心绞痛的症状应立即使用大剂量的阿司匹林(大概 160mg/d)。以前用来预防卒中或 TIA 的反复发作而使用更高剂量的阿司匹林的方法是不合适的。

8.阿司匹林的出血、消化道和肾的不良反应 出血是阿司匹林最严重的不良反应,而胃肠道反应是最常见的不良反应。10%~20% 的患者会出现剂量相关性的消化不良、恶心、呕吐这些不良反应。阿司匹林与餐同服或者服用肠溶阿司匹林可以减少上述不良反应。临床上经常使用低剂量肠溶阿司匹林(美国使用阿司匹林 81mg)来避免消化道的不良反应,但是这种情况下阿司匹林是在小肠而非胃被吸收,会导致生物利用度减低而不能发挥最大的临床功效。使用标准"低"剂量阿司匹林(75~300mg/d)会使消化道大出血的风险(相对风险 2.07;可信区间 1.61~2.66)增加超过 2 倍,并有 65% 的可能导致颅内出血。但是按照绝对值计算,这种风险是很低的:769 例患者接受长达 1 年的阿司匹林治疗后有 1 例出现大出血。此外,尽管肾功能损害和因为尿酸排出减少导致痛风的这些风险不太被强调,在使用低剂量阿司匹林的老年人中,这些情况还是经常出现的。

9.阿司匹林的禁忌证 主要禁忌证是阿司匹林不耐受、既往消化道出血病史、存在消化道溃疡或其他潜在的可能致消化道或泌尿生殖系统出血的因素。对于血友病患者,当他们有明显的心血管疾病的征象时,阿司匹林不是绝对的禁忌。由于阿司匹林会阻碍尿酸和肌酐的排泄,因此应当监测血尿酸及肌酐的水平,特别是在老年人中。阿司匹林的相对禁忌证包括痛风、消化不良、缺铁性贫血和其他可能增加围术期出血风险的因素。

10.阿司匹林与药物的相互作用　阿司匹林和华法林联合应用可以增加出血的风险,特别是使用大剂量阿司匹林时。阿司匹林抑制 COX-1 的作用是抑制 COX-2 的 170 倍,因此,它不会与 COX-2 抑制药相互作用。在非甾体类抗炎药(NSAIDs)中,那些对 COX-1(布洛芬和萘普生)而非 COX-2(双氯芬酸)抑制占主要作用的药物会干扰阿司匹林的心脏保护作用。血管紧张素转换酶(ACE)抑制药和阿司匹林对肾血流动力学的作用相反,阿司匹林抑制具有扩张血管作用的 PGs 的生成而 ACE 抑制药促进 PGs 的生成。

当 ACE 抑制药长期用于治疗心力衰竭、心肌梗死后保护或高危患者的预防时(即使加用阿司匹林),仍然是获益的。两项荟萃分析已经证明了这个问题。在重大临床事件中,阿司匹林会减少但并不会完全消除 ACE 抑制药的有利影响。在那些既接受 ACE 抑制药又接受基础剂量阿司匹林治疗的患者和只接受 ACE 抑制药治疗的患者,减少风险的相对危险度分别为 0.80 和 0.71。在 96 712 例急性心肌梗死的患者中,当 ACE 抑制药和阿司匹林联合使用超过 30d,两者则不再发生相互作用。临床应用的一个实际原则就是尽可能使用低剂量的阿司匹林,特别是那些有血流动力学障碍(如心力衰竭)的患者。乙醇、皮质类固醇和非甾体类抗炎药可以增加阿司匹林致消化道出血的风险。苯巴比妥、苯妥英钠和利福平通过诱导促进阿司匹林代谢的肝酶可以降低阿司匹林的功效。此外,阿司匹林还可以增强口服降糖药和胰岛素的作用,降低促进尿酸排泄的药物,如苯磺唑酮和丙磺舒的功效。噻嗪类药物和阿司匹林都可以阻碍尿酸的排泄,导致痛风的风险增加。

11.阿司匹林所致消化道出血的治疗　在那些已愈合溃疡的

患者中，阿司匹林联合应用质子泵抑制药比更换为氯吡格雷更能减少再发出血的风险。同阿司匹林相比，如果首发就使用氯吡格雷是否能避免或者减少消化道出血的发生？间接的证据表明，将近1000例患者花费超过100万美元，使用氯吡格雷而非阿司匹林治疗1年只避免了1次大出血。

## 三、其他抗血小板药物：氯吡格雷和双嘧达莫
## （作为单一抗血小板治疗）

血小板活化时ADP从血小板中释放出来，与膜表面两个G蛋白耦联血小板受体（$P2Y_1$，$P2Y_{12}$）相互作用，通过不同的细胞内信号发挥作用（图9-3）。$P2Y_1$受体激活诱导血小板形态发生变化，以及$GpⅡb/Ⅲa$激活，而$P2Y_{12}$受体能维持$GpⅡb/Ⅲa$激活并使聚集的血小板更加稳定。$P2Y_{12}$拮抗药不仅可以防止血小板聚集，也能促进其解聚。ADP的另一个间接影响是其能迅速激活血管内组织因子。因此，ADP拮抗药不仅可以降低血小板血栓的形成，也可能直接影响凝血。氯吡格雷是其中最广泛应用的代表药物，普拉格雷和替格瑞洛是较新应用的药物（图9-3）。噻氯匹定是这类药中第一个上市的，但目前因为其潜在的严重不良反应已很少使用。首先，我们简要回顾噻氯匹定。

### （一）噻氯匹定

噻氯匹定和氯吡格雷都是噻吩吡啶的衍生物，能不可逆地抑制ADP与$P2Y_{12}$受体结合（图9-7）。噻氯匹定能引起中性粒细胞减少、肝功能异常、血栓性血小板减少性紫癜（TTP），其安全性远低于氯吡格雷。它们与阿司匹林合用可以增强抗血小板聚集的效果和改善临床预后。与噻氯匹定相关的中性粒细胞减少一般发生在首次治疗3个月内。因此，根据说明书在治疗前、治疗3个月内每2周进行全血细胞计数和白细胞计数的检查至关重要。噻氯匹定在美国有两个被批准的适应证：用于那些不能耐受阿司匹林或对阿司匹林有抵抗的患者，防止卒中或TIA复发，以及冠状动脉支架与阿司匹林合用30d。实际上，除非对氯吡格雷抵抗

或过敏,在有氯吡格雷的国家已很少使用噻氯匹定。

**拮抗ADP受体**

Opie, 2012

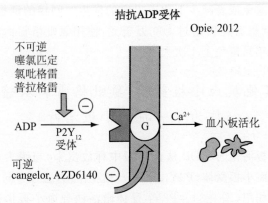

**图 9-7    ADP 受体(P2Y12)阻滞位点**

不可逆(如氯吡格雷)或可逆如新型药物见图 9-3(Gi,G 蛋白受抑制)

噻氯匹定的药动学:噻氯匹定片剂的药动学呈非线性,重复应用能明显降低清除率。因此,当与阿司匹林合用时,为达到最大程度的血小板聚集抑制,需要 4～7d。但是,可以通过口服负荷量获得更快的血小板抑制效应。噻氯匹定主要是通过肝进行代谢,然后通过肾排泄。持续给药后血浆半衰期是 4～5d。

**(二)氯吡格雷**

氯吡格雷是一种广泛使用的血小板 ADP P2Y$_{12}$受体拮抗药,远较噻氯匹定安全,骨髓毒性低(药物说明书 0.8%)。没有研究比较它与安慰剂胃肠道出血的发生率,但它胃肠道大出血可能比阿司匹林少。氯吡格雷作用位点不同于阿司匹林,能不可逆地抑制 ADP 结合于 P2Y$_{12}$受体,从而防止 GpⅡb/Ⅲa 受体变形和激活(图 9-3 和图 9-7)。因此,氯吡格雷在 ACS 治疗中至关重要。与噻氯匹定相比,荟萃分析显示其主要心脏不良事件减少,并有更好的耐受性(更少的胃肠道不良反应和过敏)。如阿司匹林一样,氯吡格雷也会发生抵抗。

1.**药动学和剂量**  氯吡格雷是一种非活性前体药物,需要体内的肝或肠道细胞色素 CYP3A4 和 2C19 同工酶氧化(图 9-8)。一次口服数小时内血小板即可发生抑制,但抑制达到稳态需要 3~7d(药品说明书)。当 PCI 前口服 600mg 负荷剂量氯吡格雷,2h 后可达到最大血小板抑制,而 300mg 负荷剂量需 24~48h 达到最大血小板抑制,两种剂量都比噻氯匹定获得更大的血小板抑制作用。在一个前瞻性研究中,二次分析显示,ACS 患者 30d 时 PCI 前双倍剂量氯吡格雷(负荷剂量 600mg/d,随后 150mg 为 7d)优于标准剂量(负荷剂量 300mg/d 和 75mg/d)。氯吡格雷药动学呈非线性和波动性,重复给药能明显降低清除率。停止给药后,需要大约 5d 来生成新的血小板,减少出血,因此,建议冠状动脉旁路移植术(CABG)前停药 5d,以避免每 1000 例患者 30 例需要输血的大出血。老年人或患者肾功能损害的患者应用氯吡格雷时不需要调整剂量(药品说明书)。

2.**主要的不良反应**  氯吡格雷中性粒细胞减少发生率为 0.02% 而噻氯匹定为 2.4%(药品说明书)。氯吡格雷的主要不良反应是增加大出血(大约 1%),没有增加在颅内出血。活动性出血禁忌。

3.**氯吡格雷的基因测试**  氯吡格雷是一种前体药物,需要肝细胞色素 P450 代谢活化(图 9-8)。CYP2C19 * 2 等位基因是一种常见的基因变异,与缺血性事件和 PCI 术后支架内血栓形成增加有关。西方欧洲血统的人中大约 30% 携带这种基因和其他遗传变异,亚裔和黑种人中大约有 40% 携带这些变异。目前,现场基因检测能在 1h 内完成那些特定的基因变异者的鉴定。在这些个体中可以用普拉格雷或替格瑞洛代替氯吡格雷。虽然这是一种很有前途的方法,但目前如此快速的基因检测是否可以获得临床益处仍需要前瞻性、以基因为基础的临床试验证实。《柳叶刀》最近公布的一篇社论推断,"在做出合理的决定前,人们还需要等待以基因检测为指导的抗血小板治疗有价值证据的积累。"值得注意的是,美国食品和药品监督管理局(FDA)已备受争议地声明,在处方氯吡格雷前应考虑 CYP2C19 基因型。

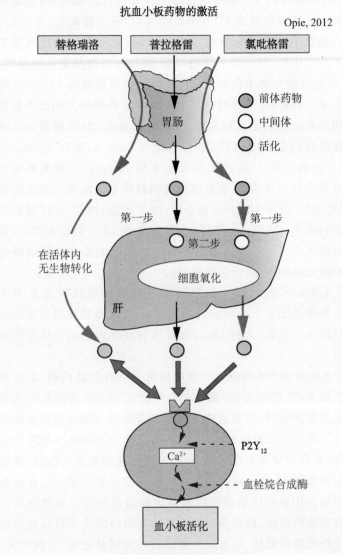

图 9-8 抗血小板药物的活化

　　注意:普拉格雷和氯吡格雷均需要在肝脏活化,因此与同在肝脏活化的药物之间有相互作用的风险。替格瑞洛不需要肝脏活化,因此在 PLATO 研究中,优于氯吡格雷。$Ca^{2+}$.钙;CYP.细胞色素。(Figure © L.H.Opie,2012.)

**4.药物的相互作用**　阿托伐他汀和奥美拉唑竞争性抑制肝激活氯吡格雷,降低氯吡格雷的反应性。尽管有这样的理论依据,体外试验也表明氯吡格雷和经 CYP3A4 代谢的他汀类药物有潜在的负相互作用(阿托伐他汀、辛伐他汀、普伐他汀),但是在大型安慰剂对照试验和长期随访中,没有任何证据表明临床它们存在相互作用。然而,更高剂量的氯吡格雷(600mg)和阿托伐他汀(如当前使用的 40~80mg)可能会发生相互作用,前瞻性 SPICE 试验正在研究该方面的作用。

质子泵拮抗药,尤其是影响细胞色素 P450 通路的质子泵拮抗药,可能会降低氯吡格雷的疗效。令人欣慰是,在一个随机试验中,因为缺乏资金早期停止,对于 3761 名给予氯吡格雷加或不加奥美拉唑的患者,奥美拉唑能明显减少上消化道出血(HR:0.13;CI:0.03~0.56;$P=0.0001$),且与心血管事件没有明显的交互作用(HR:0.99;CI:0.99~0.68)。

**5.氯吡格雷抵抗反应性降低和血小板反应性的影响**　根据使用的检测方法不同,其发病率也各不相同。不能简单地把对氯吡格雷的反应分成有反应者和无反应者,应该给出反应分级。直接敏感的 $P2Y_{12}$ 检测显示,治疗中血小板反应性增加和严重的临床预后有关。PCI 术后长期心血管事件增加,包括死亡、心肌梗死和支架血栓形成。荟萃分析显示,在血小板反应性增加的 3000 例患者中,有 50% 的患者这些不良事件的发生增加。PCI 时给予负荷剂量 600mg/d 的氯吡格雷,随后给予 150mg/d 与氯吡格雷 75mg/d,治疗 6 个月以上,30d 高血小板反应性能减少 22%。但这种减少即没有转化为主要终点的改变,也没影响 6 个月心血管死亡。目前还没有对血小板反应性增加进行适当治疗的相关数据。但欧洲心脏病学会(ESC)指南更倾向于选用其他 $P2Y_{12}$ 受体拮抗药。

优先使用其他 $P2Y_{12}$ 受体拮抗药。替格瑞洛作为一种 $P2Y_{12}$ 受体拮抗药,比普拉格雷更具优势,因为普拉格雷需要肝活化。因此,替格瑞洛疗效不会受肝遗传性变异的影响(图 9-8)。在出血过多的情况下,替格瑞洛的作用更容易在 3~4d 逆转,普拉格雷持续 5~10d,使替格瑞洛的作用更容易被逆转。此外,在

PLATO研究中试验数据证实,替格瑞洛可以降低 ACS 患者病死率。在高残余血小板反应性的患者中,普拉格雷对血小板抑制的效果比氯吡格雷更有效,但是并不影响预后。有一个临床研究因为事件发生率较低而早期停止。该试验具有高残余血小板反应性和低事件率,如:1 vs 0。

6.适应证、剂量和用法　氯吡格雷在美国被批准用于:①在近期有卒中、心肌梗死或者确诊为周围动脉疾病的患者,减少动脉粥样硬化事件(心肌梗死、卒中、血管性死亡);②对 ACS 无论是否行 PCI 治疗(置入或不置入支架)或行 CABG。600mg/d 负荷量更优。置入药物洗脱支架(DES)后,为预防晚期支架内血栓形成,术后氯吡格雷至少使用 12 个月,而阿司匹林必须长期使用。如果阿司匹林抵抗,经常用氯吡格雷代替阿司匹林,虽然并没有研究证实。

7.PCI 术后氯吡格雷使用时间　标准的建议是 DES 使用氯吡格雷 1 年,裸支架 1 个月。然而没有明确的数据支持。一项观察性研究表明,平均应用 278d 后停药,不良心血管事件发生的风险增加。

8.阿司匹林不耐受　可以用氯吡格雷替代阿司匹林,在有多种血管疾病风险的慢性患者中氯吡格雷略有优势(与阿司匹林相比相对风险降低 9%)。

9.总结　氯吡格雷是一种有效的药物,但存在代谢异质性和相对较高的体外血小板抵抗。临床上,氯吡格雷抵抗的确切发生率尚不清楚,但与新型抗血小板药物相比,氯吡格雷的血小板反应性存在更大的变异(见本章后面"普拉格雷"和"替格瑞洛")。当急性血管损伤时,氯吡格雷与阿司匹林合用可获得更好的抗血小板作用和临床效果,但在稳定的冠心病中不常规使用;在阿司匹林不能耐受的情况下,它可以取代阿司匹林。在高危 NSTE ACS 患者中,上游使用氯吡格雷已经取代了常规应用 GP Ⅱb/Ⅲa受体拮抗药。ESC 指南建议,如果术前已经使用氯吡格雷预处理,也应停用并改成替格瑞洛。

### (三)双嘧达莫和磺吡酮

一般来说，无论是否与阿司匹林或磺吡酮合用，双嘧达莫的
抗血小板效果与单独使用阿司匹林的效果非常相似(作用位点与
前列环素相同,图 9-3)。相比之下,氯吡格雷或噻氯匹定可增强
阿司匹林的作用,使血管事件减少 20%。因此,即使是有较强证
据的脑血管病,双嘧达莫也不再是非阿司匹林抗血小板药的选
择。ESPRIT 研究显示,双嘧达莫与阿司匹林合用有助于减少卒
中复发。结合早期研究,应用双嘧达莫血管性死亡、卒中或心肌
梗死的整体风险比是 0.82(CI:0.74~0.91)。双嘧达莫在心血管
唯一被批准的适应证,是在人工机械瓣膜术后与华法林联合抗凝
治疗。需要注意的是,双嘧达莫与抗心律失常药腺苷相互作用的
危险(图 8-7)。磺吡酮能抑制 COX,效果与阿司匹林相似,但是其
价格更加昂贵,每日需要多次给药,且对已经服用阿司匹林的患者
并没有好处。然而,与阿司匹林相比它能促进尿酸排泄。在美国,
它唯一被批准的适应证是慢性或间歇性发作痛风性关节炎。

## 四、双联抗血小板治疗

1.阿司匹林与氯吡格雷联合　因为阿司匹林和氯吡格雷的作
用机制不同(图 9-3),理论上来说高危患者二者合用应该能获得
更好的效果。一般原则如下。重要数据显示,无论这种损伤是由
操作引起的,如置入支架,还是自发引起的,如 ACS 和 AMI,氯吡
格雷与阿司匹林合用对于急性血管损伤是有益的。CHARISMA
研究的高危亚组显示,双联抗血小板治疗具有保护作用。

对 STEMI、不稳定型心绞痛和非 ST 段抬高型心肌梗死
(NSTEMI)拟行 PCI 介入治疗的患者,修订的 ACC/AHA 2011
指南建议尽快给予氯吡格雷 300~600mg/d 负荷量,然后
75mg/d 至少 1 年。在大规模的 OASIS-7 试验中,随机选取
17 263名 PCI 的患者,给予双倍量的氯吡格雷 7d(第 1 天 600mg,
第 2~7 天 150mg/d,然后 75mg/d),与标准剂量(第 1 天 300mg,
随后 75mg/d)相比,30d 的心血管事件和支架内血栓形成明显减

少。高剂量和低剂量的阿司匹林在疗效和安全性上没有差别。

氯吡格雷与阿司匹林联合使用1年,心肌梗死和卒中的联合终点能减少27%($P<0.02$)。已有双联抗血小板药物抵抗的报道,但相关的最佳治疗方法尚未确定。药物相互作用:指南推荐用PPIs预防胃肠道出血,但PPIs可能降低药物的抗血小板作用,特别是当氯吡格雷与阿司匹林合用时应用质子泵拮抗药,虽然目前还没有有力的证据。

2.卒中高危的心房颤动患者 卒中高危的心房颤动患者,最大的获益来自于新型的直接凝血酶或Xa拮抗药(图9-9)。而对于那些以前有TIA或低危卒中危险的患者,阿司匹林与氯吡格雷合用(MATCH试验中给予75mg/d,18个月以上)威胁生命的出血从1%上升到3%($P<0.0001$),并没有改善心血管的预后,因此这些患者仅适合一个抗血小板药物的治疗。

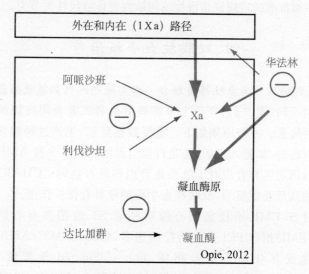

**图9-9 外在和内在路径**

(图9-10)显示不同的间接和直接凝血酶抑制剂的作用特点。(Figure © L.H. Opie,2012.)

3.临床总结 在 NSTE-ACS 患者中,不管是非手术治疗还是介入治疗,氯吡格雷(联合阿司匹林)均能获益。CURE 试验中 12 562名患者平均治疗 9 个月,氯吡格雷与阿司匹林合用比单用阿司匹林死亡、非致死性心肌梗死和卒中的联合终点降低了20%($P < 0.001$)。氯吡格雷增加了致命性出血(3.7% vs 2.7%, $P = 0.003$)。目前 ESC 的指南推荐中高危的 ACS 患者 PCI 术前常规给予负荷量的氯吡格雷。

## 五、新型抗血小板药物:普拉格雷、替格瑞洛和沃拉帕沙

### (一)普拉格雷

普拉格雷是更新一代的噻吩并吡啶类药物(第一代噻吩并吡啶是噻氯匹定,第二代是氯吡格雷),普拉格雷同氯吡格雷一样能在同一部位不可逆和非竞争性抑制 $P2Y_{12}$ 受体(图 9-7)。普拉格雷属于前体药物,口服后在血液中无法检测到,它在肠道内被迅速水解成硫代内酯,然后在肝(图 9-8)中通过 CYP3A4 和 CYP2B6 转化为活性代谢产物。关于现场基因检测和残留血小板活性检测的价值,以及根据结果来决定 PCI(经皮冠状动脉介入治疗)时使用氯吡格雷还是普拉格雷可请参阅本章前面部分的"氯吡格雷"。活性代谢物在体内的半衰期大约为 7h(2～15h)。意料之外的是,虽然 CYP3A 拮抗药,如维拉帕米和地尔硫草似乎不改变普拉格雷活性,但可以将其最大浓度(Cmax)减少34%～46%。通过普拉格雷来抑制血小板聚集,其疗效是氯吡格雷的 5～9 倍,可在 1h 内起效,普拉格雷可以比 600mg/d 的氯吡格雷有更好的血小板抑制效果。

1.主要临床试验 在 TRITON-TIMI 38 试验中,对比 PCI 患者普拉格雷(负荷剂量为 60mg/d,然后 10mg/d)与氯吡格雷(负荷剂量 300mg/d,随后 75mg/d)的疗效,并随访 6～15 个月。普拉格雷能将心血管死亡、心肌梗死(MI)和卒中的主要终点从12% 降低至 9.9%($P < 0.001$),将支架血栓发生率从 2.4% 降到

1.1%（$P<0.001$）。治疗 46 名患者 5 个月可避免 1 个主要终点事件。治疗 167 名患者中有 1 位发生大出血（非 CABG 相关）。总之，普拉格雷效果更好，但是以增加出血为代价。美国食品药品监督管理局（FDA）同欧洲药品管理局（EMA）都认为使用普拉格雷应警告出血危险。EMA 还警告使用普拉格雷会导致超敏反应，发生率为 0.1%～1%。

2.FDA 批准的适应证　普拉格雷被批准用于减少 ACS 患者，因不稳定型心绞痛、NSTEMI 或 STEMI 行直接或延迟 PCI 治疗时血栓性心血管事件（包括支架血栓）。但是应注意，FDA 批准的适应证中未提及普拉格雷优于氯吡格雷。FDA 声称，在 TRITON 试验中，普拉格雷疗效更好，但出血率更高，可能部分是由于氯吡格雷的活性代谢物转换率降低，在白种人患者中大约只有 30%，也可能因为不知道有多少患者同时服用了 PPI，导致以基因为基础的交互作用，从而促使氯吡格雷有效性降低。还有一个原因是，在 TRITON 试验中，患者被有意安排为同时摄入氯吡格雷与普拉格雷，而如果想要达到最佳疗效，氯吡格雷应更早给予。

3.出血风险　药物标签上 FDA 警告普拉格雷可导致严重出血及少见的血栓性血小板减少性紫癜（TTP）。尤其是在 ACS 治疗的最初几周内，如果可能应在不停用普拉格雷的情况下控制出血，否则将增加随后发生心血管事件的风险。TRITON-38 进一步分析显示，严重出血的主要预测指标需要结合患者自身、疗程及其他抗血小板治疗来考虑。虽然在出血发生后第 1 个月内，严重出血与病死率密切相关，但 40d 后其相关性就不再显著（病死率 HR 1.38；95% CI：0.72～2.66；$P=0.33$）。增加出血风险的因素包括：①使用血小板膜受体蛋白（GPⅡb/Ⅲa）拮抗药，即使只在短期内使用 GPⅡb/Ⅲa 拮抗药，也比单独使用普拉格雷有更强的相关出血（HR 1.59；$P<0.001$）；②卒中或短暂性脑缺血发作（TIA）病史（HR 1.58；$P=0.01$）；③年龄在 75 岁以上（HR 2.58；$P<0.001$）；④女性（HR 1.77；$P<0.000\,1$）；⑤体重低于 60kg（HR 2.30；$P<0.001$）；⑥股动脉穿刺（HR 1.60；$P=0.02$）。有

卒中病史、TIA 病史或体重轻(<60kg)的患者不宜使用普拉格雷。

### (二)替格瑞洛

替格瑞洛是新的化学药品,属于环戊基三唑嘧啶类,是一种口服的可逆结合的非竞争性 $P2Y_{12}$ 受体拮抗药,其血浆半衰期约 12h。$P2Y_{12}$ 抑制的程度取决于血浆中替格瑞洛水平,从某种程度上来说它是一个活性代谢物,和普拉格雷一样能有效地抑制血小板,比氯吡格雷起效更迅速。此外,它清除快,所以血小板功能可以更快地恢复。与普拉格雷不同的是,它不需要经过肝激活(图9-8)。

1.药物相互作用　替格瑞洛通过抑制肝 CYP3A 酶,使经过肝 CYP3A 代谢药物的血浆浓度增加,如氨氯地平和两种常用的他汀类药物(辛伐他汀和阿托伐他汀),而中度 CYP3A 拮抗药,如维拉帕米、地尔硫草、氨氯地平能增加替格瑞洛水平,减缓其清除速度(关于与高剂量阿司匹林相互作用的建议请参看本章后面的"适应证")。

2.临床研究　在 PLATO 研究中,将中高危 NSTE-ACS 患者(无论是非手术还是介入治疗)或拟行直接 PCI 治疗的 STEMI 患者随机分为氯吡格雷 300 mg/d 负荷剂量,随后 75 mg/d,或替格瑞洛 180 mg/d 负荷剂量,随后 90mg 2 次/日,治疗 12 个月以上。替格瑞洛组 9333 名患者病死率显著低于氯吡格雷组 9291 名患者(4.5% vs 5.9%,$P<0.000\ 1$)。整体上 61% 的患者早期或在 24h 内做了 PCI,主要的复合终点(血管性病死、心肌梗死或卒中)氯吡格雷组为 11.7% 减少到替格瑞洛组的 9.8%(HR 0.84,CI 0.77~0.92;$P<0.001$)。接受侵入性策略的患者主要复合终点替格瑞洛组为 9%,氯吡格雷组为 10.7%($P=0.002\ 5$),减少心肌梗死和病死的获益,使事件曲线累积和持续 12 个月。

3.替格瑞洛的不良反应　Hamm 等对替格瑞洛的不良反应进行了回顾分析。除了增加轻微或非 CABG 相关大出血外,不良反应包括呼吸困难、无症状性高尿酸血症和增加心室停搏发生率。呼吸困难(14%)在治疗的第 1 周内发生率最高,可短暂或持续到停药,但通常不会严重到需要停药的程度。呼吸困难似乎与心功能或肺功能恶化无关。3s 及以上的心室停搏更常见(但不会有显著的≥5s 的停搏),大多数无症状性夜间窦房停顿发生在第1周。除非已经置入永久性起搏器,需要重视窦房结疾病或二度、三度房室传导阻滞的患者。呼吸困难和心室停搏的机制尚不清楚。

4.批准的适应证　加拿大卫生部和欧盟已经批准替格瑞洛用于 ACS 患者动脉粥样硬化事件的二级预防。FDA 批准替格瑞洛用于降低 ACS 患者的心血管病死亡和心肌梗死风险,但警告如使用超过 100mg/d 的阿司匹林可能降低替格瑞洛的药效。对这一剂量限制的可能解释是药物间的相互作用,大剂量阿司匹林300mg/d 可能解释 PLATO 研究中北美部分为什么没有那么有效。

### (三)坎格雷洛

坎格雷洛是一种起效迅速、强效、可逆的竞争性 $P2Y_{12}$ 受体拮抗药(图 9-7),静脉给药 20min 内对 ADP 诱发的血小板聚集抑制率可达 85%。2 项大型Ⅲ期 CHAMPION 试验荟萃分析发现,采用心肌梗死通用定义,与氯吡格雷相比,坎格雷洛能显著减少NSTE ACS 行 PCI 患者的早期缺血事件。另一项 PHOENIX Ⅲ期试验正在进行中。在一项小规模试验中,坎格雷洛与氯吡格雷联用降低了血小板活性,但没有改变心脏手术相关性出血。

### (四)沃拉帕沙和 Atopaxar

1.沃拉帕沙　沃拉帕沙是一个强效竞争性 PAR-1 拮抗药(图9-3),已有 2 项大型转归试验进行了研究。在 12 944 名 ACS(NSTE)患者中,尽管沃拉帕沙减少了次要终点事件(心血管病死、心肌梗死或脑卒中)的发生率($P=0.02$),但却未能显著减少主要心血管事件(主要复合终点)的发生($P=0.07$)。此外,还显著增加了大出血(包括颅内出血)的风险($P<0.000\ 1$),导致研究在进行一次安全性评估后提前终止。在另一项二级预防研究中,纳入 26 449 名心肌梗死、缺血性脑卒中或外周血管病的患者,与标准治疗相比,沃拉帕沙使方案定义的主要复合终点事件(心血

管病死、心肌梗死、脑卒中或紧急冠状动脉重建术)减少了 12%
($P=0.001$),但仍然以出血发生率增高为代价,包括颅内出血
[(ICH)4.2% vs.2.5%;$P<0.001$]。但无脑卒中病史的患者发
生 ICH 的风险较低。

2.Atopaxar　Atopaxar 疗效仍在研究中。在一个关于 ACS
(NSTE)的二期临床试验中,没有发现其对心血管的益处,却发现
它使肝酶上升、QTc 延长。但是,也观察到给药 48h 后动态心电
图检测的缺血减少。

## 六、糖蛋白Ⅱb/Ⅲa 受体拮抗药

血小板膜受体蛋白(GPⅡb/Ⅲa)拮抗药能抑制血小板整联蛋
白黏附受体(又称 aⅡbb3 受体),见图 9-3 和表 9-1。因此,抑制由
纤维蛋白原和血管性假性血友病因子(vWF)介导的最终血小板
活化和交联。重要的是,在双重抗血小板治疗出现之前,就进行
了针对 GpⅡb/Ⅲa 拮抗药的试验,所以近期指南并未强烈推荐使
用 GPⅡb/Ⅲa 拮抗药。因此根据当前的 ESC 指南,做完血管造
影后,停用 GPⅡb/Ⅲa 拮抗药是合理的。最大限度地抑制血小
板,理论上需要应用包括作用于 3 个不同部位的 3 种不同类型的
药物:阿司匹林、$P2Y_{12}$ 受体拮抗药及 GpⅡb/Ⅲa 拮抗药(图 9-3)。
然而,高剂量使用这 3 种药,同时接受抗凝治疗,会增加出血风
险,所以这种疗法只适用于持续缺血等待 PCI 手术的 ACS 患者。

1.血小板减少症和出血的风险　3 种经常使用的 GpⅡb/Ⅲa
拮抗药为阿昔单抗、替罗非班及依替巴肽,这 3 种拮抗药在美国
批准的适应证(表 9-2)有所不同。相关临床研究都是在应用阿司
匹林和抗栓治疗基础上进行的,其中主要研究,都是在应用噻吩
并吡啶类药物和现在的 $P2Y_{12}$ 受体拮抗药之前进行的。这些药物
主要问题是可能导致急性血小板减少,发生率在 0.3%～6%;
5～11d 后迟发血小板减少发生风险也增加;这两种类型的急性血
小板减少都是由药物依赖性抗体引起的。

表 9-2 GpⅡb/Ⅲa 受体阻断药:关键特点

| 化合物 & USA 授权的适应证 | 支持试验 | 药动学 | 剂量(所有均为阿司匹林和肝素)* | 特殊点 | 不良反应和禁忌证 |
|---|---|---|---|---|---|
| 阿昔单抗 1.PCI 2.需要在 24h 内进行 PCI 的不稳定型心绞痛 | CAPTURE, EPIC, EPILOG, EPISTENT, TARGET | 单克隆抗体 对血小板受体有高亲和力(低 KD);67%与受体结合;血浆 $t_{1/2}$ 10~30 min;在循环中保持血小板结合至 15d,还有残留的活性 | 在 PCI 前 10~60min 以快速推注,0.25mg/kg,然后以 0.125 μg/min 直到最大的 10μg/min,持续 12h,如果是计划 PCI 的 ACS 的话可以持续至 24h | 保存在冰箱的管形瓶内(2~8℃);在使用前进行过滤器快速推注;使用时用串联过滤器进行输注;使用后丢弃管形瓶 | 出血-大部分禁忌证都与出血风险相关。对穿刺部分要额外注意。开始前,推注后 2~4h 和出院前 24h 测定血小板计数。过敏罕见 |
| 依非巴特 1.PCI 2.非 ST 段抬高 ACS | IMPACT-Ⅱ, PURSUIT, ESPIRIT | 环状七肽 受体亲和力较其他更低;血浆 $t_{1/2}$ 2~3h;肾清除率 50% | 180μg/kg 快速推注,然后 2μg/(kg・min)直至 72h。在 PCI 时将剂量降低至 0.5μg/(kg・min)。然后在 PCI 之后持续 20~24h。如果之前没有 ACS 而只是接受 PCI,先以 135μg/kg 进行快速推注,然后以 0.5μg/(kg・min)的剂量维持 | 在 2~8℃的条件下储存于管形瓶内,但是可以在室温条件下保存最多 2 个月 | 出血,如上所述 肾疾病:如果血肌酐>4mg/dl(350μmol/L)为 C/I。如果血肌酐 2~4mg/dl(175~350μmol/L),将剂量降低至 135μg/kg 快速推注,然后是 0.5μg/(kg・min)。血小板减少症:不用在包装说明书中声明更多内容;但是真正的风险可能与其他药物相似(见正文) |

续表

| 化合物 & USA授权的适应证 | 支持试验 | 药动学 | 剂量(所有均为阿司匹林和肝素)* | 特殊点 | 不良反应和禁忌证 |
|---|---|---|---|---|---|
| 替罗非班 非ST段抬高ACS | PRISM, PRISMPlus, RESTORE | 素拟肽非肽类。与受体之间存在中同亲和力,更接近阿昔单抗。因此,循环中有35%为未结合,肾的清除率为65%,粪便中为25% | 两阶段输注:0.4μg/(kg·min)持续3min,然后以0.1μg/(kg·min)持续最多48min | 在室温(25℃或77℉)下储存于管形瓶内,避光(最易储存) | 出血,如上所述。肾疾病:如果肌酐清除率<30ml/min时降低剂量。血小板减少症:发生率时为1.5%,而单用肝素时为0.6%。在治疗前(如果计数<150 000/μl为C/D,首次给药后6h随后每天监测血小板计数,计数<90 000/μl时停药) |

* 针对肝素剂量,见正文。

ACS.急性冠状动脉综合征;C/I.禁忌证;PCI.经皮冠状动脉介入;$t_{1/2}$.半衰期

使用阿昔单抗能使严重血小板减少症发生率增加 2 倍以上，尽管这种血小板减少症极少致命。依替巴肽或替罗非班引起血小板减少的风险明显低。因此，这 3 种药在有活动性出血、出血可能性增加或患者已有血小板减少症时禁忌。3 种药都应与低分子量肝素（LMWH）或低剂量的普通肝素（UFH）一起使用，在有限的时间内静脉注射，以避免其他因素影响。对于非高风险且不进行 PCI 手术的患者，这些药物的疗效欠佳或中性，所以现在指南并不推荐在此类情形下使用 GpⅡb/Ⅲa 拮抗药。

2.与普通肝素、低分子肝素或其他抗凝血药物合用　GPⅡb/Ⅲa 受体拮抗药必须联合阿司匹林和抗凝药物使用，在大多数试验中用的抗凝药物是普通肝素。因此，需要用 ACT 连续监测肝素剂量。然而，目前临床上常用的是低分子肝素而不是普通肝素。基于 ACUITY 试验结果，比伐卢定可以用来代替 GPⅡb/Ⅲa 拮抗药加 UFH 和 LMWH。尽管目前还没有针对磺达肝癸钠与 GPⅡb/Ⅲa 拮抗药合用的正式研究，ESC 推荐在非紧急情况下可以使用磺达肝癸钠。

3.冠状动脉内给药　与静脉给药相比，冠状动脉内给 GpIs 对 TIMI 血流、靶血管重建、PCI 术后短期病死率都有更好的作用，而出血风险相似。中期及远期预后尚不确定。长期的安全性和有效性仍需要长期随访的大型试验确定。

**（一）阿昔单抗**

阿昔单抗（ReoPro）是一种血小板 GpⅡb/Ⅲa 受体的单克隆抗体。它是由一个小鼠可变区的 Fab 片段蛋白与人类恒定区结合组成的。阿昔单抗还能同时阻止玻连蛋白与内皮细胞的玻连蛋白受体（$\alpha_v\beta_3$）结合，但尚不清楚这种结合是否有治疗意义。阿昔单抗一次性注射后 2h 可达到最大的血小板聚集抑制效果，12h 恢复正常。然而，这种抗体可以被转运到新的血小板中，在给药后 14d 仍能检测到，输注血小板可以逆转它的作用。阿昔单抗在行 PCI 术的患者中非常有效，除了已知冠状动脉造影结果或 24h 内需行 PCI 的 NSTE ACS 患者，这也是目前它在美国批准的唯一适应证（表 9-2）。STEMI 患者早期在救护车上给药只减少了

PCI 手术远端栓塞。

用量、不良反应和禁忌证,先静脉推注,继以静脉滴注·,最多使用 24h(表 9-2)。高危患者使用前先给予氯吡格雷(见前面)。注意控制肝素的用量对于减少出血至关重要,与所有的 GpⅡb/Ⅲa 拮抗药合用时都应减量。在 EPILOG 研究中,肝素初始剂量 70U/kg 静脉注射,或依据初始 ACT 低于 70U/kg(最大初始剂量 7000U),继以 20U/kg 静脉注射使得 ACT 维持在 200s(见药物说明书)。0.5% ～1% 的患者发生急性严重的血小板减少[$20 \times 10^9$/L(血小板计数<20 000)]。因此,在应用的最初几个小时内必须查血小板计数。大约 2.4% 的患者在阿昔单抗重复给药后可产生抗体,引起严重的血小板减少。所以,既往有血小板减少症的患者禁忌重复给药;可用其他的 GpⅡb/Ⅲa 拮抗药替代。可以冠状动脉内给药。

### (二)替罗非班

替罗非班(Aggrastat)是一个高度特异的非肽类糖蛋白Ⅱb/Ⅲa 拮抗药,本质上它引起过敏反应的可能性比单克隆抗体低。二者最终都是通过抑制纤维蛋白原和 vWF 与 GpⅡb/Ⅲa 受体结合发挥作用(图 9-3)。它起效迅速,半衰期约为 2h。适应证、用量、不良反应和禁忌证详见表 9-2。TACTICS 试验表明,不稳定型心绞痛患者,PCI 时加用替罗非班较单用替罗非班获益更多,但低危患者除外。因此支持在 ACS 患者中应该进行风险评估(图 12-3)。替罗非班唯一被批准的适应证,是用于不稳定型心绞痛和 NSTEMI 患者。它是 3 种 GpⅡb/Ⅲa 受体拮抗药中最易保存的(室温下储存)。在欧洲被批准用于 12h 内发生胸痛,并有心电图改变或心肌酶升高的不稳定型心绞痛,或非 Q 波性心肌梗死患者。替罗非班说明书中最常见的不良反应是增加出血。使用肝素＋替罗非班及单独使用肝素治疗的患者,血小板减少(定义为<50 000/mm³)的发生率分别为 0.3% 和 0.1%(药品说明书)。

1.与阿昔单抗比较 在 TARGET 研究中,4809 名 ACS 或稳定型心绞痛行 PCI 的患者,接受了三联抗血小板(阿司匹林、氯吡格雷和 GpⅡb/Ⅲb 拮抗药)和肝素治疗,对比替罗非班与阿昔单抗的效果。两种药物均按说明书给药。替罗非班组 30d 心肌梗死的发生率为 6.9%,而阿昔单抗组为 5.4%($P=0.04$)。阿昔单抗组轻微出血更常见。随访 12 个月病死、心肌梗死或紧急血运重建的联合终点没有差别。因此,总的来说尽管价格不同,二者在使用剂量及长期效果方面都相似。

2.替罗非班在 STEMI 中的应用  在 On-TIME 2 研究中,STEMI 患者在救护车上或者转诊中心接受新的高剂量替罗非班治疗[$25\mu g/kg$ 快速推注,继以 $0.15\mu g/(kg \cdot min)$ 持续静脉输注]。所有患者也同时给予静脉推注普通肝素(5000 U),静脉注射 500mg/d 阿司匹林和 600mg/d 负荷剂量的氯吡格雷口服。直接 PCI 前,如果 ACT 低于 200s,则额外给予 2500 U 普通肝素。结果 30d 主要不良心血管事件显著降低(5.8% vs.8.6%;$P=0.043$),随机给予替罗非班预处理的患者病死率有大幅降低趋势(2.2% vs.4.1%;$P=0.051$),随访 1 年中这种优势维持(3.7% vs.5.8%;$P=0.08$)。替罗非班预处理可减少 30d 的主要心脏不良事件,并且病死率有明显降低的趋势。

3.总结  替罗非班预处理减少 STEMI 患者 30d 的主要心脏不良事件。

**(三)依替巴肽**

依替巴肽(Integrilin)是一个人工合成的环七肽。与替罗非班结构不同意味着与 Gp Ⅱ b/Ⅲ a 受体的结合位点不同,但是作用相同。然而,依替巴肽与受体的亲和力低于其他 Gp Ⅱ b/Ⅲ a 受体拮抗药,这就应用时需要更高的剂量。适应证、用量、不良反应和禁忌证详见表 9-2。在 PURSUIT 研究中,肝素与依替巴肽合用,首先静脉推注 5000U(依据体重调整),继以 1000U/h 静脉输注,使 aPPT 维持在 50~70s。就像所有 Gp Ⅱ b/Ⅲ a 受体拮抗药一样,主要问题是增加出血。尽管说明书说并不增加血小板减少症($<100\ 000/mm^3$)的发生率。但在 PURSUIT 研究中,依替巴肽组极度的血小板抑制($<20\ 000/mm^3$)发生率为 0.3%,而在对照组为 0.1%,两组均使用阿司匹林和肝素。因此,与其他 Gp Ⅱ b/Ⅲ a 受体拮抗药一样,依替巴肽仍存在血小板减少症的发生风

险。依替巴肽是目前唯一被批准既可用于 ACS 也可用于 PCI 的
药物。它可以冠状动脉内给药。

## 七、口服抗凝药:华法林、抗凝血酶和抗凝血因子 Xa 药物(达比加群、利伐沙班、阿哌沙班)

### (一)口服抗凝药华法林

华法林(Coumarin,Coumadin,Panwarfin)是应用最广泛的口
服抗凝药。华法林也有一些不良反应,它的主要并发症是抗凝过
度引起的,即出血的并发症,包括严重的颅内出血风险。华法林
的代谢受许多其他药物的影响。一般情况下,高强度的华法林
(国际标准比值 INR 3~4)较阿司匹林更有效,但因增加出血风险
而不被接受。中等强度的华法林(INR 2~3)仍有出血的风险,但
在心房颤动患者中其对卒中的预防优于阿司匹林。目前抗凝趋
势从华法林转向了新的抗凝药(达比加群、利伐沙班、阿哌沙班)。
然而,在谨慎管理的情况下,例如在芬兰,华法林相关的颅内出血
风险正在下降。目前认为,华法林 INR 稳定控制在 2~3 的患者
最好继续服用华法林。

1.成本效益　目前重要的问题是,对于一个新需要抗凝治疗
的非瓣膜病心房颤动患者,应该选择一种新型抗凝药还是选择华
法林(可能是成本效益,达比加群优于华法林决定因素之一)。达
比加群的质量调整寿命年为 4.27,而华法林为 3.91。达比加群
增加了 0.36 质量调整生命年所花费的成本是 9000 美元,增量成
本效益比率为 25 000 美元。但是这个结论有一定局限性,因为它
是基于一个随机单盲试验的研究。此外,这些结果可能不适用于
INR 控制稳定的应用华法林患者。

2.作用机制　华法林这一类口服抗凝药在肝微粒体灭活维生
素 K,从而干扰依赖维生素 K 的凝血因子,如凝血酶原的形成(图
9-5)。此外,因子 X 可能会减少。其产生的抗凝作用达到治疗水
平需要 2~7d。

3.药动学　华法林口服后快速和完全吸收,几乎完全与血浆

白蛋白结合,半衰期 37h。它在肝微粒体依赖细胞色素酶 P450 (CYP) 2C9 和维生素 K 环氧化物还原酶复合体亚单位 1 (VKORC1)进行代谢,代谢产物经尿液和粪便排出。这些酶的基因多态性可能导致了华法林需求量在不同患者间的巨大差异。药理基因学检测见下文。

4.剂量　标准剂量是给予华法林 5mg/d,前 5d 每天检查国际标准化比率(INR)直到达到治疗范围,然后每周检查 3 次 INR 至 2 周。老年人和出血风险高的患者(包括之前服用阿司匹林)应给予低起始剂量。由于肝酶的基因变异,应给予亚裔人群低剂量,黑种人和犹太人高剂量。由注射抗凝药桥接华法林时,需要在肝素停用前至少 4d 应用华法林才能起效,从而使循环中的维生素 K 依赖性凝血因子失活;当 INR(见下一单元)达到治疗范围 2d 后可以停用肝素。避免大的起始剂量有助于防止 INR 过高。心力衰竭或肝疾病的患者需要低剂量。通常的维持剂量是每日 4~5mg,但可能的范围是每日 1~20mg。华法林抵抗主要是遗传因素造成的。如此宽的治疗剂量范围意味着必须根据 INR 给予个性化的治疗剂量。在美国,基因检测可以用来识别那些需要低剂量华法林的患者。在基因检测指导下的第 1 次华法林剂量试验,对早期抗凝的控制更加精确。然而,减少 INR 超范围这个主要的终点目标没有实现。

5.INR 范围　INR 代表了根据国际参考值校正的凝血酶原时间,华法林的疗效需要监控 INR 结果(图 9-5),这点已获得世界卫生组织批准。一般临床实践中,治疗目标是达到中等强度的抑制度,INR 值在 2~3。对于深静脉血栓形成(DVT)和肺栓塞等有血栓栓塞风险的患者及心房颤动的患者,2~3 的 INR 也是合适的。人工心脏瓣膜的患者对安全抗凝强度要求最高,推荐的 INR 范围 2~4.5,生物瓣膜和机械主动脉瓣患者的 INR 值应低于人工二尖瓣瓣膜患者。一项包含 23 145 名患者的荟萃分析推荐目标 INR>3。亚裔人口颅内出血发生率更高,所以需要较低的 INR 目标值。当达到稳态所需的华法林剂量确定后,只需要每 4~6 周检查 1 次 INR。值得注意的是,个体饮食、饮酒量的变化

(改变了新陈代谢)和药物相互作用均可能会使 INR 值的控制和
华法林的需求量发生变化。

6.华法林治疗中的自我监控和自我调整　选择的能够自我监
控和自我调整的患者,其血栓栓塞事件和病死率低于仅能自我监
控的患者。所以受过培训的患者在计算机指导剂量调整可能比
有经验的医师调控的更好。

7.药理基因学指导下的剂量　开始华法林治疗的前 3 个月出
血风险是最高的,10 倍于之后的风险。在针对 VKORC 基因型指
导华法林剂量的 CoumaGen-Ⅱ研究中,前期对 VKORC 的分析从
基因学角度给出合适的起始剂量。结果是 INR 超范围的情况下
降了 10%,深静脉血栓形成发生率下降 66%,90d 内严重不良事
件从 9.4%下降到 4.5%。这些数据支持在可以快速检测和能够
负担的情况下应在启动华法林治疗前进行药理基因学的检测。

8.减少剂量　存在下列情况华法林剂量应减少:心力衰竭、任
何原因引起的肝损害包括酒精、肾功能损害(血药浓度增加)和营
养不良(导致维生素 K 缺乏)。甲状腺功能亢进会增加维生素 K
的分解代谢,也需要减少华法林剂量,而黏液性水肿有相反的效
果。老年人应减少剂量,因为对华法林的反应随着年龄增长而增
加。摄入高维生素 K 的膳食(绿色蔬菜,如花椰菜)降低华法林的
功效。一些时令食物会影响沙拉摄入量的高低,导致 INR 控制出
现波动。

9.华法林与其他药物的相互作用　华法林与约 80 种其他药
物有相互作用。一些药物,如巴比妥类药物或苯妥英钠可以加速
华法林在肝的降解从而抑制华法林的作用。能够增加华法林作
用的药物包括心血管药物,如别嘌醇、胺碘酮和头孢菌素,这些药
物抑制维生素 K 的生成。减少华法林的降解和提高抗凝效果的
药物包括多种抗生素,如甲硝唑和复方磺胺甲噁唑。

抗血小板药物,如阿司匹林、氯吡格雷和非甾体抗炎药会增
加出血风险,但有明显差异。磺吡酮能够从血浆蛋白中将华法林
置换出来,从而使一些患者的华法林需要量减少到 1mg。最安全
的原则是告诉口服抗凝药的患者避免服用任何相反作用的药物

或不经咨询服用新药,对于医师来说加用任何新药都应查表确定。如果有疑问,应该更频繁地监测 INR。预期到饮食会变化时这样做也是必要的,比如在旅行期间。

10.禁忌证　　禁忌证包括新发卒中、未控制的高血压、肝硬化;有潜在出血的胃肠道和泌尿生殖系统疾病,如食管裂孔疝、消化性溃疡、胃炎、胃食管反流、结肠炎、直肠炎和膀胱炎。如果抗凝被认为是必要的,必须仔细评估风险-获益比率。年龄本身不是抗凝禁忌证,尽管老年人特别是有跌倒倾向的老年人更容易发生出血。

11.肾损伤　　在肾功能中度下降的患者,华法林的不稳定性增加,因此,剂量可能需要减少(在一个针对平均肌酐清除率 47ml/min 患者的小样本的研究中大约需要减少 25%)。

12.妊娠和华法林　　华法林在怀孕前 3 个月禁忌是因为其具有致畸性,生产前 2 周禁忌使用是因为存在胎儿出血的风险。替代品肝素可能疗效低于华法林,而且 FDA 已对应用低分子肝素发出警告。一种方法是在妊娠前 3 个月使用肝素或低分子肝素,从怀孕中期直到大约 38 周使用华法林,然后再换为肝素或低分子肝素至生产前 12h 停止。产后重新开始肝素或低分子肝素,与华法林重叠 4~5d。使用肝素应监测 APPT,低分子肝素应监测抗 Xa 水平。在怀孕后期,因肝素结合蛋白的增加所以肝素的需求量增加。

13.并发症和注意事项　　最常见的并发症是颅内出血的风险增加,尤其在老年人。这一发现加速了以直接凝血酶抑制药替代华法林的趋势;尽管直接凝血酶抑制药的使用在很多老年人中也存在同样的矛盾。一个罕见但是非常严重的并发症是华法林相关的皮肤坏死,发病机制还不清楚,有可能是急性蛋白质 C 的消耗,这是一种天然的抗凝药。皮肤坏死可能出现在治疗的第 3 和第 8 天,尤其是心肺旁路移植术之后启动大剂量的华法林治疗。最好的预防是从低剂量华法林开始,与肝素重叠应用。如果发生坏死后仍有必要继续使用华法林,剂量应减少到大约 2mg/d,与肝素同用,用数周的时间逐渐增加。长期使用华法林(>1 年)可能发生骨质疏松性骨折,男性更常见。

14.华法林过量和出血 出血更常见于老年人患者开始治疗后不久,这是一个高危期。长期治疗中,将目标 INR 从 3～4.5 降到 2～3 会使出血风险显著降低。甚至在达到 9 的高 INR 值(没有出血)时也是可以通过暂停给药然后再恢复低剂量的方法。如果出现严重出血,或者 INR 超过 9,应在 24～48h 给予 3～5mg 口服维生素 $K_1$ 以降低 INR。皮下注射效果不确切应该避免,紧急情况可使用缓慢静脉注射(5～10mg/30min)。人工心脏瓣膜患者应该避免使用维生素 K,因为有瓣膜血栓形成的风险,除非有威胁生命的颅内出血。比较新鲜冷冻血浆(FFP)和维生素 K 对机械心脏瓣膜患者超量抗凝的逆转作用,显示 FFP 起效更快(在 6h 内)。对维生素 K 不敏感的患者或出现危及生命的出血,可以静脉输注凝血酶原相关的凝血因子包括 Ⅱ,Ⅸ,Ⅹ;或者新鲜冷冻血浆 15 ml/kg。

**(二)华法林适应证**

1.急性心肌梗死 我们坚持之前的观点,即不建议在心肌梗死后常规使用口服抗凝药;而是应该谨慎的评估每个患者的需要。我们更推荐在出现心肌缺血的发作时尽快加用阿司匹林并持续使用,除非有明确的禁忌证。我们也推荐使用 $P2Y_{12}$ 阻断药 12 个月。缺点是与华法林同用或三联疗法增加出血的风险。

在心肌梗死后慢性心力衰竭(射血分数 0.25)的窦性心律患者,用华法林治疗和用阿司匹林治疗两者主要结局指标没有显著差异。一项持续 6 年纳入 2305 名患者(48% 的患者有心肌梗死史和较慢的窦性心律)的研究中,包括病死、缺血性卒中或颅内出血在内的疾病整体发生率没有差别。华法林降低缺血性卒中的发生率但是出血风险增加。作者得出的结论是,选择华法林还是阿司匹林应该个体化。由于阿司匹林廉价和不需要监测,在大多数情况下它具有优势。阿司匹林常用剂量每天 100mg。

2.心房纤颤 心房颤动与血栓栓塞密切相关,合并下列情况时发生风险额外增加,包括充血性心力衰竭、左心室功能障碍、高血压、高龄、糖尿病、短暂性脑缺血发作、有血栓史、心肌梗死前期心房疾病、主动脉斑块,尤其是卒中。治疗应遵循欧洲指南参考 CHADS2 评分 CHADS-VASC 或 CHA2DS2-VASc 评分(这些评分系统的评估见 12 章)。华法林的获益远远超过出血的风险。不用华法林的情况①年龄<65 岁无危险因素的单纯心房颤动患者;②有出血倾向;③HAS-BLED 评分或 ATRIA 出血风险评分显示出血风险高的老年患者。心房颤动患者的复律增加血栓的风险。持续 48h 后的心房颤动,强烈建议在电复律之前抗凝治疗 3 周(如果允许)。持续时间不确定时,经食管超声可用于查找心房血栓,目的是在没有血栓的前提下进行复律。大多数患者即使恢复窦性心律也应该终身抗凝。阵发性心房颤动卒中的风险与持续性心房颤动一样是增加的。

3.阵发性心房纤颤 不同患者的治疗存在差异,孤立性心房颤动患者无须抗凝治疗,有卒中高风险的老年患者需使用华法林治疗。对于后者,新型抗凝药是首选,因为它们降低卒中的风险(见后文,表 9-6)。治疗同样应该遵循欧洲指南参考 CHADS$_2$ 评分 CHADS-VASC 或 CHA$_2$DS$_2$-VASc 评分(这些评分系统的评估和 HAS-Bled 见第 12 章)。我们推荐 CHA2DS$_2$-VASc 评分。

4.心房纤颤合并急性脑栓塞 需要抗凝治疗,但必须首先通过 CT 或磁共振成像排除脑出血。严重的卒中时,华法林应推迟约 1 周在病情不再进展后使用。

5.心房纤颤的建议 对高危患者给予中等强度抗凝治疗(INR 目标 2~3)有强有力的证据支持,在这些患者中对于卒中的预防华法林明显优于阿司匹林(CHADS$_2$>1)。应使用 CHA$_2$DS$_2$-VASc 分数对患者分层评分。低卒中风险(得分为 0 或 1)的患者只用阿司匹林(或不用抗凝药)。临床评估是否需要使用华法林见欧洲抗凝建议所示。主要危险因素是:年龄超过 65 岁、高血压病史、糖尿病、充血性心力衰竭和卒中或 TIA 病史,心房(LA)增大、二尖瓣跨瓣压差或反流提示更高的风险。近期发生过 TIA 或轻微卒中的患者再发的风险很高。

6.老年人心房纤颤 常见组合用药需要小心权衡减少血栓栓塞的获益和严重出血的风险,尤其是在那些出血风险高的和 INR

不慎达到或超过 4 的患者。

7.二尖瓣狭窄或反流 在患有二尖瓣疾病的患者中,合并心房颤动的患者血栓栓塞的风险最高。这些患者左心房扩大或有栓塞发作的既往史,对于有此类情况的患者强烈建议进行抗凝治疗。反之,窦性心律的二尖瓣狭窄患者并不建议进行抗凝。用Watchman 设备进行经皮左心耳封堵术是一种新方案。在CHADS$_2$评分≥1 的心房颤动患者中对比这种封堵术和华法林效果,该封堵术对卒中、体循环动脉栓塞和心血管病死事件的预防不劣于华法林。然而,心包积液和空气栓塞引起的卒中这些并发症风险显著升高。通过精细护理和丰富手术经验可以减少这些并发症。置入 Watchman 封堵左心耳后 12 个月内封堵器周围残余流发生率 32%,没有增加发生血栓栓塞的风险。

(1)扩张型心肌病:发生栓塞的风险确切,特别是合并有心房颤动时。虽然抗凝药在减少血栓事件方面是有效的,但风险和收益的研究还在进行之中。对于心力衰竭阿司匹林和华法林具有同样的保护作用。因此,在没有额外的血栓形成的风险或附壁血栓的证据时我们并不推荐常规抗凝。

(2)慢—快综合征:心动过缓-心动过速综合征可能并发心房颤动和血栓栓塞。应该考虑抗凝治疗,特别是如果有器质性心脏病的基础,如缺血性心脏病、高血压、心肌病。

(3)房间隔缺损:在老年患者,房间隔缺损和肺动脉高压强烈建议抗凝治疗,以预防原位肺动脉血栓形成或很少见的反常栓塞。对于房间隔缺损继发心房颤动,也需要进行抗凝治疗。

8.华法林与人工心脏瓣膜 机械心脏瓣膜患者推荐使用华法林,通常 INR 在 2.5～3.5 水平。然而一项荟萃分析提出了一个相对较高的目标 INR 3～4.5,其中主动脉机械瓣膜 INR 范围较低,二尖瓣 INR 范围较高。二尖瓣生物瓣膜的患者,血栓栓塞风险最高的是前 6～12 周,华法林是必须使用的。此后,如果没有其他的抗凝适应证,可以更换为阿司匹林或停止抗凝治疗。人工二尖瓣瓣膜合并心房颤动、左心房增大或左心室衰竭时,有强有力的证据支持继续使用华法林。主动脉瓣生物瓣膜的患者,血栓风险很低,前 6～12 周适宜应用阿司匹林。

9.华法林与中度慢性肾疾病:华法林相关肾病　慢性肾病(CKD)与较低的华法林维持剂量合并抗凝作用稳定性下降有关,需要更严格的抗凝管理。3 期 CKD 患者,心房颤动者的不良事件发生率增倍,包括出血风险增加。合适剂量的华法林和阿司匹林加极低剂量的华法林相比,缺血性卒中和体循环动脉栓塞发生率降低达 76%($P<0.001$),且没有增加严重出血事件。不过,请注意,对于 3 期程度的肾功能损害,达比加群或利伐沙班也可以使用,而阿哌沙班似乎也更安全,虽然没有对照试验(见下文,表9-6)。

华法林相关肾病是最近提出的疾病概念,这类疾病者在启动华法林治疗后 INR 很快迅速增至>3。这点如果得到证实,在那些血肌酐不明原因急性增加和加速进展的 CKD 患者中尤为严重。在 4006 名 INR 超过 3 的 CKD 患者中,1 年病死率为31.1%,而无华法林相关肾病者病死率为 18.9%。在开始华法林治疗的初期,所有的患者 INR 应保持低于 3,特别是在那些有CKD 或使用抗凝血酶抑制药者(见下文,表 9-6)。

10.华法林可能的适应证

(1)脑血管意外和短暂性脑缺血发作:没有证据支持应对已经患有脑梗死的患者进行抗凝(心房颤动除外)。当患者出现急性卒中和心房颤动,CT 除外脑出血后应使用华法林。近期发生短暂性脑缺血发作的患者,华法林只适用于已给予阿司匹林或氯吡格雷治疗但症状仍然持续,或有大的心脏来源的栓子时。在症状性颅内动脉狭窄,大剂量阿司匹林优于华法林(卒中结局相同,减少出血和病死)。

(2)二尖瓣脱垂:有明确的超声心动图示二尖瓣脱垂的患者和有血栓性或血栓栓塞事件的证据时,可给予华法林或抗血小板药。

(3)低剂量的华法林:能够预防血栓栓塞吗?就像本书的第 7版提到的,低剂量的华法林理论上对各种血栓栓塞有效,但试验数据并不支持。在深静脉血栓栓塞(VTE)的二级预防,低强度华

法林(INR 1.5～1.9)较安慰剂有效,但不如常规强度(INR
2～3)。不明原因的 VTE 患者,用利伐沙班低水平抗凝在主要疗
效结局方面(有症状的复发性静脉血栓栓塞)不劣于华法林,并将
主要的出血事件从 2.2% 下降到 1.1%(HR 0.49;CI:0.31～
0.79;$P=0.003$),其他不良事件发生率无差异。

口服抗凝药适用于很多心房颤动和人工心脏瓣膜的患者。
它用于治疗和预防深静脉血栓形成和肺栓塞。少数急性心肌梗
死患者需要有 3～6 个月华法林抗凝。很少一部分患者需要长期
抗凝治疗。长期抗凝的每个患者均需要仔细考虑风险-获益比率
(比较出血与血栓栓塞减少)。目前对其增加颅内出血风险的认
识更清楚。例如,尽管慢性心房颤动患者可能受益于精确的抗
凝,但对于相对依从性差或虚弱的老年患者,阿司匹林可能是一
个更安全的选择。华法林的主要问题是有效剂量的范围变化大
和需要持续监测 INR。基于基因学检测确定剂量的方法是一个
发展方向,但费用昂贵、不够简单方便。

## 八、直接凝血酶抑制药和因子 Xa 抑制药

正如在第 7 章所说,认识到卒中是临床中心房颤动的重要并
发症,给予新型口服抗凝药预防卒中已经提出。这些药物对心房
颤动患者预防脑栓塞疗效不劣于华法林,而颅内出血或复杂性出
血性卒中的风险更低从而更加安全。达比加群可能会对心肌梗
死的发生率稍有增加,与华法林相比 HR 为 1.27;机制尚不清楚。
应该鼓励医师在心房颤动患者中推广使用这些新型抗凝药,从而
提供更方便、可能更安全的途径维持更佳的抗凝治疗。本节讨论
这些抗凝药。这些药物存在的主要问题是与华法林相比成本高
和临床中缺乏针对性的解毒药物对抗其引起的无法控制的出血。
然而,出血的风险可能强调过度了(见"达比加群"部分的"剂量和
批准"中关于 EMA 的讨论),老年人例外。

### (一)达比加群
达比加群酯(Pradaxa)是一种新型直接凝血酶抑制药。达比

加群及其酰基葡萄糖醛酸是竞争性的直接凝血酶抑制药(图9-9)。因为在凝血级联反应中凝血酶激活了纤维蛋白原转化为纤维蛋白的过程,抑制凝血酶可预防血栓形成。游离和结合状态的凝血酶及凝血酶诱导的血小板聚集可以被该药的活性基团所抑制。达比加群酯甲磺酸盐,以酯的形式被吸收,然后水解,形成达比加群,即活性部分。达比加群代谢为4个不同的酰基葡糖苷酸,它们和达比加群具有类似的药动学和活性。剂量范围10～400mg,这些代谢产物在健康受试者和患者的剂量-效应药动学相似。达比加群酯是外流性转运蛋白P-糖蛋白的底物,然而似乎与P-糖蛋白诱导剂和抑制药没有明显的药物相互作用。健康志愿者口服达比加群酯后,用药后1h(禁食状态下)达到血药浓度峰值。半衰期是12～17h,其生物利用度为0.065,80%的药物是由肾排泄的。胃部不适是一个潜在的不良反应。

1.临床研究 在RE-LY研究中达比加群150mg,2次/日,较华法林减少了心房颤动患者发生卒中和体循环栓塞的终点事件,但是出血发生率相近,颅内出血率每1000例患者减少4例。与华法林相比,达比加群有心肌梗死增加的趋势,但其降低卒中或系统性栓塞的主要获益大大超过此风险。110mg,2次/日的剂量与华法林相比,卒中和体循环栓塞发生率相近,但是严重出血事件降低30%,每1000例患者颅内出血减少5例。达比加群与华法林相比主要优势是更有效地减少卒中或体循环栓塞。综合指标包括所有主要事件的"净临床效益"(所有卒中、系统性栓塞、肺栓塞、严重出血和全因死亡)的年发生率比较如下:达比加群110mg为4.76%,150mg为4.47%,华法林为5.10%。与华法林比较HR如下:达比加群110mg为0.93($P=0.24$),150mg为0.88(95% CI:0.78～0.98;$P=0.035$)。因此,高剂量达比加群在减少心血管不良事件方面优于华法林。

2.与抗血小板药联用 阿司匹林和达比加群联用较单用达比加群的严重出血风险增加(HR 1.91;$P<1.91$),而没有证明能够降低卒中和其他严重血管事件。

3.老年人的风险 对肾功能受损和低体重者有危险。达比加

群治疗之前必须仔细评估可能的风险和治疗的获益。在 RE-LY
研究,达比加群高剂量 150mg,2 次/日,在减少缺血性和出血性卒
中方面优于调整剂量的华法林。两组严重出血的风险是相似的。

4.剂量和批准　剂量和批准是复杂的。FDA 批准高剂量
(150mg,2 次/日)用于心房颤动患者预防卒中,低剂量(110mg,2
次/日)在欧洲也被批准使用。2012 年 5 月,FDA 批准的新说明
书指出对非瓣膜性心房颤动患者预防缺血性和出血性卒中,
150mg,2 次/日的剂量优于华法林。FDA 也批准了 75mg,2
次/日的剂量用于严重肾损害者。加拿大卫生行政部门批准达比
加群用于需要抗凝治疗的心房颤动患者预防卒中和体循环栓塞。
推荐剂量为 150mg,2 次/日,110mg,2 次/日的剂量用于 80 岁以
上患者和出血高危患者。150mg 和 110mg 的剂量都被 EMA 批
准用于具有危险因素的非瓣膜性心房颤动患者预防卒中或栓塞,
以及用于全髋关节和膝关节手术患者预防深静脉血栓。75 岁以
上或肾功能不全的患者,应该用药后 1~3 个月评估肾功能,并在
之后至少每年评估 1 次,肌酐清除率(CrCl)低于 30ml/min 的患
者不可使用该药。虽然该药比华法林昂贵,但卒中之后常伴随终
身的物理损伤带来的巨大花费必须考虑在财务分析之内。

5.对肾的损害　如果存在肾损害剂量必须减少,因为达比加
群及其代谢产物经肾排泄(80%),肌酐清除率低于 30ml/min 的
患者不可给予该药。不过,这类人群在 RE-LY 研究是被排除在
外的。因此,FDA 建议 75mg 的剂量,在欧洲 EMA 建议 110mg
的剂量。注意,随着时间的推移肾功能可能恶化,导致达比加群
血药浓度的增加。

6.出血风险　达比加群增加出血的风险,并可能导致严重的
有时甚至是致命性的出血。2012 年 1 月,针对出血的报道 FDA
做出回应,修订达比加群的说明书,强调需要监测肾功能和在必
要时调整剂量。2012 年 5 月,EMA 指出达比加群出血的发生率
在上市后使用期间显著下降。RELY-ABLE 是一个针对安全性
的长期研究,将提供更多的信息,很快会得出结果,而且一项患者
注册研究,通过心房颤动患者长期口服抗凝治疗全球登记系统

(GLORIA-AF)的第二阶段研究最近已经启动。

出血危险因素和用药禁忌证包括超龄和增加出血的风险的其他用药(如抗血小板药物、肝素和长期使用非甾体类抗炎药)。RE-LY整体研究中,达比加群严重出血风险与华法林相近,达比加群150mg严重胃肠道出血发生率高于华法林(分别为1.85%和1.25%),胃肠道出血发生率高于华法林(分别为6.1%和4%),但颅内出血发生率较低。

7.积极治疗严重出血  由于半衰期短,轻微出血的治疗可以通过减量或暂停1次服药。达比加群酯是亲脂性的分子,在体外可以通过活性炭吸附治疗。虽然没有经过临床试验,1～2在达比加群酯被胃肠道吸收之前活性炭治疗应该是合理的。在达比加群相关的颅内血肿小鼠模型中,PCC与其不一致,FFP能够阻止血肿扩张。在另一个小规模的临床研究中,PCC未能有效的逆转达比加群的抗凝作用。

8.达比加群与华法林  Hankey和Eikelboom认为。华法林对下列患者依然是适合选择的治疗方案:依从性好并已稳定应用华法林者、肌酐清除率低于30ml/min者、承担不起达比加群的费用者、胃部不适者、对达比加群2次/日的服药剂量依从性差者。此外,即使患者服用华法林且INR控制良好也可能更愿意使用达比加群,因为达比加群150mg,2次/日,较华法林可以降低卒中和颅内出血。由华法林换为达比加群需要停止服用华法林并每天监测INR,当INR低于2(通常2～3d后),达比加群的治疗可以开始。

9.总结  达比加群,一种直接凝血酶抑制药,是第一个口服抗凝血酶药物,因此,它有最广泛和长久的经验。与华法林相比,达比加群的优点是:起效迅速,不与食品及大多数药物相互反应(这是华法林存在的非常重要的问题),不需要监测,较华法林降低缺血性卒中和颅内出血。它比华法林昂贵,但成本效益更佳。

**(二)利伐沙班**

利伐沙班是一种口服的Xa因子抑制药,像达比加群和阿哌沙班一样不需要监测。与达比加群和阿哌沙班不同的是,对于心房颤动患者它每日只给药 1 次。它在慢性非瓣膜性心房颤动患者中经过了很好的验证。

1.药动学 利伐沙班原型是人类血浆中最重要的化合物,不存在重要的或有活性的代谢产物。利伐沙班 10mg 剂量的绝对生物利用度约为 100%。利伐沙班口服后吸收迅速,2~4h 达到血药浓度峰值。利伐沙班半衰期为 5~13h。血浆蛋白结合率在人类很高,为 92%~95%。大约 2/3 的利伐沙班在肝中清除,另 1/3 是以原型直接由肾排泄。肝的代谢是通过细胞色素酶 P450-(CYP3A4,CYP2J2)。药物原型在肾中的排泄涉及 P-Gp-乳腺抗癌蛋白转运系统。利伐沙班不诱导或抑制 CYP3A4。在中度肝损害的肝硬化患者,利伐沙班清除受损,对 Xa 因子的抑制增加了 2.6 倍。因此需要减少剂量。存在肾损害时参见下一节。

2.药物的相互作用 利伐沙班对于接受全身系统性治疗包括抗真菌治疗(如酮康唑)或人类免疫缺陷病毒(HIV)蛋白酶抑制药(如利托那韦)或利福平的患者应小心使用。这些药物是 CYP3A4 和 P-Gp 的强抑制药。利伐沙班与 CYP3A4 和 P-Gp 的强诱导剂同用(如苯妥英、卡马西平、苯巴比妥、圣约翰草)也可能导致利伐沙班血浆浓度降低。

3.在非瓣膜性心房颤动中的应用 对 $CHADS_2$ 评分≥2 的患者预防卒中或体循环栓塞的剂量 20mg,1 次/日。中度到重度肾损害者减少到 15mg/d。ROCKET-AF 研究中利伐沙班至少不劣于华法林(在治疗上更佳)。大出血的风险两组没有差别,但颅内和致命性出血的发生率利伐沙班组更低。

4.在近期发生急性冠状动脉综合征中的应用 由于 Xa 因子在血栓形成中起着核心作用,对低剂量利伐沙班对 Xa 因子的抑制作用进行了研究,目的是观察对于最近发生 ACS 的患者心血管事件的进展。在 ATLAS ACS 2-TIMI 51 研究中,15 526 名最近发生 ACS 的患者接受低剂量的阿司匹林和噻吩吡啶类(几乎均为氯吡格雷)+利伐沙班 2.5mg,2 次/日(每日剂量的 1/4 用于心房颤动),结果优于 5mg,2 次/日,降低了心血管病死率(2.7%

vs.4.1%,$P=0.002$)和全因死亡(2.9% vs.4.5%,$P=0.002$)。同样降低了复合终点事件的风险包括心血管原因的病死、心肌梗死或卒中。利伐沙班大出血的风险增加(2.1% vs.0.6%,$P<0.001$)和颅内出血风险增加(0.6% vs.0.2%,$P-0.009$),但不是致命性的出血。该药没有不良反应。这项研究的问题是 FDA 在2012 年 5 月未批准该药用于 ACS 患者,因为少量后续试验的患者结果不满意。尽管如此,这项研究表明,可以给予比以前更低的剂量,而且利伐沙班对近期发生的 ACS 可能有改善作用。

5.预防肺栓塞 对 4832 名有急性肺栓塞症状伴有或不伴深静脉血栓形成的患者,利伐沙班(15mg,2 次/日,连续 3 周,之后20mg,1 次/日)相当于标准治疗。利伐沙班主要疗效结果(症状性复发性深静脉血栓)不劣于华法林,并将严重出血发生率从2.2% 降到 1.1%(HR 0.49;CI:0.31~0.79;$P=0.003$)。其他不良事件率无差异。

6.肾疾病 在 ROCKET-AF 试验中,对有中度到重度肾损害和肌酐清除率 30~49ml/min 的患者,剂量减少至 15mg,1 次/日。这个组严重出血及轻微出血的发生率结果与华法林相近。

7.出血的不良反应 一旦发生出血应该减少下一次的剂量或暂停 1 次。对于严重的出血,按照健康志愿者中的测试结果考虑应用促凝血的 PCC。如果没有该药,可以给予活性前凝血酶原复合浓缩物(rFVⅡa)。

8.FDA 及欧盟的批准 FDA 批准利伐沙班标准剂量用于非瓣膜性心房颤动患者预防卒中和体循环栓塞,以及用于膝关节或髋关节置换术后患者降低血栓风险、深静脉血栓形成和肺栓塞。欧盟批准利伐沙班用于非瓣膜相关性心房颤动患者预防卒中、体循环栓塞和治疗深静脉血栓形成。

9.总结 与其他药物相比的主要优点是每日 1 次,存在的主要问题是剂量范围大,从 20mg,1 次/日到 2.5mg,2 次/日均可能具有临床疗效。

(三)阿派沙班

阿派沙班(Eliquis),直接 Xa 因子抑制药,是一种相对较新的

药物,至今仍在被监管机构评估中。针对阿派沙班有一个高级别
的研究,ARISTOTLE 研究,可能使该药成为心房颤动患者抗凝
的首选。

1.药动学 阿派沙班口服后 3～4h 达到最大血药浓度。
10mg 剂量的生物利用度是大约 50%。半衰期是 8～15h(见下
文,表 9-6)。对所有患者均需每天 2 次给药。肝代谢包括
CYP3A4 依赖的和非 CYP3A4 依赖的机制,大约 25% 的剂量以
原型由尿液中排泄。药物的相互作用见下文表 9-6。接受
CYP3A4 和 P-Gp 强抑制药(如抗真菌药和艾滋病病毒蛋白酶抑
制药)治疗的患者不推荐同时使用阿派沙班。

2.剂量 心房颤动患者预防卒中推荐 5mg,2 次/日。符合下
列标准中的两个或更多的患者建议 2.5mg,2 次/日的剂量:年龄
80 岁及以上,体重不到 60kg,或血清肌酐水平达到或超过 133
$\mu$mol/L(1.5 mg/dl)。

3.研究结果 这种口服的直接 Xa 因子抑制药,5mg,2 次/日
的剂量。在一项纳入 18 201 名心房颤动患者的研究中明显优于
华法林,这些患者至少有一项额外的卒中危险因素(CHADS$_2$ 评
分的均值 2.1)。该药不需要抗凝监测。阿哌沙班对于预防卒中
或体循环栓塞优于华法林,出血风险更低,病死率更低(见第 8
章)。在一项独立的针对心房颤动患者的研究中,这些患者卒中
风险增加(CHADS$_2$ 评分的均值 2.1)但被认为不适合服用华法
林,阿哌沙班明显优于阿司匹林而没有增加出血。但是对于预防
血栓,如深静脉血栓形成,长期应用阿哌沙班不如短期应用依诺
肝素,出血事件增多。阿哌沙班禁忌用于急性冠状动脉综合征后
的高危患者。5mg,2 次/日,与标准抗血小板治疗相比,严重出血
事件增加而复发性缺血性事件没有减少。

4.严重肾损伤 缺乏对肌酐清除率在 15～29ml/min 的患者
的临床数据,因此此类患者慎用。

5.过量或者出血 目前还没有针对阿哌沙班的特异性逆转药
物或解药。过量与出血的处理同利伐沙班。

6.总结 该药目前仍在被 FDA 和欧洲政府进行注册评估,尚

没有广泛的临床经验。但它仍具有吸引力,如较低的肾排泄率。值得注意的是,在一项大型的针对非瓣膜性心房颤动患者的试验中其降低了病死率。

7.新型口服抗凝药(NOACs)总结 当前的欧洲心脏病学会-欧洲进展指南如下(Camm 等,2012)。与 OAC 和 VKAs 相比,NOACs 提供了更好的疗效、安全性和便利性。因此,对于大多数心房颤动患者,当需要 OAC 治疗时,一种 NOACs(直接凝血酶抑制药达比加群或口服 Xa 因子抑制药,如利伐沙班、阿哌沙班)应该被考虑,取代调整剂量的维生素 K 拮抗药,如华法林(INR 2~3)。

没有足够的证据证明哪一种新型抗凝药更好。患者特点、药物依从性和耐受性不同、成本都是考虑的重要因素。

# 九、急性抗凝治疗:肝素

1.作用机制和应用 肝素是传统抗栓治疗的主要药物,是一种非均质黏多糖,其影响凝血过程和血管的影响机制极其复杂。凝血酶诱导的血小板聚集是急性冠状动脉综合征(ACS)和静脉血栓的启动因素,而肝素的主要作用就是通过影响抗凝血酶和凝血酶(Ⅱa 因子)之间的相互作用去抑制这个过程(图 9-6)。

2.作用方式:与低分子肝素比较 肝素抑制凝血酶的活性,需要同时满足以下两个条件:①通过肝素分子上一个特殊的戊多糖片段与抗凝血酶结合;②肝素同时通过 13 个其他糖单元与凝血酶结合(图 9-6)。肝素-抗凝血酶特殊的连接方式也在一定程度上抑制 Xa,XIa 及其他因子。抗凝血酶包括一个活性区(精氨酸),它不仅能在凝血酶中也能在几个凝固蛋白酶中抑制丝氨酸活性,因此,抗凝血酶不是意味着特异性地作用于凝血酶。肝素的量效关系很难预测,因为它是一组由不同分子组成,经多个过程提取出来的非均质混合体,批与批之间的抗凝强度都不一样。肝素也很容易与血浆蛋白、内皮细胞和巨噬细胞结合。这种结合使一部分肝素失活。而且,也存在肝素诱导的血小板减少发生风险

（HIT,看下面的部分）。这些复杂问题加上剂量无法控制,需要
监视,意味着肝素不是静脉给药的理想抗凝药物。但是相对于低
分子肝素而言,它的优势是,只要停止静脉注射,其抗凝作用可以
迅速停止。而且其抗凝作用可以完全迅速被鱼精蛋白逆转。此
外,临床上肝素也可以不通过肾代谢,因此在肾功能不全时使用
比较安全。更重要的是,他有更广泛的抗栓活性(图 9-6)。

3.静脉应用肝素剂量的调控 当肝素用于 ACS 患者溶栓治
疗之后,就必须根据实验室检测精确控制肝素的剂量。肝素可以
用生理盐水或葡萄糖溶液稀释。欧洲推荐的剂量是静脉注射
60～70 U/kg(最高剂量可达 5000 U),之后以 12～15 U/(kg·h)
(最大剂量 1000 U/h)速度持续静脉滴注。剂量调整应使第 6,
12,24 小时 APTT 达到正常值上限的 1.5～2.5 倍,或 50～75s 为
最佳。AHA-ACC 比较谨慎,推荐较低的剂量:起始 60 U/kg(最
高剂量 4000 U)静脉注射,继之以 12 U/(kg·h)(最大剂量
1000U/h)的速度静脉滴注,使 APTT 达到 60～80s。

较高的 APTT 能增加脑出血的风险,而无任何存活率优势。
线形图结果显示,较低的亚治疗目标的 APTT 可以降低出血风
险。APTT 如果是参考值的 3 倍,滴速应减缓 50%;如果是参考
值的 2～3 倍,滴速应减缓 25%;如果是参考值的 1.5～2 倍,滴速
可以不变。如果 APTT 是小于参考值的 1.5 倍,滴速应增加
25%,最大速率可达 2500 U/h。同时,应该监测是否存在过度肝
素化,以避免脑出血。APTT 固有的局限性是不同的商业试剂和
仪器会给出不同的 APTT 值。在导管室最好选用 ACT。

4.注意事项和不良反应 为了减少肝素诱导的血小板减少症
(HIT,见下文)的发生风险,目前指南强调应用静脉肝素不能超
过 48h。患者有亚急性细菌性心内膜炎、血液系统疾病,如血友
病、肝疾病、消化道或泌尿生殖道溃疡时,肝素引起的出血风险增
加。肝素用于溶栓治疗时治疗窗较窄,为避免脑出血,应用时不
应该超过肝素的推荐剂量。对有肝素抵抗的患者,可以在监测
APTT 的情况下应用高剂量的肝素,建议每 4 小时检测 1 次
APTT。肝素是从动物组织中提取出来的,偶尔会发生过敏反应。

当肝素过量时,应立即停用,如果临床需要,可给予 1% 的硫酸鱼精蛋白(先检查一下是否有鲑鱼过敏)溶液缓慢注射,每 10 分钟不能超过 50mg。

5.肝素诱导的血小板减少和血栓形成综合征　普通肝素治疗 5d 或更长时间,HIT 和肝素诱导的血小板减少-血栓形成综合征(HITTS)发生率为 3%～5%。低分子肝素发生率很低,不到 1%(表 9-4)。这些患者中有一小部分人会发展为静脉或动脉血栓(HITTS)。可以用一个重复检验临床评分系统(4Ts)来评估这种综合征发生的可能性:血小板计数下降 50% 或更多(血小板减少症);普通肝素应用 5～10d 后;有新的血栓形成;除外其他引起血栓的原因。HIT 是一种免疫介导的可能致命的综合征,是肝素诱导的免疫球蛋白和血小板结合,引起血小板减少和血栓形成。大多数患者,在肝素治疗中突然发生 HIT。然而,有不到 5% 的患者发生在停用肝素治疗之后(迟发型 HIT)。如果怀疑 HIT,必须停用肝素或低分子肝素。可用实验室检查支持诊断。如果是血栓形成前状态,这些患者需要选择另一种抗凝药物,大多数患者需要应用直接凝血酶抑制药或是类肝素,并且在血小板计数已经恢复之后开始应用华法林。

6.HIT 治疗　在美国,可以用来比卢定、阿加曲班、比伐卢定来治疗 HIT(表 9-4)。怀疑或已经证明 HIT 的 ACS 患者需要PCI 手术,术中可给阿加曲班[直接凝血酶抑制药,240 $\mu g/kg$ 静脉注射,继之 20 $\mu g/(kg \cdot min)$ 静脉滴注,剂量可根据临床调整],甚至可不使用 Gp Ⅱ b/Ⅲ a 受体拮抗药。当 ACS 患者合并 HIT 或 HITTS 需要 PCI 手术时,可用间接抗凝血酶磺达肝癸钠,或直接凝血酶抑制药比伐卢定替代(表 9-4)。肝素类药物达那肝素也能用于其他方面,但是与肝素分子有重叠的地方。注意英国血液病协会建议,所有延长应用各种肝素的患者应在第 1 天和每 2～4 天行血小板计数检查。

(一)肝素应用适应证

1.急性心肌梗死(AMI)　肝素应用于 AMI 溶栓或直接 PCI 术中抗凝。以往 ACS 治疗,普通肝素是标准疗法。但现在已不是这样,可以选择低分子肝素、磺达肝癸钠和比伐卢定。停用静脉肝素后,可能导致"肝素反跳",使血液处于高凝状态,可能发生再梗死。在择期 PCI 中,应用普通肝素无安慰剂对照的试验已经完成。标准方案是 70~100U/kg,根据体重调整剂量使 ACT 维持在 250~300s。如果与 Gp Ⅱ b/Ⅲ a 受体拮抗药一起应用,肝素初始剂量应减至 70U/kg 静脉注射,随后 100U/kg 静脉滴注,使 ACT 维持在 250~300s。在欧洲和其他国家,首剂静脉注射的肝素可以减量(例如,70~100U/kg,不用监测 ACT,并且在这期间不再给额外的肝素)。介入术后应立即停用肝素。治疗和预防深静脉血栓时,可用低分子肝素或磺达肝癸钠替代皮下注射肝素。

　　2.孕妇的抗凝治疗　可以应用普通肝素(C 类,见表 12-10),但是如果给予剂量超过 20 000U/d,连续应用 5 个月以上可以引起骨质疏松。这时可选用磺达肝癸钠或低分子肝素替代(B 类)。

### (二)低分子肝素

　　低分子肝素分子量大约是肝素的 1/3,大小也不均一。相对于普通肝素,低分子肝素有更高的生物利用度和更长的血浆半衰期(表 9-4)。低分子肝素与抗凝血酶结合,能有效地抑制 Xa 因子,也能在某种程度上直接抑制凝血酶(图 9-6)。低分子肝素不同成分中有 25%～30% 的分子包含 18 个或更长的糖单元,这是结合抗凝血酶Ⅲ和凝血酶所必需的。低分子肝素抑制凝血酶的能力比肝素弱。不同的低分子肝素与抗凝血酶Ⅲ的结合率不同,抑制 Xa 因子:Ⅱa 因子(Ⅱa 是凝血酶)也不同,例如,达肝素钠是 2:1,依诺肝素是 3:1。鱼精蛋白可以减轻低分子肝素引起的出血风险,但是不能完全清除(抗 Xa 因子活性仍有残留)。与标准的普通肝素相比,固定剂量皮下注射低分子肝素更容易,而且发生 HIT 的危险更低(图 9-2)。应用低分子肝素需要定期测血小板,如果计数低于 $100×10^9$/L 应停药。

　　1.急性冠状动脉综合征中应用低分子肝素　几个试验显示低分子肝素疗效优于或等同于普通肝素。一项纳入 12 个试验超过 49 000 例患者的荟萃分析显示,STEMI(ST 段抬高型心肌梗死)中使用依诺肝素作为辅助治疗优于普通肝素。每治疗 1000 例患者,能预防 21 个病死或心肌梗死事件,增加 4 个非致命性大出血,在临床上有净获益。对于 NSTEMI(非 ST 段抬高型心肌梗死)患者,用依诺肝素每治疗 1000 例患者,能预防 9 例病死或心肌梗死事件,增加 8 例非致命性大出血,表明应用依诺肝素有临床净获益。

在择期 PCI 中,STEEPLE 试验表明,静脉注射依诺肝素(0.5～0.75 mg/kg)大出血发生率明显低于普通肝素。而且,0.75 mg/kg 的剂量(92%)比低剂量(79%)有更好的抗 Xa 因子效果,且两个剂量均优于普通肝素(20%)。联合应用 GpⅡb/Ⅲa 受体拮抗药能大幅度增加出血风险(OR 2.28,P<0.001)。PCI 结束时应立即给予较低剂量的依诺肝素,术后 4～6h 拔除鞘管可给予 0.75 mg/kg 依诺肝素。该试验的终点事件不足以说明依诺肝素的优势,因为普通肝素和依诺肝素治疗的患者获益相似。肾功能不全的患者不需调整剂量,仅择期 PCI 需要快速一次性推注依诺肝素(其他情况,表 9-4)。SYNERGY 试验表明,普通肝素和低分子肝素之间交替使用会增加出血风险。

2.达肝素钠　　达肝素钠(法安明)规格是单次剂量预充注射器或多剂量瓶装。每个注射器里包含 2500～10 000U 抗 Xa 因子(图 9-6),等同于 16～64mg 达肝素钠。深部皮下注射而不是肌内注射。在 FRISC 研究中,不稳定型心绞痛患者入院后即给予 120 U,2 次/日,联合用阿司匹林治疗 6d,随后 7500U 应用 35～45d。6d 时病死或心肌梗死的复合终点从单独应用阿司匹林组的 4.8%,降到达肝素钠和阿司匹林联合治疗组的 1.8%(P=0.001),但是 6 个月后差异不明显。在美国,达肝素钠允许用于预防不稳定型心绞痛、无 Q 波心肌梗死及 DVT(深静脉血栓)缺血性并发症。禁忌用于大出血、血小板减少或曾患过 HITTS(肝素诱导性血小板减少伴血栓形成)的患者。说明书警告脊髓麻醉和妊娠时应慎用,B 级(表 12-10)。

3.普通肝素或低分子肝素的选择　　总体来说,低分子肝素优于普通肝素,因为它使用方便,价格不贵,不用监测 APTT,能够避免静脉注射位置的感染,有更好的疗效。但是与普通肝素相

比,低分子肝素不能监测它的抗凝程度,尤其是当进行高风险急
诊 PCI 时,缺少彻底的解药。

### (三)比伐卢定

比伐卢定是唯一类似于普通肝素,能减轻缺血的静脉抗凝
药,能持续地降低 PCI 相关的出血并发症。比伐卢定能直接结合
于凝血酶(Ⅱa 因子),进而抑制凝血酶引发的纤维蛋白原转变为
纤维蛋白(图 9-10)。它既能灭活与纤维蛋白结合的凝血酶,也能
灭活循环的凝血酶。

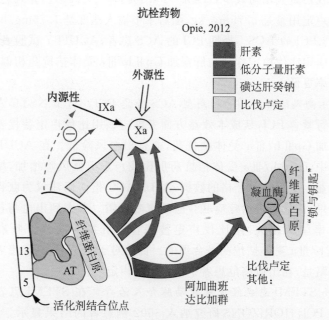

**图 9-10　抗栓药物的作用位点**

血栓形成的关键在于凝血酶与纤维蛋白原相互作用形成纤维蛋白,后者与
血小板形成交联反应(图 9-1)。箭头的粗细表示抗栓药物作用于各种分子位点
的力度大小(AT.抗纤维蛋白酶)

1.**药动学**　比伐卢定应用方便,药动学呈线性。因为它不与蛋
白结合,所以没有药物间相互作用。它既能抑制溶解的凝血酶,也

能抑制和血凝块结合的凝血酶,阻止凝血酶介导的血小板活化和聚集。比伐卢定主要通过溶蛋白裂解,少部分通过肾排泄,因此在中度和严重肾损害时,清除率仅仅下降大约20%(FDA信息)。这对CKD患者特别有利,因为这些人群出血风险倍增。凝固试验(APTT和ACT)与比伐卢定血浆浓度有很好的相关性。

2.非紧急PCI 在非紧急PCI和50% ACS中,应用比伐卢定和选择性应用GpⅡb/Ⅲa受体拮抗药长期终点事件(7.2%),与普通肝素加上计划的GpⅡb/Ⅲa受体拮抗药相似。在急性期,应用比伐卢定大出血较少(2.4% vs 4.1%,$P<0.001$)。介入之前,比伐卢定用量是0.75mg/kg,随后术中输入速度是1.75mg/h。

3.PCI的ACS 择期PCI的ACS患者,ACUITY试验表明,单独应用比伐卢定疗效与肝素加GpⅡb/Ⅲa受体拮抗药相似,但出血率更低。

4.高风险非ST段抬高型ACS紧急PCI 对于NSTE ACS患者行紧急PCI,从成本效益方面考虑应该用比伐卢定替代普通肝素加GpⅡb/Ⅲa受体拮抗药,而且出血风险低。在ACUITY试验中,GpⅡb/Ⅲa受体拮抗药加比伐卢定出血风险增加,结果无获益。尽管缺少严格的数据,AHA-ACC指南仍建议为获得最佳效果,比伐卢定治疗应联合应用氯吡格雷。考虑到出血与长期病死率呈负相关,用比伐卢定替代普通肝素或低分子肝素加GpⅡb/Ⅲa受体拮抗药是合理的。目前对于NSTE ACS患者优选策略是,在出血高危患者中使用比伐卢定(图12-3)。

5.STEMI患者经皮冠状动脉介入治疗 在STEMI患者行直接PCI,HORIZONS研究纳入3602例患者的结果显示,与普通肝素加GpⅡb/Ⅲa受体拮抗药相比,比伐卢定能使大出血发生率降低40%(4.9% vs. 8.3%,$P<0.001$),并降低30d病死率(1.8% vs. 2.9%,$P=0.035$)。因此,与普通肝素加GpⅡb/Ⅲa受体拮抗药相比,比伐卢定是一种有吸引力的抗栓策略,可以用于所有的ACS患者。试验数据也显示对于那些没有计划PCI的患者,并不优于普通肝素。HORIZONS-AMI试验PCI术后3年长期结果显示,比伐卢定在病死率降低方面持续获益。

提示对支架置入术后支架血栓形成和心肌再梗死可能有晚期获益(图 9-11)。

6.与肝素相比降低出血风险　对于行 PCI 且有相似 ACTs 的患者,比伐卢定持续比肝素或是肝素加 Gp I b/Ⅲa 受体拮抗药有较低的出血风险。

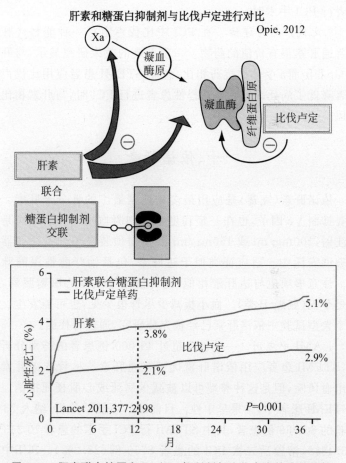

**图 9-11　肝素联合糖蛋白Ⅱb/Ⅲa 抑制剂与比伐卢定的疗效比较**

上图显示了活化机制。下图显示比伐卢定在急性心肌梗死中的降低死亡率上疗效更优

7.慢性肾病 ESC 建议对于中度肾功能不全者(肌酐清除率 30~59ml/min)剂量是 1.75 mg/(kg·h);如果清除率低于 30 ml/min,减量至 1 mg/(kg·h)。

8.比伐卢定使用范围 FDA 批准比伐卢定用于不稳定型心绞痛进行经皮腔内冠状动脉成形术的患者,和阿司匹林一起使用。比伐卢定也可以用于有或者存在 HIT 或 HITTS 高风险的患者行 PCI 手术时。

9.比伐卢定的评估 在 PCI 中比伐卢定是一种能替代肝素或普通肝素很有价值的药物。一项重要的效果研究显示,与肝素加 GpⅡb/Ⅲa 受体拮抗药相比,急性 STEMI 患者应用比伐卢定显著降低了病死率。在非选择性患者进行 PCI 时,与肝素相比出血风险也降低。

# 十、依诺肝素

依诺肝素(克赛)是应用最多和证据最广的低分子肝素。它主要抑制Ⅹa因子,也在一定程度上抑制凝血酶。应用方法是皮下注射,100mg/ml 或 150mg/ml 凝聚物预装在单剂量注射器或是玻璃安瓿中。适应证类似于达肝素,包括治疗急性深静脉血栓。注意事项也与达肝素相似,此外慎用于人工心脏瓣膜病,特别是孕妇(妊娠 B 类)。血小板减少尽管很少见,也可能发生。在几个大型试验中依诺肝素已经被充分研究,通过肾代谢。

1.AMI 中应用 一项包含超过 49 000 例患者的荟萃分析显示,STEMI 患者应用依诺肝素优于普通肝素。尽管依诺肝素增加出血风险,但是这种弊端可以被减少病死或心肌梗死抵消。在 NSTEMI 患者中,结果呈中性。目前的一项荟萃分析,纳入 23 项试验的 30 966 例患者,其中 STEMI 行 PCI 手术的患者 10 243 例(33.1%),溶栓后二次 PCI 的患者 8750 例(28.2%)。PCI 中依诺肝素在减少病死和出血事件方面优于普通肝素,尤其是 STEMI 行 PCI 手术的患者。

2.与口服凝血酶抑制药对比 依诺肝素治疗髋关节置换术患

者,VTE 的发生率显著高于阿哌沙班,出血发生率无显著差异。在这个研究中,与依诺肝素相比阿哌沙班降低了所有 VTE 及全因死亡($P<0.001$)。利伐沙班也用于预防 VTE,出血发生率与依诺肝素相似,但能提供更好的保护。类似情况下,与每次 1 日皮下注射依诺肝素 40mg 相比,高剂量(每日 220mg)达比加群能降低主要的有效性终点($P<0.000\ 1$)、较大的 VTE 及 VTE 相关性病死($P<0.03$)。也有证据表明在 VTE 预防方面依诺肝素优于阿哌沙班,疗效终点相似,但依诺肝素出血事件明显低于阿哌沙班($P=0.04$)。

3.剂量　ACS 的标准剂量是每 12 小时 1mg/kg 皮下注射,并与阿司匹林和氯吡格雷联用,偶尔加 GpⅡb/Ⅲa 拮抗药。预防血栓的标准剂量是每天 40mg 皮下注射。依诺肝素应用持续到 PCI,或整个住院期间,或用 8d。高龄患者应减量应用(例如,无须负荷量静脉推注,0.75 mg/kg,2 次/日)。在肌酐清除率<30ml/min 的 CKD 患者,ESC 推荐剂量应减至 1mg/kg,1 次/日。

皮下注射的依诺肝素是标准的低分子肝素,主要抑制 Xa 因子。对于 AMI(尤其是 STE)患者它优于普通肝素,对于内科患者预防血栓栓塞优于阿哌沙班。对于进行髋关节或膝关节大手术的患者,依诺肝素正被新型口服凝血酶拮抗药(阿哌沙班、达比加群、利伐沙班)所替代。

# 十一、磺达肝癸钠

磺达肝癸钠(磺达肝癸钠注射液)是临床上 ACS 患者唯一可用的选择性活化 X 因子(Xa 因子)的拮抗药。

1.药动学　它是合成的戊多糖,在结构上类似于肝素中抗凝血酶结合序列(图 9-10)。它通过与抗凝血酶高亲和、可逆、非共价的结合抑制凝血因子 Xa。因此,催化和促进抗凝血酶介导 Xa 因子抑制,使抗凝血酶抑制 Xa 因子的能力增加 300 倍。特异性抗 Xa 因子活性大约比低分子肝素高 7 倍。磺达肝癸钠皮下注射后生物利用率达 100%,消除半衰期为 17h,因此每日 1 次给药。

PCI 中无须监测。肝肾功能损害(肌酐清除率低于 30 ml/min 禁用)时,出血风险增加。极低体重患者或老龄患者应根据 FDA 批准的药品说明书减量应用。血小板减少可能发生,但是 HIT 还没有被报道过(表 9-2),因此不必监测血小板计数。

2.美国应用许可　在美国磺达肝癸钠只被批准用于预防 DVT 和急性肺栓塞。尽管较大的 ACS 试验证据提示许可使用也是合理的。2010 年引入一个警告框警告,需椎管内麻醉或脊髓穿刺的患者,使用磺达肝癸钠有发生硬膜外或脊髓血肿的风险。

3.非 ST 段抬高型 ACS　在 NSTEACS 患者中,OASIS-5 研究入选常规给予氯吡格雷20 078例患者,结果磺达肝癸钠与依诺肝素相比,能降低(主要终点)第 9 天的病死或心肌梗死风险,也能降低 30d 及 6 个月的病死率。应用磺达肝癸钠(2.5mg,1 次/日,皮下注射,PCI 之前额外静脉注射 2.5mg 或 5mg)大出血显著减少(大约减半)。PCI 亚组,不同时间点病死、心肌梗死和卒中的单独终点都没有降低。然而,将大出血加入病死、心肌梗死和卒中的发生率后,9d、30d 和 6 个月时,磺达肝癸钠疗效显著优于依诺肝素。欧洲指南建议 PCI 术前,应在磺达肝癸钠的基础上加用普通肝素。可以避免导管血栓形成。对于非手术治疗的 ACS 患者,磺达肝癸钠优于肝素。

4.STEMI　OASIS-6 研究(这是一个设计复杂的大型综合试验),入选来自 41 个国家的12 092例 STEMI 患者,对照研究磺达肝癸钠。这些患者不抗凝或应用肝素抗凝,接受或不接受溶栓治疗。最常用的溶栓药物是链激酶(无普通肝素)。进行直接 PCI 的患者,静脉注射磺达肝癸钠(2.5mg 或 5mg),不用 GpⅡb/Ⅲa 受体拮抗药选后者没有优势,接着皮下注射 8d。而出现过多的导管血栓和冠状动脉并发症(通过 OASIS-5 预测,PCI 时加普通肝素可能避免血栓形成)。在不做 PCI 而接受溶栓的患者中,皮下注射磺达肝癸钠优于普通肝素,90～180d 病死或再梗死率降低 23%($P=0.008$)。值得注意的是,磺达肝癸钠应用大约 8d,而普通肝素应用大约 2d。在那些不接受再灌注治疗的患者中,磺达肝癸钠也优于安慰剂。因此,在 STEMI 患者中,磺达肝癸钠的获益优于普通肝素并不明确,治疗时间较长能部分解释这种获益。然而,清楚的是磺达肝癸钠比普通肝素应用更方便。

5.导管血栓形成 磺达肝癸钠的一个问题是,确实增加了PCI时导管血栓形成风险,尽管其发生率较低。正如FUTURA/OASIS-8试验所研究的,PCI中的这种风险可以通过注射普通肝素来纠正。标准剂量的普通肝素,即85U/kg(如果使用GpⅡb/Ⅲa受体拮抗药,减量至60U/kg)比低剂量(50U/kg)更好,因为与低剂量的普通肝素相比,高剂量有更好的临床净获益和更低的导管血栓形成风险。

6.慢性肾病 对于慢性肾病,磺达肝癸钠适用于中度肾功能不全的患者(肌酐清除率在30~60ml/min),禁用于严重肾功能不全的患者(肌酐清除率<20ml/min)。

7.小结 在STEMI(溶栓治疗或无再灌注治疗)患者中,磺达肝癸钠优于安慰剂(但不优于普通肝素)。在NSTE ACS患者中磺达肝癸钠优于低分子肝素(低出血风险和低病死率)。在NSTE患者中,除非计划行早期干预,ESC指南更倾向于使用磺达肝癸钠。ACC-AHA指南建议,用普通肝素或者依诺肝素。

## 十二、来比卢定

来比卢定是一种重组水蛭素,只被批准应用于HIT和血栓栓塞相关性疾病,进一步预防血栓栓塞。禁忌用于妊娠妇女(B类)和哺乳期妇女,慎重与溶栓药合用或用于出血性疾病。注射剂量(初始静脉注射0.4mg/kg,随后0.15mg/kg)通过APTT(1.5~2.5)调整。它几乎全部通过肾清除,因此,肾功能不好的患者需要降低剂量(见说明书)。

## 十三、哪种治疗方案更好

有几个被认可的选择方案(普通肝素、低分子肝素、比伐卢定、磺达肝癸钠)。介入和非介入中心选择的策略可能不一样。

可能做介入时,比伐卢定有很好的证据。然而如果选用非手术治疗,磺达肝癸钠更好。如果考虑出血因素,比伐卢定和磺达肝癸钠(如果不做 PCI)都是很好的选择。表 9-2～表 9-5 显示了选择方案时的一些影响因素。

**表 9-3　ACS 和 PCI 中抗血小板药、抗栓药和溶栓药**

| 临床情况 | 抗血小板药 | 抗栓药 | 溶栓药 |
|---|---|---|---|
| ACS,低危或非手术策略 | 阿司匹林、氯吡格雷(如果不做 CABG) | 肝素、低分子肝素或磺达肝癸钠或比伐卢定 | 无 |
| ACS,高危[1]介入策略 | 阿司匹林、氯吡格雷,加 GpⅡb/Ⅲa 受体拮抗药(依替巴肽、替罗非班/如果持续性缺血;阿昔单抗/如果已知解剖结构) | 肝素、低分子肝素;比伐卢定可能代替 GpⅡb/Ⅲa 受体拮抗药和肝素、低分子肝素 | 无 |
| ACS,STEMI,不能 PCI | 阿司匹林加氯吡格雷[2] | 肝素、低分子肝素或磺达肝癸钠(OASIS-6) | TNK/tPA/rPA/链激酶 |
| 直接 PCI | 阿司匹林、氯吡格雷±阿昔单抗(也许考虑择期 PCI,阿昔单抗或依替巴肽) | 比伐卢定、普通肝素 | |
| 择期 PCI,低危 | 阿司匹林、氯吡格雷 | 肝素、低分子肝素、比伐卢定 | 无 |
| 择期 PCI,高危 | 阿司匹林、氯吡格雷,加上阿昔单抗或依替巴肽 | 肝素、低分子肝素、比伐卢定 | 无 |

　ACS.急性冠状动脉综合征;CABG.冠状动脉旁路移植术;Ⅱb/Ⅲa.糖蛋白Ⅱb/Ⅲa 受体拮抗药;STEMI.ST 段抬高型心肌梗死;PCI.经皮冠状动脉介入;rPA.瑞替普酶;TNK.替奈普酶;tPA.组织型纤溶酶原激活物

[1].肌钙蛋白升高,缺血性 ST 段压低或类似的缺血发作

[2].COMMIT 实验中,阿司匹林 162 mg,氯吡格雷 75mg

表 9-4　**AHA 和 ACC I 级推荐:阿司匹林、氯吡格雷和华法林作为二级预防并降低冠状动脉和血管疾病的风险**

1. 所有 CAD 患者中,除非有禁忌证,都应给予阿司匹林 75～162 mg/d(证据水平 A)

   如果不耐受或对阿司匹林过敏可用氯吡格雷 75mg/d(证据水平 B)

2. $P2Y_{12}$ 受体拮抗药联合阿司匹林适用于 ACS 或 PCI 支架术后的患者(证据水平 A)

   氯吡格雷 75mg/d,普拉格雷 10mg/d 或替格瑞洛[1] 每次 90mg,2/d,至少应用 12 个月(证据水平 A)

3. 对于行 CABG 的患者,术后 6h 内给予阿司匹林 100～325mg/d,1 年(证据水平 A)

4. 对于冠状动脉粥样硬化的患者,用抗血小板药物不用华法林(证据水平 A)

5. 抗凝治疗适应证:心房颤动、人工心脏瓣膜、左心室血栓或静脉血栓栓塞症,华法林加小剂量阿司匹林(75～81mg/d)(证据水平 A)

6. 华法林加阿司匹林和(或)氯吡格雷:增加出血风险,应严密监测(证据水平 A)

ACC.美国心脏病学会;ACS.急性冠状动脉综合征;AHA.美国心脏协会;CABG.冠状动脉旁路移植术;CAD.冠状动脉疾病;PCI.经皮冠状动脉介入

[1].因为 PLATO 研究(Wallentin, et al. New Engl J Med, 2009, 361:1045),我们倾向选择替格瑞洛,已证实替格瑞洛在 ACS 治疗中最终获益,包括降低病死率。尽管进行了二级预防仍有复发风险

来自 Smith SC Jr 等。世界心脏联盟和心血管预防护理协会。AHA/ACCF 冠状动脉和其他动脉粥样硬化性血管疾病二级预防和降低风险治疗,2011 年更新,AHA 和 ACCF 指南。Circulation 2011, 124:2458-2473.

表9-5 低分子肝素、磺达肝癸钠和比伐卢定与普通肝素对比

| | 普通肝素 | 低分子肝素 | 磺达肝癸钠[1] | 比伐卢定 |
|---|---|---|---|---|
| 分子量 | 5000~30 000Da | 平均5000 Da | 1728 Da | 2180Da |
| 作用机制 | 主要抗凝血酶(Ⅱa活性,次作用于Xa和XIa | 很好的抗Xa活性;也有抗凝血酶(Ⅱa)活性 | 特异性改变抗凝血酶构象,强效抑制Xa因子 | 抑制溶解的和血块结合的凝血酶 |
| 使用方法 | 静脉注射或或是皮下注射,2~3次/日 | 只能皮下注射,1~2次/日 | 每日皮下注射;ACS患者PCI时可静脉注射 | 静脉注射 |
| 治疗剂量 | 静脉注射,然后静脉滴注,监测APTT | 固定剂量按体重给予,肌酐清酐清除率<30~60 ml/min时1 mg/(kg·d);<30ml/min时避免应用,除非单次应用于择期PCI。年龄≥75岁减少剂量,首剂量0.75 mg/kg,2次/日。肝疾病时慎用 | 2.5 mg;老年和肾功能不全患者中高减少剂量;肌酸酐清除率<30ml/min;且体重<50 kg | FDA:0.75 mg/kg静脉注射;PCI时1.75 mg/(kg·h)静脉滴注;肾功能不全减少剂量[2] |

续表

| | 普通肝素 | 低分子肝素 | 磺达肝癸钠[1] | 比伐卢定 |
|---|---|---|---|---|
| 生物半衰期 | ≈1.5 h | ≈4 h | ≈17 h | 25min |
| 抗凝活性监测 | APTT | 通常不需要监测;肾衰竭,严重肥胖,妊娠时建议监测抗Xa因子的水平 | 通常不需要监测,可能监测抗Xa因子 | APTT;ACT(不常用) |
| 抗凝活性逆转 | 通过静脉注射硫酸鱼精蛋白拮抗 | 只能部分被鱼精蛋白拮抗 | rVIIa蛋白可以部分拮抗 | 停药 1h 内凝血时间恢复正常;无单一逆转药物;联合用药可能有效 |
| HIT;其中 20%~50% 发展为 HITTS | HIT 发生在治疗≥5 d 者,发生率 3%~5% | HIT 发生在治疗≥5d 者,发生率<1% | 与 HIT 抗体的交叉反应非常低;血栓性的 HIT 还没发现,说明书警告严重血小板减少症的发生风险为 0.2% | FDA:用于治疗 HIT/HITTS 或 PCI 中预防风险:0.75 mg/kg 静脉注射;1.75 mg/(kg·h)静脉滴注 |

ACS.急性冠状动脉综合征;HITTS.肝素诱导性血小板减少伴血栓形成综合征;ACT.活化凝血时间;APTT.部分活化凝血酶时间;FDA.食品和药品监督管理局;HIT.肝素诱导性血小板减少;PCI.经皮冠状动脉介入

(1).磺达肝癸钠:药品说明书;Wester,2007

(2).替代的剂量:静脉注射 0.1 mg/kg,然后以 0.25 mg/(kg·h)的速度静脉滴注;在 PCI 前加用静脉注射 0.5 mg/kg,静脉滴注速度加至 1.75 mg/(kg·h)

## 十四、纤维蛋白溶解(溶栓)治疗

对 STEMI,虽然急诊 PCI 优于溶栓治疗,但在许多地区,无法做急诊 PCI(特别是在 3h 内)。因此,在国际上,溶栓仍然是最常用的再灌注治疗。

1.纤溶酶的作用  溶栓药物有一个共同的目标:生成纤溶酶溶解血块(图 9-12)。在生理上,纤溶酶原激活物的形式结合到凝块表面纤溶酶溶解血栓,对抗血栓形成。由脂肪组织制成的 PAI-1 抑制纤维蛋白溶酶的形成。PAI-1 慢性抑制纤维蛋白溶解可促进血管内纤维蛋白的积累,这可能是由增生的血管平滑肌细胞和循环祖细胞侵入逐渐形成细胞内膜(图 9-8)。这些作用可能

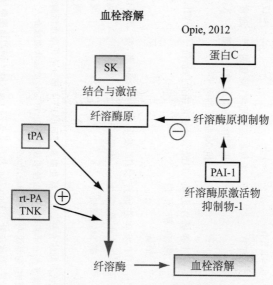

**图 9-12  血栓溶解剂的作用位点**

rt-PA.重组组织纤维蛋白溶酶原激活物;SK.链激酶;TNK.替奈普酶;tPA.组织纤维蛋白溶酶原激活药(阿替普酶)

在轻微内皮损伤时引起血栓反应中起重要作用。未来 PAI-1 抑
制药可能有助于控制血栓形成。与快速治疗效果不同，这作为长
期预防可能有效。

目前的药物如组织型纤溶酶原激活药（tPA）和替奈普酶
（TNK）或瑞替普酶（RPA）用来溶解急性血栓（图 9-13）。

2.纤溶目标　再灌注治疗的目标是早期开通通阻塞血管，增
加挽救心肌，保护 LV 功能和降低死亡率。

主要目的是在疑似 AMI 患者和 STE 或新出现的左束支传
导阻滞患者中实现早期再灌注缩短"症状-进针"时间和"进门-进
针"时间。早期再灌注可以通过纤溶或 PCI 来实现。急诊 PCI 提

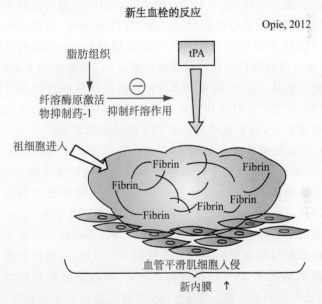

图 9-13　新的血栓形成机制

纤溶酶原激活物抑制物-1(PAI-1)，由脂肪组织生成，抑制组织纤溶酶原激活物
的纤溶作用和纤维蛋白的合成。在富含纤维蛋白的血栓中，该过程长期可促进血管
内纤维蛋白的聚集，被增殖血管平滑肌细胞和循环祖细胞侵袭，进而形成一层细胞结
构的新生内膜。此时，如出现轻微的内皮损伤，可导致血栓形成延迟

供更好的再灌注比纤溶更好,但患者需在发病 3h 内。纤溶可更及时再灌注,而急诊 PCI 再灌注更完全、更稳定。"症状-球囊"时间和"进门-球囊"时间至关重要。现代的溶栓治疗的原理是使用药物如阿替普酶(TPA)、RPA。

链激酶将纤溶酶原转化为有活性的纤溶酶。因纤溶药物同时具有血栓溶解和促凝活性(表 9-6),可出现严重不良反应,不能用于非 ST 段抬高 ACS(不稳定型心绞痛和非 STEMI),无效且增加出血风险。

3.早期再灌注治疗:黄金时间　如在黄金时间第 1 小时内进行治疗可以明显降低病死率。STE 可恢复且不形成 Q 波。非常及时的再灌注治疗(通常 1h 内)的患者可以不出现心肌坏死标志物的升高("流产的心肌梗死")。在 MITI 研究中,在家或医院尽早给予阿替普酶和阿司匹林。与延迟到最长 180min 的治疗比较,70min 内再灌注治疗将早期病死率从 8.7% 降低到 1.2%。心肌梗死面积从 11.2% 降低到 4.9%。在接受早期直接 PCI 的患者,症状-球囊扩张时间和病死率的关系没有这么明显,可能的原因是数据较少,因非常早期接受 PCI 的患者非常少。

4.溶栓时间窗　在 FTT 协作组入选溶栓研究的 58 000 例随机患者,随机症状发作 2~3h 溶栓组的患者病死率下降 25%,随机 4~6h 溶栓的患者,病死率下降 18%。心肌梗死也可能不发生。随机 7~12h 溶栓的患者病死率仍然可下降 14%,后者的获益更多的来自梗死相关血管开通挽救心肌。Gersh 等描述了挽救心肌的面积与病死率的关系。在最初 60~90min,溶栓再灌注治疗可降低病死率 50%。在最初 2~3h,再灌注治疗仍然明显获益,但是获益明显下降。在 6~12h 再灌注治疗的获益较少,曲线变为平坦,此后没有获益(图 12-5)。总体上,在最初出现症状的 1~3h,救治时间非常关键。此后,进入曲线的平坦部分,救治时间的因素减弱,开通梗死相关动脉是首要因素。在后期阶段,机械性开通血管的方法更加有效,优于溶栓治疗。溶栓对于较成熟的冠状动脉内血栓的作用较弱。

**表 9-6 新型口服抗凝药物:药理特点及重要的相关临床研究**

| | 达比加群 | 利伐沙班 | 阿哌沙班 | 依度沙班 |
|---|---|---|---|---|
| 作用机制 | 选择性直接凝血酶抑制药 | 选择性直接 $Xa$ 因子抑制药 | 选择性直接 $Xa$ 因子抑制药 | 选择性直接 $Xa$ 因子抑制药 |
| 每日剂量 | 110mg 或 150mg 2 次/日,75mg 2 次/日 | 20mg 1 次/日与晚餐同服(FDA) | 5mg 2 次/日 | 60mg |
| 肾功能不全时剂量调整 | CrCl<30ml/min 时禁忌 | CrCl30~49ml/min 时 15mg/d | <80 岁;低 BMI,肌酐水平升高时,半量 | 肾功能受损时半量 |
| 肾脏清除 | 85% | 66% | 27% | 50% |
| 口服利用度 | 6.5% | 80%~100% | 50% | 62% |
| 半衰期(h) | 12~17 | 5~13 | 8~15 | 6~11 |
| 肾脏清除 | 85% | 66% | 27% | 50% |
| 最大抑制达峰时间(h) | 0.5~2 | 1~4 | 1~4 | 1~2 |
| 药物相互作用 | 当与维拉帕米、决奈达隆或胺碘酮合用时减量 避免与抗真菌药物和蛋白酶抑制剂合用 | 当与维拉帕米、决奈达隆或胺碘酮合用时减量 谨慎与抗真菌药物和蛋白酶抑制剂合用 | 避免与维拉帕米、决奈达隆或胺碘酮合用 谨慎与抗真菌药物和蛋白酶抑制剂合用 | 当与维拉帕米、决奈达隆或胺碘酮合用时减量 避免与抗真菌药物和蛋白酶抑制剂合用 |

续表

| 重要的临床Ⅲ研究 | 达比加群 RELY | 利伐沙班 ROCKET(ATLAS ACS2) | 阿哌沙班 ARISTOTLE | 依度沙班 ENGAGE AF(在研) |
|---|---|---|---|---|
| 受试者平均 CHAD2 评分 | 2.1 | 3.5 | 2.1 | >2 |
| 主要临床终点结果 | 150mg HR 0.65,$P<$0.001;100mg,NS | 在房颤高危患者中疗效不劣于华法林 | HR0.79;$P=0.01$ 卒中/系统栓塞;0.81 死亡率,$P<$0.05 | 目标:在卒中和系统血栓预防中疗效不劣于华法林 |
| 安全性 | 颅内出血发生率少于华法林;胃肠道出血发生率增加(150mg) | 颅内出血发生率少于华法林;胃肠道出血发生率增加 | 大出血及出血性脑卒中发生率少于华法林,在心力衰竭患者中仍获得同样结果 | 目前尚未知 |
| FDA 批准适应证 | 髋或膝关节置换术后深静脉血栓预防 | 非瓣膜性房颤中卒中预防,髋或膝关节置换术后深静脉血栓预防,FDA 未批准其在急性冠脉综合征:深静脉血栓中的应用 | | |

CrCL.肌酐清除率;CHAD.充血性心力衰竭、高血压、年龄、糖尿病;FDA.食品与药品监督管理局;NS.无统计学差异

### (一)阿替普酶(tPA)

组织纤溶酶原激活剂是天然产生的酶,可与纤维蛋白结合,其结合力强于链激酶和尿激酶。一旦结合后,开始将纤维蛋白表面的纤溶酶原转化为纤溶酶。因此是相对"血栓特异性的",但是临床剂量下仍然具有全身作用。阿替普酶的半衰期非常短,需要与经静脉肝素联合使用以避免血管再闭塞。在 GUSTO 研究中,与链激酶比较,阿替普进一步降低病死率 14%(绝对数下降 1%)。

1.阿替普酶剂量　美国说明书建议阿替普酶的剂量为 100mg,3h 输注,第 1 小时 60mg(其中负荷剂量 6~10mg),第 2 小时 20mg,第 3 小时 20mg。体重较轻的患者(<60kg),按 1.25mg/kg 给药。与其他溶栓药物相似,尽早给予阿司匹林 300mg,阿司匹林种类不限,但是肠溶片需要嚼碎。氯吡格雷负荷 300mg/d 后 75mg/d(75 岁以上的患者不给予负荷剂量)。最初标准肝素负荷剂量 4000U,高龄和低体重患者可考虑较低剂量。静脉肝素至少持续 48h,调整 aPPT 时间在 50~75s。

2.卒中治疗　静脉阿替普酶是美国批准的唯一用于急性缺血性卒中的溶栓药。阿替普酶的研究剂量为 0.9mg/kg 与 TNK 比较,剂量的 10% 静脉注射,90% 在 1h 内给药,最大剂量 90mg。在一项小规模的研究中,大剂量 TNK 优于阿替普酶(见 TNK)。

3.不良反应　不良反应与禁忌证主要与出血相关,例如出血和出血性卒中的风险(表 9-7,详细的禁忌证见心脏药物,第 6 版,表 9-5)。对庆大霉素过敏患者不能用,因为阿替普酶在制备过程中使用庆大霉素。

**表 9-7　选择抗栓药物的临床因素**

| 临床情况 | UFH | LMWH | 磺达肝癸钠 | 比伐卢定 |
|---|---|---|---|---|
| 严重肾功能不全 | 慎用 | 避免 | 避免 | 慎用 |

续表

| 临床情况 | UFH | LMWH | 磺达肝癸钠 | 比伐卢定 |
|---|---|---|---|---|
| 出血风险增加 | 中性 | 选择性使用 | 优选[1] | 优选[1] |
| 血栓性血小板减少 | HIT 风险最高 | 较好；HIT 风险较低 | 较好，但仍存在 HIT | 最佳 |
| 早期介入治疗 | 优选[1] | 选择性使用[2] | 避免[3] | 优选[1] |

HIT.肝素诱导的血小板减少症；LMWH.低分子肝素

[1].可使用；肯定性数据；[2].在前 12h 内有一些不确定性，针对纤溶有肯定的数据；[3].针对纤溶而非 PCI 有肯定性数据

**4.成本效益** 阿替普酶的缺点是费用高，约为链激酶的 5 倍。

**(二)替奈普酶**

TNK 是天然 tPA 的 3 个位点氨基酸亚单位替换的基因工程突变物。其特性为血浆清除较慢，半衰期较长(表 9-8)，纤维蛋白特异性增加，对 PAI-1 抵抗。ASSENT-2 研究比较单次负荷剂量 TNK(体重调整的剂量 0.5mg/kg)与加速方案的阿替普酶。在 30d 中，两组病死率相似(TNK 组 6.18%，阿替普酶组 6.15%)，卒中发生率也相似。

但是，TNK 组严重出血更少(4.7% vs.5.9%；$P < 0.001$)。因此仅一次负荷剂量的 TNK-tPA 与静脉输注的阿替普酶比较临床疗效相似或略微较优，因此，目前优选 TNK。

卒中治疗：在一项 2B 期研究中，75 例早期卒中患者在缺血性卒中症状发作后 6h 内接受阿替普酶或 TNK-tPA(0.1mg/kg 静脉注射，最大剂量 10mg；或 0.25mg/kg 静脉注射，最大剂量 25mg)。较高剂量 TNK-tPA 组优于低剂量组及阿替普酶组，包括 90d 无严重残疾(72% vs.40%，$P = 0.002$)。总体上，与阿替普酶比较，两个剂量 TNK 组再灌注($P = 0.004$)和临床症状改善更好($P < 0.001$)。

**表 9-8　纤溶药物的特性**

| | 链激酶 | 阿替普酶(tPA) | 瑞提普酶(rPA) | 替耐普酶(TNK) |
|---|---|---|---|---|
| 纤维蛋白选择性 | 否 | 是 | 是 | 是>tPA |
| 纤溶酶原亲和力 | 间接 | 直接 | 直接 | 直接 |
| 输注时间(min) | 60 | 90 | 10+10 | 5~10s |
| 半衰期(min) | 23 | <5 | 13~16 | 20 |
| 纤维蛋白原降解 | 4+ | 1~2+ | 未知 | <tPA |
| 早期肝素治疗 | 可能需要 | 是 | 是 | 是 |
| 低血压 | 是 | 否 | 否 | 否 |
| 过敏反应 | 是 | 否 | 否 | 否 |
| 目前价格/剂量 | $750⁽¹⁾/1.5 MU | $5863/100 mg | $5212/20U | $3848/50mg |
| 90min,TIMI 血流 3 级 | 32% | 45%~54% | 60% | ≈tPA |
| 90min,TIMI 血流 2~3 级 | 53% | 81%~88% | 83% | 无数据 |
| 2~3h,TIMI 血流 2~3 级 | 70%~73% | 73%~80% | 无数据 | 无数据 |
| 24h,TIMI 血流 2~3 级 | 81%~88% | 78%~89% | 无数据 | 无数据 |

MU,百万单位;TIMI,心肌梗死的血栓溶解(thromblysis in myocardial infarction)

TIMI 血流 1 级,一些造影剂透过既往的心肌梗死部位;2 级,充满整个相关梗死动脉,但远端血管床的灌注延迟;3 级,完全灌注,正常血流

(1).估计

## (三)瑞替普酶

瑞替普酶是阿替普酶的缺失型突变体,缺失部分包括 $K_1$ 区和指形区以及表皮生长因子域和一些糖基侧链。这导致血浆清除延长,需要 2 次负荷给药(10U+10U 静脉,每次超过 10min,间隔 30min)。不能在同一个静脉通路中用肝素(物理不相容)。在大规模研究中,病死率与 rPA 和链激酶相似,病死率和卒中与阿替普酶相似。

## (四)链激酶

链激酶是天然溶栓药物(图 9-13)。对于纤溶酶原没有直接作用,但是以 1∶1 的比例与纤溶酶原结合而成为有活性的酶将纤溶酶原转换为纤溶酶。此外,链激酶还能增加循环中蛋白 C 的水平,进一步增加强血栓溶解。第二代和第三代溶栓药均更优,但是链激酶便宜,在世界很多地区还在广泛使用。标准剂量为 150 万 U 溶于 100ml 生理盐水中,30~60min 输注。链激酶的主要问题是大部分普通制剂效价不足,只有 21%~87%。

1.链激酶与肝素或比伐卢定 联合静脉普通肝素与链激酶仍然存在争议。基于下列研究我们建议使用肝素。第一,一项 68 000例患者(均接受阿司匹林,93%接受溶栓,多数为链激酶)的分析,联合肝素的获益表现为每 1000 例患者减少 5 例病死和预防 3 例梗死,代价是有 3 例输血和卒中,非显著性增加。第二,GUSTO-1 研究中美国患者的 5 年随访中发现,链激酶联合静脉肝素与阿替普酶组病死率相似,但链激酶联合皮下注射肝素组病死率更高。在急性心肌梗死中使用链激酶与比伐卢定,优于链激酶联合 UFH,减少再梗死,出血增加。

2.链激酶的不良反应 在 GUSTO-1 研究中,链激酶治疗每 1000 例患者增加 2 例出血性卒中($P<0.03$;表 9-9)。链激酶组更常见过敏反应和低血压。总体严重出血发生率两组相似。严重出血需要停用溶栓和肝素治疗,鱼精蛋白逆转肝素的作用,输注 FFP 或全血。禁忌证与阿替普酶相似,除了庆大霉素过敏。其他禁忌证包括:①严重的近期链球菌感染,因抗链球菌抗体可以导致链激酶抵抗;②以往链激酶治疗,因抗体会降低疗效,增加过

敏的危险。

表 9-9  **GUSTO-1 和 ASSENT-2 研究中链激酶、阿替普酶和替耐普酶的不良反应**

|  | 链激酶<br>(GUSTO)[1] | 阿替普酶<br>(GUSTO) | 阿替普酶<br>(ASSENT-2) | 替耐普酶<br>(ASSENT-2) |
|---|---|---|---|---|
| 患者例数 | 10410 | 10396 | 8461 | 8488 |
| 30d 病死率 | 7.4% | 6.3%[1] | 6.2% | 6.2% |
| 卒中风险 | 1.40% | 1.55% | 1.66% | 1.78% |
| 出血性卒中[3] | 0.54% | 0.72%[2] | 0.93% | 0.94% |
| 严重出血 | 6.3%[2] | 5.4% | 5.9% | 4.7%[2] |
| 过敏反应 | 5.8%[2] | 1.6% | 0.2%(Ana) | 0.1%(Ana) |
| 低血压 | 12.5% | 10.1% | 16.1% | 15.9% |

Ana.anphylaxis

[1].3 种药物与静脉肝素联合

[2].显著差异

[3].危险因素,见 Simoons 等。链激酶患者且没有危险因素,卒中的可能性为
0.3%。阿替普酶患者合并 3 个危险因素,可能性超过 3%

3.如何选择纤溶剂  几项大规模研究随机逾 100 000 例患者比较链激酶和阿替普酶疗效。GUSTO-1 研究中,与链激酶比较,阿替普酶 90min 方案减少病死风险 14%,绝对风险下降 1%,每 1000 例患者增加 2 例卒中。如果减少卒中很重要(如老年人),链激酶可能是较好的选择(并且更便宜)。在 GUSTO-3 研究中,rPA 与加速的阿替普酶相当。在 ASSENT-2 研究中,TNK 与阿替普酶相当,但大出血更少。TNK 与 rPA 的优势是可以静脉注射,TNK 仅需 1 次。静脉注射不仅更方便、简单,并减少用药错误。在美国阿替普酶、链激酶 TNK 和 rPA 具有降低心肌梗病死率而被批准,以 TNK 使用最为广泛。禁忌证大同小异。

4.目前趋势  心肌梗死的救治随着联合使用氯吡格雷、依诺

肝素或璜达肝癸钠,以及挽救和计划 PCI 或药物介入策略的广泛使用而大大改进,目前已经转向减少再灌注损伤。早期人类心肌梗死再灌注研究提示,再灌注损伤可导致大约 1/3 的再灌注心肌细胞损伤,而后适应可降低损伤。

**(五)积极干预:溶栓还是 PCI**

PCI 作为最佳再灌注策略是建立在门到球囊扩张时间超过90min,但是接受 PCI 患者的预后取决于医生经验和设备。直接PCI 的优势是比溶栓出血发生率更低,梗死相关血管达到 TIMI 3级血流的比例更高。23 项随机研究的荟萃分析显示直接 PCI 可降低短期和长期病死率。但是,通过联合氯吡格雷和新型抗栓药物及挽救 PCI 和常规 PCI 可改善溶栓治疗效果。

1.溶栓和 PCI 联合治疗的终结　具有挑战的一种假设是联合减量的溶栓药和随后进行球囊扩张,可有助于避免 PCI 延误的不利影响。但 FINESSE 和 ASSENT-4 两项研究否定这个假设。一项小规模研究显示,非常早期溶栓平均延迟 100min 并且在 24h内强制进行介入得到的结果与直接 PCI 相似。药效学再灌注策略可能会逆袭。半剂量溶栓、氯吡格雷和 UFH 联合尽快转运到最近的可行 PCI 的医院是一种可行的策略。

2."补救性"PCI 或常规溶栓后 PCI　10%～15% 的患者可能存在血栓对溶栓抵抗;可能的原因包括斑块的破裂或深度撕裂导致的富含血小板的血栓,即对溶栓药物非常抵抗。溶栓后持续疼痛或血流动力学不稳定的患者,或非常早期溶栓失败的患者补救性 PCI 可获益。补救性 PCI 优于再次溶栓也优于溶栓失败后不进行治疗。溶栓后,常规早期导管介入和 24h 内 PCI 比非手术治疗更优。因此,给予溶栓后,如需补救性 PCI 应将患者迅速转运到可行 PCI 的中心。是否不论症状如何所有患者在溶栓后均应进行血管造影和 PCI,以及是否 PCI 应该在溶栓后 24h 内或者稍晚的时间,还需要更多的研究。

3.时间延迟的后果　如 PRAGUS-2 研究所示,发病 3h 内的患者 PCI 和溶栓的疗效相似。CAPTIM 研究数据认为,如果有快速"补救性"PCI 的条件,应该 2h 内均进行溶栓治疗。其他研究

提示,对于治疗延迟的患者 PCI 的优势更大。在最初 2h 应选择
溶栓,而如患者存在禁忌证且 3h 后就诊,且 PCI 相关的延迟在
60min 内,应该选择 PCI。然而,目前的趋势是具有条件的医院直
接 PCI 正在增长。更多取决于患者在多长时间内能到达具备高
质量急诊直接 PCI 的医院,以及到球囊扩张时间延迟应该在
90min 内。因随着救治延迟增加,直接 PCI 降低病死率的获益减
少。在英国,直接 PCI 是最普遍使用的再灌注治疗。但是可接受
直接 PCI 的患者在美国只有不到 30%,在欧洲大部分国家不到
20%,中国和印度这个比例更低,换言之只能接受溶栓治疗。只
要 STEMI 具备直接 PCI 条件,目前重点强调减少到球囊扩张时
间。着重强调减少总的"缺血时间"(症状发作到再灌注治疗)。
高效和整体的院前体系(包括远程传输 ECG 和与 PCI 中心快速
协作的救护车)能大大减少院前延迟。

### (六)溶栓治疗与 PCI 比较:发展中国家的现实问题

急性心肌梗死最理想的治疗是在发病 2～3h 进行直接 PCI。
西方国家已经建立了必要的网络,缩短症状到球囊扩张时间。该
政策在发展中国家较难实施,主要有以下原因:①转运存在问题,
设施良好的道路和空中救护;②大城市的交通拥堵;③PCI 中心
及训练良好的术者短缺;④缺乏高效的保险系统,如在印度没有
全民健康保险。因此,在发展中国家,私人医师和心脏医师及区
域中心致力于在城市和周边优化 AMI 的诊治。包括以下重要
内容:

1.发展中国家因导管室和直接 PCI 的费用缺乏,多数患者就
近在 CCU 接受溶栓治疗。尽管溶栓是治疗的基石,但印度 40%
的 STEMI 患者没有接受再灌注治疗。

2.丧失了改善 STEMI 的预后最重要的机会。尽管 tPA 的研
究证据更优,因为费用的问题多数患者接受链激酶治疗。近期,
在印度、亚洲、南亚某些地区,与 tPA 类似的替耐普酶更便宜,用
量在增加。在发展中国家,患者在 CCU 治疗期间 β 受体阻断药
和 ACE 抑制药使用率低。

3.如 ECG 可疑而肌钙蛋白检测不普及,使 AMI 的诊断延迟。

"诊疗点"肌钙蛋白检测可大大改进 AMI 的早期诊断和处理。

4.可以进一步改善患者预后的方法是改进医疗服务而不是转换治疗策略。从患者到医疗服务链条的理想目标是缩短接受溶栓和再灌注治疗的时间,尽快转运到 PCI 中心,最好 6h 内。

5.药物联合策略。半量溶栓药、氯吡格雷和 UFH 联合转运到最近的 PCI 医院是现实的策略。

6.另一点是早期识别 AMI 的症状。公众教育是早期识别胸痛的关键。同时应该教育医师并鼓励他们参加社区活动,教育患者不要浪费救治的"黄金时间"。

# 十五、小 结

1.黏附、活化和聚集的血小板形成血栓 该过程以斑块破裂或内皮损伤后暴露的组织因子为始动。抗血小板治疗有效并被广泛使用在预防和 ACS 治疗,包括 STEMI。

2.阿司匹林 证据充分、广泛使用、廉价的抗血小板药物对很多血管性疾病有效,包括冠心病的预防和治疗。不同剂量的阿司匹林均抑制血小板 COX-1。有症状的缺血性心脏病的各阶段均需预防性使用阿司匹林,包括慢性劳累型心绞痛、不稳定型心绞痛、AMI、心肌梗死后、CABG 后、PCI 术中。过去,阿司匹林一级预防仅仅适用于高危人群。在中等风险的人群中,也有许多致残性副作用。Rothwell 组系列文章表明阿司匹林有减少癌症的发展,包括早期的转移,我们改变了以前的意见,对于一般健康人群显然不应该鼓励预防性应用阿司匹林,但可以考虑在中等风险的人群中使用阿司匹林预防。

3.ADP 受体拮抗药 氯吡格雷、替格瑞洛和普拉格雷。ADP 受体拮抗药减少 ACS 患者的事件,有助于预防冠状动脉支架术后急性血栓形成造成的闭塞及阿司匹林不耐受或抵抗患者的卒中预防。氯吡格雷不良反应较少,尤其是血栓性血小板减少症。择期 PCI 患者,高剂量氯吡格雷即可,无须糖蛋白 IIb/IIIa 受体拮抗药。计划 PCI 患者,通常术前给予高剂量氯吡格雷(300～

600mg 负荷),无须糖蛋白Ⅱb/Ⅲa 受体拮抗药,替格瑞洛正在取代氯吡格雷。ACS 和 DES 支架置入术后患者氯吡格雷应该与阿司匹林联合使用 12 个月。

4.其他抗血小板药物　其他抗血小板药物,如磺吡酮和双嘧达莫使用很少。双嘧达莫联合阿司匹林可减少卒中复发。

5.糖蛋白Ⅱb/Ⅲa 受体拮抗药　糖蛋白Ⅱb/Ⅲa 受体拮抗药包括静脉阿昔单抗、替罗非班和埃替巴肽,阻断血小板聚集的最后通路。在 ACS 高危患者和 PCI 中,其疗效优于阿司匹林联合肝素或 LMWH。目前的策略是采用比伐卢定替代肝素联合糖蛋白Ⅱb/Ⅲa 受体拮抗药(图 12-3)。不推荐术前给予糖蛋白Ⅱb/Ⅲa受体拮抗药,除非在等待 PCI 时反复发作缺血。直接PCI 术前可以给予静脉阿昔单抗或埃替巴肽,如冠状动脉内血栓负荷高或冠状动脉血流差通常可在冠状动脉内给药。接受溶栓治疗的 STEMI 患者,不建议使用糖蛋白Ⅱb/Ⅲa 受体拮抗药。

6.静脉普通肝素　静脉 UFH 起效迅速,广泛用于急性心肌梗死包括溶栓和非溶栓治疗的患者。与 UFH 比较,LMWH 再梗死更少(溶栓时),使用更加简便。肝素(或 LMWH)的其他适应证包括 ACS,PCI 术和 VTE。所有上述情况与阿司匹林联合。UFH 的缺点是:①抗凝作用可控性差,即使 APTT 或 ACT 监测下常常出现过度抗凝或抗凝不足;②停药可出现反跳现象。

7.低分子肝素　LMWH 比 UFH 使用简便,皮下注射根据体重调整剂量,无须监测 APTT。一旦过量,LMWH 没有完全拮抗药,尽管鱼精蛋白可逆转抗凝血酶作用。作为 STEACS 溶栓辅助治疗,依诺肝素优于 UFH,在 NSTMI 两者总体预后相似。直接PCI 还需要更多数据。

8.比伐卢定　中高危 ACS 和计划早期介入治疗患者比伐卢定静脉注射与 UFH 或依诺肝素联合糖蛋白Ⅱb/Ⅲa 受体拮抗药疗效相似,出血更少。STEMI 直接 PCI 患者,比伐卢定较肝素联合糖蛋白Ⅱb/Ⅲa 受体拮抗药出血更少。

9.磺达肝癸钠　非手术治疗患者,磺达肝癸钠使用方便(2.5mg,1 次/日,皮下注射),且对于出血高危患者是优选的抗凝策略,但是肾功能不全肌酐清除率＜30ml/min 的患者应该避免。联合 UF 可减少导管内血栓。

10.ACS 患者哪种方案更好  有几种可选择的策略(UFH、LMWH、比伐卢定、磺达肝癸钠)。介入治疗和非介入治疗中心的方案选择可能不同。如可行介入治疗,比伐卢定的证据更优,而如果选择非手术治疗,溶栓治疗中磺达肝癸钠的结果更好。如果担心出血,比伐卢定和磺达肝癸钠(如果 PCI 可能性不大)是很好的选择。

11.口服抗凝药物  华法林起效慢,需要数天。人工机械瓣患者华法林抗凝是必需的。多数 AF 患者,华法林预防卒中优于阿司匹林。华法利有两个主要问题,其一是不同个体间基因造成的剂量差异大,此外,随着全世界人口的老龄化,老年人使用华法林颅内出血危险高。如能进行基因检测可预测颅内出血风险,新型口服抗凝药物可减少颅内出血风险。大规模临床研究,比较华法林与口服凝血酶抑制药,如达比加群、利伐沙班和阿哌沙班,总体预后更好。这些药物的主要优势是口服固定剂量,无须监测,与华法林比较颅内出血较低。已经广泛用于非瓣膜病心房颤动卒中的预防,主要的缺点是费用高和肾清除,需要调整剂量或不能用。出血通常不严重,但是一旦发生没有拮抗药。

12.纤溶药物  如 STE AMI 早期不能进行直接 PCI,纤溶药物是多数情况下的基础治疗。通常与普通肝素或 LMWH 及口服阿司匹林和氯吡格雷联合应用。TNK 和 rPA 仅需要静脉注射1 次或 2 次,而阿替普酶需要连续注射 90min,与 TNK 比较出血更多。颅内出血风险极高的患者,如老年女性高血压患者,链激酶可减少风险,但是颅内和其他出血风险最低的是直接 PCI。如 AMI 患者发病 12h 以内就诊,且具备应有的设施,开通心肌梗死相关动脉的最佳策略是直接 PCI。球囊扩张时间应该在 90min 内。溶栓和 PCI 联合治疗有害无益。未来的发展可能是在急救车中进行治疗以减少再灌注损伤。

13.正在进行的研究  正在进行的研究评价新的抗血小板和抗凝药物,联合或不联合 PCI。比应用何种溶栓药物更重要的是

尽量缩短"发病-溶栓"或发病-PCI 时间,并确保所有适合的患者
均接受再灌注治疗(国际上至少 1/4 的患者未治疗)。

14.未来的发展 社会的主要目标是所有适合的 STEMI 患
者尽快接受治疗。达到这个目的比区别不同的溶栓药物更加重
要。不幸的是,很多患者包括高危患者没有接受再灌注治疗。目
的是达到事半功倍。

**致谢**

我们非常感谢高级实验室血液学家 Jessica Opie 医师
(Groote Schuur 医院,开普敦大学,南非)的帮助。

(孙艺红 译)

# 第 **10** 章　调脂与抗动脉粥样硬化药物

ANTONIO M.GOTTO, Jr · LIONEL H.OPIE

　　"在大多数情况下,普通的动脉粥样斑块是罪魁祸首;动脉粥样硬化是动脉内膜中软的、黄色的脂肪(胆固醇),为动脉粥样硬化初期。"

Paul Dudley White,1944

　　冠状动脉疾病大量减少可归因于药物治疗使 LDL-C 水平达到了"传统的"人群,如狩猎者和北极圈爱斯基摩人特征。

引自 Domanski,2007

　　血脂检测已成为评价几乎每一个心脏病患者,不管是年轻的、中年的还是老年患者的基本步骤。内科医师可以通过处理早期危险因素帮助年轻患者获得长期的心血管健康。而中年和老年患者因为近期患冠心病危险则需要更强化的手段。他汀类药物的广泛可获得性和相对安全性及有说服力和坚实的临床资料已经使药物控制血脂成为了一个越来越受到欢迎的策略。在调节血脂的目标中,通过他汀类药物早期降低低密度脂蛋白胆固醇(LDL-C)是目前减少临床心血管疾病的关键措施。自本书的最后一版以来,一级预防的一个主要临床试验结果已经证明,炎症标志物 C 反应蛋白(CRP)的应用可以确定危险性增加,尽管他们的 LDL-C 水平低或正常的。在这个研究中,LDL-C 水平达到 1.3mmol/L(50mg/dl)以下的患者比研究队列的其他患者的心血管疾病的发病率和病死率降低更明显。这些结果指出了目前研究中两个主要趋势:①高强度治疗达到很低的 LDL-C 水平可能获益;②提高了对血管炎症在动脉疾病发生机制中作用的认识(图 10-1)和使炎症标志物在心血管危险评估中的重要性得到加强。这些进展及转化为临床应用,可能改善患者预后。

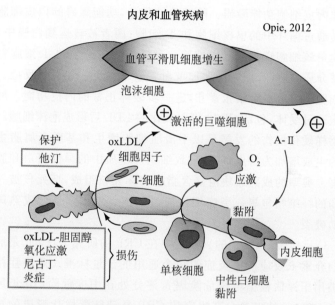

**图 10-1　从内皮损伤到动脉粥样硬化:血管内皮细胞在动脉粥样硬化发病机制中的作用**

注意早期的内皮损伤,是由几个因素包括氧化的低密度脂蛋白(oxLDL)胆固醇驱动的,假设通过治疗能够预防。中性白细胞进入并且黏附到损伤的内皮细胞促进巨噬细胞的黏附。血管细胞黏附分子(VCAM)促进巨噬细胞与内皮的结合,之后,它们穿过内皮细胞并且被激活,通过吞噬 oxLDL 变成泡沫细胞。激活的巨噬细胞也合成血管紧张素Ⅱ(A-Ⅱ),反过来促进氧化应激,刺激 VCAM 的形成。A-Ⅱ 也促进血管平滑肌细胞增生,一个动脉粥样硬化形成的组成部分

# 一、炎症和动脉粥样硬化的形成

当循环中的 LDL 进入动脉壁时,动脉粥样化炎症被触发,并

且通过与细胞外基质中的蛋白多糖相互作用而使炎症维持。动脉壁中 LDL 的调节通过一系列氧化步骤发生,该氧化步骤损伤内皮细胞和刺激免疫及炎症反应,伴随有趋化分子、细胞因子和黏附分子的生成增加。除了 LDL 氧化外,高血压和吸烟也能够导致内皮细胞功能障碍。随后的结果是,功能障碍的内皮细胞更容易通过循环中的单核细胞和 T-细胞;两者被转运到内膜中,在内膜单核细胞转化成巨噬细胞。激活的巨噬细胞和 T-细胞释放各种介质,这些介质共同地加重血管壁中的炎症和氧化反应。巨噬细胞也合成血管紧张素Ⅱ,进一步破坏正常的内皮功能。巨噬细胞通过受体,包括 CD36 摄取氧化的 LDL 后形成泡沫细胞。动脉粥样硬化损伤的发展是以平滑肌细胞增生和基质金属脂蛋白酶的生成增加为特点,能够导致细胞外基质中的弹性蛋白和胶原损害。典型的成熟斑块由富含脂肪的坏死核组成,坏死核被一层变弱的纤维帽包裹。炎症细胞通过促进纤维帽损伤使成熟斑块更易破裂。

C 反应蛋白:更多的兴趣集中在 CRP 的研究上,CRP 是肝中对白介素-6 反应产生炎症的一个通用的计量标准。此炎症标志物被用于评估根据传统危险因素评分处在中度危险(10 年风险 10%～20%)的患者。高浓度的 CRP 是动脉粥样化形成的独立危险因素,并且增强了其他危险因素的预测价值。还不清楚,CRP 在动脉粥样化形成中是否发挥因果作用,或者只是动脉粥样硬化炎症反应的标志物。实验研究提示,CRP 可通过促进内皮细胞功能障碍和改变单核细胞,巨噬细胞和平滑肌细胞的行为促成动脉粥样硬化形成。然而,遗传引起的 CRP 升高者在一生中没有表现出心血管病危险的增加。

CRP 的临界值<1mg/L 为低危,>3mg/L 为高危,后者的相对危险比低危者大约要增加 1 倍。CRP 升高与肥胖和代谢综合征有关联,并且通过减轻体重,增加运动和戒烟可降低 CRP 水平。表面上健康,但因为年龄,CRP 升高(>2mg/L)和另外一个心血管危险因素而处在危险增加的人,应按 JUPITER 研究中应用他汀治疗,每日 20mg(见后文)瑞舒伐他汀。因为他汀同时降低 LDL-C 和 CRP,目前还不清楚降低 CRP 或一般所说的炎症,是否对心血管危险具有独立的作用,而不是由于 LDL-C 降低的作用。目前,至少有两项不影响血脂的抗炎症药物试验计划将在近期开始。

# 二、预防和危险因素

1.一级预防　在没有明显冠心病的患者中,一级预防仍然是令人渴望的目标。生活方式的干预(饮食、戒烟和运动)仍然是一线的治疗,并且可降低多数患者的胆固醇。促进饮食管理和生活方式改善的全美国家运动,已取得了平均血胆固醇水平的降低和冠心病(CHD)病死率的下降。过去 10 年中,临床试验已证明,他汀的安全性和与心血管危险相关的临床事件的降低,甚至在危险低的人群如日本人也是如此。然而,更低危人群的一级预防,仍然有争论的是血脂药物治疗的成本—效益相关的财政和伦理问题。

2.总危险评估:成年人治疗专家小组Ⅲ(ATP Ⅲ)　与把患者分成一级预防或二级预防不同,2004 年美国 ATP Ⅲ呼吁应用总危险概念之 3 个危险度分级(表 10-1):高危(CHD 或等位症);中危(2 个或 2 个以上危险因素,10 年危险≤20%);低危(零或一个主要危险因素,10 年危险≤10%)。LDL-C 值形成了治疗决策的主要基础(表 10-2)。在最新的 ATP Ⅲ指南中,患者在今后 10 年中发生 CHD 的绝对危险决定了对血脂干预的强度。总危险是在 Framingham 心脏研究的基础上计算的,该研究不仅考虑了总胆固醇,还考虑了高密度脂蛋白胆固醇(HDL-C)、吸烟、年龄、高血压和性别。ATP Ⅲ另外一个特点是 CHD 等位症的概念,等位症是一个危险因素,它要求患者的治疗强度与心脏病发作、心绞痛或再血管化的患者相同。包含在等位症内的危险因素有糖尿病、非冠状动脉的动脉粥样硬化(周围血管病或卒中)和主动脉瘤。

## 表 10-1 基于最新的美国和欧洲指南中总危险的 LDL-C 目标值

| | LDL-C 的目标值 |
|---|---|
| ATP Ⅲ 危险分级和 LDL-C 的目标值(从高到低) | |
| CHD | <2.6mmol/L(100mg/dl) |
| CHD 等位症 | <1.82mmol/L 或 70mg/dl; |
| 其他心血管病或糖尿病或主动脉瘤或 10 年危险>20% | 见表 10-2 |
| 多个(2+)危险因素 | 3.38mmol/L<(130mg/dl) |
| 0~1 危险因素 | 4.16mmol/L<(160mg/dl) |
| 欧洲指南优先考虑的危险(从高到低) | |
| CVD 患者 | 2.5mmol/L<(96mg/dl) |
| 无症状患者伴有多个危险因素或单一危险因素明显升高或 2 型糖尿病或 1 型糖尿病伴微量蛋白尿 | <3mmol/L(115mg/dl) |
| 早发 CVD 或无症状高危患者的近亲 | <3mmol/L(115mg/dl) |
| 常规诊疗中碰到的其他个人 | <3mmol/L(115mg/dl) |

ATP Ⅲ.成年人治疗专题小组Ⅲ;CHD.冠心病;CVD.心血管病;LDL-C.低密度脂蛋白胆固醇

ATP Ⅲ和联合欧洲指南

**表 10-2　饮食和药物治疗 LDL-C 的界限**

| 危险分级 | LDL-C 的目标值 | 饮食·生活方式开始的水平 | 药物治疗开始水平 |
|---|---|---|---|
| 0～1 其他危险因素[1] | <4.16mmol/L(160mg/dl) | ≥4.16mmol/L(160mg/dl) | ≥4.94mmol/L(190mg/dl;可选择降低LDL-C药物) (160～189mg/dl;LDL-C药物) |
| 2+其他危险因素 (10 年危险≤20%) | <3.38mmol/L(130mg/dl) | ≥3.38mmol/L(130mg/dl) | 10年危险 10%～20% ≥3.38mmol/L(130mg/dl) 10年危险<10% ≥4.16mmol/L(160mg/dl) |
| CHD 或 CHD 等位症 (10 年危险>20%) | <2.6mmol/L（100mg/dl） 或<1.82mmol/L(70mg/dl)[2] | ≥2.6mmol/L(100mg/dl) | ≥2.6mmol/L(100mg/dl)[2] |

CHD.冠心病;LDL-C.低密度脂蛋白胆固醇

[1].几乎所有具有 0～1 个危险因素的人 10 年危险都<10%;因此,对具有 0～1 个危险因素的人 10 年危险评估是不需要的

[2].根据 PROVE-IT 和 REVERSAL 试验修订到更低水平。延迟在这个亚组范围内的药物治疗需要根据临床判断 源自成年人血液高胆固醇的发现,评估和治疗的专家组共识

3.其他计算方法 除了 ATP Ⅲ 模式外,还有许多其他的计算方法可用于评价绝对危险,包括欧洲心脏病学会的《Joint Task Force》指南和《Other Societies on Cardiovascular Disease Prevention in Clinical Practice》的指南,《International Task Force》的 PROCAM 危险量表(见 http://www.chd-taskforce.com)和结合了 CRP 的 Reynolds 危险评分(见 http://www.reynolds risk score.org).使用的数据组和计算方法不同,可产生不同的危险预测,这些模式都具有一个共同目的:便于区分高危患者和低危患者。美国和欧洲指南优先考虑患者危险分级,并相应调整 LDL-C 的目标值(表 10-1)。

4.二级预防 美国心脏协会(AHA)和美国心脏病学会(ACC)二级预防的最新指南,支持积极地治疗降低冠心病患者和其他动脉粥样硬化性血管疾病患者的危险因素(表 10-3)。对于将来发生 CHD 的极高危患者,有两项临床研究结果证明了血脂显著降低到 ATP Ⅲ 规定的水平以下的心血管获益。因此,更新的 2011 AHA-ACC 指南支持 LDL-C<2.6mmol/L(100mg/dl)的目标值适合于所有的冠心患者和其他动脉粥样硬化性血管疾病患者。但是,也可以在这些患者中选择<1.82mmol/L(70mg/dl)的目标值。对于患有糖尿病或有多个危险因素和 10 年发生 CHD 危险>20%(LDL-C<100mg/dl)而没有动脉粥样硬化性疾病的患者,这些指南没有修改 ATP Ⅲ 的推荐标准。尽管,药物降低 LDL-C 仍然是心血管危险因素管理的主要部分,但是,通过控制血压(BP),改善饮食,增强运动,减轻体重和严格戒烟也能够改善总危险因素。

**表 10-3　二级预防的血脂管理**

生活方式和饮食
　1.每天运动和控制体重(证据 B)
　2.减少饱和脂肪,避免反式脂肪酸,限制胆固醇(证据 B)
　3.鱼[1]中的 ω3 脂肪酸或鱼油胶囊(1g/d)(证据 B)

续表

血脂和他汀

1.他汀,目标:LDL-C<2.6mmol/L(100mg/dl)(证据 A)

2.血脂谱,所有患者(证据 B)

3.他汀治疗甘油三酯≥2.26mmol/L(200mg/dl):目标降低非 HDL-C<3.4mmol/L(130mg/dl)(证据 B)

4.他汀加贝特治疗甘油三酯>5.65mmol/L(500mg/dl),预防急性胰腺炎(证据 C)

5.调整他汀剂量使 LDL-C<2.6mmol/L(100mg/dl),并且降幅≥30%(证据 C)

他汀以外药物

1.考来烯胺[(2)]和(或)烟酸用于不能耐受他汀患者或尽管应用了更大剂量和强效治疗他汀无效者(证据 B)

2.烟酸或贝特治疗非 HDL-C 升高患者,尽管已用他汀治疗:(证据 B)或鱼油(证据 C)

3.依折麦布,如果以上治疗无效(证据 C)

极高危患者

1.如果甘油三酯≥2.26mmol/L(200mg/dl),非 HDL-C 目标值<2.6mmol/L(100mg/dl)(证据 B)

2.他汀目标是 LDL-C<1.82mmol/L(70mg/dl)(证据 C)

HDL-C.高密度脂蛋白胆固醇;LDL-C.低密度脂蛋白胆固醇

证据水平:A.资料来自多个随机临床研究或荟萃分析;B.资料来自单一随机研究或非随机研究;C.仅仅是专家的共识,病例研究或治疗标准

[(1)].不能用于孕妇或哺乳妇女因为汞的危险;[(2)].或 colesvelam,colestipol

极高危:已确定的心血管病加①多个主要危险因素(特别是糖尿病)②严重的和控制不佳的危险因素(特别是继续吸烟);③代谢综合征的多个危险因素,特别是高甘油三酯 ≥ 2.26mmol/L（200mg/dl）加 非 HDL-C≥3.4mmol/L(130mg/dl)伴 低HDL-C<1.03mmol/L(40mg/dl);④急性冠脉综合征患者。摘自 Smith et al

# 三、血脂谱

1.总胆固醇和 LDL-C 最理想的血液总胆固醇水平应<5.2 mmol/L(200mg/dl),或甚至更低在 3.9mmol/L(150mg/dl)水

平,但是,要重新强调的是胆固醇水平只是绝对的总危险因素的一部分。LDL-C 水平则是治疗的真正目标。欧洲和美国指南强调 LDL-C 水平＜2.6mmol/L(100mg/dl)是冠心病或伴有等位症患者治疗的首要目标。根据欧洲指南,有些患者更高达到 2.99mmol/L(115mg/dl)的值是可以接受的。美国更宽容一些,直到 3.38mmol/L,甚至 4.16mmol/L(160 mg/dl)时才开始降低危险水平(表 10-1)。LDL-C 每降低 1.04mmol/L(40mg/dl)伴随血管事件降低 22%。

目前仍不清楚是否有 LDL-C 水平值的下限,下限之下不能够进一步获益,是否是越低越好。这一争论在近期急性冠状动脉综合征患者中在很大程度上解决了。因为在这些患者中,LDL-C 为 1.61mmol/L(62mg/dl)时比 2.47mmol/L(95mg/dl)时产生了令人信服的临床结果。关于这个研究的另一个解释是,高剂量的阿托伐他汀比低剂量的阿托伐他汀具有更好的降低恢复期 ACS 患者升高的 CRP 水平的作用(见前面的讨论)。另外,在一项关于稳定型冠心病和 CRP 水平较低的患者中的研究显示,在 LDL-C 为 2.05mmol/L(79mg/dl)时,高剂量的阿托伐他汀可降低动脉粥样化的容积。在第 3 个级数中,当 LDL-C 在大约 1.95mmol/L(75mg/dl)时,标志着动脉粥样化容积的进展和消退处在平衡状态。一级预防的 JUPITER 研究提示更低的 LDL-C 水平是合理的:LDL-C 水平低于 1.3mmol/L(50mg/dl)亚组患者与对照组比较,心血管事件降低 65%。而在全部的研究中,危险降低 44%。因此,一个暂行的结论(需要进一步证实)是 LDL-C 水平在 1.3mmol/L(50mg/dl)和 1.82mmol/L(70mg/dl)之间是他汀治疗的理想目标。

2.高密度脂蛋白(HDLs)　HDLs 是一个新的感兴趣的焦点。在实验中,HDL 帮助清除受损动脉中产生的泡沫细胞中的胆固醇(图 10-2),即通过 SR-SI 受体直接把胆固醇酯转移到肝,或通过与甘油三酯交换转移到包含脂蛋白的 apoB 脂蛋白中[通过胆固醇酯转移蛋白(CETP)介导的反相胆固醇转运见后文]。HDL 也被假设认为具有抗炎和抗氧化作用。

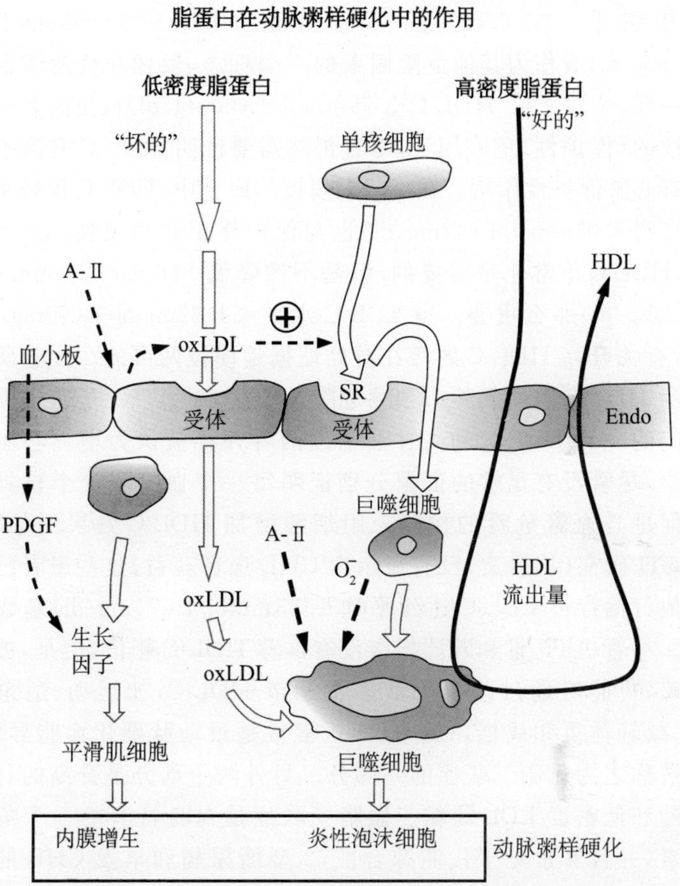

**脂蛋白在动脉粥样硬化中的作用**

**图 10-2　推测的胆固醇通过血管内皮和内膜的环状途径**

氧化的低密度脂蛋白(oxLDL)促进泡沫细胞形成。未被氧化的 LDL 能潜在地被再次输出。假定高密度脂蛋白(HDL)帮助从泡沫细胞排除脂肪;自由基在内皮细胞(endo)或在泡沫细胞中形成。A-Ⅱ.血管紧张素Ⅱ;PDGF.血小板衍生的生长因子;receptor.oxLDL 受体;SR.清道夫受体

低 HDL-C 是一个独立的,与 CHD 的危险很强地呈负相关的危险因素。CARE 研究中,HDL-C 每降低 0.26mmol/L (10mg/dl)会导致危险相应的增加 10%。因为这是一个连续的

变量关系,并且因为低 HDL-C 常常与其他血脂异常如高甘油三酯相联系。在 ATP Ⅲ 中,部分把 HDL-C < 1.03mmol/L (40mg/dl)看作为其他危险因素的一个标志,就像在代谢综合征中一样(见后文)。HDL-C 1.56mmol/L(60mg/dl)或更高是一个负性的(保护性)危险因素,尽管仍然需要证明 HDL-C 升高本身具有心脏保护性作用。在一些大规模的研究中,HDL-C 仅轻微地升高到 1.04mmol/L(42mg/dl)也与保护作用有相关性。总而言之,HDL-C 正常化是需要的,但是不像降低 LDL-C<2.6mmol/L (100mg/dl)那么重要。当 LDL-C 水平<1.82mmol/L(70mg/dl)时,有关升高 HDL-C 的潜在益处证据是模棱两可的。一些研究显示 HDL-C 水平仍然有预测危险的价值,而另外一些研究则是否定的。低 HDL-C 和高甘油三酯两者并存被认为增加心血管危险,尽管没有足够的证据分别证明每一个血脂成分个自具有的促进心血管危险的作用。用烟酸增加 HDL-C 效果的 AMI-HIGH 研究(见后文)没有显示出 CHD 患者获益,这些患者已经用他汀治疗使 LDL-C 达到平均 1.85mmol/L(71mg/dl)基线水平。尽管 ATP Ⅲ 和欧洲指南没有推荐 HDL-C 靶值,但是,他们建议,可能时通过改善生活方式调节 HDL-C,如运动、适量饮酒、减轻体重和戒烟。低 HDL-C 常常是致动脉硬化血脂异常,也被称之为血脂三联症的一部分。另外两个部分是升高的甘油三酯和低密度 LDL 颗粒。血脂三联症是自身特有的一个危险因素,并且常常见于代谢综合征,2 型糖尿病和早发 CHD 的患者。对表现有血脂三联症的患者,推荐改善生活方式,联合烟酸或贝特治疗。

3.胆固醇酯转移蛋白和 HDL-C　以升高 HDL-C 为目的的新药开发包括了抑制 CETP 的各种策略。CETP 加快在 HDL 反相胆固醇转运过程期中胆固醇脂与甘油三酯的交换。但是,还不清楚其作用是促进还是抑制动脉硬化的形成。应用 CETP 抑制药 torcetrapib 试验,因为过多的病死率和发病率而终止了。可能的原因是分子特异的血压升高,血清钾的减少和血清钠、碳酸氢钠和醛固酮增加。其他两项 CETP 抑制药正在临床试验中:dalcetrapib 升高 HDL-C,但是对 LDL-C 的浓度几乎没有作用,anace-trapib 升高 HDL-C 和降低 LDL-C。其他研究 HDL 保护性特点的实验方法集中在开发与 ApoA- I 类似的和天然的变异体,即 HDL 的主要蛋白质,和 ApoA- I 合成的刺激剂。

4.血液甘油三酯　尽管甘油三酯水平在冠心病患者中常常升高,但是高甘油三酯血症在动脉粥样硬化形成中的特异作用仍然是矛盾的。因为高甘油三酯血症常常与肥胖、高血压和糖尿病的血脂三联症同时存在。流行病学结果显示,甘油三酯水平升高可能是一个独立的危险因素,甚至在与 HDL-C 调整后。>1.7 mmol/L（150mg/dl）时升高［对比以前的 2.26mmol/L(200mg/dl)的临界值］,低于此水平时,与心血管危险降低有关,甚至在 LDL-C 较大幅度降低以后。甘油三酯水平＞11.3 mmol/L(1000mg/dl)时,发生胰腺炎的危险增加,需要 ω 脂肪酸、烟酸或贝特治疗。AHA 最新的声明提示,空腹甘油三酯＜1.13mmol/L(100mg/dl)是合适的,而且,建议的强化饮食和改善生活方式治疗能够使甘油三酯水平降低 50% 或更多。甘油三酯水平升高(＞2.26mmol/L)要结合高 LDL-C 或低 HDL-C 值特殊分析。甘油三酯升高和 HDL-C 降低被认为可直接增加心血管危险,并且需要开始生活方式改善,继之给予烟酸和贝特治疗,如果必需,要强化治疗降低 LDL-C。

5.代谢综合征　ATP Ⅲ 指南将称之为代谢综合征的一组危险因素作为治疗的二级目标。根据 ATP Ⅲ,当出现 5 个基本要素(表 11-1)中的 3 个或更多时可诊断为代谢综合征,而且无论 LDL-C 水平如何,代谢综合征都极大地增加了冠心病病死率和发病率的危险。代谢综合征的基本病理结果似乎与肥胖和胰岛素抵抗关联。在升高的 LDL-C 适当控制后,一线治疗是控制体重和增加运动。要取得 HDL-C 明显增加(尽管非常期望),可能需要贝特或烟酸,或新的治疗进展才能获得。

6.非-HDL 胆固醇　非-HDL 胆固醇是甘油三酯水平＞2.26 mmol/L(200mg/dl)患者的二级治疗目标,并且有助于心血管危险分层。测定非-HDL 胆固醇被认为可以捕获到与富含甘油三酯颗粒如极低密度脂蛋白(VLDL)相关的危险因素,并且认为包括全部 ApoB 含有的颗粒。非 HDL 胆固醇值是通过从总胆固醇值减去 HDL 值计算得到的。针对非-HDL 胆固醇的治疗包括强化生活方式改善和对高危患者可能的药物治疗。非-HDL 胆固醇治疗的目标值的确定是在 LDL-C 目标值的基础上增加 0.78mmol/L(30mg/dl)确定的,表 10-2 做了详细的说明。

7.ApoB 脂蛋白和其他危险标志物 ApoB 是一个关键的致动脉粥样硬化脂蛋白,在测定以血脂为条件的危险方面,比 LDL-C 更敏感。ApoB 水平反映了致动脉粥样硬化 ApoB 包含的脂蛋白总数,并且提供了 LDL-C 颗粒大小的信息,而 LDL-C 颗粒大小很难直接测定。在一项大规模、有 52 个国家参加的研究显示,ApoB 与 ApoA-Ⅰ 比值与心肌梗死(MI)的危险直接相关,并且优于心血管危险分层中的总胆固醇与 HDL-C 的比值。ApoB 与 ApoA-Ⅰ 比值对代谢综合征或 2 型糖尿病特别有价值,其特点是 LDL-C 水平正常,但 LDL 颗粒很少。高脂蛋白(a)和同型半胱氨酸是另外两个正在显现的危险因素。总之,虽然这些可供选择的测量指标有助于决定根据单纯传统危险因素评估处于临界风险患者的治疗强度,在实际工作中,LDL-C 仍然是降低血脂治疗的主要目标。

8.特殊人群中的胆固醇

(1)继发性高脂血症:糖尿病、甲状腺功能低下、肾病综合征和酗酒应排除,并且如果可能要治疗根除。引起不良血脂变化的药物有利尿药、β 受体阻滞药、孕激素和口服视黄酸。

(2)糖尿病患者:糖尿病患者构成高危人群,需要积极的降低危险。2 型糖尿病被作为自身特有的一个危险范畴,因此看作冠心病(CHD)的等位症(表 10-1)。近年来,有关 CHD 和糖尿病的病理生理特点部分重叠的认识不断增加,心血管医师和糖尿病医师在处理联合危险因素方面加强了协作。在 2 型糖尿病患者中,可能以更小的,更致密的致动脉粥样硬化的 LDL 颗粒占优势,尽管 LDL-C 水平相对正常。14 项随访至少 2 年的随机试验的荟萃分析证明,降低血脂药物治疗显著降低了 2 型糖尿病和非糖尿病患者的心血管危险。从绝对危险来看,在一级和二级预防中糖尿病患者比非糖尿病患者获益更多。

糖尿病学会干预研究(DAIS)报道了对非诺贝特有效的糖尿病患者中,LDL 颗粒增大,并且冠状动脉造影显示管腔增大。联合阿托伐他汀糖尿病研究(CARDS)是一项多中心、随机的安慰剂对照研究,研究中的患者为 2 型糖尿病,至少还有另外一个危险因素,患者接受阿托伐他汀 10mg/d 治疗,并且与安慰剂对比。该研究因为他汀有利的临床获益而提前终止。与一个大规模的心脏保护研究(HPS)亚组一起分析,在所有 2 型糖尿病患者中,除了生活方式改善和控制血压外,有很充分的理由要重视他汀治疗。在 2 型糖尿病患者的 ACCORD 血脂研究中,辛伐他汀联合非诺贝特治疗与辛伐他汀单独治疗相比,没有显示出降低心血管事件的益处。但是亚组分析显示,联合治疗对高甘油三酯低 HDL-C 的糖尿病患者是有益的。

(3)老年患者:尽管胆固醇与冠心病的相关性随着年龄减弱,但是医师应该继续把血脂看作老年人可以改善的一个危险因素。老年人发生冠心病的绝对危险是相当高的,因为年龄是一个很强的危险因素。血压(另一个危险因素)常常随着年龄增长而增加。此外,要考虑到在老年患者的一生中累积受到冠心病危险因素的影响。PROSPER 研究发现,老年人他汀治疗使冠心病而不是总病死率获益(见普伐他汀章节)。因为这项研究可能时间太短(3年),以至于不能显示出脑血管病的降低。SAGE 研究证实了强化阿托伐他汀 80mg/d,在老年稳定型冠状动脉综合征患者中的安全性和获益。但是没能证明,从基线到 1 年期间的总缺血持续时间,强化治疗优于中等强度治疗。在等待进一步研究结果时,谨慎的应用他汀治疗更高危的老年患者是合适的。

(4)妇女:除了 80 岁以后,女性在任何年龄发生 CHD 的基线危险比男性更低。危险滞后 10~15 年,或许是因为 LDL-C 升高的更缓慢和 HDL-C 水平更高的原因。或者,不确切的解释为心脏本身具有的保护性遗传因子。它不仅仅只是一个简单的绝经前和绝经后的问题。在大规模的他汀试验如 HPS 中,女性经历了类似在男性中见到的相对危险的降低。在 MEGA 试验中,低剂量的普伐他汀给予低危的日本患者,其中 69% 为女性,她们 CHD 危险的降低比男性稍低一些,可能是因为女性最初的危险更低。纳入了 6801 名女性(研究人群的 38%)的 JUPITER 试验显示,女性获得了与男性类似的危险降低,主要是因为再血管化和不稳定型心绞痛的危险降低。JUPITER 试验的研究人员进行的荟萃分析发现,他汀在一级预防中,女性心血管事件减少达 1/3。

(5)孕妇:作为孕妇,降低血脂药物既是绝对的又是相对的禁忌证,在怀孕期间,胆固醇在胎儿发育中有着必要的作用。胆酸衍生物是最安全的,而他汀绝对不能应用(表 12-10,也见在他汀以后章节中禁忌证和怀孕警示)。

# 四、饮食和非药物治疗

1.生活方式和危险因素　非药物饮食治疗是所有原发性高脂血症管理的基础,并且结合减轻体重、运动、适量饮酒和其他危险因素如吸烟、高血压或糖尿病的治疗,常常可以满足基础治疗的需要。有规律的运动可以增加胰岛素敏感性,降低 2 型糖尿病的危险。如果能够严格遵守生活方式,包括饮食改善的推荐指南,在<70 岁的人群中,CHD 将会大量减少。而为了预防 CHD 的进展甚至取得 CHD 的逆转,需要高强度的生活方式改善。

2.饮食　饮食改变是调节血脂治疗的绝对基石。作为一个总目标,饱和脂肪应该小于热量的 7%,全部脂肪<30% 左右(表 10-4)。单不饱和脂肪如橄榄油,在总的血脂降低方面是相对有益的,患者特别是老年高血压患者,应限制钠的摄入(见第 7 章)。饮食中脂肪酸的选择可简化成降低主要来源于动物的反式脂肪酸和饱和脂肪酸,增加来源于植物和鱼油的脂肪酸。椰子油和甲壳类动物肉(龙虾和虾除外),因为它们含有大量饱和脂肪酸。

地中海饮食增加了对心肌梗死后的保护,如在第 12 章关于

MI 后管理方面讨论所述。告知患者多吃面包、纤维素（10～25g/d）、新鲜蔬菜、鱼，并且少吃肉，每天必有水果，用人造黄油代替黄油和奶油。常用橄榄油。遵循这个饮食方法，生存率越好（见 ω3 脂肪鱼油）。更高危的人群需要更严格减少高胆固醇食物的摄入，饱和脂肪小于总热量的 7%，并且饮食中的胆固醇＜200mg/d。包含有多不饱和亚麻油酸的植物油不像曾经认为的那样理想，必须严格控制总的脂肪摄入。简而言之，理想的饮食是总的脂肪和胆固醇低，纤维、新鲜水果和蔬菜丰富，适当限制钠。这些食物对高血压也有益（第 7 章），也是 AHA，美国糖尿病学会和美国癌症协会推荐的饮食。

**表 10-4　建议食物中的营养成分**

| 营养 | 推荐摄入量 |
| --- | --- |
| 饱和脂肪 | 小于总热量的 7% |
| 多不饱和脂肪 | 最多为总热量的 10% |
| 单不饱和脂肪 | 最多为总热量的 20% |
| 总脂肪[1] | 总热量的 20%～35% |
| 糖类 | 总热量的 50%～60% |
| 纤维 | 20～30g/d |
| 蛋白质 | 大约总热量的 15% |
| 胆固醇 | ＜200mg/d |
| 总热量（能量） | 平衡能量摄入和消耗以维持合适的体重和预防体重增加 |

[1].美国指南建议的总脂肪消耗的范围,摄入的饱和脂肪和反式脂肪酸要低。摄入更多的不饱和脂肪能帮助降低代谢综合征患者的甘油三酯和提高高密度脂蛋白胆固醇

源自专家组关于成年人高胆固醇的发现,评估和治疗

# 五、药物相关的血脂异常

心脏药物和血脂谱：β受体阻滞药和利尿药对血脂代谢产生不良影响（表10-5），特别是对甘油三酯的影响。另外，利尿药有增加总胆固醇趋势，除非小剂量应用。此外，已知具有心脏保护性作用的药物，如β受体阻滞药，不应该根据它们单独对血脂的影响而拒绝应用，特别是对心肌梗死后的患者，当有明确的适应证并能预期到总的获益时。他汀似乎可抵消β受体阻滞药对血脂代谢的部分影响。

**表 10-5　抗高血压药物对血脂代谢的作用（增加和降低百分比）**

| 药物 | TC | LDL-C | HDL-C | TG |
|------|----|-------|-------|----|
| 利尿药 | | | | |
| 噻嗪类 | 14 | 10 | 2 | 14 |
| 小剂量 TZ[1] | 0 | 0 | 0 | 0 |
| 吲达帕胺 | 0(+9) | 0 | 0 | 0 |
| 螺内酯 | 5 | ? | ? | 31 |
| β受体阻滞药 | | | | |
| 全组的(>1年) | 0 | 0 | −8 | 22 |
| 普萘洛尔 | 0 | −3 | −11 | 16 |
| 阿替洛尔 | 0 | −2 | −7 | 15 |
| 美托洛尔 | 0 | −1 | −9 | 14 |
| 醋丁洛尔[1] | −3 | −4[2] | −3 | 6 |
| 吲哚洛尔 | −1 | −3 | −2 | 7 |
| α受体阻滞药 | | | | |

续表

| 药物 | TC | LDL-C | HDL-C | TG |
|------|------|------|------|------|
| 全组 | −4 | −13 | 5 | −8 |
| 多沙唑嗪[1] | −4[2] | −5[2] | 2 | −8 |
| αβ 受体阻滞药 | | | | |
| 拉贝洛尔 | 2 | 2 | 1 | 8 |
| 卡维地洛 | −4 | ? | 7 | −20 |
| CCBs | | | | |
| 全组 | 0 | 0 | 0 | 0 |
| 氨氯地平[1] | −1 | −1 | 1 | −3 |
| ACE 抑制药 | | | | |
| 全组 | 0 | 0 | 0 | 0 |
| 依那普利 | −1 | −1 | 3 | −7 |
| 血管紧张素受体拮抗药 | | | | |
| 氯沙坦 | (0)[3] | (0) | (0) | (0) |
| 中枢药物 | | | | |
| MD＋TZ | 0 | 0 | 0 | 0 |

ACE.血管紧张素转换酶;CCBs.钙通道阻滞药;HDL-C.高密度脂蛋白胆固醇;LDL-C.低密度脂蛋白胆固醇;MD.甲基多巴;TC.总胆固醇;TG.甘油三酯;TZ.噻嗪

[1].氯噻酮 15mg/d;醋丁洛尔 400mg/d;多沙唑嗪 2mg/d;氨氯地平 5mg/d;依那普利 5mg/d;安慰剂调整后的资料

[2].＜0.01 与安慰剂比较超过 4 年

[3].无长期资料

1.β 受体阻滞药　β 受体阻滞药特别倾向于降低 HDL-C 和增加甘油三酯。具有较强的内源性拟交感神经活性和心脏高选择性的 β 受体阻滞药很少或不影响血脂代谢(如同具有附加的 α 受体阻滞的卡维地洛尔的作用一样)。β 受体阻滞药损害葡萄糖代谢的实事增加了这些药物应用于年轻患者的顾虑(见第 7 章)。尽管如此,要注意到 β 受体阻滞药对心肌梗死后和心力衰竭患者强有力的保护作用的证据(见第 1 章)。对劳力性稳定型心绞痛患者,钙通道阻滞药对甘油三酯和 HDL-C 影响比 β 受体阻滞药更有益。在高血压方面,血管紧张素转换酶(ACE)抑制药、血管紧张素受体阻滞药和钙通道阻滞药对血脂的影响是中性的。

2.利尿药 要保持低剂量(见第 7 章)。在 ALLHAT 研究中,氢氯噻嗪 12.5～25mg/d,5 年以上增加总胆固醇(2～3mg/dl).在 ALPINE 研究中,氢氯噻嗪 25mg,与阿替洛尔合用,在大多数患者增加甘油三酯和 ApoB,同时降低 HDL-C。

3.血脂影响中性的心脏药物 对血脂无不良影响的心脏药物包括 ACE 抑制药、血管紧张素受体阻滞药、扩血管药物如硝酸酯、肼屈嗪和中枢作用药物如利舍平、甲基多巴和可乐定。α 受体阻滞药包括哌唑嗪和多沙唑嗪对血脂谱产生有益的影响。

4.口服避孕药 当口服避孕药给予缺血性心脏病或伴有吸烟危险因素的患者时,高剂量雌激素的致心血管病的作用值得注意,在绝经后的妇女中,激素替代疗法 HRT 的心血管获益没有得到临床试验的支持。

# 六、他汀:3-羟基-3-甲基戊二酰
辅酶 A 还原酶抑制药

目前可得到的降低血脂药物分成他汀类、胆酸衍生物、烟酸、贝特类和胆固醇吸收抑制药。这些药物都降低 LDL-C。这些药物中,他汀类是现在经常首选的药物,因为相对少的不良反应和治疗 LDL-C 可预测到的获益。所有的他汀类通过抑制 3-羟基-3-甲基戊二酰辅酶 A 还原酶减少肝胆固醇的合成(图 10-3)。可有效地降低总胆固醇和 LDL-C,增加 HDL-C,并且其长期的安全性和有效性现在已确立。现在,许多他汀类药物可以以普通的方式获得。里程碑式的斯堪的纳维亚辛伐他汀生存试验(4S)显

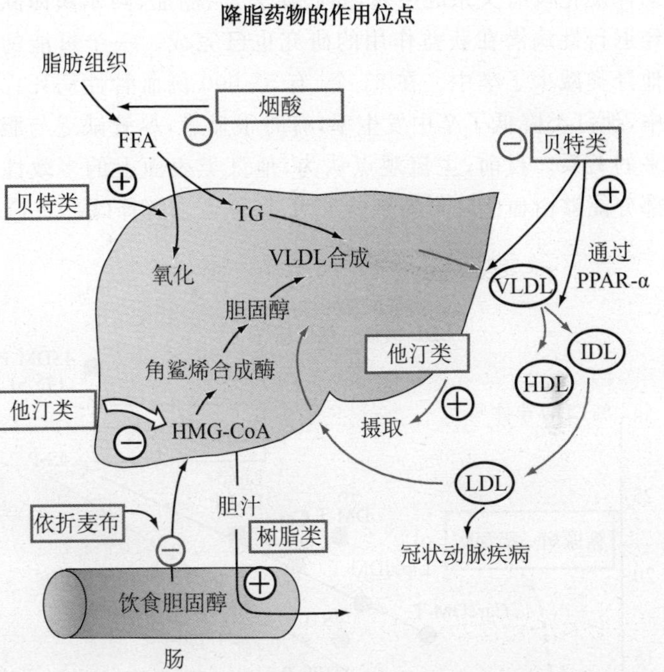

**降脂药物的作用位点**

**图 10-3　脂类的肝输入和输出是降低血脂药物的关键作用部位**

推荐的他汀类、贝特类、和烟酸的作用机制。FFA.自由脂肪酸；HDL.高密度脂蛋白；HMG-CoA.3-羟基-3-甲基-戊二酰辅酶 A；IDL.中等密度脂蛋白；LDL.低密度脂蛋白；PPAR-α.过氧化物酶体增殖激活物受体-α；TG.甘油三酯；VLDL.极低密度脂蛋白

示,在二级预防中应用辛伐他汀降低了总病死率和冠状动脉事件。随后,普伐他汀在高危男性一级预防试验中取得成功。在 LDL-C 值接近美国国家平均值的患者中获得了普通事件一级预防的成功。一个新近的、引起人们兴趣的概念是降低血脂药物除了有消退动脉粥样斑块的作用外,还有其他作用,例如改善内皮功能,稳定血小板,减少与甘油三酯水平高度相关的纤维原,或抑制与动脉粥样硬化形成相关的炎症反应。这些非血脂的或多效性的获益是根据实验研究推测的。ACS 后他汀类抗炎作用一

个推测的机制是磷酸酯酶 A2 生物标志物的下降。他汀类对与动脉粥样硬化没有关系的疾病,如心律失常、癌症、阿尔茨海默病及神经退行性病潜在获益作用的研究也已完成。一个可能的例子是他汀类减少了卒中。在 61 个、有 55 000 例血管性病死亡的研究中,他汀类降低了卒中发生率,有时很显著,尽管缺乏与胆固醇水平的关系。目前,主流观点认为,他汀类表面上的多效性作用大部分能够由血脂降低特别是 LDL-C 降低来解释(图 10-4)。

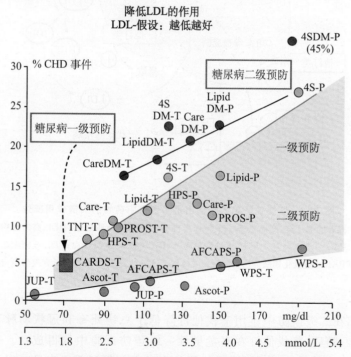

**图 10-4　低密度脂蛋白胆固醇(LDL-C)越低,事件越少,获益越大**

　　一级和二级预防主要试验中 LDL-C 降低和冠心病(CHD)事件之间的关系。注意二级预防比一级预防的作用更大,特别是在糖尿病中作用更显著。试验包括表 10-7 中的试验。P.试验的安慰剂组;T.试验的治疗组

**(一)他汀类适应证分级**

1.心血管病预防　一般而言,根据选择药物(表 10-6),大规模他汀类试验毫无疑问地显示出了心血管终点事件的降低,一级或二级预防中总病死率的降低,以及预防任何特定的主要终点事件需要治疗的人数(NNT)使得他汀类的应用价有所值,特别是在二级预防中的应用(表 10-7)。对于 CHD 的患者,他汀类可以减慢冠状动脉粥样硬化的进展,也是作为总治疗策略的组成部分。对于原发性高胆固醇血症和混合型血脂异常的患者,他汀类降低总胆固醇、LDL-C,Apo B 和甘油三酯水平。有些他汀类被批准用于升高 HDL-C。在纯合子家族性高胆固醇血症中,他汀类适用于降低总胆固醇和 LDL-C 水平。如果急性冠状动脉事件患者在出院时 LDL-C 水平 $\geqslant 3.4\,mmol/L$ (130mg/dl)时,要考虑他汀类治疗。注意,与氟伐他汀说明书说明的一样,高甘油三酯血症的患者,尽管总胆固醇升高,但是 LDL-C 可以是正常或降低,此种情况不是他汀类的适应证。另外,一项荟萃分析结果认为,他汀类不是血管手术围术期心血管事件预防的又一个潜在适应证。

2.他汀类治疗的强度应该是多少　多项比较强化和中度他汀类治疗慢性稳定型心绞痛和 ACS 患者试验的荟萃分析提示,强化降低血脂治疗的获益超过标准剂量的治疗效果,可显著降低冠状动脉病死或 MI。最近的荟萃分析发现,强化治疗比标准剂量治疗对降低非至死性 MI 的危险获益显著,而对病死率没有显著影响。只有一个 ACS 试验的亚组分析显示,强化治疗显著降低了全因和心血管的病死率。目前尚不清楚是应该用常规的强化治疗,还是用 LDL 降低的靶值来指导治疗。第三种选择是根据标准他汀类治疗超过 90 000 人的荟萃分析的结果,把所有患有临床血管疾病的患者包括所有的糖尿病患者作为他汀类治疗强适应证的人选,而不考虑这些患者最初的血脂谱如何。作者估计 LDL-C 每降低 1 mmol/L(40mg/dl),主要冠状动脉事件 5 年的相对危险降低约 1/5,而绝对危险的降低依赖于最初的危险程度,他们强调连续 5 年以上的他汀类治疗可使主要血管

**表 10-6 常用他汀的药理特性**

| 特点 | 普伐他汀 | 辛伐他汀 | 氟伐他汀 | 阿托伐他汀 | 瑞舒伐他汀 | 匹伐他汀 |
|---|---|---|---|---|---|---|
| 一般开始剂量 (mg/d) | 40mg | 20～40mg | 20～40mg | 10mg | 10mg（在亚洲:5mg） | 2mg |
| 预期的 LDL 降低，本剂量 | 34% | 38% | 25%（40 mg） | 39% | 52% | 38% |
| 老年人开始剂量 | 40mg开始 | 20mg或更低 | ↑ | ↑ | 5mg | ↑ |
| 服药时间 | 任何时间 | 晚上 | 睡前 | 任何时间 | 任何时间 | 任何时间 |
| 每天最大剂量 | 80mg | 40mg | 80mg | 80mg | 40mg | 4mg |
| LDL 降低，最大剂量 | 37% | 41% | 36% | 60% | 63% | 45% |
| HDL-C 增加，最大剂量 | 13% | 8% | 5.6% | 5% | 14.7% | 8% |
| 试验中病死率降低 | 是 | 是 | N/D | N/D | 是 | N/D |
| CV 终点↓ | 是 | 是 | 可能 | 是 | 是 | N/D |
| 卒中降低 | 是 | 是 | N/D | 是 | 是 | N/D |
| 主要排泄途径 | 肝和胆汁 | 肝和胆汁 | 肝和胆汁 | 肝和胆汁 | 肝和胆汁 | 肝和胆汁 |

续表

| 特点 | 普伐他汀 | 辛伐他汀 | 氟伐他汀 | 阿托伐他汀 | 瑞舒伐他汀 | 匹伐他汀 |
|---|---|---|---|---|---|---|
| 肾排泄占吸收剂量(%)[1] | 20 | 13 | <6 | <2 | 28 | 15 |
| 严重肾衰竭剂量 | 10mg | 5mg | → | → | 5mg | 1mg |
| 与环孢素合用剂量 | 10mg | 禁忌 | → | 降低[2] | 5mg | 禁忌 |
| 地高辛作用 | 无 | 轻微↑ | 轻微↑ | ↑20% | 无 | 无 |
| 肝代谢机制[1] | 不通过CYP,通过硫酸化 | CYP3A4 | CYP2C9 | CYP3A4 | CYP2C9 | 葡萄糖醛酸结合,部分经过CYP2C9 |
| 肝的相互作用 | 无 | 环唑醇,某些抗生素,抗反转录病毒,达那唑,奈法唑酮,吉非贝齐,维拉帕米,地尔硫草,氨氯地平,雷诺嗪 | 西咪替丁,雷尼替丁导致清除率↓,利福平导致清除率↑ | 红霉素,克多可那唑,抗反转录病毒,维拉帕米 | 环孢素,吉非贝齐导致清除率↓ | 红霉素,利福平导致清除率↓ |

→:剂量不变;↓:降低;↑:增加;CV:心血管;CYP:细胞色素P-450;HDL-C:高密度脂蛋白胆固醇;LDL:低密度脂蛋白;N/D:无资料

(1)来源:包装说明书;(2):包装说明书无明确信息,但是警告禁合联合治疗同肌病

**表 10-7 有显著结果的主要他汀类试验**

| 试验，他汀类 1级或2级预防 | 开始时血液胆固醇（平均） | 持续时间和数量 | 每个试验的比较事件（%） | 每个试验的他汀事件（%） | 每个试验降低的绝对危险 | 每个试验需要治疗的数量 |
|---|---|---|---|---|---|---|
| 4S 辛伐他汀 40 mg 2级预防 | 6.76 mmol/L (260 mg/dl) | 5.4年，中位数（安慰剂：2223；他汀：2221） | 总死亡1级终点：256(11.5%) 2级终点：502 (22.6%) | 182(8.2%) 353(15.9%) | 74(3.3%) 149(30%) | 30(162/年) 15(80/年) |
| WOSCOPS 普伐他汀 1级预防 | 7.07 mmol/L (272 mg/dl) | 4.9年（平均）（安慰剂：3293；他汀：3302） | 死亡:135(4.1) 1级终点:248 (7.5%) | 106(3.2) 174(5.3%) | 29(0.9%) 74(2.2%) | 114(558/年) 45(217/年) |
| AFCAPS/Tex-CAPS 洛伐他汀 1级预防 | 5.75 mmol/L (221 mg/dl) | 5.2年（平均）（安慰剂：3301；他汀：3304） | CAD死亡:15 (0.5%) AMI[1] 81(2.5%) 1级终点:183 (5.5%) | 11(0.3%) 45(1.4) 116(3.5%) | 4(0.12%) 39(1.3%) 67(2.0%) | 826 (4295/年) 85(441/年) 49(256/年) |

续表

| 试验,他汀类 1级或2级预防 | 开始时血液胆固醇(平均) | 持续时间和数量 | 每个试验的比较事件(%) | 每个试验的他汀事件(%) | 每个试验降低的绝对危险 | 每个试验需要治疗的数量 |
|---|---|---|---|---|---|---|
| HPS 辛伐他汀 40 mg 65% 有冠心病 | 5.93 mmol/L (228 mg/dl) | 5 年(平均) (安 慰 剂: 10 267;他汀: 10 269) | 死亡率: 1507(14.7%) 血管性死亡:937 (9.1%) 总 MI:1212(11.8%) | 1328(12.9%) 781(7.6%) 898(8.7%) | 179(1.8%) 156(1.5%) 314(3.1%) | 56(280/年) 66(330/年) 32(160/年) |
| PROSPER 普伐他汀 高危老年人 | 5.7 mmol/L (221 mg/dl) | 3.2 年(平均) (安慰剂:2913; 他汀:2891) | 一级终点 CHD 死亡、非致死性 MI,+卒中:473(16.2%) | 408(14.1%) | 65(2.1%) | 48(152/年) |
| ASCOT-LLA 阿托伐他汀 10 mg 1 级预防:高血压 | 5.75 mmol/L (212 mg/dl) | 3.3 年(中位数) (安慰剂:5137; 他汀:5168) | 一级终点非致性 MI+CHD 死亡: 154(3.0%) | 100(1.9%) | 54(1.1%) | 90(297 年) |
| PROVE-IT[2] 阿托伐他汀 80 mg; 普伐他汀 40 mg 新近 ACS,2 级 预防 | 4.68 mmol/L (180 mg/dl) | 2 年(中位数) (普 伐 他 汀: 2063;阿托伐 他汀 2099) | 一级复合终点(死亡) 加心血管事件): 普 伐 他 汀, 543 (26.3%) | 阿托伐他汀, 470(22.4%) | 73(3.7%) | 29(58/年) |

续表

| 试验，他汀类 1级或2级预防 | 开始时血液胆固醇（平均） | 持续时间和数量 | 每个试验的比较事件（%） | 每个试验的他汀事件（%） | 每个试验降低的绝对危险 | 每个试验需要治疗的数量 |
|---|---|---|---|---|---|---|
| JUPITER 瑞舒伐他汀 20 mg 1级预防 | 4.84 mmol/L（186 mg/dl） | 1.9 年（中位数）（安慰剂：8901；瑞舒伐他汀：8901） | 一级复合终点（MI，卒中，再血管化，心绞痛住院，CV死亡）：251(2.8%) | 142(1.6%) | 109(1.2%) | 29(5/年)(3) |

ACS.急性冠脉综合征；AMI.(非致死)急性心肌梗死；CAD.冠状动脉疾病；CHD.冠心病；CV.心血管；MI.心肌梗死

(1).估计的；(2).PROVE-IT 对比阿托伐他汀与普伐他汀，没有与安慰剂对比；(3).心肌梗死，卒中或死亡终点事件的发生率减少约 1/3。一项更新的来自同组纳入 170 000 人的荟萃分析发现,强化他汀类治疗进一步降低主要血管事件的危险,结果是,LDL-C 绝对的降低和危险成正比的降低之间的关系仍然是与强化他汀类治疗的各个试验相一致。基于这一结果,他们建议的策略是对高危患者要最大可能地降低 LDL-C,而同时不增加肌病危险。

3.极高剂量他汀的益处和可能的危害　以前讨论过的第一个比较他汀强化和中强度治疗的荟萃分析发现,在持续 2～5 年的各试验中冠状动脉病死和 MI 的发生比降低 16% 左右,相当于稳定型冠心病患者每年约降低 3%,以前患过 ACS 的患者约降低 8%。相反,一项关于极高剂量他汀类治疗可能导致不良反应的回顾性分析提示,癌症有少量增加,相当于每 5 年仅增加 1.5%。在一项 6000 多例 LDL-C<1.56mmol/L(60mg/dl)的患者的分析中,那些 LDL-C 水平很低(<40mg/dl)的患者生存率得以改善,而且没有增加癌症和横纹肌溶解症的任何危险。肌病仍是一个明确的危险,特别是在高剂量辛伐他汀治疗的患者中。而新发糖尿病在高剂量他汀类治疗中比中度剂量他汀治疗更多见(见警告分级)。

4.卒中预防和一过性缺血发作　有卒中史或一个新发的冠心病等位症的患者应考虑他汀类治疗。在 CARDS 试验中,每天仅用 10mg 剂量的阿托伐他汀使糖尿病卒中降低了 48%。在 SPARCL 研究中,在有卒中和一过性缺血性(TIA)发作史而无临床缺血性心脏病史患者中,高剂量的阿托伐他汀(80mg/d)降低致死性和非致死性卒中(绝对危险降低 2.2%,HR 0.84)和主要心血管事件(绝对危险降低 3.5%,HR 0.8)。获得的益处超过非致死性出血性卒中的轻微增加(2365 例患者中发生 22 例,绝对增加 0.9%)。一项 120 000 多人的荟萃分析发现,与他汀类紧密相关的缺血性卒中的降低和相应的病死率降低不能简单地归结于 LDL-C 降低的程度。

**(二)警告级别**

1.肝损害、肌病、新发糖尿病和认知不良反应　2012 年早期,食品和药品监督管理局(FDA)修订了他汀类说明书。推荐治疗前检查肝功能,不需要常规的定期监测肝酶,而过去是要定期监测的,因为他汀类导致严重的肝损伤罕见发生。关于肌病和横纹肌溶解症的警告仍然保留着。对骨骼肌的影响范围包括从肌痛到客观的肌病和严重的肌细胞分解,反过来肌细胞分解引起的肌红蛋白尿能导致潜在的致死性肾衰竭。当肌酸激酶(CK)血液浓度超过正常值的 10 倍时可诊断为肌病。应提前告诫患者当出现肌痛、肌肉压痛或肌无力时,要立即通知医师并停止他汀类。异常的酶值通常在治疗停止后恢复。之后,可在监测下试用更低剂量或改用低剂量氟伐他汀治疗,或隔天低剂量瑞舒伐他汀(可能这些药物较少导致肌病)治疗或非他汀治疗。添加泛癸利酮(辅酶 Q10)可能有帮助。然而,在一项大规模的每组超过 10 000 人的试验中,5 年期间酶学诊断的肌病仅为 0.11%,对照组为 0.06%,横纹肌溶解症为 0.05%,对照组为 0.03%。肌病的绝对发生率(远低于横纹肌溶解症)在临床调查报告中是低的,尽管在临床实践中肌病还算是常见。致死性的病例极其罕见,100 万分之 0.2 或更少。高剂量的辛伐他汀(见辛伐他汀章节)和贝特类、烟酸、环孢素、红霉素或唑类抗真菌药物联合治疗容易引起肌病。尽管不是禁忌证,但他汀类和贝特类合用增加肌病危险,发生率约为 0.12%,要告诫医师记住这个危险。与蛋白酶抑制药相互作用具有潜在的致肌病性。FDA 警告如下。

(1)阿托伐他汀:把 telaprevir 列进避免与利托那韦合用的目录,用最低剂量与洛匹那韦+利托那韦合用,其他注意事项等。

(2)洛伐他汀:禁忌与人类免疫缺陷病毒(HIV)蛋白酶抑制药,boceprevir,telaprevir 同用。

(3)匹伐他汀:无剂量限制。

(4)普伐他汀:无剂量限制

(5)瑞舒伐他汀:限制剂量 10mg/d 与 atazanavir+利托那韦,或洛匹那韦+利托那韦合用。

(6)辛伐他汀:禁忌与 HIV 蛋白酶抑制药、boceprevir,telaprevir 同用。

在美国常用的药物中,普伐他汀是最安全的,辛伐他汀与 HIV 和 C 型肝炎蛋白酶抑制药合用的安全性最低。

新发糖尿病是最近发现的不良反应,首先出现在瑞舒伐他汀应用中,现在已成为高剂量他汀类的普遍性问题。至少已有 2 项有关这方面问题的荟萃分析,在较大的一项荟萃分析中,有91 140人参加的 13 项试验,他汀类治疗与新发糖尿病危险轻度的增加相关[9%,OR 1.09;可信区间(CI),1.02～1.07]。把全部资料统一起来分析发现,他汀类治疗 255 例患者 4 年,额外增加 1 例糖尿病,但预防了 5.4 例冠状动脉事件(冠状动脉病死,非致死性 MI)。而另一个荟萃分析比较了强化和中度剂量他汀类治疗,共有 5 项试验包括 32 752 人,在基线时没有糖尿病。每年强化治疗 498 人新发 1 例糖尿病,对比需要强化治疗 155 人减少 1 例心血管事件。强化与中度剂量对比的获益和损害比值约为 3∶1。另一项观察 161 808 绝经后妇女的研究分析发现,糖尿病更大幅度增加的风险(48%,多变量调整后 HR,1.48;95% CI:1.38～1.59)。由于这一累积证据的结果,FDA 已把有关他汀类治疗易发生糖尿病、血红蛋白 A1c 和空腹血浆葡萄糖升高的信息加进了所有的他汀类说明书中。另一方面,中心性白内障,最常见的与年龄相关的白内障类型,可通过他汀类治疗减轻,可能是由于他汀的抗氧化机制。

根据上市后的报道,另一个关于潜在的不严重的并且可恢复的认知不良反应(记忆丧失,模糊等)的信息也被增加到他汀类的说明书中。认知问题的发生可从第一天到数年间出现,症状通常在停药后平均 3 周内缓解。尽管关于这些不良反应的说明书发生了变化,但是 FDA 声明,它相信新发糖尿病增加的危险和认知问题是轻微的,而且他汀类治疗心血管获益的价值超过其不良反应。

2.禁忌证和孕妇警告 急性肝病或不能解释的持续性血清转氨酶升高,禁用他汀类。绝对不能给怀孕和计划怀孕的妇女开他汀类处方(表 12-10),因为胆固醇对胎儿的发育是必要的。他汀类在母亲的乳汁中排出,因此,服用他汀类的妇女不应该母乳喂养。想要怀孕的妇女要在怀孕前约 6 个月停用他汀类。如果患者在服用他汀类时怀孕了,治疗应终止并且告知患者他汀类治疗对胎儿潜在的危害(普伐他汀说明书)。

### (三)洛伐他汀和氟伐他汀

洛伐他汀(Altocor)是第一个在美国获得批准和上市的他汀类,并且是第一个可以普通地得到的药物。在里程碑式的 AF-CAPS/TexCAPS 一级预防试验中,在基线 LDL-C 值被认为是"正常"的,即 LDL-C 值在美国总人口的范围内(221mg/dl,5.75mmol/L),但是 HDL-C 水平(36mg/dl,9.4mmol/L)降低的人群中,洛伐他汀减少了 37% 的心血管事件,包括心脏病发作。氟伐他汀干预预防研究显示,经皮冠状动脉介入治疗后,早期启动氟伐他汀治疗可使胆固醇在平均水平的患者获益。

剂量、作用和不良反应,洛伐他汀一般的开始剂量是 20mg,1 次/日,晚饭时服用,最大可到 80mg,1 次或分 2 次服用。氟伐他汀的剂量范围是 20~80mg/d,晚饭或睡前服用,并且推荐的开始剂量是根据需要降低 LDL-C 的程度决定的。2012 年,FDA 重新修订了洛伐他汀说明书,针对同时服用的其他药物增加了新的禁忌证和剂量限制,同时服用肝细胞色素 P-4503A4(CYP3A4)基质强抑制药可增加发生肌病的危险。洛伐他汀禁忌与依曲康唑、酮康唑、泊沙康唑、红霉素、克拉霉素、泰利霉素、HIV 蛋白酶抑制药、boceprevir、telaprevir 和奈法唑酮合用。关于药物的相互作用,应避免同时与环孢素和吉非罗齐治疗。当患者服用达那唑、地尔硫䓬和维拉帕米药物时,洛伐他汀不能超过 20mg;用胺碘酮时不能超过 40mg。避免饮用大量葡萄汁。洛伐他汀与常用的抗高血压药,以及与地高辛没有明显的相互作用。氟伐他汀主要通过 CYP2C9 同工酶代谢,与那些竞争 CYP3A4 通道的他汀类同时服用的药物,如非诺贝特几乎没有相互作用(表 10-6)。然而,苯妥英钠和华法林共同经过 CYP2C9 代谢,可增加相互作用的危险。有关影响其他他汀类的肝毒性、肌病和横纹肌溶解症相同的警告也适用于洛伐他汀和氟伐他汀。

### (四)普伐他汀

在一级预防的 WOSCOPS 试验中,普伐他汀降低高危男性冠状动脉发病率和病死率的危险。在二级预防的 LIPID 试验中,普伐他汀减少 22% 全因死亡的危险($P<0.001$),也降低了非致死性 MI,CHD 病死、卒中和再血管化的危险。在另一个二级预防试验 PROVE-IT 中,普伐他汀 40mg/d 降低 LDL-C 和临床事件的作用劣于阿托伐他汀 80mg/d。在纳入了年龄更大的患者,平均胆固醇 5.5mmol(212mg/dl)和高冠脉危险的 PROSPER 试验中,发现普伐他汀 40mg/d 使 CHD 病死相对危险降低了 24%($P=0.043$),主要产生在二级预防中,而一级预防的结果不明显。然而,癌症的发生率有所增加。在 WOSCOPS 研究中,超过 10 年更长期的普伐他汀治疗与癌症没有关系。

**1.适应证**　除了其适应证分级外(见前述),普伐他汀被批准用于高胆固醇血症患者的一级预防以降低 MI,再血管化和心血管的病死率。在以前患过 MI 的患者中,普伐他汀也适应于通过减少冠状动脉病死降低总病死率及降低再发的 MI,再血管化、卒中或 TIA。

**2.剂量和作用**　推荐的开始剂量是 40mg/d,一天中任何时间都可服用,如果需要,可增加到 80mg/d。和其他他汀一样,肝损害和肌病是罕见的但却是严重的不良反应。慎用和禁忌证与其他他汀类一样。和地高辛没有药物相互作用。普伐他汀不经过 CYP3A4 途径代谢,因此,与红霉素和酮康唑等药物相互作用的危险更低(表 10-6)。重要的是与抗轮状病毒药物无相互作用。

### (五)辛伐他汀

**1.主要试验**　具有里程碑意义的斯堪的纳维亚 4S 研究铺平了广泛地以他汀类作为降低血脂药物治疗的道路。在 4S 研究中,4444 例患者胆固醇水平升高,大多数为男性和 MI 后,辛伐他汀治疗 4 年,降低 LDL-C 达 35%,总病死率降低 30%,心脏病死率降低 42%,和再血管化降低 37%。没有自杀和暴力型死亡增加的证据,以前被认为是胆固醇降低引起的潜在危害。辛伐他汀和安慰剂组之间的差别在治疗 1～2 年后开始显现,并且在 4 年时,大多数曲线仍然是分离的。在该试验后更长时间的随访提示获益持续维持。

里程碑的 HPS 研究评估了辛伐他汀对比安慰剂的作用,研究纳入 20 536 名高危患者,在当时,指南还没有推荐对这些患者进行药物干预。患者的年龄为 40～80 岁,总血清胆固醇浓度至少为 3.5mmol/L(135mg/dl)。仅仅 65% 的患者在基线时有 CHD 史,并且 HPS 研究包括了许多高危的"一级预防"的人群,这些人从未发生过心脏事件($n=7150$),但是相当数量的人具有 CHD 等位症的危险谱:糖尿病、周围血管病或脑血管病。辛伐他汀可使各种主要血管事件的危险减少 24%($P<0.000\ 1$),全因死亡率下降 13%($P=0.000\ 3$),各种血管原因的病死率下降 17%。不存在治疗的安全问题,并且肌病的发生率仅为 0.01%。因为,患者起始的 LDL-C 水平值 < 3mmol/L 或总胆固醇低于 5.0mmol/L(193mg/dl)的治疗效果和那些水平值更高的患者的治疗相同,所以一个有意义的解释浮现了,即他汀治疗的选择应该由临床的危险程度决定,存在高危险的患者,不管其起始的血脂水平如何均应该接受他汀治疗。在 SEARCH 研究中,12 064 位参与者被随机分成 80mg/d 和 20mg/d 辛伐他汀组。伴随 LDL-C 进一步降低 0.35mmol/L,主要血管事件降低 6% 的结果与以前的试验相一致。80mg/d 辛伐他汀增加了肌病,FDA 因此制定了新的推荐说明。

2.适应证 辛伐他汀具有附加的,特定的适应证适用于 CHD 和高胆固醇血症患者:①降低冠脉病死率和总病死率;②减少非致死性 MI;③减少心肌再血管化手术;④减少卒中或 TIA。辛伐他汀也被批准用来增加高胆固醇血症和混合型血脂异常患者的 HDL-C,不影响其降低 LDL-C 的作用。根据 HPS 结果,2003 年 FDA 通过一项重新修订的辛伐他汀说明书,强调高危状态,而不是 LDL-C 本身是决定治疗的首要因素。实质上,说明辛伐他汀可与饮食治疗同步应用于冠心病或存在发生冠心病高危因素的患者。

3.剂量、不良反应和安全性 一般的开始剂量是 20mg/d,晚上服用。在 4S 研究中,起始剂量是 20mg/d,晚餐前服,如果 6 周后胆固醇降低的不充分,可增加到 40mg/d。20mg/d 的剂量降血脂的作用几乎与阿托伐他汀 10mg 一样(生产厂家的资料)。对于高危的患者,起始剂量是 40mg/d,和在 HPS 研究中的剂量一样。以前最高剂量 80mg/d,现在认为该剂量与疾病的实质性危险相关。因此,FDA 推荐患者不应该从这个剂量起始或转换到这个剂量,而且已经按这个剂量用药的患者应该仔细地监测肌病。为减少经过肝酶 CYP3A4 系统分解的辛伐他汀引起的肌病,FDA 推荐:辛伐他汀不应该与唑类药物(伊曲康唑、酮康唑、泊沙康唑)、某些抗生素(红霉素、克拉霉素、泰利霉素)、萘法唑酮、吉非罗齐、环孢素和达那唑合用。

FDA 特别指出的禁忌与 HIV 蛋白酶抑制药、boceprevir,telaprevir 同用。患者在服用胺碘酮、维拉帕米和地尔硫䓬时,剂量不能超过 10mg。服用氨氯地平时,剂量不超过 20mg。80mg 剂量不应该应用。

HPS 11 年随访研究发现,辛伐他汀减少几乎 1/4 的心血管疾病的危险,而且没有增加癌症和其他非血管事件。最初关于他汀长期治疗安全性的顾虑已因此而解除了。

### (六)阿托伐他汀

1.二级预防　阿托伐他汀是试验结果最好和处方量最多的他汀之一。《心肌缺血降低、积极降低胆固醇》试验和 PROVE-IT 试验检验了那个假设:即 ACS 后早期大剂量(80mg/d)阿托伐他汀治疗可产生临床获益。与安慰剂比较,阿托伐他汀使症状性缺血的相对危险适当降低。与普伐他汀比较,在一项超过 4000 人的研究中,阿托伐他汀使 LDL-C 降低到只有 1.6mmol/L(62mg/dl)水平,并且减少了复合的一级终点事件。与普伐他汀比较,LDL-C 同等程度的降低使那些稳定型冠心病患者的动脉粥样化体积减小了。在 Treating to New Target 的试验中,最高剂量的阿托伐他汀(80mg/d)使 LDL−C 从约 2.6mmol/L 降低到 2mmol/L,主要心血管事件与低剂量(10mg/d)对比下降 22%。在 IDEAL 试验中,8888 例以前得过 MI 的患者,阿托伐他汀

80mg/d 与辛伐他汀 20mg/d 对比,减少二级终点各种冠状动脉事件。然而,一级终点没有差别,病死率也没有减少。阿托伐他汀组 LDL-C 最终更低的 2.1mmol/L 的水平与辛伐他汀组 2.6mmol/L 比较,适度地支持"越低越好"的假设,但是由于不良事件,药物中断率阿托伐他汀组约 2 倍(9.6%)于辛伐他汀(4.2%)。

2.一级预防　ASCOT-LLA 试验评价了阿托伐他汀 10mg/d 与对照组比较的临床结果,该试验纳入高血压患者 10 305 人,平均总胆固醇 5.5mmol/L(212mg/dl),平均 LDL-C 3.4mmol/L(130mg/dl),和一个高危谱。原计划随访 5 年的 ASCOT 试验,因为明确的获益而被提前结束。阿托伐他汀使心血管事件相对危险减少 36%(P=0.000 5),卒中减少 27%(P=0.024)。对于低的总病死率没有作用,并且在治疗组之间不良事件发生率没有差别。高危糖尿病的 CARDS 试验同样被终止了,因为那些每天接受 10mg 阿托伐他汀治疗的患者与安慰剂组比较,临床终点改善。最新的证据提示,阿托伐他汀可以改善肾小球滤过率。

3.适应证　除了适应证分级外(见前),FDA 批准阿托伐他汀用于有多个危险因素患者的一级预防,以降低发生 MI,卒中、再血管化和心绞痛的危险。在 2 型糖尿病和有多个危险因素患者的一级预防中,阿托伐他汀降低 MI 和卒中。对于 CHD 患者,阿托伐他汀降低非致死性 MI,卒中、再血管化和因充血性心力衰竭和心绞痛的住院。

4.剂量、作用和不良反应　阿托伐他汀有 10mg,20mg,40mg 和 80mg 的片剂可供选择,每天的任何时间给药 1 次,与食物或不与食物一起用均可。ASCOT 和 CARDS 试验提示,每天仅 10mg 的剂量可帮助预防临床事件。PROVE-IT 研究显示,高剂量的阿托伐他汀 80mg/d 可使 LDL-C 降到很低水平,并降低新近 ACS 患者的临床事件。阿托伐他汀 10mg 的起始剂量能有效地降低总胆固醇、LDL-C,ApoB 和甘油三酯,并且适当升高 HDL-C。应在治疗开始后 2～4 周检查血脂水平,并且相应地调整剂量。和其他他汀一样,肝损害和肌病罕见,但是是严重的并发症。

5.药物相互作用　服用强效肝 CYP3A4 抑制药如酮康唑、红霉素或 HIV 蛋白酶抑制药的患者原则上不应该给予经过此酶代谢的各种他汀(阿托伐他汀、氟伐他汀、洛伐他汀,见表 10-6)。FDA 警告如下:避免阿托伐他汀与替拉那韦＋利托那韦合用,用最低剂量与洛匹那韦＋利托那韦合用,和其他的 anti-terovirals 合用要慎重。红霉素抑制肝 CYP3A4 使阿托伐他汀的血浓度增加约 40%。没有与氯吡格雷相互作用的临床证据。阿托伐他汀增加有些口服避孕药的血液浓度。与华法林无相互作用。其他药物相互作用类似于其他他汀,包括与贝特类和烟酸的联合治疗。

### (七)瑞舒伐他汀

据称瑞舒伐他汀对降低胆固醇和 LDL-C 水平特别有效。瑞舒伐他汀是亲水性的化合物,吸收高,并且选择性地在肝发挥作用。瑞舒伐他汀的半衰期约为 19h,并且可在一天当中的任何时间服药。瑞舒伐他汀不经过 CYP3A4 系统代谢,因此降低了与一些关键药物相互作用的危险(表 10-6)。然而,与抗反转录病毒药物有相互作用。

1.主要试验　ASTEROID 研究,一项 349 例冠状动脉粥样硬化患者参与的试验研究,发现高强度瑞舒伐他汀 40mg/d 使 LDL-C 水平达到平均 1.58mmol/L(60.8mg/dl),并使 HDL-C 增加 14.7%,并且经过血管内超声测量到冠状动脉粥样硬化的逆转。在 METEOR 研究中,在伴有中度颈动脉内膜中层增厚和 LDL-C 平均值为 4mmol/L(154mg/dl)的低危男性中,40mg/d 瑞舒伐他汀治疗 2 年极大地降低了颈动脉病变进展的速度。JUPI-TER 的研究结果确立了瑞舒伐他汀在一级预防中的有效性,特别是对 LDL-C 水平低,但是因 CRP 水平升高而处在危险增加的个人。JUPITER 试验纳入了 17 082 名中年人,无心脏病和糖尿病,LDL-C＜3.38mmol/L(130mg/dl),而 CRP 至少 2mg/L,瑞舒伐他汀 20mg 与安慰剂比较有效,故 1.9 年后终止了该研究。瑞舒伐他汀使 LDL-C 降低到平均 1.43mmol/L(55mg/dl),降低幅度达 50%,并且使高敏的 CRP 水平降低 37%,与安慰剂比较,主要心血管事件相对减少 44% 和全因死亡率减少 20%。基于 JUPITER 结果,FDA 为瑞舒伐他汀通过一个新的适应证,在下面讨论。

2.适应证　除了适应证分级外,瑞舒伐他汀对血清甘油三酯升高的患者具有较好的作用,并且被批准用于减慢动脉粥样硬化的进展。基于 JUPITER 结果批准的在一级预防中最新的适应证,是降低患者的卒中、MI 和再血管化的危险。这些患者因年龄,CRP 至少 2mg/L,和另外一个附加的心血管危险因素而处在危险增加状态。瑞舒伐他汀能够在收缩性心脏功能不全中安全应用,但是没有任何明确的抗心力衰竭益处。

3.剂量、作用和不良反应　瑞舒伐他汀提供有 5mg,10mg,20mg 和 40mg 片剂。一般的开始剂量是 10mg/d(亚洲人 5mg/d),一天中任何时间与食物或不与食物服药均可。按此剂量,预期可使原发性高胆固醇血症患者的 LDL-C 降低 52%,同样在这些患者中,瑞舒伐他汀大约可使 HDL-C 增加 10%,甘油三酯降低 24%。对于高龄或肾功能不全的患者,推荐的起始剂量是 5mg/d。肾病患者可逐渐加量到 10mg/d;在这个剂量,瑞舒伐他汀不增加不良事件,并且降低终末期肾病患者的血脂参数,尽管对心血管结果没有作用。同时接受环孢素治疗的患者应该限制瑞舒伐他汀,5mg/d。与吉非罗齐联合时,瑞舒伐他汀应该限制到 10mg/d。瑞舒伐他汀的不良反应和警告和其他他汀一样。最大剂量 40mg/d 瑞舒伐他汀备用于对 20mg/d 反应不良的患者。新发糖尿病危险的增加首先是在 JUPITER 试验中应用瑞舒伐他汀的患者中观察到的,随后扩展的其他他汀。相反,一个大规模的荟萃分析结果发现,4 年间糖尿病发生的危险增加 9%。而根据 JUPITER 试验和另外两个临床试验的结果,瑞舒伐他汀增加糖尿病的危险是 18%。不常见的蛋白尿伴镜下血尿已有报道,发生率在 40mg/d(40mg/d 剂量的应用仅限于美国)时比更低剂量时更多。在 10 275 名患者的临床研究中,因为瑞舒伐他汀的不良反应而中断试验的患者为 3.7%。最频发的不良事件(≥2%)包括高血压、肌痛、便秘、无力和腹痛。

4.药物相互作用 和氟伐他汀一样,瑞舒伐他汀经过 CYP2C9 同工酶途径代谢,因此,不太可能与利用 CYP3A4 途径的常见药物如酮康唑和红霉素相互作用(表 10-6)。FDA 有关抗反转录病毒的警告是,与阿扎那韦加或不加利托那韦合用,或与洛匹那韦加利托那韦合用时,瑞舒伐他汀限制在 10mg/d。与华法林相互作用危险。此外,标准的他汀警告仍然是不要与贝特类和烟酸合用,尽管非诺贝特似乎是安全的。环孢素或吉非罗齐与瑞舒伐他汀联合应用会导致瑞舒伐他汀从循环中清除率降低,因此,瑞舒伐他汀的剂量要减少。抗酸药(氢氧化铝镁复合物)降低瑞舒伐他汀血浆浓度,应该在服用瑞舒伐他汀 2h 后服药,不能在瑞舒伐他汀之前应用。

### (八)匹伐他汀

匹伐他汀是 FDA 批准的最新的他汀。是一个低剂量他汀,在一些亚洲国家也可以获得,并且在欧洲,此药正在监管审查之中。非劣性研究说明,匹伐他汀在降低 LDL-C 方面与阿托伐他汀和辛伐他汀相似,并且在同等剂量时,可比普伐他汀更多的降低 LDL-C。匹伐他汀对 HDL-C 和甘油三酯的影响是有益的。各个临床结果的研究(主要在亚洲)正在进行中,这些研究将有助于确定匹伐他汀对发病率和病死率的作用。

1.适应证、剂量、作用和不良反应 匹伐他汀适用于辅助饮食治疗降低升高的总胆固醇,LDL-C,ApoB 和甘油三酯水平,并且增加原发性高脂血症和混合型血脂异常患者的 HDL-C。匹伐他汀提供有 1mg,2mg 和 4mg 片剂。一般开始剂量 2mg/d,在任何时间服用,最大剂量 4mg/d。对于肾病患者,推荐的开始剂量是 1mg/d,最大剂量可增加到 2mg/d。根据不同的剂量,匹伐他汀预期可使 LDL-C 降低 31%~45%,甘油三酯降低 13%~22%,和 HDL-C 增加 1%~8%。匹伐他汀的不良反应和警告与其他的他汀类相同。

2.药物相互作用 匹伐他汀不是 CYP3A4 的作用物,所以不可能与抑制 CYP3A4 系统的药物相互作用。该药最低限度地经过 CYP2C9 代谢,而 CYP2C9 对药物清除的临床作用很小。重要的是,该药与抗反转录病毒药物不发生相互作用。该药主要经过葡萄糖醛酸化代谢,所以,与吉非罗齐和其他贝特类同时应用时应该谨慎,因为吉非罗齐有抑制葡萄糖醛酸化和他汀类清除的可能性。禁止与环孢素合用,因为环孢素会降低匹伐他汀清除,由于同样的原因,匹伐他汀与红霉素和利福平合用时要减少剂量。没有匹伐他汀与蛋白酶抑制药复合物洛匹那韦＋利托那韦合用的研究,因此不能与此复合物合用。和其他他汀类一样,与烟酸和贝特类合用会增加肌病的风险。

# 七、胆酸螯合剂:树脂

胆酸螯合剂——考来烯胺、考来维仑和考来替泊-与胆酸结合促进胆酸分泌到小肠。肝胆固醇进入胆酸增加和肝细胞胆固醇的消耗增加。后者导致肝 LDL 受体的数量代偿性增加,使血液 LDL 被更迅速地清除,总胆固醇下降(图 10-4)。血浆甘油三酯可能一过性的代偿性升高常常被忽视,这可能需要联合治疗。消胆胺(考来烯胺)在 2008 年获得另一个 FDA 的适应证是改善 2 型糖尿病治疗的血糖控制,作为与二甲双胍、磺酰脲类或胰岛素的联合治疗药物。树脂已完成的主要试验有 LRC-CPPT,在这个试验中,考来烯胺适当的减少高胆固醇血症患者 CHD 和改善血脂谱,但是至今没有对总体病死率作用的结果。关于药物的相互作用,注意与地高辛、华法林、甲状腺素和利尿药吸收时的相互影响,需在螯合剂之前 1h 或 4h 之后服药。维生素 K 吸收受损可导致出血和华法林致敏。味觉差是一个主要问题。联合治疗常常采用,与他汀类合用可发挥这两种药物作用的互补机制。树脂可增加甘油三酯,所以需要第二个药物如烟酸或贝特类以相应地降低甘油三酯。高甘油三酯血症的患者应慎用树脂。长期应用树脂可引起 HMG-Co 还原酶活性代偿性加强,有增加胆固醇水平的倾向。

## 八、抑制脂肪分解的烟酸

烟酸曾经是第一个减少总病死率的降血脂药物。是最便宜的药物,而且在柜台上可买到(非处方药物)。基本作用是降低脂肪组织中自由脂肪酸的动员,使肝合成脂蛋白脂肪的底物减少(图 10-3)。因而,脂蛋白分泌少,以至于 LDL 颗粒,包括富含甘油三酯的 VLDL 减少。烟酸是增加 HDL-C 最佳的药物,并且被推荐用于血脂三联症(小密度 LDL,高甘油三酯、低 HDL-C)。烟酰胺不具有烟酸的降血脂作用,烟酸也与烟酰胺的维生素作用无关。

AIM-HIGH 研究因为缺乏疗效而被早期结束,该研究调查了在用辛伐他汀治疗的心血管患者中加入缓释烟酸的治疗结果。已证明烟酸对经过最佳降脂治疗后 LDL-C 已达到基线平均水平1.8mmol/L(71mg/dl)的患者,不增加心血管事件降低的益处。另外,烟酸组发生了不可解释的缺血性卒中增加。36 个月后,治疗组之间 HDL-C 的差别仅 4mg/dl。可能这也是在他汀类治疗基础上加烟酸不足以显示出益处。令人感兴趣的是,在一个用血管内超声的小型研究中发现,烟酸使颈动脉斑块逆转并且优于依泽替米贝,依泽替米贝没有显示出此作用。烟酸的处方模式不应该改变。正在进行中的 HPS2-THRIVE 研究,设计和终点相同,将进一步提供用烟酸治疗增加 HDL-C 和降低甘油三酯水平作用的资料。

剂量、不良反应和禁忌证:降低血脂需要的剂量要达到 4g/d,从低剂量(100mg,2 次/日,与食物一起以避免胃肠道不适)开始逐渐增加,达到血脂目标值或不良反应出现为止。更低的靶剂量(1.5~2g/d)同样对血脂有明显的作用并且耐受性更好,每天仅用 2 次。如果与食物一起服药,可以减轻脸红现象。Niaspan 是一个带有启动开始器包装的缓释剂型,能逐渐释放药物以减少不良反应。推荐的维持剂量是 1~2g,1 次/日,睡前服药。

在不利的方面,此药有许多主观的不良反应,尽管这些不良反应通过仔细地确定合适剂量可以减轻。烟酸可引起前列腺素介导的症状如脸红、眩晕和心悸，其机制尚不清楚。脸红很常见，随时间和缓释制剂的应用减轻。消化性溃疡、糖尿病、肝疾病和痛风史的患者应谨慎。葡萄糖耐量异常和血尿酸升高会联想到利尿药的不良反应，原因不清。肝毒性与有些长效制剂有关系（缓释胶囊或片剂），而脸红和瘙痒可减轻。肌病罕见。在孕妇中应用是有疑问的。烟酸和他汀类合用产生更好的降血脂作用，但代价是肝毒性和肌病的危险（尽管是低的）增加。

## 九、贝特类药物

一般而言，任何一个贝特类降低血胆固醇的作用都不如他汀或烟酸。贝特类的主要作用是降低甘油三酯，从而增加 HDL-C 和小密度 LDL 颗粒的体积。和烟酸一样，贝特类适合在致动脉粥样硬化性血脂异常中使用。在甘油三酯水平极高的患者中，它们是降低患者胰腺炎危险的第一线治疗用药，也可以在更为适中的甘油三酯升高，或以 HDL-C 降低为主的患者中应用。在分子水平，贝特类是核转录因子过氧物酶体增生物激活受体-α（PPAR-α）的激活药，刺激脂肪酸氧化酶的合成，从而降低 VLDL 甘油三酯。尽管所有贝特类药属于同一类，但是化合物之间结构的差别很重要，因为氯贝丁酯（不支持）和吉非贝齐（支持）在大规模试验中结果差别很大。

警告分级：这类药物有 5 个警告或限制，和非诺贝特说明书上一样。第一，早期的氯贝丁酯试验提示，贝特类可能增加病死率。这个顾虑没有得到其他贝特类试验证实，而且吉非贝齐具有显著的冠状动脉获益。第二，肝毒性，一项 10 个安慰剂对照试验的汇总分析显示，服用非诺贝特的患者有 5.3% 出现转氨酶升高，而安慰剂为 1.1%。第三，胆结石，因为贝特类的部分作用是增加胆汁中胆固醇的分泌。然而，这一现象在退伍军人协助研究计划 HDL-C 干预试验（VA-HIT）中没有被发现。第四，与同时服用的抗凝药发生显著的药物相互作用，华法林的剂量需要减少。第五,避免与他汀类联合,除非对血脂潜在的获益作用超过肌病增加的危险(见后面联合治疗章节)。

**(一)吉非贝齐**

1.**主要试验** 一级预防试验的大型的赫尔辛基心脏研究(Helsinki Heart Study)中应用了本药,该研究有 2000 例健康的男性伴中度高胆固醇血症,观察 5 年。600mg,2 次/日,HDL-C 明显增加(12%),总胆固醇和 LDL-C 降低(8%~10%),甘油三酯显著降低,冠状动脉事件总体减少。尽管总病死率未改变,但是本项研究没有能力评价病死率。开放试验随访发现,13 年后病死率降低。虽然理论上有胆结石形成的危险,但是未发现一例。

2.**低 HDL-C 男性的获益** VA-HIT 是一项男性 CHD 的二级干预试验,其主要的异常是低 HDL-C:1mmol/L(<40mg/dl),平均(32mg/dl)。LDL-C 3.6mmol/L(140mg/dl)或更低,平均(112mg/dl)。5 年后,平均 HDL-C 升高 6%,平均甘油三酯降低 31%,总胆固醇降低 4%,而平均 LDL-C 水平没有变化。冠心病,非致死性心肌梗死和卒中导致的死亡率降低 24%。5 年治疗 23 人可预防 1 例主要事件,与主要的他汀类试验完全一致。本试验显示总胆固醇和 LDL-C 较大程度的降低不是获得有益结果必需的。

3.**剂量、不良反应和禁忌证** 此药目前在美国已被批准治疗血脂三联症。剂量是 1200mg/d,分为 2 次早餐和晚餐前 30min 服用。禁忌证包括肝或严重的肾功能障碍,以前患过胆囊疾病(可能增加胆结石的危险,在 HIT 研究中没有发现)。禁与辛伐他汀合用。药物的相互作用要考虑,因为其高度的蛋白质结合力,吉非贝齐可加强华法林的作用。与他汀类合用时,有增加肌病、肌红蛋白尿的危险及更罕见的急性肾功能不全的危险(更多了解,见联合治疗章节)。

**(二)苯扎贝特**

它的作用、不良反应和调血脂谱的作用类似吉非贝齐。在贝特类中,它也是唯一的 PPAR-y 激动药,理论上刺激调节葡萄糖代谢的酶。服用苯扎贝特的患者,血浆葡萄糖倾向降低,对糖尿病或葡萄糖代谢异常的患者是有用的。在冠心病患者中,苯扎贝特减慢了胰岛素抵抗的发展。和其他贝特类一样,华法林的作用可能增强。理论上应避免与他汀类合用。此外,可发生肌炎、肾衰竭、脱发和性欲减退。剂量 200mg/d, 2~3 次/日,然而,1次/日也同样有效,并且现在有缓释剂型可用(Bezalip-Mono 400mg,1 次/日)。血浆肌酐不同程度升高常见,并且后果如何尚不清楚。与吉非贝齐和他汀类不同,此药的主要问题是,至今还没有一个长期的具有明确结论的试验结果。在本扎贝特心肌梗死预防(BIP)研究中,HDL-C 降低和 LDL-C 中度升高的患者的结果倾向于支持苯扎贝特。但是,除了在起始的甘油三酯水平>(250mg/dl)亚组患者的事后分析外,没有观察到明确的优势。

### (三)非诺贝特

非诺贝特是在组织中转换成非诺贝特酸的前体。批准的适应证是作为辅助饮食治疗降低 LDL-C,总胆固醇、甘油三酯和 ApoB 及增加 HDL-C。高甘油三酯血症也是非诺贝特治疗的适应证。在极高甘油三酯水平,典型的是超过 22.6mmol/L(2000mg/dl)患者中,非诺贝特对发生胰腺炎危险的作用还没有得到充分的研究。含有非诺贝特酸而不是酯的 Trilipix 剂型适用于与他汀类联合治疗混合型血脂异常。Tricor 的片剂是 48mg 或 145mg,但是其他配方剂量稍有不同。Tricor 的剂量是每天 1 次 48mg 或 145mg(半衰期 20h)与食物服用可以达到最好的生物利用度。需要排除和治疗如糖尿病和甲状腺功能低下疾病。DAIS 研究提示,2 型糖尿病患者用非诺贝特治疗可降低动脉粥样硬化的进展,尽管对心血管事件降低的趋势不显著。FIELD 研究同样试图评价非诺贝特对 2 型糖尿病心血管事件的作用,但是未能降低冠状动脉事件的主要终点,可能是因为试验的设计容许在安慰剂和非诺贝特组中启动他汀类治疗。FIELD 研究确实显示了总心血管事件减少,主要是非致死性 MI 和需要再血管化的减少。然而,ACCORD 血脂研究没有发现非诺贝特的心血管获益,除外在基线 HDL-C 低和甘油三酯高的亚组患者,ACCORD 研究检验了在用辛伐他汀治疗的 2 型糖尿病患者中非诺贝特的作用。其他 3 个贝特类试验,包括赫尔辛基心脏研究,BIP 和 FIELD 的分析同样提示贝特在致动脉粥样硬化血脂异常患者的亚组中获益。因此,积累的证据指出在大多数糖尿病患者中,他汀类仍然是主要的降低血脂治疗预防大血管并发症的药物。

包装说明书说明减轻体重、增加运动和避免过多饮酒是总体控制甘油三酯水平的基本步骤。另外一个警告是与环孢素合用会引起肾损伤,导致非诺贝特的排泄下降和血浓度增加。注意服用华法林患者出血的危险(包装说明书画粗线的警告)。动物实验提示对怀孕有害。哺乳母亲避免服用(动物中有致肿瘤的可能性)。老年人和肾功能不全(肾排泄)者慎用。

## 十、胆固醇吸收抑制药:依折麦布

胆固醇吸收抑制药选择性地阻断小肠吸收胆固醇和其他的植物固醇。此类药物中,第一个进入市场的药物是依折麦布,依折麦布作用在小肠绒毛边缘,抑制胆固醇吸收,降低小肠胆固醇向肝的转运,肝的胆固醇减少,并且增加胆固醇从血液的清除。这个机制与他汀类的机制是互补的。本药的半衰期为 22h 并且不经过 CYP 系统代谢。

对于不能耐受他汀的患者,依折麦布单药治疗是一个选择,对那些需要大幅度降低 LDL-C 的患者,联合他汀类治疗是有效的。一级和二级预防的临床获益至今还没有确定。

1.适应证 作为原发性高胆固醇血症的单药治疗,依折麦布适应于辅助饮食治疗降低升高的总胆固醇、LDL-C 和 ApoB。在美国,与辛伐他汀联合治疗被批准用于与依折麦布单药治疗相同的适应证,也被批准用于增加 HDL-C(可使 HDL-C 适度升高)。在纯合子家族性高胆固醇血症中,依折麦布可与阿托伐他汀或辛伐他汀联合,用于辅助其他方法降低血脂(即 LDL 血浆分离置换法),如果这种方法没有时,也可以应用。依折麦布适用于辅助饮食治疗,降低纯合子家族性谷固醇血症患者升高的谷固醇和菜油甾醇。

2.剂量和作用　依折麦布推荐剂量是 10mg,1 次/日,与食物或不与食物服用。每日 1 次的依折麦布可按照 HMC-CoA 还原酶抑制药的时间服药,按照他汀类服药推荐的时间服药。当固定剂量单药治疗时,依折麦布使总胆固醇降低约 12%,LDL-C 降低18%,甘油三酯和 HDL-C 适度获益,没有明显的安全顾虑。轻度肝功能不全的患者或老年患者不需要调整剂量,但是,在中度或严重的肝功能不全的患者中,依折麦布的作用还没有被检验过。当联合治疗时,依折麦布和他汀类的作用是相加的。例如,与普伐他汀 10～40mg 联合,LDL-C 下降 34%～41%,甘油三酯下降21%～23%,HDL-C 升高 7.8%～8.4%,安全谱与普伐他汀单用类似。与树脂合用可显著低降低依折麦布的生物利用度,因此,依折麦布的服药时间应在服用树脂前 2h 或 2h 以后或者在服用树脂 4h 以后。

# 十一、联合治疗

1.他汀类与贝特类联合　他汀单独不能解决所有的血脂问题。在二级预防中,理想的血脂水平难以通过单用他汀类取得,并且对升高 HDL-C 特别有限。在一级预防中,对于严重的高胆固醇血症患者或家族性混合性高脂血症和甘油三酯明显升高的患者,他汀类与贝特类联合是越来越被看好的一个选择。他汀类降低 LDL-C 非常有效,相反贝特降低甘油三酯,增大 LDL 颗粒和增加 HDL-C 很有效。两个局限性;第一,缺乏明确支持如此联合的大规模研究结果,第二,心肌病。现在,看到肌病是联合治疗期间相当罕见的事件。当他汀类通过 CYP3A4 代谢时(表 10-6),并和红霉素、氮唑类抗真菌和抗反转录病毒药共同治疗期间,与贝特类发生不良作用的危险更大。合理的联合是他汀类和贝特类经过非竞争的代谢途径,例如,氟伐他汀或瑞舒伐他汀与非诺贝特联合。肝毒性似乎是一致的,但是非常罕见,在他汀类加贝特类治疗期间也是如此。

2.他汀类加树脂或烟酸联合 另一个选择是在他汀类加树脂或他汀类加烟酸之间。在 FATS 冠状动脉造影试验中,心血管事件高危的男性冠心病患者接受洛伐他汀或烟酸,联合考来替泊。两种方案对血脂的效果一样,并且冠状动脉造影测量的冠状动脉狭窄程度减轻,但是烟酸方案的不良反应更严重。一种复合制剂已经进入市场,该制剂把缓释烟酸按 500mg,750mg 和 1000mg 的剂量与 20mg 洛伐他汀组合在一起。该药剂适用于原发性高胆固醇血症和存在血脂三联症的混合性血脂异常。

3.依折麦布加他汀类 两项对颈动脉病变的研究发现,依折麦布加他汀类(Vytorin)的效果比预期的差,或者有不良反应。当在用他汀类治疗血脂谱控制良好的患者中增加依折麦布降低 LDL-C 时,LDL-C 的确降低了,但是颈动脉内膜厚度反常地增加了;当烟酸联合他汀类时,HDL-C 升高,甘油三酯降低,并且较与依折麦布联合,主要的心血管事件更少。获益的方面,在 SHARP 试验中,辛伐他汀加依折麦布联合治疗,在更大的范围内降低了慢性肾疾病患者主要动脉粥样硬化事件的风险。注意,本研究同样支持在透析患者中用他汀治疗降低血脂。FDA 更新了 Vytorin 处方信息,包含从 SHARP 研究来的数据。尽管,FDA 批准依折麦布加辛伐他汀联合作为在慢性肾病治疗中的一个新的适应证,但是不加辛伐他汀时,依折麦布不能在慢性肾病中应用,因为在试验中依折麦布和辛伐他汀各自的作用没有被评估。也是因为此原因,依折麦布单独的处方信息不包含从 SHARP 来的数据。FDA 降低辛伐他汀剂量以避免引起肌病的推荐也适应于 Vytorin。简而言之,Vytorin 不应与益康唑类药物,一些抗生素、HIV 蛋白酶抑制药、环孢素和吉非贝齐片合用。在服用胺碘酮、维拉帕米和利尿药的患者剂量不能超过 10mg,在服用氨氯地平和雷诺嗪的患者剂量不能超过 20mg,80mg 的剂量不能应用。

4.烟酸加 laropiprant 烟酸加 laropiprant(Tredaptive)作为一个改良的缓释片剂(1g 烟酸加 20mg laropiprant),在欧洲联盟被批准用于血脂异常和原发性高胆固醇血症治疗。laropiprant

可减轻单独服用烟酸引起脸红的不良反应。Tredaptive 被批准可与他汀类联合应用,如果他汀类不适合,或不能耐受时也可用作单药治疗。然而此药未得到 FDA 的批准,在大规模的HPS2-THRIVE 试验中,正在检验此药降低临床事件的作用。

5.其他复合剂型 因为他汀类巨大的影响力,各式各样的复合剂型在将来都会被考虑到,如他汀类与低剂量阿司匹林及和其他心血管保护性药物的复合剂型。一些专家已经提出"多效药丸"的概念,即把数个对心脏有益的药物结合成一个药丸,作为一个潜在的途径。

# 十二、天然的抗动脉粥样硬化物质

1.雌激素 尽管观察性的研究注意到激素替代治疗(HRT)和女性冠脉危险降低之间的关系。但是,前瞻性随机的临床试验,包括二级预防的 HERS 和妇女健康倡议一级预防试验已经报道了 HRT 与安慰剂比较没有显示出临床心血管获益。在早期的HRT 中,血栓并发症增加的危险使得该治疗对心血管危险管理的吸引力减少很多。警告如下;①在更年轻接近停经的妇女,心血管疾病没有增加,短期应用缓解血管舒缩性症状是合适的;②血脂谱很重要,当给予雌激素加甲羟孕酮或不加甲羟孕酮时,LDL-C/HDL-C 为≥2.5 的高比值与 CVD 危险增加相关(危险度1.83),而比值低于 2.5 的那些人 CVD 的危险没有增加。

2.食物抗氧化剂 由于荟萃研究没有显示出维生素 E 在一级预防或二级预防(见第 12 章)中心血管的保护作用,寻求抗氧化补充物的热情已经冷却下来。在美国与全因死亡率降低有关系的地中海饮食,可能包含有正确比例混合的足够数量的抗氧化剂。

3.ω3 脂肪鱼油 需要处方的鱼油是 FDA 批准的降低甘油三酯水平在 5.65mmol/L(500mg/dl)或更高的鱼油,4g/d。非处方的鱼油也有保护作用,至少在心肌梗死后期间,因为获益大部分不依赖血脂水平的变化,可能与钠通道阻断有关。数个好的流行病学研究把鱼油摄入与猝死的降低和延长寿命联系起来。

4.植物固醇和植物甾烷醇人造黄油 植物固醇能转化成相应的甾烷醇酯,干扰小肠吸收胆固醇,导致"胆固醇吸收不良"。每日服用 2~3g,LDL-C 降低约 6%~15%。在美国,可以获得 Benecol 人造黄油(剂量每天 2~2.5g)。

5.叶酸 同型半胱氨酸作为危险因素的作用仍有争议。尽管如此,令人信服的研究显示,用叶酸降低同型半胱氨酸未能降低冠状动脉危险,所以探究高同型半胱氨酸血症的意义不大(除非怀疑基因表达过度)。

6.乙醇 乙醇摄入和冠状动脉疾病之间是一个 U 形关系,适量饮酒有保护作用,大量饮酒有不良反应,后者可能是由于甘油三酯和血压升高所致。适量饮酒可通过产生一个更有利的血脂谱,特别是通过增加 HDL-C 促进保护作用。另外,红葡萄酒含有黄酮类化合物,黄酮类化合物在实验中能产生冠状动脉血管保护作用,可能是抗氧化作用所致。然而,酗酒的可能性使得把支持乙醇消费作为一个预防性的措施变得困难。饮用的去乙醇的红葡萄酒对人体血管的顺应性有益处。对于不饮酒的人,大量摄入红葡萄汁或草莓汁有同样的保护作用。

7.果汁、茶和坚果 在许多研究中,红色的水果汁如草莓汁,紫色或红色葡萄汁、红茶和坚果显示了对血脂谱或血管功能有不同程度的益处。杏仁得到充分的研究,具有剂量-效应益处。全量没有漂白的杏仁(大约 75g/d)使高脂血症患者的 LDL-C 降低 9%,降低共轭双烯 14%,升高 HDL-C 4%。草药治疗没有数据支持。

## 十三、总 结

1.一级预防 在心血管疾病的一级预防中,评估和纠正总的危险因素是现在流行的方法。导致动脉粥样硬化发病的血脂成分,特别是 LDL 是总危险因素谱中的重要部分。总危险因素谱包括不可改变的危险因素如年龄、性别和早发疾病的家族史,和那

些能够改变的危险因素如血压、饮食、吸烟、运动和体重。而在
LDL-C 水平低或正常的人群中,CRP 升高则有助于确定该人群
的危险增加。理想的血胆固醇和 LDL-C 水平几乎是降的越来越
低,并且地中海饮食是目前推荐的饮食方式。

2.二级预防　　在二级预防中,严格的降低 LDL-C(对极高危
患者,最近的超低目标值:LDL-C<1.8mmol/L(70mg/dl)是改善
危险因素综合方案中的主要部分。严格的改善饮食是需要的。
在倾向于引起高脂血症的心脏药物中有 β 受体阻滞药(特别是普
萘洛尔)和利尿药。当这些药物是治疗的适应证时,它们的保护
作用超过相对小的血脂变化,特别是与他汀类合用时。

3.加强他汀类应用　　决定性的 4S 和其他的几项研究已显示,
当他汀类应用于心肌梗死后伴有中到重度高脂血症患者时,总的
病死率和心脏的病死率显著降低。HPS 把他汀类获益扩展到所
有的高危患者。高危患者的定义是患有任何一个临床血管事件
或糖尿病,无论其基线总胆固醇或 LDL-C 水平如何。他汀类很
少有严重的不良反应或禁忌证。

4.他汀类的一级预防　　尽管生活方式和饮食改善仍然是一级
预防的基础,但是一项令人印象深刻的大型他汀类试验
(JUPITER)的结果为将来预防冠心病提出了重要课题。在这个
试验中人群血胆固醇水平在正常范围,无已知的冠心病,但是
CRP 水平升高。

5.贝特类　　贝特类的作用机制与他汀类不同,在分子水平上
通过刺激 PPAR-a 调节组织脂肪酸代谢,在临床上降低甘油三
酯,增加 HDL-C 和降低 LDL 颗粒体积,适度降低 LDL-C。贝特
类在低 HDL-C 和高甘油三酯水平的患者中获益最大,而低
HDL-C 和高甘油三酯是代谢综合征不良危险谱(血脂三联症)中
的一部分。

6.联合治疗　　联合治疗现在更多的用于获得血脂的目标值。
原则是两个不同种类和不同作用机制的药物联合,如他汀类和贝
特类或烟酸。大多数资料反对联合治疗是因为担心肌病、肾损害
或肝毒性。此外,一致认为当需要时,合理选择联合治疗可能产

生的获益远大于害处。谨慎仍然是需要的,定期的临床观察,教育患者有关的不良反应和监测 CK 和肝酶。在慢性肾病中批准的另一个联合治疗是辛伐他汀与胆固醇吸收抑制药依折麦布的联合。

7.与抗反转录病毒的相互作用　最新的 FDA 警告与所有他汀类相关,除了普伐他汀和匹伐他汀。特别限制阿托伐他汀和瑞舒伐他汀的剂量,主要的禁忌证是与辛伐他汀和洛伐他汀合用。

8.不良反应　首先在瑞舒伐他汀中注意到的高葡萄糖血症和新发糖尿病现在已被认可。尽管他汀治疗的心血管获益比这个代谢损害更重要,仍然建议要定期检测血糖。

9.激素替代治疗　停经后妇女的激素替代治疗不再与主要心血管获益相关。饮食中足够量的抗氧化物可以通过地中海饮食获得,相反维生素 E 补充物没有在高危人群的二级预防或一级预防中产生保护性作用。

**致谢**

我们深深地感谢 Jennifer Moon 博士,他完美而专业的编辑工作是无价的。

(葛利军　译)

# 第 *11* 章　代谢综合征、高血糖和 2 型糖尿病

LIONEL H.OPIE · JURIS MEIER

> "对于临床医生来说,糖尿病管理的目标应包括控制血糖达到最佳水平、减轻体重和减少低血糖发作。"
>
> Bergenstal

本章节将首先讨论肥胖和代谢综合征的预防,这两项疾病往往被认为是 2 型糖尿病发病的前兆。随后介绍糖尿病综合管理和常用的各类降糖药物,重点讨论肠促胰岛素。本文新增了新型降糖药物的内容,例如溴隐亭和肾钠葡萄糖协同转运抑制药。章节最后将探讨糖尿病多重危险因素综合管理的必要性。

肥胖已经成为了西方社会的常见疾病,肥胖人群罹患 2 型糖尿病的风险显著增加。在美国,约 1/3 的人口有可能患上糖尿病。同时,糖尿病患者的心血管疾病发病风险也明显上升。有研究结果显示,不伴冠心病的糖尿病患者的心血管预后与无糖尿病的冠心病患者相似。代谢综合征诊断包括 5 个组分指标:空腹血糖升高,血压升高,循环甘油三酯升高,空腹 HDL-C 降低和腰围增加。具备以上 3 项,即可确诊为代谢综合征(图 11-1,表 11-1)。与代谢相关的 3 个主要心血管疾病危险因素包括:BMI(body mass index,即身体质量指数,简称体质指数)、腰围和胰岛素抵抗和应答。其中,腰围比反映肥胖程度的 BMI 指数能更好预测心肌梗死的风险。

近年来,国际糖尿病联盟(International Diabetes Fedaration, IDF)提出腹部脂肪组织是一个代谢活跃的器官,并认为腹部脂肪堆积是代谢综合征的基础病变。腹部脂肪堆积与循环游离脂肪

酸(FFAs)和细胞因子水平升高显著相关,继而可能引发代谢综合征中其他 4 个指标的变化,也可解释胰岛素抵抗。但是,腹部内脏脂肪和胰岛素抵抗的关系仍具争议,另一种解释认为,皮下脂肪,尤其是上身的皮下脂肪与胰岛素抵抗关系更密切。代谢综合征可显著增加心血管疾病和 2 型糖尿病的风险,应获得更多临床重视。现在,越来越多的代谢综合征肥胖患者或 2 型糖尿病患者在心血管专科医师处寻求帮助,因此心血管医师和糖尿病专家需要更紧密地合作。

**表 11-1　代谢综合征临床诊断标准**

| 危险因素指标 | | 定义水平 | 水平(公制单位) |
| --- | --- | --- | --- |
| 中心性肥胖;腰围 | | | |
| | 男性 | ＞40in | ＞102cm |
| | 女性 | ＞35in | ＞88cm |
| 甘油三酯 | | ≥150mg/dl | ≥1.7mmol/L |
| 空腹血 HDL-C | | | |
| | 男性 | ＜40 mg/dl | ＜1.03mmol/L |
| | 女性 | ＜50 mg/dl | ＜1.3mmol/L |
| 空腹血糖 | | ≥100mg/dl | ≥5.6mmol/L |
| 血压 | | ≥130/85 mmHg | ≥130/85 mmHg |

HDL.高密度脂蛋白

对于已接受过治疗的患者,标准参考表 11-2 内容,来源于《AHA/NHLBI 立场声明》。国际糖尿病联盟的标准强调种族差异,且腰围指标更低

1.代谢综合征风险　代谢综合征是一系列心血管危险因素的组合,单独的每个危险因素与新发糖尿病和心血管疾病事件的相关性有限,但是多个危险因素同时存在时,可以显著提高糖尿病和心血管事件发生风险(图 11-2)。有专家对代谢综合征是糖尿病发病前兆的观点持怀疑态度,仅强调葡萄糖水平升高的风险。

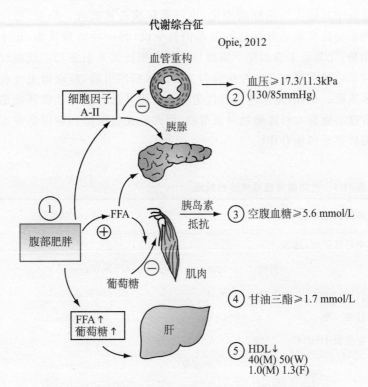

**图 11-1　腹部脂肪过量导致代谢综合征 5 个特征的假说**

　　符合其中 3 项,即可诊断为代谢综合征。脂肪组织释放过量游离脂肪酸到血液循环,抑制肌肉组织对葡萄糖的摄取。血浆葡萄糖水平升高可引起胰岛素反应。但是,胰腺功能由于血浆游离脂肪酸和细胞因子水平的升高而受损。因此,尽管循环胰岛素水平增高,空腹血糖水平仍很高(胰岛素抵抗)。血浆游离脂肪酸和葡萄糖浓度升高可诱导肝合成甘油三酯增加,从而升高血清甘油三酯水平,同时降低 HDL-C。腹部脂肪释放的过量血管紧缩素 Ⅱ 还可以诱导血管重构,引起血压升高。F. 女性;M. 男性;W. 妇女。详细内容参考 Opie LH. Metabolic symdrome, Circulation,2007,115;e32

**正常肾小球葡萄糖滤过**

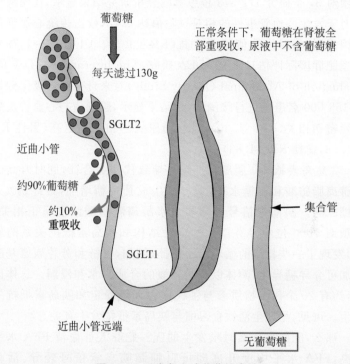

**图 11-2 正常肾小球葡萄糖滤过**

正常情况下,理论上肾小球滤过的葡萄糖,大部分在肾近曲小管通过钠-葡萄糖协同转运蛋白被重吸收。SGLT-1.钠-葡萄糖协同转运蛋白 1;SGLT-2 钠-葡萄糖协同转运蛋白 2

还有部分专家认为代谢综合征诊断中的 2 个方面指标预测意义更大,有研究结果显示,血糖和血压水平同时升高可增加心血管事件风险达 71%。对于心血管医师来说,时刻保持视野开阔,关注患者的危险因素累积非常重要,包括中心型肥胖、甘油三酯水平增高、HDL-C 水平降低、高血压前期及高血糖症。代谢指标异常的数量和代谢综合征患者发生心血管事件的风险也密切相关。

具有 4～5 项代谢指标异常的患者,新发糖尿病的风险是所有指标正常人群的 25 倍,也显著高于仅有 1 项代谢指标异常的患者。一项对 37 个研究 172 573 位患者的分析研究结果显示,代谢综合征对于发生心血管事件的相对风险值达 1.78,校正传统心血管危险因素后,相对风险值仍非常高(RR＝1.54。CI 1.32～1.79)。腹型肥胖国际评估日研究(IDEA 研究,The International Day for Evaluation of Abdominal Obesity Study)对来自全球初级保健机构 168 000 名患者进行腰围测量,结果显示,腰围值与心血管疾病风险密切相关(RR＝1.36),且与糖尿病的相关性更高(男性 RR＝1.58,女性 RR＝1.83)。

2.胰岛素抵抗　胰岛素抵抗可导致代谢综合征,同时升高循环游离脂肪酸和血糖水平,诱导肝生成葡萄糖增加,最终诱发 2 型糖尿病。胰岛素信号转导与血浆游离脂肪酸浓度呈正相关。一项对 7000 位年轻芬兰人的膳食结构和胰岛素抵抗关系的研究,发现了一些特定的循环代谢特征,例如,支链和芳香族氨基酸增加可介导糖异生、酮体以及脂肪酸的合成异常和浸润。总体而言,约有 20 个代谢物质参与了代谢内环境稳定和胰岛素抵抗的发生。可见,早期生活饮食习惯与胰岛素抵抗发生有关。

那么,肥胖是什么时候发生的呢? 肥胖人群血清 FFA 水平较高,FFA 水平中度升高即可以抑制胰岛素信号转导、活化 NF-$\kappa$B,诱发胰岛素抵抗。NF-$\kappa$B 刺激巨噬细胞引发慢性的轻度炎性反应,升高血浆 C 反应蛋白水平和炎症细胞水平,如 TNF-$\alpha$、白介素-6,单核细胞趋化蛋白和白介素-8 及多功能蛋白瘦素和骨桥蛋白。人体脂肪组织中的巨噬细胞是介导引发多器官胰岛素抵抗的炎症反应的主要物质,但不是唯一的介质。下丘脑小胶质细胞是一种巨噬细胞样细胞,也能被促炎症反应信号活化,引起局部产生特异性的白细胞介素和细胞因子。"西方化"的高蛋白饮食结构促进细胞因子的生成,而运动有助于消除此类炎症因子。流程大致如下:肥胖→游离脂肪酸升高→NF-$\kappa$B→巨噬细胞→炎症因子→胰岛素抵抗。

高剂量阿司匹林可以治疗炎症反应,但需要的治疗剂量将达到每天7g。

## 一、从代谢综合征到显性糖尿病和心血管疾病

1.生活方式改变延缓糖尿病发生 生活方式干预可以显著延缓从代谢综合征发展到糖尿病的进程。每周坚持走路19km,即可对治疗代谢综合征有益。当然,对病程产生实质性的改变,需要更有效和更严格的治疗性干预。Tuomilehto等,对糖耐量受损的超重人群开展了一项研究,该研究对象普遍都有明显的代谢综合征特征。研究者为他们制订了个体化的饮食和锻炼计划,干预的5项目标包括:减重、控制热量摄入、减少饱和脂肪酸摄入、增加膳食纤维摄入和增加有氧运动(每天至少30min)。86%研究对象成功完成增加有氧运动的目标,其他人运动量略低于计划。平均随访3.2年后,生活方式干预组人群的新发糖尿病风险仅0.4($P<0.001$)。在另一项糖尿病预防组研究中,对有同样临床特征的受试者,进行了平均2.8年的生活方式干预或二甲双胍对照治疗。生活方式干预组的受试者,在入组后即接受为期24周共16个课程的严格生活方式调整,由专业人员进行一对一指导,内容包括饮食、锻炼和生活行为干预。结果显示,严格的生活方式干预比二甲双胍药物治疗更有效延缓糖尿病的发生,与安慰剂治疗相比,药物治疗和生活干预组均显著降低糖尿病风险。这两项预防研究中的体力锻炼相对严格,很难在大部分临床诊所的患者管理中实现。参考Look-AHEAD研究提前终止最新信息(主要心血管终点事件没有显著变化)。

2.生活方式改变的可持续性 糖尿病干预研究中的研究结果能长期维持吗?该研究的10年随访结果的答案是否定的。无论安慰剂组、二甲双胍治疗组还是曾经的严格生活干预组10年后的糖尿病发生风险相似,但是严格生活干预组的累积新发糖尿病风险仍是最低。因此,人们仍认为生活方式干预或二甲双胍治疗可以在10年内预防或延缓糖尿病的发生。

3.通过饮食长期控制体重 Wadden等强调"坚持运动对于

体重管理非常重要"。但是,减重始终都不是件容易的事情。即使在基础体重达 103.8kg 的有积极性减重的人群中,在私人教练协助下,2 年后仅 41% 的研究对象体重减轻达到 5%。一项回顾了 21 个生活方式干预研究的综述结果发现,只有 4 个研究的结果优于平均水平:1 项研究结果显示,2 年的饮食控制方案平均减少体重 10.4kg;1 项研究的结果显示,低碳水化合物的生酮饮食结合营养支持平均降低体重 12kg,但治疗效果仅维持 6 个月。一项采用珍妮克雷格饮食法的单中心研究,在 12 个月时减重 10.1kg。另一项采用"慧优体"群体减肥和私人顾问的方法的研究中,1 年后减重 9.4kg。通常情况下,12 个月后体重会逐渐反弹。保持高强度运动(每周运动不少于 300min),可以和低脂低糖类饮食一样减少体重反弹数量。目前,越来越多的人通过电子设备开展"个性化"的减重项目。

4.成年人 2 型糖尿病导致残疾　成年人 2 型糖尿病患者致残率高,减重是否有助于降低糖尿病的致残风险呢?正在开展的糖尿病健康行动研究(Look-AHEAD study)入组了 5000 例超重或肥胖的 2 型糖尿病患者,基线平均体重达到 110.9kg。随访 4 年时,生活方式干预组患者与对照组相比,运动力丧失风险显著下降 48%(相对风险比值:0.52;CI:0.44~0.63;$P<0.001$)。研究显示,患者体重减轻和健康水平改善(平板试验评估结果)与减少运动力丧失显著相关。基线运动力最差的患者临床获益更少。但是,Look-AHEAD 研究的初步结果令人失望。由于没有出现心血管硬终点事件差异,这项研究被迫提前终止。详细内容请查阅网络更新内容。

5.减肥药物　目前获准上市且证明安全的减肥药物非常少。当前的热门药物是 Contrave(纳曲酮和盐酸安非他酮缓释片)。安非他酮具有类阿片受体拮抗和儿茶酚胺受体抑制作用,可以抑制食欲和增加能量消耗,纳曲酮则可以增强这种效果。2011 年 6 月 2 日,FDA 要求该药品在获得批准前,提供更多纳曲酮的安全性数据。同时,FDA 于 2012 年召开顾问会议,讨论所有减肥药物心血管安全性的问题。

减肥新药苯丁胺和托吡酯片（PHEN/TPM）申请均被 FDA 驳回。苯丁胺诱导中枢去甲肾上腺素释放，通过抑制食欲，减轻体重。托吡酯中枢作用的机制复杂，已经获得的适应证包括治疗惊厥和预防偏头痛。该药由于有致抑郁和损害认知等风险而被 FDA 驳回申请。氯卡色林（Lorqess），是 2012 年由 FDA 批准上市的新型 5-羟色胺激动药，与早期上市的同类药物相比，该药瓣膜性心脏病风险更低。但是在接受该药物治疗患者中，药物相关的神经精神和认知减退等不良反应发生率增加了 1 倍。西布曲明（Meridia）具有拟交感作用，作用于外周 $\beta_3$ 肾上腺素能受体，增加饱腹感，还可直接作用于中枢系统，抑制神经元摄取去甲肾上腺素和 5-羟色胺。但是，该药物可以显著升高收缩压和舒张压，并且加快心率。2010 年 10 月 8 日，FDA 强制要求该药物退出美国市场，Meridia 生产商雅培公司接受了该决定。

目前，奥利司他在美国、欧洲及澳大利亚仍然有售。2012 年 2 月 13～16 日，欧洲药品局审查委员会评估了奥利司他（包括赛尼可和 Alli）的肝损害风险，结论认为，在 BMI＞28 的肥胖人群中，此类减肥药物的临床获益大于风险。

6.通过胃部手术控制体重　尽管尚缺乏长期疗效观察结果，胃旁路术在减重和保持体重方面的效果令人振奋，可以考虑作为减肥计划失败的顽固性肥胖患者选择之一。我们仍期待更多的临床证据。

7.血压和生活方式　超重和肥胖患者常伴有血压中度升高，这也是代谢综合征的表现之一。对代谢综合征患者进行严格行为干预，减肥和运动可以降低收缩压约 1.1kPa（8mmHg）。DASH 饮食法在此基础上能进一步小幅降低血压。在一项平行研究中，这些措施降低血压的效应 18 个月后逐渐消失。在必须选择药物治疗高血压的时候，β 受体阻滞药和利尿药应作为二线选择，应避免使用，除非有强适应证。越来越多证据显示，降压药物与新发糖尿病风险相关。虽然研究结果尚有争议，目前普遍认为 β 受体阻滞药和利尿药可能与糖尿病发生风险增加有关，而 ACEI 和 ARB 类药物风险较低。有充分证据显示，β 受体阻滞药不适合作为肥胖的高血压患者首选治疗药物。一项网络荟萃分析研究结果显示,β受体阻滞药和利尿药分别与高血压患者新发糖尿病相关(图11-3)。因此,欧洲高血压指南建议,β受体阻滞药不适合作为代谢综合征患者的初始治疗首选治疗药物。奈比洛尔可能是个例外,但尚缺乏终点事件研究数据支持。鉴于β受体阻滞药和利尿药可能增加高血压患者的新发糖尿病风险,而新发糖尿病又是代谢综合征的主要风险。对于代谢综合征患者起始降压治疗时,优先选择以 ACEI 或 ARB 为基础的治疗方案显然是合理的,除非有β受体阻滞药或利尿药强的适应证。如有必要,可以加用小剂量利尿药(氢氯噻嗪 12.5～25mg)。

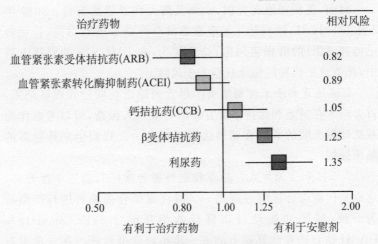

图 11-3 药物相关的新发糖尿病

注意 ARB 和 ACEI 可降低新发糖尿病风险,而β受体拮抗药和利尿药增加新发糖尿病风险。这是一项网络荟萃分析研究结果,对 22 个试验中 143 153 位受试者数据进行分析,以安慰剂作为对照,其中包括了早期的使用高剂量利尿药的试验。可见 ACEI 和 ARB 类药物降低新发糖尿病风险,而β受体阻滞药和利尿药增加该风险。(引自:Lam SKH. et al. Incident diabetes in clinical trials of antihypertensive drugs. Lancet:2007,369:1513)

8.可以延缓糖尿病发生的药物　在糖尿病预防研究中,二甲双胍 850mg,2 次/日,可以减少糖尿病发生。格列酮类药物通过激动过氧化物酶增殖体活化受体-γ(PPAR-γ),增加肝和外周胰岛素敏感性。研究显示,罗格列酮可以延缓糖尿病前期向显性糖尿病的进展,但是同时存在诱发心力衰竭和心肌梗死的风险。在ACT NOW 研究中,吡格列酮组相对于安慰剂组,降低糖耐量受损患者进展为 2 型糖尿病的风险达 72%,但吡格列酮组体重增加和水肿发生率更高。

阿卡波糖可以抑制肠道对葡萄糖的吸收。尽管肠道不良反应明显,耐受性较差。但有研究显示,阿卡波糖可以降低心肌梗死风险,并降低高血压发生风险达 34%。利莫那班,一种选择性内源性大麻素 $CB_1$ 受体拮抗药,原本被认为是一个非常有前景的药物,因为该药不仅能有效减肥,还能降低甘油三酯和血糖,并且升高 HDL 水平。但由于精神方面不良反应,FDA 及其他机构未予批准上市。

9.各种选择的比较　由于尚无二甲双胍、阿卡波糖和格列酮类药物的相互比较研究,很难确定在生活方式干预基础上,哪种药物能更有效降低糖尿病发生的风险。无论如何,二甲双胍和格列酮类药物的临床证据相对更充分。

10.哪些是可以做到的　仅仅生活方式干预就可以降低血压,还可有效延缓糖尿病的发展。但是这种生活方式的改变是巨大的,需要专业人士的大量参与,包括营养师和运动教练等。对于广大人群而言,这种强化干预辅导显然不是经济可行的方法。但是对于人群进行以预防肥胖为目的广泛生活方式干预,无可厚非是有效的降低人群糖尿病发病率方法。同时,对特定人群启动药物治疗,以预防代谢综合征发展为糖尿病,是有效且可行的手段,但不适合普遍推广使用。

# 二、2 型糖尿病患者的心血管保护

目前普遍观点是,降压和降脂治疗可以显著降低大血管事件风险和改善临床预后,而降糖治疗主要与降低微血管事件相关(视网膜病变、肾疾病、神经系统疾病)。无论大血管事件和微血管病变,都是糖尿病治疗的重要靶点。既往大血管事件是 2 型糖尿病的最常见的并发症。然而随着人类预期寿命的延长,微血管并发症的发生率逐年增高。值得注意的是,不同药物即使降糖效果相近,对于改善心血管预后的效果却是大相径庭。

## (一)减轻体重

严格生活方式干预,包括控制热量摄入和增加运动,可以加强血糖控制和减少心血管危险因素,例如血压、血脂;持续至少 1 年后,平均糖化血红蛋白(HbA1c)可从 7.3% 下降到 6.6%。

## (二)控制血压

前瞻性观察研究 UKPDS-36 平均随访 8.4 年后结果显示,将糖尿病患者收缩压降到16kPa(120mmHg)甚至更低水平,可以同时降低大血管和小血管事件风险。当然,将血压降到如此低水平的临床获益仍需更多研究评估。在 ADVANCE 研究中,对照组中高危糖尿病患者的基线平均血压为 18.7/10.3kPa(140/77mmHg),加用 ACEI 培哚普利和利尿药吲达帕胺后,血压进一步下降到18.3/10kPa(137/75mmHg)。研究结束时,收缩压平均下降0.75kPa(5.6mmHg),舒张压下降 0.3kPa(2.2mmHg)。随着血压下降,小血管事件和微血管事件风险呈显著下降趋势,大血管事件风险下降 18%($P=0.03$),全因死亡风险下降 14%(RR 0.86;CI $0.75\sim0.98$,$P=0.03$)。对于 2 型糖尿病患者,将收缩压降到16kPa(120mmHg)能更有效降低大血管和小血管事件,目前仍是一个假说,需要更多的前瞻性研究证据。无论怎样,ADVANVE研究结果已经明确降低血压可显著降低心血管死亡风险。

降低肾小球内压力:第三代二氢吡啶类钙拮抗药,如马尼地平,可抑制位于血管肌细胞的 T 型钙通道,此类钙离子通道在肾出球小动脉分布较广。DEMAND 研究中对 380 位高血压伴 2 型糖尿病患者随访 3.8 年。结果显示,接受马尼地平和 ACEI 联合治疗可显著降低大血管终点事件和蛋白尿发生率,而 ACEI 单药治疗无此结果。此外,联合治疗方案还可预防胰岛素抵抗恶化。

### (三)他汀治疗:令人振奋的整体获益

CARDS 研究结果显示,糖尿病患者接受 10mg 阿托伐他汀治疗有明显的心血管获益(详见第 10 章)。该研究入组标准为 2 型糖尿病患者伴至少 1 个心血管危险因素,如高血压、吸烟、糖尿病相关并发症。2 型糖尿病患者接受每天 10mg 阿托伐他汀治疗后,LDL 水平从平均 3.1mmol/L(118mg/dl)下降到 1.9mmol/L(72mg/dl),同时主要心血管事件风险下降,尤其是卒中风险显著下降 48%。尽管在 LDL 水平正常情况下,也可能存在大量低密度脂蛋白微粒,目前 LDL 水平仍是他汀治疗的主要指征。因此,在实际临床工作中,仍应将 LDL 水平作为他汀治疗的标准。

1.他汀治疗与新发糖尿病风险 Goldfine 提出"他汀只是在必定会发生糖尿病的人群中,把疾病揭露出来了"——即老年人、基线血糖水平高的人群,以及有其他代谢异常的代谢综合征患者。一项荟萃分析研究显示,他汀治疗 4 年可增加新发糖尿病风险 9%。来自 JUPITER 研究和其他两项研究的结果显示,瑞舒伐他汀可能增加 18% 新发糖尿病风险。理论上说,降脂强度越大,糖尿病风险越高。另一项荟萃分析研究中,对 5 个研究中 32 752 例基线没有糖尿病的患者进行分析,比较中等剂量他汀和高剂量他汀治疗与糖尿病的关系。结果发现每年为了预防一例新发糖尿病治疗数量为 498,而预防一例心血管事件的治疗数量为 155。因此,对于高剂量和中等剂量他汀治疗,获益和风险比值大约为 3:1。

2.血糖控制目标 为了更好控制血糖达标,需要糖尿病专家和心血管专家共同合作,帮助患者在各种类型的口服药物中选择最适合的治疗药物,以及选择合适的启动胰岛素治疗的时机。DECODE 研究对 29 714 例患者 11 年的随访结果显示,随着血糖水平升高,心血管事件风险和全因死亡率显著升高,降低血糖水平可以预期心血管获益。目前基于 UKPDS 系列研究结果,各国指南普遍推荐血糖控制目标值为 HbA1c<7%,德国的指南建议目标值为 HbA1c<6.5%。然而"目前采用的降糖治疗方案对于心血管保护的有效性和安全性问题,仍有待证实"。我们仍需要进行更多以心血管终点事件和全因死亡作为研究终点的研究,而

不是仅仅关注降糖疗效。在 ADVANCE 研究中,以格列齐特为基础的强化降糖治疗组,不仅成功将 HbA1c 从 7.5% 下降到 6.53%,心血管事件发生率也有所下降。美国国立卫生研究院资助开展的 ACCORD 研究,比较了强化降糖和标准降糖对于心血管事件的影响,入选的患者是在心内科常见的心血管高危的糖尿病患者。强化降糖组 HbA1c 平均水平 6.4%,标准降糖组 7.5%。出乎意料,治疗 3.7 年后,强化降糖组的全因死亡风险上升,主要心血管事件风险与标准降糖组相比也未见下降。强化降糖策略终止后,血糖控制目标被放宽到 7% ~7.9%。已降低的 5 年非致死性心肌梗死率进一步下降,而 5 年病死率上升。ACCORD 试验的研究者写道"强化降糖策略不适用于心血管事件风险高的晚期 2 型糖尿病患者"。同样另一项前瞻性随机研究 VADT 的结果,也未能证明将 HbA1c 下降到 6.9% 的强化降糖策略比血糖水平控制在 8.4% 的标准降糖治疗更有效降低心血管病死和全因死亡风险。

一项高质量的荟萃分析研究,评估了 2 型糖尿病患者接受强化血糖控制治疗与传统的血糖控制治疗后全因死亡和心血管事件死亡、微血管并发症和严重低血糖发生的风险。强化降糖策略没有降低全因死亡风险,非致死性心肌梗死风险下降 15%(RR = 0.85;$P$ = 0.004;28 111 研究对象,8 个研究),微血管复合终点事件风险下降 11%(RR = 0.88;$P$ = 0.01;25 600 研究对象,3 个研究)视网膜病变风险下降 20%(RR = 0.80;$P$ = 0.009;10 793 研究对象,7 个研究),但是用试验序列分析进行严格的统计学校正后,除了低血糖风险增加 30% 外,没有足够证据显示强化降糖策略能取得更多心血管获益。

2012 年最新版美国糖尿病学会/欧洲糖尿病研究协会(A-DA/EASD)建议,2 型糖尿病患者应制订个体化的控糖目标。在伴有合并症和心血管并发症的老年患者中,推荐宽松的血糖控制目标(HbA1c 7.5% ~8%)。同时声明指出,理想的血糖控制目标仍为 HbA1c<7%,将血糖控制到理想目标以下,可以减少微血管事件发生。

总之,对已伴有心血管疾病的患者来说,血糖控制的目标在 HbA1c 7%～7.9% 是合理的,但对于年轻的、新诊断的糖尿病患者,可以考虑将目标设为 HbA1c<7%。

3.胰岛素  口服治疗失败后,胰岛素治疗是指南推荐的替代治疗方案。胰岛素治疗最大的风险在于,降低血糖水平同时会大大提高低血糖风险。德谷胰岛素(insulin degludec)是新一代超长效胰岛素类似物。经皮下注射后,在注射部位因苯酚的迅速弥散快速形成多六聚体(胰岛素六聚体长链)。德谷胰岛素多六聚体作为储存库聚集在皮下注射部位,之后缓慢解聚释放德谷胰岛素单体,弥散进入血液循环。这对于 1 型和 2 型糖尿病患者来说,是一个"非革命性的突破性进展"。胰岛素治疗导致的液体潴留,曾被认为可能诱发心力衰竭发生,但是没有证据显示,胰岛素有增加心力衰竭患者全因死亡或再住院风险。总之,目前尚无设计良好的试验可以证明胰岛素的应用与心力衰竭风险增加相关。

4.二甲双胍  无论是单药还是联合其他药物,二甲双胍都是降糖起始治疗的标准选择。二甲双胍可以抑制肝糖原的生成,通过增加葡萄糖转运蛋白 4 介导的葡萄糖摄入,增加肌肉对外周糖原的摄取(图 11-4)。此外,二甲双胍可以抑制食欲,对心血管系统无不良反应,甚至可能对糖尿病伴心力衰竭患者有心血管保护作用。在 UKPDS 延长研究结果显示,二甲双胍是唯一可显著降低糖尿病相关事件和全因死亡的药物。因此,二甲双胍是超重的 2 型糖尿病患者优选治疗药物。

5.二甲双胍和促泌剂  基于英国综合医疗机构研究数据库数据,对 91 521 例患者平均随访 7.1 年。结果显示,接受二甲双胍治疗比接受磺脲类药物治疗人群病死率更低。一项在德国基层医疗机构开展的研究显示,磺脲类药物的低血糖风险是二甲双胍的 2 倍。

6.起始治疗,二甲双胍  在 11 部权威指南中,有 7 部推荐二甲双胍作为首选起始治疗药物。由于指南制定周期长,耗时几个月甚至几年时间,这些指南都还没有参考 2012 年最新发表的一

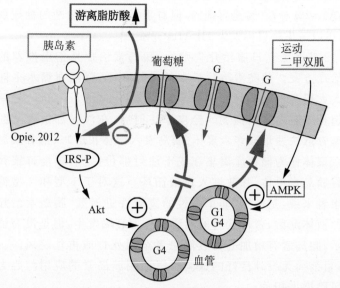

**图 11-4 二甲双胍作用位点。从游离脂肪酸水平增高到胰岛素抵抗的分子机制**

　　过剩的游离脂肪酸进入肌肉细胞,活化长链酰基辅酶 A,进而阻断胰岛素信号传导通路,减少葡萄糖转运囊泡(GLUT1 和 GLUT4)转移到细胞膜。葡萄糖摄取减少,血糖水平升高。游离脂肪酸摄取增加会导致脂质代谢产物在多个器官沉积,包括心脏和胰腺。二甲双胍和运动可以激活腺苷酸活化蛋白激酶(AMPK),促进葡萄糖转运囊泡转移到细胞膜,从而增加葡萄糖转运到细胞内,减少胰岛素抵抗。蛋白激酶 B,也称 Akt,在这过程中起到关键作用。G.葡萄糖;IRS-P.胰岛素受体底物-磷脂酰(引自 Opie LH. Heart Physiology, from Cell to Circulation. 4th ed. Philadelphia:Lippincott,Williams & Wilkins,2004:313)

　　项对 13 项对照研究进行的荟萃分析研究结果。该研究认为没有确切证据显示二甲双胍对心血管系统存在明确的保护作用或不良影响。该药不能降低 2 型糖尿病患者的心血管死亡或全因死亡风险。在另一项荟萃分析中,与胰岛素联合治疗时,二甲双胍可降低 HbA1c 0.5%,增加体重 1kg,并且减少胰岛素用量 5U/d。在 2012 年 ADA-EASD 指南中,仍将二甲双胍作为首选用药,而且在日常工作中,人们通常也将二甲双胍作为首选。

7.**二甲双胍和肾疾病** 二甲双胍通过肾排泄。20%～30% 的 2 型糖尿病患者伴有中至重度肾疾病(eGFR<60ml/min),这些患者应用二甲双胍时应减量。建议 eGFR 的切点如下:>60ml/min,剂量无须调整;45～60ml/min,可以应用,但需要监测肾功能;30～45ml/min,不推荐使用,如已经服用二甲双胍,建议减量,每 3 个月检查 1 次 eGFR;<30ml/min,禁用二甲双胍。在英国,这个标准更宽松,只要 eGFR 不<30ml/min,都可以在监测肾功能的前提下应用二甲双胍。

目前,尚无最理想的循证证据显示何种药物是最佳的一线治疗方案。在临床实践中,二甲双胍仍是标准选择。

8.**两药联合还是三药联合:2012 年指南** 二甲双胍服后,该如何选择联合治疗药物? 2012 年指南建议,为了控制血糖达标,二甲双胍治疗血糖控制不佳时,可以加用以下 5 类药物:磺脲类药物、噻唑烷二酮(TZD;格列酮)、二肽基肽酶-4(DPP-4)抑制药(口服)、胰高血糖素样肽-1 受体激动药(注射)或胰岛素(表 11-2)。药物间的长期对照研究几乎没有。因此,很难确定哪一类药物是与二甲双胍联合的最佳选择。和过去相比,磺脲类药物的使用正逐渐越少。在 2012 年 ADA/EASE 糖尿病指南中,推荐了 GLP-1 受体激动药(此类药物目前正在开展一项心血管终点研究)或基础胰岛素。HbA1c 水平越高,使用胰岛素的需求越大。有证据显示,严格控制糖类饮食基础上,二甲双胍联合利拉鲁肽治疗有明显心血管获益。此外,DPP-4 抑制药正在展开多项大型终点事件研究,同时多个口服制剂已经上市。这将意味着,除去价格因素,尽管在一项荟萃分析中 DPP-4 抑制药疗效不及 GLP-1 受体激动药,DPP-4 仍将作为二线选择。Gore 等也再次强调对药物进行心血管风险评估的重要性。患者随访中需要监测的信息包括 HbA1c,低血糖发作、体重、主要不良反应及治疗费用。两药联合治疗 3 个月后,如有需要可增加到 3 个药物的联合治疗,指南推荐的选择包括:磺脲类药物、噻唑烷二酮或肠促胰岛素(如尚未使用),HbA1c 水平高的情况下也可选择胰岛素。

表 11-2 已经服用二甲双胍的 2 型糖尿病患者中进一步降糖治疗的选择

| | 吡格列酮 | 艾塞那肽/利拉鲁肽 | DPP-4 受体抑制剂 | 胰岛素 |
|---|---|---|---|---|
| 机制 | PPAR-γ<br>糖代谢<br>肝脏脂肪 | 肠促胰岛素；胰岛素释放；膜高血糖素胃排空 | 防止内源性 GLP-1 快速降解 | 糖代谢 |
| 每日剂量 | 15~45mg | 每周或每日注射 | 口服 | 每日注射一次或以上 |
| 优点 | 与胰岛素比较<br>口服；低血糖和体重增加；相同的 HDL-c | 与胰岛素比较<br>体重减少<br>血糖控制更佳<br>低血糖发生率更少<br>大型临床研究显示具有心血管保护作用 | 口服<br>控制血糖<br>大型临床研究显示具有心血管保护作用 | 与吡格列酮比较<br>花费少<br>与艾塞那肽比较<br>注射次数更多<br>无胃肠道副作用 |
| 缺点 | 与胰岛素相比花费更高<br>影响骨密度<br>与艾塞那肽相比：体重增加 | 花费更多<br>使用方式为注射<br>副作用：恶心、胰腺炎可疑 | 口服，花费更多<br>无体重增加 | 使用方式为注射<br>低血糖反应<br>体重增加 |

GLP.膜高血糖素样肽；HDL-c,高密度脂蛋白胆固醇；PPAR.氧化物酶增殖物激活受体（改编自 Goldberg et al）

9.个体化用药  不是所有的患者都是一样的。严格的血糖控制策略适合治疗意愿强烈、治疗依从性高患者,这样的患者一般能积极进行自我管理,通常是新诊断的,预期寿命较长及没有明确心血管合并症的患者。糖尿病患者的自我管理包括如何避免发生低血糖,这是一项复杂的工作。患者的认知功能与自我管理的安全也有关系,这一点尚未获得大家的足够重视。认知功能下降可能增加 2 型糖尿病患者发生严重低血糖风险。一项基于ACCORD 研究数据的前瞻性队列分析研究,分析了 2956 位年龄>55 岁的 2 型糖尿病患者和相关的心血管危险因素,随访3.25 年后,发现基线时认识功能测试结果比平均水平低 5 分,可以有效预测发生需要医疗援助的患者救助的低血糖事件。认知功能持续下降 20 个月,与后续发生低血糖事件风险显著升高相关,尤其在基线认知功能较低的患者中更为明显($P=0.037$)。

10.磺脲类药物  磺脲类药物是胰岛素促分泌药,通过抑制 β 细胞的三磷腺苷(ATP)敏感的钾离子通道,促进胰岛素分泌。由于磺酰脲受体 SUR2a 在心肌细胞也有表达,因此,此类药物被认为可能对心脏功能产生影响。几项小规模临床研究和实验室试验结果显示,磺脲类药物可使心肌缺血预适应受损。

磺脲类药物除了对心血管系统可能产生直接影响外,在治疗过程中经常出现的低血糖,也可引发心律失常,成为磺脲类药物增加心血管事件风险的另一途径。

磺脲类药物对于 2 型糖尿病患者长期临床终点事件影响的前瞻性研究几乎没有。早在 20 世纪 60 年代开展的 UGDP 研究发现,磺脲类药物甲苯磺丁脲可能导致心血管病死率升高。

与此相反,UKPDS 研究结果显示,格列本脲不会增加全因死亡和心血管事件发生。

一项大型前瞻性注册研究结果显示,常用的磺脲类药物单药治疗,包括格列美脲、格列本脲、格列吡嗪和甲苯磺丁脲,相比二甲双胍增加了全因死亡和心血管风险。而格列齐特和瑞格列奈与二甲双胍相比,差异没有统计学意义,无论患者伴或不伴有心肌梗死病史。一项 11 140 例 2 型糖尿病患者的研究结果显示,以格列齐特缓释片为基础的降糖治疗联合培哚普利/吲达帕胺复方制剂降压治疗,可以显著降低新发肾病或肾功能恶化风险33%,降低新发大量白蛋白尿风险54%,降低新发微量白蛋白尿26%,以及降低全因死亡风险18%。

11.噻唑烷二酮 也称格列酮类药物,通过激活 PPARγ 信号传导系统,增强葡萄糖代谢。常见药物有吡格列酮和罗格列酮。罗格列酮是第一个上市的 TZD,目前在欧洲已经停止销售,吡格列酮安全性相对好些。2010 年 FDA 也限制了罗格列酮的销售。格列酮类药物有效升高 HDL 水平达 18%,预计可下调8% 的 LDL 水平,同时降低甘油三酯和血糖水平(图 11-5)。确切地说,吡格列酮可以降低 LDL 颗粒水平,而罗格列酮升高 LDL 颗粒水平。两个药物都能增加 LDL 颗粒体积,吡格列酮效果更明显。吡格列酮可以增加 HDL 颗粒体积,而罗格列酮作用相反。罗格列酮升高总低密度脂蛋白胆固醇水平更明显,而吡格列酮增高 HDL 水平更显著。吡格列酮可以降低血清甘油三酯水平,而罗格列酮升高甘油三酯水平。这些变化的差异可以解释为什么罗格列酮单药治疗增加患者心肌梗死和全因死亡风险,而吡格列酮却不存在这样的风险。在 PROactive 研究中,吡格列酮甚至可以改善 2 型糖尿病患者的心血管预后。ACT NOW 研究结果显示,吡格列酮可以降低糖耐量受损进展为 2 型糖尿病风险达 72%,但同时也暴露了易导致显著的体重增加和水肿的问题。总之,基于来自综合医疗研究数据库 206 940 例患者的信息,罗格列酮相比吡格列酮治疗,患者病死(全因死亡和心血管病死)风险和心力衰竭风险更高。在 65~74 岁年龄段,风险增加 2 倍;75~84 岁年龄段,风险增加 3 倍,84 岁以上人群,风险增加 7 倍。基于这个研究结果,欧洲药品注册局决定中止罗格列酮的销售。

12.肠促胰岛素系统 这是当前治疗热点中的焦点问题。多项重要研究正在进行,涉及约 73 500 例受试者。肠促胰岛素是一类肠源性的激素,在胃肠道吸收营养物质时由肠道释放,进而促进胰岛素分泌。GLP-1 是由小肠 T 细胞合成分泌的激素,在收到食物消化的刺激后释放入血(图 11-6)。除了直接作用在血糖,

## 代谢综合征和糖尿病患者的高密度脂蛋白和甘油三酯代谢

Opie, 2012

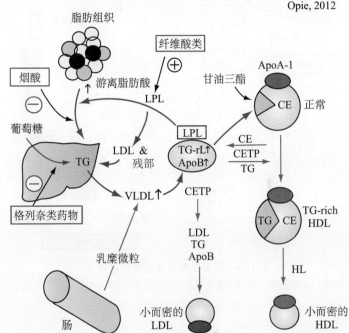

**图 11-5　代谢综合征和 2 性糖尿病患者脂质代谢异常模式**

共同特征是循环甘油三酯（TG）增加及高密度脂蛋白胆固醇（HDL-C）减少。主要问题在于致动脉粥样硬化颗粒水平增高：极低密度脂蛋白（VLDL）、富含甘油三酯脂蛋白（TG-rL）以及载脂蛋白 B[（APOB）载脂蛋白具有去污样特性，可以溶解疏水样脂蛋白]。富含甘油三酯脂蛋白及载脂蛋白 B 水平升高由以下因素造成：①肝过度合成极低密度脂蛋白；②高脂饮食后的高甘油三酯浓度；③低水平的脂蛋白脂肪酶（LPL）活性。高血糖和脂肪组织释放的过多游离脂肪酸（FFA）一起导致肝极低密度脂蛋白生成增加。胆固醇酯转运蛋白（CETP）增加甘油三酯（TG）向高密度脂蛋白胆固醇（HDL-C）颗粒转运以形成富含甘油三酯的高密度脂蛋白胆固醇（TG-rich HDL-C）。同时由高密度脂蛋白胆固醇颗粒向富含甘油三酯脂蛋白转运胆固醇酯脂肪酸（CE）。富含甘油三酯的高密度脂蛋白胆固醇由肝脂肪酶（HL）分解形成小而密的高密度脂蛋白胆固醇颗粒。相似的过程导致小而密的低密度脂蛋白（LDL）颗粒形成增加

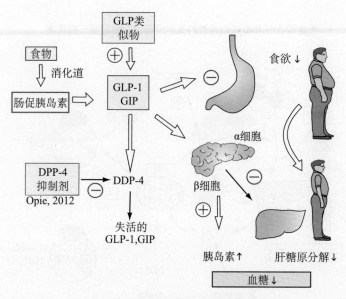

**图 11-6　肠促胰岛素类药物作用位点**

DPP.二肽基肽酶；GIP.葡萄糖依赖性促胰岛素多肽；GLP.胰高血糖素样肽

"将肠促胰岛素轴作为治疗靶点，有望解决降糖药物改善心血管终点事件这一难题"。2 型糖尿病患者的肠促胰岛素应答系统是紊乱的。肠促胰岛素系统还包括了 DPP-4（dipeptidy/peptididase-4），二肽基肽酶-4，一种可以快速降解 GLP-1 和其他蛋白质的丝氨酸蛋白酶。最终，这个"发现弧"导致一系列新型糖尿病治疗药物上市：GLP-1 类似物（艾塞那肽、利拉鲁肽等）、DPP-4 抑制药（沙格列汀、西格列汀等）。目前有 73 000 多位受试者参与了正在进行的临床研究（表 11-3）。

GLP-1 类药物治疗极有可能同时解决糖尿病和心血管疾病的问题。此类药物通过多种途径调节糖代谢，同时产生心血管获益，其心血管保护作用独立于降糖疗效，可能机制包括：降低血压，改善内皮功能，减轻体重，调节心脏代谢和脂代谢，改善左心室功能，抗动脉粥样硬化及减少缺血再灌注损伤。

表 11-3　2 型糖尿病 GLP-1 应用：主要研究供入组 73 500 受试者

| 药物 | 研究 | 随访时间 | 入试人数($n$) |
| --- | --- | --- | --- |
| GLP-1 类似物 | | | |
| 度拉糖肽 | REWIND | 8 年(2019) | 9600 |
| 艾塞那肽 LAR | EXSCEL | 5.5 年(2017) | 9500 |
| 利拉鲁肽 | LEADER | 5 年(2016) | 9000 |
| 利西拉来 | GetGoal-Mono | 4 年(2013) | 6000 |
| 他司鲁泰 | T emerge 8 | 2 年 | 2000 |
| 二肽基肽酶-4 抑制药(DPP-4 抑制药) | | | |
| 阿格列汀 | Examine | 4 年(2014) | 5400 |
| 利拉利汀 | CAROLINA | 8 年(2018) | 6000 |
| 沙格列汀 | SAVOR-TIMI 53 | 5 年(2015) | 12 000 |
| 西他列汀 | Tecos | 5 年(2014) | 14 000 |

GLP.胰高血糖素样肽

特别感谢来自丹麦诺和诺德公司 Troels MunkJensen 的大力帮助

所有试验详细信息,http://clinicaltrials.gov/

(1)肠促胰岛素类似物：肠促胰岛素类似物也称为 GLP-1 受体激动药。GLP-1 通过激活葡萄糖依赖的胰岛素分泌与合成,抑制胰高血糖素分泌,延缓肠道排空和增强饱腹感,达到调节血糖的目的。鉴于二甲双胍联合磺脲类药物(不包括格列齐特)治疗效果不能令人满意,而格列酮类药物可能增加心力衰竭风险,人们开始关注二甲双胍和肠促胰岛素类药物的联合治疗。这种联合治疗可以有效降低 2 型糖尿病患者的血糖水平,在治疗的前16～30 周,长效 GLP-1 受体激动药(利拉鲁肽和艾塞那肽长效缓释剂型)降低 HbA1c 疗效显著优于 DPP-4 抑制药。两类药物的不良事件发生率都非常低,包括低血糖。

据 Cochrane 分析报告,目前已经上市或者正在等待上市审批的 GLP-1 类似物包括利拉鲁肽和艾塞那肽,这两个药物已经开展了大量临床研究,其他还包括阿必鲁肽、杜拉鲁肽、利西拉来和他司鲁泰。与安慰剂相比,所有的 GLP-1 激动药均有效降低糖化血糖蛋白水平约 1%。利拉鲁肽和艾塞那肽与其他活性药物相比,均大幅减轻体重。GLP-1 激动药较常见不良反应是迷走神经诱导的恶心,这被认为是食欲被过分抑制导致的结果。该不良反应在刚开始使用药物时最为严重以后症状逐渐减轻。GLP-1 激动药治疗可以改善 B 细胞功能,停药后该效应随之消失。艾塞那肽 2mg 每周 1 次,和利拉鲁肽 1.8mg 分别降低 HbA1c 达 0.2% 和 0.24%,降糖效果优于甘精胰岛素。终点事件研究正在进行中,结果即将揭晓(表 11-3)。

(2)肠促胰岛素类药物评估:就改善心血管危险因素而言,肠促胰岛素类药物似乎能提供多种益处。除了降低血糖水平,GLP-1 受体激动药和 DPP-4 抑制药还能中度降低血压和部分降低血脂。

此外,GLP-1 受体激动药治疗期间常见体重下降。利拉鲁肽或艾塞那肽(LAR)治疗均出现心率增快(每分钟增加 4～6 次)。心率增加可能需要重新调整抗心绞痛药物的应用,目前尚缺乏这方面的研究。

DPP-4 抑制药增加心率的作用并不明显。几项小规模结果显示,DPP-4 抑制药可以改善伴有冠心病或者 3～4 级心力衰竭的 2 型糖尿病患者血管内皮功能。

(3)艾塞那肽:艾塞那肽(Bydureon)是一个难降解的 GLP-1 多肽类似物(肠促胰岛素类似物),不仅可降低 HbA1c 水平,也能产生中度减肥作用,通过注射途径给药。FDA 批准上市的是每周 1 次给药的缓释剂型,作为饮食和运动的辅助治疗,改善 2 型糖尿病成年患者的血糖控制。由于该药在动物实验中发现存在导致甲状腺髓样癌的风险,FDA 对该药加了黑框警告,并要求进行一项为期 15 年的注册研究,评估甲状腺髓样癌和其他可能存在的风险,例如急性胰腺炎。警告同时强调,在有甲状腺髓性癌病史或家族史的患者,或有多发性内分泌肿瘤综合征 2 型的患者中禁用该药物。

艾塞那肽 2mg,每周 1 次给药,降低 HbA1c 效果优于艾塞那肽 10μg,2 次/日,西他列汀和吡格列酮。在 DURATION-2 研究中,514 例受试者在接受二甲双胍治疗基础上,随机分为 3 组,分别接受艾塞那肽 2mg 每周注射 1 次;口服西他列汀 100mg/d,或口服吡格列酮 45mg/d 治疗。26 周后,二甲双胍基础上加用艾塞那肽每周 1 次治疗组血糖达标率和体重下降患者比例均高于其他两个治疗组,且低血糖发生率更低。除非与磺脲类药物联合,艾塞那肽治疗低血糖发生非常低,与二甲双胍联合治疗也是如此。艾塞那肽还可以通过减少再灌注诱导的细胞死亡而提供心血管保护作用。目前研究结果显示,只有在再灌注症状出现后 132min 内使用艾塞那肽,才能减少梗死面积 30%。仍需更大型的研究才能确证这个发现。

(4)利拉鲁肽:利拉鲁肽(Victoza)是另一种肠促胰岛素类似物,1 次/日,可以降低 HbA1c 和减轻体重。利拉鲁肽联合二甲双胍治疗,降低 HbA1c 疗效优于二甲双胍联合西他列汀,且耐受性更好,低血糖发生率更低。因此,FDA 批准该药用于需要联合治疗的单药治疗血糖控制不佳的成年 2 型糖尿病患者,与二甲双胍联合应用以降低血糖水平。FDA 给出了对艾塞那肽相同的警告和上市后临床注册研究要求,需关注甲状腺髓样癌和其他可能存在的风险。利拉鲁肽治疗急性胰腺炎发生率高于其他糖尿病治疗药物,尽管整体发生率非常低。因此一旦出现严重的腹痛,应立刻停止用药。利拉鲁肽常见不良反应有头痛、恶心和腹泻。

在一项小规模但非常重要的概念性证明性研究中,观察了限制饮食糖类摄入同时联合二甲双胍和利拉鲁肽治疗对 2 型糖尿病患者的代谢指标的影响。研究过程中停止使用胰岛素或二甲双胍以外的口服降糖药物,利拉鲁肽和二甲双胍治疗 6 个月后,体重降低 10%,HbA1c 从 9% 下降到 6.7%。我们需要观察期更长和更大规模的终点研究,才能证实这种治疗策略的优势。

(5)二肽基肽酶-4 抑制药:DPP-4 抑制药是一类化学合成的

选择性竞争性 DPP-4 受体的抑制药,口服用药。值得关注的是,DPP-4 不仅清除 GLP-1,还可清除其他重要的肽类,如葡萄糖依赖性促胰岛多肽(GIP),B 型钠尿肽,神经肽 Y,肽 YY 等。因此,DPP-4 抑制药的降糖和心血管保护作用,可能不仅仅由 GLP-1 介导。荟萃分析结果显示,作为二线用药,DPP-4 降低 HbA1c 效果不及 GLP-1 激动药,与吡格列酮相当,且并不优于磺脲类药物。一项 45 个临床试验综述研究显示,DPP-4 类药物耐受性较好,体重增加、胃肠道不良反应和低血糖的发生率非常低。这类药物能抵消进餐后血浆 GLP-1 和 GIP 的降解。DPP-4 抑制药与 GLP-1 激动药类似,是通过刺激胰腺分泌胰岛素和抑制胰高血糖素分泌,达到控制血糖的效果。与 GLP-1 激动药的不同之处在于,DPP-4 抑制药治疗胃肠道不良反应,例如恶心非常少见,且没有明显抑制胃排空。另外 DPP-4 抑制药与 GLP-1 激动药不同,对体重影响不明显,不会显著降低体重。再者,当血药浓度降低到 $70\mu g/dl$ 时,胰岛素分泌减少,所以低血糖风险降低。

(6)试验数据:在随机临床试验中,DPP-4 抑制药通常能降低 HbA1c 达 $0.6\%\sim0.9\%$,而且显示出极佳安全性,无严重不良反应发生。重要的是,接受 DPP-4 抑制药治疗的患者,低血糖发生率与安慰剂相当,显著低于其他胰岛素促分泌剂类药物,如磺脲类和格列奈类药物。基于这些优势,以及口服的便利性,DPP-4 抑制药在 2 型糖尿病治疗中应用越来越多。尽管鼻咽炎发生率高于安慰剂,但仍低于其他糖尿病治疗药物。除了降糖作用,GLP-1 在缺血和再灌注实验模型中,显示出心血管保护和减少心肌死亡的作用。

目前,DPP-4 抑制药在欧洲已经获批可用于单药治疗,或者与胰岛素联合治疗。

阿格列汀:用于二甲双胍治疗血糖控制不佳的 2 型糖尿病患者,$12.5\sim25mg/d$,联合吡格列酮能额外增加 HbA1c 下降幅度和改善 B 细胞功能。该药尚未获得 FDA 批准。

利拉利汀:具有独特的黄嘌呤基团可能加速伤口愈合,对于治疗糖尿病性溃疡有益。2011 年 5 月,该药已经获得 FDA 批准。

另一种新剂型,利拉利汀和二甲双胍的单片联合制剂也已批准上市,每天服用 2 次,可用于改善单药治疗血糖控制不佳的成年人 2 型糖尿病患者的血糖水平。利拉利汀的 3 期临床试验入组了超过 4000 例患者。结果显示,无论单药治疗或者与其他降糖药物联合治疗,利拉利汀均有良好疗效。

沙格列汀:已经在 FDA 和欧洲获批上市,用于 2 型糖尿病患者单药治疗或联合治疗。沙格列汀治疗剂量 5mg/d,在中重度肾损伤患者中剂量为 2.5mg/d。由 TIMI 研究中心主持的 SAVOR-TIMI53 是一项选用沙格列汀作为活性治疗药物的心血管终点研究。研究将持续到累积第 1040 个主要终点事件的发生,以期达到主要终点事件风险下降 17% 的临床终点(85% 可信区间)。

西他列汀:在美国已经获准上市,用于配合运动和饮食控制实现对 2 型糖尿病患者的血糖控制,单独用药或联合其他药物,如二甲双胍、格列奈类或磺脲类药物。该药物还可以直接作用于肠道 L 细胞,激活环腺苷酸(AMP)和细胞外信号调节激酶 1 和 2 (ERK1/2)信号转导,以及刺激整体 GLP-1 分泌,该作用途径与二肽基肽酶-4 无关

维格列汀:可以用于与二甲双胍联合治疗。目前在欧洲已经批准上市,在美国尚未获得批准。加用维格列汀(50mg,2 次/日)治疗 2 年,降低 HbA1c 疗效与格列美脲(最高 6mg/d)相当,而维格列汀治疗低血糖发生率更低,且没有出现体重增加。

13.格列奈类类似物　格列奈类类似物,例如瑞格列奈和那格列奈,与磺脲类药物相似,作用于胰腺 B 细胞,通过调节 ATP-依赖的钾通道从而介导胰岛素分泌。这些主要影响第一时相胰岛素分泌,降低餐后高血糖。而磺脲类药物改善第二时相胰岛素分泌,降低空腹血糖效果更好。瑞格列奈在 FDA 获得的适应证和西他列汀相似。此类短效的胰岛素促分泌药在降低糖耐量受损患者的糖尿病发生风险和预防心血管事件方面的作用仍未知。相关终点事件的研究极少。有研究显示,那格列奈 60mg,3 次/日,治疗 5 年,没有降低糖耐量受损患者新发糖尿病和心血管

复合终点事件的发生。

14.溴隐亭  溴隐亭是选择性作用于下丘脑多巴胺 $D_2$ 受体的激动药,是第一个获 FDA 批准的通过中枢神经系统调节血糖的药物。快速释放甲磺酸溴隐亭(溴隐亭-QR)通过中枢产生短效多巴胺脉冲,调节外周能量代谢。正常情况下,中枢多巴胺水平在清晨觉醒时达到全天最高水平,而糖尿病患者的峰值消失。晨起觉醒 2 h 内,服用溴隐亭-QR,可升高下丘脑多巴胺水平,从而调节血糖水平和减少餐后血糖升高。后者也是糖尿病大血管和微血管并发症的独立危险因素。

15.钠-葡萄糖协同转运蛋白2抑制(图 11-7)  有研究比较了

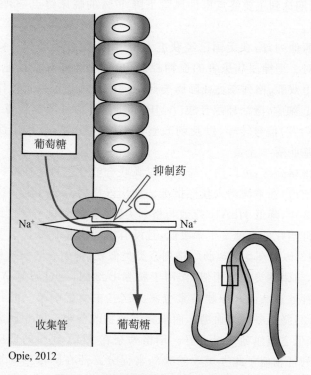

Opie, 2012

**图 11-7  葡萄糖重吸收抑制药作用位点**

此类药物临床上尚未广泛使用,通过抑制位于收集管的钠-葡萄糖转运而减少葡萄糖重吸收

达格列净或格列吡嗪的疗效差异,该研究组是二甲双胍单药治疗血糖控制不佳的患者,治疗 52 周后,结果显示两个药物降糖疗效相当,而达格列净可降低体重,且低血糖发生率更低。在吡格列酮治疗失败的 2 型糖尿病患者中,加用达格列净后 HbA1c 水平进一步下降,药物还抵消了吡格列酮治疗相关的体重增加,且没有增加低血糖风险。这两项研究中均发现生殖器感染发生率增加。

## 三、理想的血糖、血压和血脂控制: 多重危险因素综合管理

1.ACCORD 研究　　该研究旨在比较强化心血管危险因素控制是否能改善临床预后。ACOORD 研究的标准治疗组已经达到了很高的多重危险因素的管理水平,在此基础上期望达到更好的临床结果。研究试图阐明多重危险因素干预策略具有协同作用。强化治疗组分别达到了以下控制目标:HbA1c 绝对值下降 1%,收缩压下降 1.9kPa(14.2mmHg),血浆甘油三酯水平达 1.64mmol/L(145mg/ml)。Circulation 编辑评论文章指出,尽管治疗手段更积极,将此 3 项指标分别评估,更低的血糖水平、更低的血压或更低的甘油三酯,不能降低临床主要终点事件。

2.低血糖　　避免低血糖发生和低血糖对大脑的损伤,是糖尿病的治疗目标之一。已经存在认知损伤的患者可能更容易发生血糖。认知功能低下增加 2 型糖尿病患者严重低血糖风险,但这个问题还没有引起广泛关注。临床医师在评估患者是否能有效进行自我管理时,应考虑患者的认知问题。

鉴于降低 2 型糖尿病患者的血压或血脂水平,分别有效降低主要终点事件和病死率,因此,通过药物结合生活方式调整强化血糖、血压和血脂的管理,是一个合乎逻辑的治疗策略。随访时间长达 13.3 年的 Steno-2 的研究结果证实了这个观点,该研究结果还显示,加用 ACEI 或 ARB 可以预防微量白蛋白尿的发生,低剂量的阿司匹林可以用于一级预防。强化治疗与标准治疗相比,

降低了主要终点事件绝对风险 20%,降低心血管事件风险 29%,肾透析风险 6.3%。主要的心血管获益可能主要来源于他汀类治疗(LDL 胆固醇 83mg/dl),其次是抗高血压治疗(131/73 mmHg),然后是降糖治疗(HbA1c 7.9%)及阿司匹林。有观察性研究结果认为,HbA1c 每下降 1%,可以降低心肌梗死风险 14%,降低微血管事件风险 37%,和降低糖尿病相关病死风险 21%。ACCORD 研究和 Steno-2 研究均不支持过于严格的血糖控制策略。虽然有研究结果显示,HbA1c 控制在 6.9%结合血压控制终点获益更明显,但是对于糖尿病患者而言,HbA1c 水平控制在 7%~7.9%显然是合理的。Steno-2 研究、CARDS 研究和荟萃分析研均证实,严格的 LDL 控制可带来明确的临床获益。AC-CORD 研究将探讨,是否应该将血压水平下降到 ADVANCE 和 Steno-2 的研究水平以下。我们有理由相信,同时控制多重危险因素,包括血糖、血压和血脂是理想的治疗策略。

3.微血管事件风险控制　为了减少微血管事件,强化血糖控制是有效的治疗手段。因为高血糖导致眼睛、神经和肾的微血管事件。在 ACCORD 研究中,强化治疗没有降低微血管终点事件指标恶化的风险,但是延缓了蛋白尿的发生、眼部并发症和神经病变的进展。ACCORD 研究同时发现,治疗 4 年时,糖尿病肾病进展的患者比例在标准治疗组为 10.4%,而强化治疗组下降到 7.3%(OR 0.67;$P=0.003$),下降幅度与非诺贝特强化血脂治疗组效果相当。

4.大血管和微血管风险控制　病程较长的 2 型糖尿病患者降血压和强化血糖控制,可以同时降低大血管和微血管事件风险。在一项 11 140 位 2 型糖尿病受试者的研究中,采用以培哚普利和吲达帕胺为基础的降压治疗和以格列齐特缓释剂为基础的血糖治疗(HbA1c≤6.5%)。标准血压控制结合强化血糖控制降低 2 型糖尿病患者大血管和微血管事件风险,其中降低新发肾病或肾功能恶化风险 33%(CI 12%~50%,$P=0.005$),降低大量白蛋白尿风险 54%(35%~68%,$P<0.000\ 1$),降低新发微量白蛋白尿风险 26%(17%~34%)。联合治疗降低全因死亡风险达 18%

($P=0.04$)。值得注意的是,这种程度的血糖和血压控制是在
4.3 年的随访中逐渐完成的,而在 ACCORD 研究中,HbA1c 是在
数周或数个月内大幅下降。

## 四、糖尿病和需要介入治疗的冠心病

正如之前讨论的,冠心病的预防重点在于严格控制血压和血
脂。虽然,阿司匹林被推荐广泛应用,但是一项研究结果显示,小
剂量阿司匹林的疗效未达到预期。观察研究和队列研究均显示,
糖尿病是经皮冠状动脉介入治疗术后支架血栓发生的独立危险
因素,尤其在伴多血管病变和复杂病变的患者中。在糖尿病伴多
血管病变的患者中,PCI 置入药物支架效果不及 CABG 手术。在
随机患者中,经动脉导管的球囊成形术效果也不及 CABG。

糖尿病患者突发急性心肌梗死的处理是个棘手问题。一般
建议使用胰岛素葡萄糖或口服药强化血糖控制。在
IMMEDIATE 研究中,急救车中就开始使用葡萄糖、胰岛素和钾
合剂(GIK)达到良好的效果。因此,认为 GIK 治疗方案可减少心
肌梗死面积,也可能对没有糖尿病患者产生额外的心脏保护
作用。

## 五、糖尿病和心力衰竭

1.脂肪心概念再度兴起 致动脉粥样硬化不良的生活方式可
能引起脂肪心。缺乏运动和高能量饮食使腹部脂肪堆积,导致血
清游离脂肪酸水平升高。游离脂肪酸增加心肌耗氧,并以甘油三
酯的形式在心脏沉积。通过磁共振波谱检测到心肌脂肪堆积与
BMI 相关,且在无并发症的肥胖人群中已经出现该现象。在无心
脏症状的肥胖人群中,已证实心肌脂肪与舒张充盈功能下降相
关,这种损伤在糖耐量受损或糖尿病患者中更明显。支持脂肪-心
脏链的另一个证据是,维持仅 3d 的极低能量饮食后,可显著提高
血清游离脂肪酸水平和心肌甘油三酯水平,进而引起舒张功能

下降。

2.心肌脂肪变性　从代谢方面来说,心力衰竭患者心肌甘油三酯水平增高。总体数据显示,2型糖尿病患者存在糖尿病心肌病,表现为舒张性心力衰竭。疾病的起因是多因素的,高血压和冠心病均可能参与疾病发生。一旦出现了心力衰竭,肾上腺素能脂肪酸负荷可能加重症状。因此,对于降血压治疗中加用β受体阻滞药一直存在争议。与此不同,高血压和冠心病对于1型糖尿病患者影响较小。因此,这是一种"纯粹"的代谢性心肌病,产生原因是血糖控制不佳使血液脂肪酸增加,心肌摄取有毒的游离脂肪酸增加,提高线粒体耗氧,收缩性心力衰竭风险增加。所以说,严格的血糖控制对心肌具有保护作用。

3.心力衰竭预防　强化血糖控制是否能预防2型糖尿病患者发生心力衰竭呢？一项来自37 229位受试者分析研究的答案是否定的。此外,使用TZD药物强化血糖控制会增加心力衰竭风险。更出人意料的是,一项小型队列研究中,在晚期的伴有心力衰竭的糖尿病患者中,HbA1c水平较高的患者心脏预后更好。

4.格列酮类药物和心力衰竭　多个荟萃分析研究结果证实,格列酮类药物治疗可增加患者充血性心力衰竭发生率。在ADOPT研究中,罗格列酮与磺脲类药物格列本脲治疗相比,患者心血管事件(特别是心力衰竭)和骨折发生率更高,且罗格列酮心力衰竭发生率高于吡格列酮。诱发充血性心力衰竭的可能机制是药物作用于远侧肾单位PPAR-γ,导致水钠潴留,加上已存在的脂质引起的早期舒张性心力衰竭,最终导致充血性心力衰竭。这一问题已经引发广泛关注。因此,FDA对格列酮类药物增加心力衰竭风险黑框警告。

5.格列酮类药物和心肌梗死　Nissen和Singh的荟萃分析研究显示,格列酮类药物,特别是罗格列酮,可以显著增加心肌梗死的发生。相比之下,吡格列酮(Actos)虽然增加心力衰竭的风险,但仍显著降低病死率、心肌梗死和卒中风险。一项来自加拿大的老年糖尿病患者大型病例对照回顾性研究证实,罗格列酮单药治疗可以增加心力衰竭和心肌梗死的发生,而吡格列酮未发现有这样作用。同样一项基于大规模的英国综合医疗研究数据库的研究,对91 521位患者平均随访7.1年结果显示,与二甲双胍或罗格列酮相比,吡格列酮可显著降低全因死亡率。在罗格列酮相关研究中,该药物增加心肌梗死风险可能与血脂水平变化相关。在11部权威指南中,有10部指南认为格列酮类药物治疗2型糖尿病,发生水肿和心力衰竭风险高于其他口服药物。在一个对224例伴有1级或2级心力衰竭的糖尿病患者的研究中,罗格列酮可以改善血糖控制,且不会影响左心功能,只是增加了与体液相关的不良事件,如呼吸困难、水肿。

# 六、总　结

1.代谢综合征　全球范围内代谢综合征发病率正急速上升,这意味着2型糖尿病和心血管疾病发病风险迅速增加。积极的生活方式调整,是预防代谢综合征进展为糖尿病或心血管疾病的理想治疗方案。如果效果不佳,可以考虑使用二甲双胍,或其他治疗药物,如降压药、降脂药等。鉴于高血压治疗药物β受体阻滞药和利尿药可能增加新发糖尿病风险,而且新发糖尿病是代谢综合征的主要风险。对于此类患者应首选ACEI或ARB类药物,如有必要可加用小剂量利尿药(除非有使用β受体阻滞药或利尿药的强适应证)。

2.心血管疾病　确诊2型糖尿病患者的心脑血管疾病风险显著上升,最有效的预防手段就是严格控制血压和血脂。鉴于AC-CORD研究中强化血糖控制组的研究提前中止,严格的血糖控制与心脑血管事件风险的关系存在不确定性和争议性。此外,由于体重控制和糖尿病治疗药物相关的体重下降而导致的心血管获益,也值得大家关注。

3.多支冠状动脉疾病　伴2型糖尿病的多支冠状动脉疾病患者,考虑介入治疗前应进行评估。对于伴多血管病变或复杂病变的糖尿病患者,PCI手术效果不及无糖尿病的患者。采用CABG可能比导管术效果更好。

**4.血糖控制** 2012指南建议血糖控制起始药物为二甲双胍，加药选择包括 5 类药物：磺脲类药物、格列酮类药物（TZDs）、DPP-4 抑制药、GLP-1 受体激动药，或胰岛素。磺脲类药物的使用正逐年下降。由于缺乏长期的对比研究，很难确定哪一类药物是与二甲双胍联合的最佳选择。加药选择中，2012 年指南推荐选择 GLP-1 激动药或胰岛素，HbA1c 水平越高，使用胰岛素的需求越大。至于三线选择，未使用的 5 类药物中任何一种药物均可使用，此时推荐使用胰岛素。

**5.格列酮类药物（TZDs）** TZDs 可以提高胰岛素敏感性，但也增加不良反应：体重增加、水肿、骨折和心力衰竭。但是，这类药物仍是指南推荐的二甲双胍治疗后加用的 5 类选择之一。吡格列酮可以改善血脂水平，而罗格列酮可以升高血脂水平，因此罗格列酮已经被禁止使用。心力衰竭的发病机制学说之一，就是体液潴留和脂质过负荷导致的糖尿病舒张性心力衰竭。脂肪组织过剩可以导致心力衰竭的假说仍需更多研究证实，包括对有效治疗手段的评估。

**6.肠促胰岛素系统药物** 这是目前最活跃的研究领域，全球有 9 个大型试验，约 73 500 位受试者正参加这类药物的研究。GLP-1 是自然的肠促胰岛素餐后激素，由食物刺激小肠分泌。GLP-1 作用于胰腺受体，刺激胰岛素的分泌。这个效应可以通过两种方式进行：通过 DPP-4 抑制 GLP-1 的降解，或者通过作用于胰腺的受体激动药（利拉鲁肽、艾塞那肽等）。已经使用二甲双胍或其他口服降糖药物后，血糖仍难以控制的患者，加用此类药物的获益大于胰岛素。这类药物减轻体重和降低血脂，优于磺脲类药物，与格列酮类药物相比心力衰竭风险小。因此，现在越来越多的医师在生活方式调整和二甲双胍治疗后，选择艾塞那肽或利拉鲁肽。一种每周 1 次的艾塞那肽剂型已经获得 FDA 审批。

**7.血糖目标如何设定** 观察研究结果证实，严格控制血糖和血压可显著降低大血管事件和微血管并发症风险。而强化 LDL 血脂控制的终点结果仍具争议。ACCORD 研究结果不支持过于严格的血糖控制目标,至少在心血管事件高危风险的 2 型糖尿病患者中,不推荐过低的血糖控制目标。ADVANCE 和 Steno-2 研究提出了,血压应降到 18.7/12kPa(140/90mmHg)以下,而 AC-CORD 研究结果提出,过低的血压控制目标没有带来更好的临床获益。指南强烈推荐对于新诊断的年龄较轻的 2 型糖尿病患者,应设定较严格的血糖控制目标,以降低微血管并发症的发生。总体而言,此类患者进行多重危险因素综合管理是理想选择。

(唐筱静　译)

# 第 *12* 章 对症治疗

BERNARD J.GERSH · LIONEL.H.OPIE

"疾病刚发生时就将其消除",当因拖延造成疾病严重时,再研制药物已晚了。

Ovid,Remedia Amoris

## 一、心 绞 痛

对心绞痛或其他形式的冠状动脉疾病治疗已越来越倾向于采用介入性(支架使用增多)和预防性。现在认为改变生活方式和积极减少危险因素至关重要。每一个冠状动脉疾病的患者都要做发病诱因的评估,如饮食、吸烟、肥胖和缺乏锻炼,并进行代谢综合征和糖尿病筛选。不稳定型心绞痛治疗的首要目标是预防心肌梗死和死亡的发生,提高患者的生存率,其次是缓解症状以改善患者的生活质量。初始检查需要注意诱发因素[高血压、贫血、充血性心力衰竭(CHF)和瓣膜病变]。已确诊的冠状动脉疾病患者是后续发生心血管事件的高危人群,这部分患者管理的基石是积极减少危险因素。关键风险因素是高血压、高血脂、吸烟、肥胖、缺乏锻炼和糖尿病。最近,慢性肾病被认为是冠心病的危险因素。虽然抑郁症不是冠心病进展一个确定的危险因素,但是它常常共存于有症状的冠心病患者,并且识别和治疗抑郁症可以提高生活质量。

### (一)教育在风险因素纠正中的作用

纠正风险因素是慢性稳定型心绞痛综合管理重要的组成部

分,强调遵循美国心脏病学会(ACC)和美国心脏病协会(AHA)指南进行修正。

A=阿司匹林和血管紧张素转换酶抑制药(ACEI)。

B=β受体阻滞药和血压(BP)。

C=吸烟和胆固醇。

D=饮食和糖尿病。

E=教育和锻炼。

## (二)治疗靶点

1.血脂　对较低的高密度脂蛋白(HDL)胆固醇,我们以前的建议是添加烟酸,但对于低密度脂蛋白(LDL)胆固醇控制良好的稳定型冠状动脉疾病的患者,当前 AIM/HIGH 研究发现,尽管烟酸既增加高密度脂蛋白又降低甘油三酯水平,但心血管疾病事件和病死率没有变化。一项超过 10 万人的大型研究发现,基因导致的高密度脂蛋白高的人群,发生心肌梗死的风险与高密度脂蛋白水平低的人群相同。另一方面遗传因素对低密度脂蛋白水平和心肌梗死之间关系的影响并非很强($P<10^{-9}$)。这些充分的证据提示焦点应放在降低低密度胆固醇上。

2.低密度脂蛋白胆固醇　关于低密度脂蛋白胆固醇的目标值,2007 年 ACC-AHA 指南认为非 ST 段抬高的急性冠状动脉综合征(ACS)患者目标水平<1.2 mmol/L(70 mg/dl)是合理的,这一目标水平也适用于所有已确诊的冠状动脉疾病患者。在低密度脂蛋白<1.04 mmol/L(40 mg/dl)的患者中,运动,戒烟和肥胖者减肥具有意义,需要进一步研究。

3.目标血压　血压的目标值存在较多争议,但是最近 ACCORD 研究显示,没有令人信服的证据支持将已确诊的心血管疾病患者的血压降至<17.3/10.7kPa(130/80mmHg)。无论血压的目标值是多少,降低血压应该是渐进的。需要降压治疗的心血管病患者推荐选用 ACEI 或 ARBs。所有慢性稳定型心绞痛患者,使用 β受体阻滞药是一种已经确定的治疗方法。对糖尿病患者,推荐严格控制血糖,但"应降低到什么程度"也是有争议的,这一问题在其他章节进行讨论(见 11 章)。

### (三)饮食和辅食

我们不建议补充维生素 E 或其他抗氧化剂。在高风险或者心肌梗死后的患者中进行的两项大型的关于维生素 E 的研究显示,试验数据在很大程度上是中性的甚至是不利的。HOPE 研究的长期随访显示,维生素 E 增加心力衰竭的风险。我们推荐富含 ω3 脂肪酸的地中海饮食。只有一项研究显示,睾酮可以改善心绞痛。但不良反应和数据的缺乏限制了它的使用。强烈推荐阿司匹林用于没有禁忌证的患者,而且阿司匹林在减少稳定型心绞痛患者心血管事件发生的作用已经被一项纳入了 287 个随机对照研究的荟萃分析所证实。氯吡格雷推荐用于阿司匹林不能耐受的患者,尽管没有稳定型心绞痛患者氯吡格雷的研究资料。此外对慢性心绞痛的患者氯吡格雷联合阿司匹林不比单用阿司匹林更有效。使用华法林低强度的抗凝可能与阿司匹林获益相当,但是这种方法很少应用。尽管已经明确冠状动脉疾病和炎症标志物存在联系,但是不推荐使用抗生素治疗。值得注意的是,他汀类药物和阿司匹林均具有抗炎特性。

### (四)抗心绞痛药物

1.舌下含服硝酸甘油　缓解心绞痛的各种药物中(表 2-2),硝酸酯类是最有效的,尽管有证据表明硝酸酯类会减少慢性冠状动脉疾病患者的病死率。然而,硝酸甘油缓解症状和改善运动耐量的疗效证明它们与 β 受体阻滞药或钙通道阻滞药(CCB)合用,作为缓解心绞痛的标准治疗是合理的。

活动前预防性舌下含服硝酸甘油,可能非常有效,可能未充分利用。因此,推荐使用长效的硝酸酯类药物。硝酸酯类耐药是一个重要的问题,虽然确切的机制并不清楚。间隔 8～12h 无硝酸酯类药物的偏心性给药方式是避免耐药最有效的方法。或者,长效的硝酸酯类可以每天清晨给药 1 次,它的药效时间足够患者度过白天,同时又可以保证夜间的无药期。所有的长效硝酸酯类似乎都能同样有效提供一个足够的无硝酸酯类间期。

2.β 受体阻滞药与钙离子通道拮抗药　决定采用 β 受体阻滞药还是钙离子通道拮抗药作为心绞痛的一线治疗并不简单。一项纳入 90 多个随机或者交叉研究的荟萃分析比较了 β 受体阻滞药、钙通道阻滞药和长效硝酸酯类在降低心源性死亡方面的差异,结果显示 β 受体阻滞药和钙通道阻滞药在降低心脏性死亡和心肌梗死方面无显著差异。然后,对于某些类型的患者,这些药物中的某一种可能是更佳选择。第一,对左心室(LV)功能障碍的患者,更倾向于推荐使用 β 受体阻滞药,因为它们能保护心肌梗死患者的心脏,并且在一系列的研究中,它们对心力衰竭患者预后产生了有利影响。具体来说,有充分的证据支持在心力衰竭患者中应用卡维地洛、美托洛尔(美托洛尔缓释片)和比索洛尔。不管 β 受体阻滞药的药理特性如何,在慢性稳定型心绞痛的患者中它们都显示出了良好的疗效。我们建议应熟悉一两种有拟交感活性的药物(阿替洛尔、美托洛尔、普萘洛尔、卡维地洛和尽管很少使用的吲哚洛尔和醋丁洛尔),这对那些静息状态下窦性心动过缓的患者有所帮助。在所有的 β 受体阻滞药中,以美托洛尔作为标准,只有阿替洛尔、美托洛尔、纳多洛尔和普萘洛尔在慢性稳定型心绞痛的应用得到了 FDA 的批准。第二,在那些有急性心肌梗死风险的患者中,β 受体阻滞药在急性期和慢性期都可以提供保护。第三,心绞痛的患者通常合并有相对较快的心率(焦虑),此时应用 β 受体阻滞药更加合理,如果选用应用 CCBs 类的药物,应选择非二氢吡啶类(可以降低心率的药物)。β 受体阻滞药的缺点包括影响患者的生活质量,比如运动能力受损,勃起功能障碍,体重增加,可能引起糖耐量异常(表 11-3),卡维地洛、奈比洛尔发生糖耐量异常的可能性较低,CCBs 引起糖耐量异常尤其少见。

　　3.β 受体阻滞药的绝对禁忌证　　绝对禁忌证为严重心动过缓、原有的高度或二度房室(AV)传导阻滞、病窦综合征、中等程度以上的哮喘或者心功能Ⅳ级。在没有明显支气管痉挛症状的慢性阻塞型肺疾病的患者中,可考虑使用心脏选择性 β 受体阻滞药。大多数糖尿病患者能耐受 β 受体阻滞药,但是对那些症状性低血糖的胰岛素依赖的糖尿病患者要尤其注意。CCBs 可能对高血压患者更有效;大样本的 ASCOT 研究显示,氨氯地平联合 ACEI 可减少不稳定型心绞痛、心肌梗死和心力衰竭的进展。当心绞痛确定是由冠状动脉痉挛引起的时候,比如变异型心绞痛,此时β受体阻滞是无效的甚至是有害的,而CCBs类的药物效果较好。

4.药物选择 尽管有这些指南,这两种药物之间的选择常常并不是那么容易。在那些既往有心肌梗死病史或存在左心室功能障碍的患者中,如果没有禁忌,β受体阻滞作为初始治疗是合理的。如果需要,CCBs可以和β受体阻滞药及长效硝酸酯类联用。在ACTION研究中,使用β受体阻滞药的基础上联用长效硝苯地平可以减少主要终点事件,尤其是在那些坚持适度降压的患者中。

如果使用β受体阻滞药的不良反应明显,使用CCBs联合硝酸酯类替代是较好的选择,首选长效的非二氢吡啶类CCBs。硝酸酯类、钙通道阻滞药和β受体阻滞药的"三联疗法"并不等同于最强的治疗方法,因为有一些新的代谢调节剂,如雷诺嗪(见下一节)。此外,对药物的反应存在个体差异。应用药物时应避免过度的低血压。

5.其他的抗心绞痛药物 尼可地尔,兼有硝酸酯和ATP依赖性钾通道激活的作用,在IONA研究中降低了稳定型心绞痛患者的主要冠状动脉事件,但尚未申请在美国应用。雷诺嗪作为一种代谢药,被认为可以抑制脂肪酸氧化和慢钠通道,提高运动耐量,目前已在美国被批准用于慢性心绞痛的治疗(图2-8)。该药可以有效减少症状和改善运动耐力,而其抗心律失常和调节糖代谢的作用目前正在研究中。曲美他嗪是一个代谢药,对血流动力学也无影响,在欧洲被广泛用于抗心绞痛。伊伐布雷定已在欧洲批准使用,作用于窦房结的超极化起搏电流(If)而降低心率。它是一种剂量依赖型的药物,可以提高运动耐力而不良反应比阿替洛尔低。BEAUTIFUL研究入选了10 000名射血分数<0.40的稳定型冠状动脉疾病患者,评估伊伐布雷定在降低心血管死亡、心肌梗死、心力衰竭住院治疗的复合终点的疗效,发现除了在心力衰竭合并心率70次/分的特定人群中,伊伐布雷定和安慰剂没有区别。然而在随后的窦性心率≥70次/分的症状性心力衰竭患者的试验中发现,伊伐布雷定可以降低心血管病死和心力衰竭恶化住

院的复合终点事件。别嘌醇可以降低心力衰竭患者每搏输出量
的氧耗。在一项已确诊冠心病的小型人群研究发现,大剂量的别
嘌醇显示出了其抗心绞痛的作用,但是需要进一步的验证。在接
受常规抗缺血和保护血管药物治疗的稳定型冠心病患者,高剂量
的别嘌醇可以引起血管氧化应激并改善内皮依赖性的血管舒张。
在老年患者的试验中哌克昔林有效,但很少用于肝功能不全和外
周神经病变的患者。然而在澳大利亚和欧洲,它已用于顽固性心
绞痛患者。

**(五)慢性稳定型心绞痛患者选用血运重建还是优化药物治疗**

在左心室功能保留的轻度症状的稳定型心绞痛患者中,甚至
是多支血管病变,两个重要的试验均未显示出经皮冠状动脉介入治
疗(PCI)在降低病死和心肌梗死方面优于药物。在合并 2 型糖尿病
的稳定型冠心病患者中,BARI ⅡD 试验也没有显示出血运重建策略
优于药物治疗。在严重的冠心病患者中,冠状动脉旁路移植手术
(而非 PCI)由于减少了非致死性心肌梗死,而降低了主要的心脏事
件。总之,基于 COURAGE 和 BARI ⅡD 研究,通过造影来选择左心
室功能保留的慢性稳定型心绞痛的患者进行血运重建,在死亡和心
肌梗死方面并无获益。尚待解决的问题是,如何推断这一结论在大
型人群中的结果,和在压力测试中的作用。另一个重要的问题是血
运重建在中重度缺血和轻中度心绞痛的患者中的作用,这是美国国
立卫生研究院心脏、肺和血液研究所(NHLBI)最近施行的 ISCHE-
MIA 试验(David Maron,2011)的目的。

最近 30 年的试验结果都类似,并且都强调,接受强化药物治疗
的慢性稳定型心绞痛的患者积极进行二级预防可以降低病死率,而
血运重建并不能做到这一点。因此,适应证、时机和干预类型的选
择需要因人而异,需要考虑到所有这些复杂的心脏因素,此外,患者
的生活方式,职业,其他医疗条件,以及最佳治疗的耐受性都应考
虑。一般来说,"风险越大,从血运重建术治疗中获益越大",这一概
念适用于冠状动脉左主干病变,多支血管病变,特别是合并左心室
功能不全、严重心绞痛、左前降支合并多支血管病变。

1.经皮冠状动脉介入治疗　主要进展在药物洗脱支架、新型

抗血小板药物和抗凝药包括低分子肝素(LMWH)和比伐卢定的应用,还有已被 FAME 证明的 PCI 期间测定血流储备分数作为生理性指标的概念。与金属裸支架(BMS)相比,药物洗脱支架的应用(图 12-1)进一步降低 30%～70% 支架内再狭窄率和靶病变血运重建的需要。但纳入 14 项随机临床试验的荟萃分析并没有证明两者在降低病死率和心肌梗死方面存在差异。一些研究证明

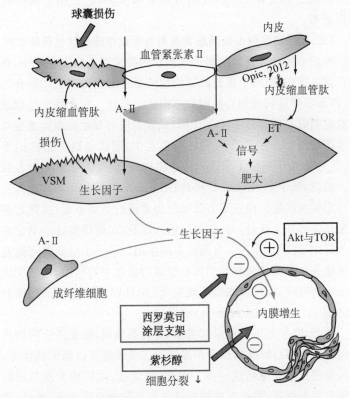

图 12-1 药物洗脱支架术后再狭窄及预防的分子机制

球囊损伤血管内皮细胞和血管平滑肌(VSM)导致内皮素(ET)和血管紧张素Ⅱ (A-Ⅱ)的释放和渗透。这两者都促进 VSM 细胞和成纤维细胞的生长。西罗莫司(雷帕霉素)的靶点(TOR)为包括蛋白激酶 B(Akt 的)在内的生长信号。这些生长信号导致内膜增生而导致再狭窄。西罗莫司抑制生长通路,而紫杉醇抑制内膜增生,从而减少再狭窄(图© L.H.Opie,2012.)

了药物洗脱支架轻度增加了超晚期(＞1 年)支架内血栓的形成,但并未增加病死率。尽管注册报告显示,药物洗脱支架可以增加或减少晚期病死率。然而一项随机试验显示急性心肌梗死患者的病死率并无差异,这提示基线差异可能影响了注册研究。在 2007 年有 4 篇文章发表于《美国心脏病学会杂志》JACC,5 篇发表于《循环》杂志。柳叶刀杂志专注于 BMS 与药物洗脱支架的成本－效益(如果同一类患者结果是相同的,则选择更便宜的)。现在可以得出的合理结论是药物洗脱支架的主要风险是支架晚期血栓形成,裸支架的风险是需要血运重建的再狭窄的发生。因此,药物洗脱支架降低重复 PCI 的需要,并提高生活质量。晚期支架内血栓可能发生,虽然是罕见的,但无法预测,且后果是灾难性的。对符合设计适应证的患者,药物洗脱支架不增加病死和心肌梗死的风险,对非设计适应证患者,药物洗脱支架常用于复杂的病变,有几个注册研究显示其并不增加病死率。决定是否置入药物涂层支架的关键是对患者长期双重抗血小板治疗的依从性和耐受程度的评估。以后可能要进行非心脏的外科手术情况,如果可能的话,最好选用金属裸支架,尤其是病变血管较短而简单的患者。第三代支架正在开发中,并可能进一步改变支架的应用前景。

2.冠状动脉旁路移植术的作用　外科手术和非手术干预及药物治疗都在不断改进,包括非体外循环手术、药物洗脱支架、他汀类药物、更严格的血压和血糖控制都在切实的改善。对于高风险的患者,特别是那些冠状动脉解剖复杂的患者,手术仍然是一个非常好的选择,它比药物有更好的疗效。高风险因素包括患者合并 ACS、顽固性心绞痛,无论有无症状的左主干病变、三支病变、糖尿病和左心室功能障碍。在排除了左主干病变和左心室功能差的低风险组患者中,支架置入术比体外循环手术成本－效益高,因为在同等改善心绞痛的情况下,支架置入术的患者术后 1 年的生活质量更好。非体外循环手术是一个有吸引力的选择,特别是对那些合并周围血管疾病和主动脉粥样硬化,并存在肾功能不全的老年患者,但在技术上更困难。目前随机试验并没有显示出其优越性超过标准的"体外循环"手术。这些都需要继续研究和评估,并特别注重认知功能,移植通畅和病死率。目前美国有20%～25%的冠状动脉旁路移植术都是在非体外循环下完成的。

3.经皮冠状动脉介入治疗和冠状动脉旁路移植术的随机对照试验 无论是冠状动脉旁路移植术还是 PCI,选择恰当血运重建策略的关键是仔细评估冠状动脉解剖和心肌缺血危险程度,进行"完全"血运重建的需要,左心室功能、经导管治疗病变的技术适宜性,患者从每一步治疗能得到什么的切实期望。在世界范围内,血运重建的趋势是 PCI。在老年患者中,筛查出合并疾病尤其重要,因为这会对手术的成功和并发症有至关重要的影响,并且会影响长期预后。此外,支架置入术已经变得更加富有挑战性,例如多根支架的置入变得常见,无保护的左主干病变选择性的支架置入正在研究中。相对于支架置入术只能治疗单一的罪犯病变,冠状动脉旁路移植术可以绕过整个病变血管的能力可能是中期预后的重要预测因子(图 12-2)。在临床实践中,与 PCI 相比,医师的判断和患者的偏好导致复杂多支血管病变的治疗适当的偏向于外科手术。正在糖尿病患者中进行的 FREEDOM 试验和 SYNTAX 试验的长期随访数据,在积极降低危险因素的背景下,将为药物洗脱支架与冠状动脉旁路移植术在复杂的 3 支病变和左主干病变患者中的疗效提供重要的信息。SYNTAX 试验的数据采用的是血管造影评分工具,即 SYNTAX 评分,强调冠状动脉旁路移植术在复杂和弥漫病变中的优越性,但约有 1/3 合并三支病变和左主干病变的患者可以恰当的采用 PCI 治疗,至少可以获得和冠状动脉旁路移植术(CABG)相当的结果,左主干病变的患者需要额外的试验。重要的是正确全面的解读注册和随机试验的结果,明确每种方法的优缺点。

4.难治性心绞痛的机械治疗 血运重建是解决轻度以上劳力性心绞痛的关键,尤其是症状逐渐恶化的患者。难治性心绞痛患者不肯接受血运重建的人数在增加,成了一个临床难题。在对照试验中已经被证明是无效的替代疗法,如螯合治疗和针灸等,应尽量避免。机械疗法中有一定前途的是进展非常顺利的增强型体外反搏。多中心的 MUST-EECP 试验和几个注册试验已经证明了增强型体

### 多支病变患者中GABG优于PCI的原因

Gersh, 2012

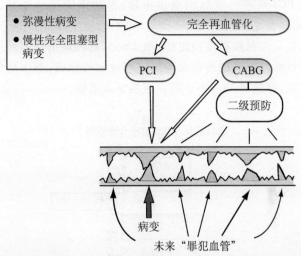

**图 12-2 严重多支冠状动脉病变治疗中,冠状动脉旁路移植术(CABG) 优于经皮冠状动脉介入治疗(PCI)**

CABG 保护作用还包括绕过潜在"罪犯血管"。而 PCI 直接指向引起症状的罪犯病变。冠状动脉旁路移植术和二级预防都指向整个心外膜血管,包括由非梗阻病变斑块破裂而定义为潜在的"未来元凶"(图© L.H.Opie,2012.)

外反搏的疗效和它的耐受性,尽管这种治疗方法获益的机制尚不清楚。将电极插入硬膜外间隙在 $C_7 \sim T_1$ 水平的脊髓电刺激疗法被认为是通过"闸门学说"来发挥作用,已被证明可以有效减少症状,提高生活质量。其他技术包括经皮神经电刺激和心肌内干细胞的应用。所有这些治疗措施都需要严格的大型安慰剂对照试验的验证,心肌激光血运重建技术已被证明是失败的。

## 二、急性冠状动脉综合征

以肌钙蛋白升高重新定义的心肌梗死在胸痛患者中更常见。根据是否存在 ST 段抬高,急性冠状动脉综合征被进一步明确地分成了两类。ST 段抬高型的急性冠状动脉综合征需要通过早期溶栓或 PCI 来进行紧急的血运重建,血运重建越早越好。在非 ST 段抬高型心肌梗死(NSTEMI)和不稳定型心绞痛的患者中,治疗措施是由风险程度决定的(图 12-3),低风险组强调通过抗血小板和抗血栓形成的药物来预防完全性血栓形成,对中高危组应对症处理,并通过 PCI 来进行快速的血运重建。

**急性冠状动脉综合征分诊原则**

Gersh, 2012

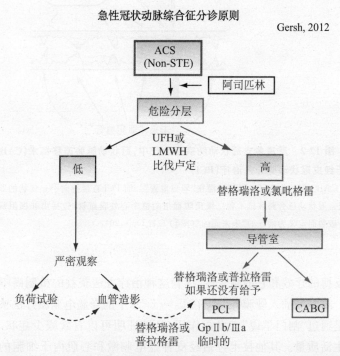

**图 12-3 非 ST 段抬高(NSTE)急性冠状动脉综合征(ACS)分诊原则**

所有患者均接受阿司匹林治疗。根据风险分层给予普通肝素(UFH)或低分子肝素(LMWH)和比伐卢定(不包括糖蛋白 GP Ⅱb/Ⅲa,下同)。那些高风险患者给予替格瑞洛或氯吡格雷后进入导管室。然后,接受冠状动脉旁路移植术(CABG)或经皮冠状动脉介入治疗(PCI)。那些接受 PCI 的患者应给予替格瑞洛(或普拉格雷),如果还没有给予,部分患者可以选择给予 GP Ⅱb/Ⅲa 抑制药(见第 9 章)。低风险的稳定患者需密切观察,如果需要血管造影或 PCI 应给予替格瑞洛或普拉格雷(图© L.H.Opie,2012.)

在当今时代,一些新的更强的抗血栓药物在老年病重患者中应用,出血的风险变得更重要。一般措施包括卧床休息和立即使用硝酸甘油缓解缺血(舌下、喷雾或静脉滴注)同时加用 β 受体阻滞药降低心肌氧需求(表 12-1)。如果疼痛持续存在,或患者激动,或者存在肺淤血,可以静脉注射吗啡。低氧血症或呼吸窘迫可以吸氧(ACC-AHA 指南 I B 证据),虽然在实践中常规给所有患者吸氧,但仅有的 3 个随机对照临床试验包括 387 个患者,并没有显示出吸氧对病死或疼痛缓解方面有益。事实上,最近一个系统回顾性研究提示吸氧气显示出了有害的趋势,但是这可能只是一个偶然的误差。

---

**表 12-1　ACC-AHA 指南对不稳定型心绞痛和非 ST 段抬高心肌梗死的管理**

早期的抗缺血和镇痛治疗

1.如低血氧饱和度(<0.90)或呼吸窘迫(I B 类)吸氧[1]

2.如果持续缺血、心力衰竭或高血压静脉使用硝酸甘油(I B 类)

3.如果没有禁忌,口服 β 受体阻滞药(I B 类)

4.如果 β 受体阻滞药禁忌,则使用非二氢吡啶类 CCB(I B 类)

5.如果存在左心功能不全而血压>13.3kPa(100mmHg)或较基础值下降<4kPa(30mmHg),则 24h 内口服 ACEI,如不耐受 ACEI 可口服 ARB(I A 类)

抗血小板治疗

1.在到达时或到达前给予阿司匹林 162~325mg(量仍不明确),支架术后的高危患者长期给予 75~162mg/d(I A 类)

2.如果不能耐受阿司匹林,则给予负荷剂量的氯吡格雷 300mg,然后 75mg/d(I A 类)

3.胃不耐受阿司匹林或氯吡格雷则可给予质子泵抑制药(I B 类)

4.最初的介入策略:提前给予氯吡格雷或 GP Ⅱb/Ⅲa 拮抗药(I A 类),只有直接 PCI 可能会使用阿昔单抗,其他情况使用依替巴肽或替罗非班(I B 类)

5.最初的保守策略:紧急诊断造影前的上游治疗包括负荷剂量的氯吡格雷和糖蛋白Ⅱb/Ⅲa 受体拮抗药(依替巴肽和替罗非班)(I B 类)

续表

抗凝治疗

1.最初的介入策略:尽快给予依诺肝素或普通肝素（ⅠA级）;磺达肝素或比伐卢定（ⅠB类）

2.最初的保守策略:使用依诺肝素或普通肝素（ⅠA级）;或磺达肝癸钠（ⅠB类）特别是如果出血风险增加（ⅠB类）

(1).推荐类别(1～3)和证据水平(A～C)

ACC.美国心脏病学会;AHA.美国心脏病协会;CCB.钙通道阻滞药;ACEI.血管紧张素转换酶抑制药;ARB.血管紧张素受体拮抗药;GP.糖蛋白;PCI.经皮冠状动脉介入治疗

## (一)非 ST 段抬高型急性冠状动脉综合征

1.阿司匹林和氯吡格雷　阿司匹林和肝素联用的疗效证据很充分。阿司匹林应立即开始服用并持续下去。有效治疗的关键是尽可能迅速在急诊室中进行所有的其他治疗。不能服用阿司匹林的患者,氯吡格雷的使用是不言而喻的。此外,无论是否计划进行导管或 PCI,在入院时联用氯吡格雷和阿司匹林的证据令人信服。氯吡格雷 75mg/d(指南中ⅠA 推荐)应至少 7d。在造影术后很快就可以行冠状动脉旁路移植术的中心,在冠状动脉解剖和血运重建方案确定之前,暂时不给氯吡格雷是合理的。PCI 术前至少 6h 给予负荷剂量的氯吡格雷(ⅠA 类)300mg 或 600mg,而后持续至少 1 个月,根据具体支架的类型(表 12-3)选择使用时间,药物洗脱支架最好使用长达 12 个月。同时应评估合并使用阿司匹林导致出血增加的风险。ACC-AHA 指南推荐肌钙蛋白阳性的高危 ACS 患者需要行 PCI 的除了给予阿司匹林和抗凝之外还应该给予氯吡格雷和糖蛋白(GP)Ⅱb/Ⅲa 拮抗药。虽然氯吡格雷和质子泵抑制药(PPI)之间似乎存在相互作用,但这种现象的临床意义不确定。此外,氯吡格雷对丧失功能载体 CYP2C19 携带状态的影响有相当大争议。关于临床反应和结果方面,一个最近的 ACS 合并心房颤动(AF)患者的研究中,不论 CYP2C19 状态如何,氯吡格雷与安慰剂对比结果是一致的。

此外最近的 GRAVITAS 试验证实,PCI 术后高血小板反应的患者使用双倍剂量的氯吡格雷并无获益,表明 PCI 术后高血小板反应性的临床、治疗、基因预测和早期分辨方面需进一步研究。目前的证据表明,氯吡格雷反应是临床相关的因素,但我们还不清楚如何处理这个治疗性问题。氯吡格雷的局限性包括它的作用延迟性、显著的患者变异性、遗传介导的药物反应性及它的抑制作用不可逆性。这导致了研发疗效更好,但同时也是出血更多的药物。替格瑞洛可逆性结合 P2Y12 血小板受体,比氯吡格雷起效更快。它的抗血小板抑制作用似乎大于氯吡格雷。

在 PLATO 试验中,无论侵入性治疗还是非侵入性的治疗替格瑞洛整体来说都优于氯吡格雷。欧洲心脏病学会(ESC)新的指南建议不管初始治疗策略如何,所有中高危缺血事件(比如肌钙蛋白升高)的患者,推荐使用替格瑞洛负荷剂量 180mg,随后每日 2 次 90mg。替格瑞洛开始使用时应停用氯吡格雷。在已知冠状动脉解剖和直接 PCI 的患者中,根据出血的风险建议使用普拉格雷。如果需要行 PCI 的患者已用磺达肝素,在 PCI 手术期间应该单次静脉注射普通肝素(剂量取决于是否同时使用Ⅱb/Ⅲa 抑制药)。

**2.坎格雷洛** 坎格雷洛是一种静脉注射的非噻氯匹定类 P2Y12 受体阻滞药,它起效快速而半衰期短,但在 CHAMPION 试验中并不优于氯吡格雷,仍在评估中。Atopaxar(E555)是一种可逆蛋白酶激活受体 1 凝血酶受体拮抗药,可以干扰血小板信号,最近在接受氯吡格雷治疗患者的一个试验中,它可以降低动态心电图监测下的早期缺血,而不增加出血,但是该药物还未应用于临床。显然,关于血小板抑制药治疗措施在增加,但是须权衡疗效和出血,仍有待观察。

**3.肝素与低分子肝素** 最佳剂量普通肝素难以确定,但根据体重调整的方案,同时密切监测以维持部分活化凝血酶时间(APTT)1.5～2 倍可能是最合理的。虽然抗凝治疗的最佳持续时间仍然未确定,但在大多数试验中普通肝素持续 2～5d。低分子肝素发生肝素相关的血小板减少症较低。低分子肝素的推出,在皮下给药的便利性和不需监测 APTT 方面是一个进步。这使得治疗时间可以比较长,避免了肝素撤药后经常出现的"反弹"现象。从理论上讲,LMWH通过作用于凝血酶的产生和凝血酶的活性而提供了其他潜在的好处(参见第9章)。

4.应使用哪种低分子量肝素  由于没有直接的比较试验,无法得出明确的结论。两项试验依诺肝素,ESSENCE 和 TIMI ⅡB已经证明其优于普通肝素,一项关于达肝素的试验是中性的,而FRAXIS试验中,那屈肝素显示出不利趋势。因此,在指南中推荐依诺肝素。

5.低分子肝素和 PCI  因为抗凝血活性的水平不能轻易在接受低分子肝素的患者中进行测量,因此,它在冠状动脉造影中的使用存在顾虑。然而,已经有 3 个研究显示,在使用低分子肝素的情况下 PCI 可以安全的实行,并在近期大型的 SYNERGY 研究中得到证实,尽管轻中度出血增加。随后一个包含 7 项相关研究的综合性回顾分析发现两者在病死率、复发性心绞痛和出血方面没有差异,但是低分子肝素显著降低心肌梗死、血运重建和血小板减少的风险。因此,低分子肝素应用于 PCI 或者和糖蛋白Ⅱb/Ⅲa 抑制药联用是安全有效的,但在许多机构,特别是在美国,使用频率低于临床使用经验更丰富的普通肝素。

6.直接凝血酶和Ⅹa因子抑制药  直接凝血酶抑制药比伐卢定,在美国被批准用于临床上接受 PCI 的不稳定型心绞痛患者,总结见第9章(图 9-11)。中高风险的 ACS 患者计划行早期导管治疗,在使用阿司匹林的基础上静脉合用比伐卢定优于普通肝素或依诺肝素加糖蛋白Ⅱb/Ⅲa 受体拮抗药,出血风险较小而临床疗效类似。磺达肝素是一种合成的戊糖,是激活因子Ⅹ(Ⅹa)的抗凝血酶依赖性的间接抑制药,而不抑制凝血酶分子本身(图9-10)。其特定抗Ⅹa活性约是低分子量肝素的 7 倍。它的半衰期比普通肝素或低分子肝素更长(约 17h),并且不需要监控。磺达肝素在治疗 ST 段抬高心肌梗死(STEMI)方面优于安慰剂,但不优于普通肝素(与溶栓药合用或不行再灌注治疗的)。在非 ST段抬高的 ACS 患者中优于低分子肝素(出血率更低和病死率更少)。ESC 指南倾向于非 ST 段抬高的 ACS 患者使用磺达肝素,除非患者计划进行早期介入治疗。然而 ACC-AHA 指南,在侵入性和保守性策略中,磺达肝素为 I B 类推荐,低于 I A 类推荐的普通肝素或依诺肝素。PCI 之前,加用普通肝素可减少导管血栓形成的风险。

7.血小板糖蛋白 II b/III a 受体拮抗药　Smith 等指出"对于目前指南的挑战是整合的 20 世纪 90 年代以来糖蛋白 II b/III a 受体的研究和较新的造影术前使用负荷剂量的氯吡格雷及新型抗凝药的研究"。如图 12-3,糖蛋白 II b/III a 受体拮抗药联用阿司匹林、氯吡格雷和肝素(UFH/LMWH)可以使那些可能需要 PCI 干预的高风险(高危评分或肌钙蛋白升高)的非 ST 段抬高型 ACS 患者受益。ACC-AHA 指南建议肌钙蛋白阳性的高危急性冠状动脉综合征患者需要进行 PCI 时除了使用阿司匹林和抗凝药外,还应使用氯吡格雷和糖蛋白 II b/III a 受体拮抗药( I 类)。对于这种 PCI 的"上游"治疗,"小分子"药物依替巴肽或替罗非班已在美国被 FDA 批准,而阿昔单抗尚未获得批准。在低风险的患者中,指南建议,在应用阿司匹林和抗凝药的基础上无论是糖蛋白 II b/III a 受体拮抗药还是氯吡格雷应在造影前使用。然而最近的 ACUITY 结果显示,单用比伐卢定可以替代肝素加糖蛋白 II b/III a 抑制药,出血更少,1 年预后相似。

新型抗凝药在急症中的用药窗口很窄,特别是因为许多患者在进行双联抗血小板治疗,加用第三种药物,出血风险更高。在 ACS2-TIMI51 研究中,利伐沙班增加了大出血和颅内出血的危险,但不是致命性出血的风险。然而,它降低了心血管死亡、心肌梗死或卒中导致死亡的复合终点事件。之前一项在 ACS 患者中进行的阿哌沙班试验由于缺乏获益并增加出血的风险而被提前终止。对 PLATO 研究中一个非随机的亚组分析显示,在接受氯吡格雷或者替格瑞洛治疗的 ACS 患者中使用 PPI 可以独立的增加心血管事件的发生率。结论是,PPI 的使用和不良事件之间的关系可能被混淆,因为 PPI 是用作标志物而不是引起心血管事件发生率增高的原因。

8.避免溶栓治疗　尽管溶栓治疗使 ST 段抬高型急性心肌梗

死患者获益,但在不稳定型心绞痛患者或非 ST 段抬高型心肌梗死中是绝对禁忌。在一些研究中,不仅并发症的发生率增加,整体病死率也升高。

## (二)ACS 的抗缺血药物

1.静脉注射硝酸甘油　静脉注射硝酸甘油(图 12-4)是标准治疗的一部分,虽然有时它被保留用于口服硝酸酯类药物仍反复疼

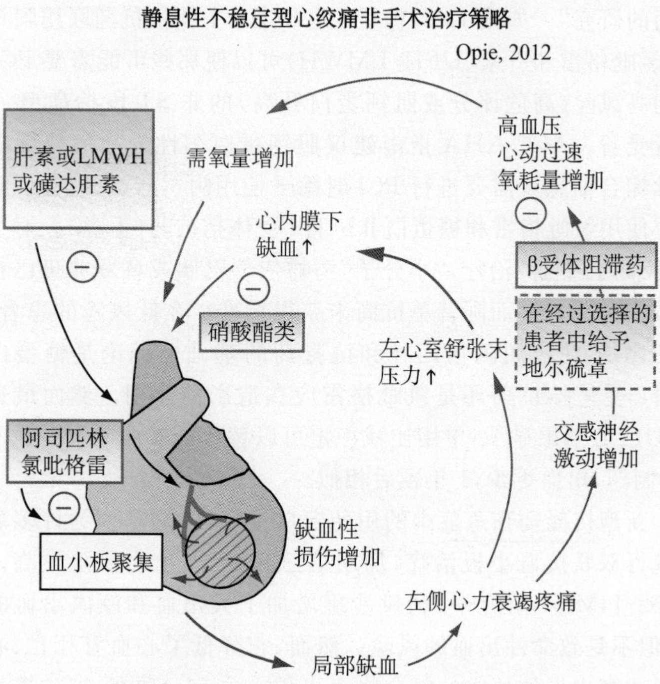

**静息性不稳定型心绞痛非手术治疗策略**

Opie, 2012

图 12-4　休息时表现为不稳定型心绞痛的急性冠状动脉综合征患者假设机制及建议保守治疗

注意抗凝药的重要作用,包括磺达肝素和抗血小板药物(阿司匹林加氯吡格雷)。硝酸盐和 β 受体阻滞药都是标准治疗方案。β 受体阻滞药可以有效治疗由交感兴奋引起的心率增快和血压升高。如果 β 受体阻滞药无效或存在禁忌,则钙通道阻滞药,如地尔硫草(降低心率)可以静脉内使用或口服,或在 β 受体阻滞药的基础上小心应用。二氢吡啶类如氨氯地平、硝苯地平一般不推荐使用,除非强烈怀疑由血管痉挛引起心绞痛(图© L.H.Opie,2012.)

痛的严重患者。

2.β 受体阻滞药 尽管缺乏良好的前瞻性试验数据,但 β 受体阻滞药是一种标准疗法,在没有禁忌证的情况下应尽早使用。理由是基于 β 受体阻滞药的基本原理(减少心肌氧需求)。对于高风险的患者或那些持续静息疼痛的患者,在静脉注射 β 受体阻滞药后给予口服治疗,而口服 β 受体阻滞药能够满足风险较低的患者,在血流动力学不稳定的患者,可采用超短效半衰期的艾司洛尔。

3.钙通道阻滞药和其他药物 使用 β 受体阻滞药有禁忌或是不能满足需要时,可以选用非二氢吡啶类 CCBs(地尔硫䓬、维拉帕米),禁忌证包括临床上严重的左心室功能障碍。不稳定型心绞痛的急性期地尔硫䓬与硝酸酯类疗效相仿,且具有较好的无事件 1 年生存率。如果没有低血压或其他禁忌,肺淤血或左心室射血分数 0.40 的患者应在 24h 内口服血管紧张素转换酶抑制药。虽然在美国没有得到批准,但是尼可地尔作为 K-ATP 通道激活药,可能是有用的(见第 2 章)。雷诺嗪(图 2-9)在大型的 MER-LIN-TIMI 研究中进行了检验,此项研究包括 36 个随机试验,共6560 名非 ST 段抬高型 ACS 患者。主要终点(心血管病死、心肌梗死或复发缺血的复合事件)的目标没有实现,但降低了复发性缺血。在已给予最大剂量药物治疗的顽固性心绞痛患者中,雷诺嗪潜在的抗心律失常作用目前仍在研究中。

在 ACS 患者进行的随机对照试验 MERLIN-TIMI 36 中,雷诺嗪也被证明能显著改善糖尿病患者的糖化血红蛋白(HbA1c)和复发性缺血,但对之前高血糖的患者减少糖化血红蛋白升高发生的证据不足。这些血糖代谢影响的机制,目前正在研究中。血流动力学不稳定的患者在等待血管造影和 PCI 时,使用主动脉内球囊反搏是有帮助的。

(三)ACS 患者介入与非手术治疗策略

虽然人们普遍认为,首先要维持患者稳定,但后续策略是介入还是非手术治疗存在相当多的争论(图 12-3)。前者包括通过冠状动脉造影来评估是否需行基于解剖的血运重建。而更保守的方法主张只对复发性缺血的患者（无论是自发的还是应激试验诱发的）进行冠状动脉造影。最近的荟萃分析强烈支持，在能提供早期造影和 PCI 设施的中心，对高危的患者实施介入性的疗法。

危险分层，危险分层是平衡两种治疗方法的关键（图 12-3）。高风险的患者可能从早期的积极介入治疗中获益，这些高风险人群包括血清肌钙蛋白水平的升高、ST 段压低或心前区深而对称倒置的 T 波，年龄较大的患者，既往有长期心绞痛或心肌梗死的患者和糖尿病患者。

### （四）冠心病的长期预防

冠心病整体管理包括稳定型和不稳定型心绞痛，以及冠状动脉疾病剧烈发作。"均使用抗血小板药物"（条件是血压被很好地控制），现在加上"均使用他汀类药物"，不论胆固醇水平（参见第 10 章）。不耐受阿司匹林的患者可选用氯吡格雷，在一些患者和阿司匹林联用。对发生过冠状动脉综合征的患者合并左心室功能不全、糖尿病或高血压患者，ACEI 或 ARB 类药物是必不可少的。是否所有确诊的冠状动脉疾病患者均应给予 ACEI，这种争论已在第 5 章中讨论，综合 3 个主要实验的结果，这个答案是肯定的。在所有的患者中均应考虑使用，但不是强制性的。地中海饮食得到了强烈的推荐，特别是因为它降低总病死率。实验室、流行病学和临床试验的综合数据有力地证明增加富含$\omega 3$ 鱼油的饮食有助于预防突发心脏性猝死（SCD）。虽然证据不足，但严格的血压和血糖控制是合理的。其他危险因素也需要优化，包括体重减轻，增加运动和戒烟。尽管没有坚定的现代实验数据支持，一般建议长期使用 β 受体阻滞药，即使存在引起疲劳、勃起功能障碍和体重增加的潜在不良反应，因而降低患者的生活质量。

# 三、血管痉挛性变异型心绞痛

变异性心绞痛是一种相对少见的情况，但是在日本比较常见,往往表现为急性缺血性疼痛伴 ST 段抬高但没有心肌梗死,尽管可能会发生心肌梗死和恶性心律失常。需要缓解冠状动脉痉挛而不是溶栓治疗。β 受体阻滞药不如 CCBs 有效,并且在理论上有可能加重痉挛。然而,在经常使用可卡因患者中的一项研究显示,β 受体阻滞药降低心肌梗死的风险。冠状动脉痉挛通常对硝酸甘油,长效硝酸酯类和 CCBs 有反应,这些都被认为是一线治疗方案。短效硝苯地平、地尔硫䓬和维拉帕米可以使约 70% 患者复发性心绞痛完全缓解,其他约 20% 患者明显改善。CCBs 的起始剂量较高(例如,维拉帕米 240～480mg/d,地尔硫䓬 120～360mg/d,硝苯地平 60～120mg/d)。相对血管选择性的长效二氢吡啶类氨氯地平也是有效的。下一步是在另一类药物或长效硝酸酯类的基础上添加 CCB 类。必须戒烟。对 CCBs 和硝酸酯类没有反应的患者,可以尝试使用 β 受体阻滞药。在难治性变异性心绞痛合并冠脉疾病的病例中,可以在行冠状动脉旁路移植的同时行心脏交感去神经术(丛切除术)。

# 四、急性心肌梗死早期

AMI 的治疗包括两种不同的策略。早期心肌梗死发展阶段应以迅速的再灌注治疗为主,因为可能挽救心肌的时间十分有限,可能最多只有 3h(图 12-5)。而慢性期则是多重因素影响冠状动脉疾病的程度和进展,如心室重构和心律失常。

1.一般治疗 一般治疗也同样重要(表 12-2)。阿司匹林需要尽早给予,并且要缓解疼痛。吗啡(4～8mg 静脉缓慢注射,随后 2～8mg 5～15min 间隔给药)可强效镇痛,同时具有血流动力学效应,降低心肌氧耗[混合静脉血氧($MVO_2$)]尤其有效,即显著静脉扩张,降低心室前负荷,降低心率并有轻度动脉血管扩张作用,降低后负荷,并减少交感神经冲动的发放。吗啡"隐藏"的益处可能是它的容量作用,在实验中证明其可预处理心脏,从而防止进一步的缺血。低血容量时,吗啡可能造成显著低血压。通过鼻管给氧在急性心肌梗死中是普遍的做法,尽管还没有确定这是

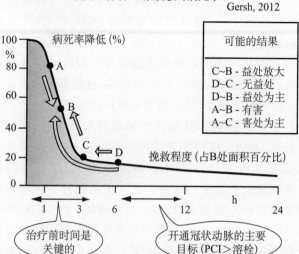

**再灌注时间、心肌挽救与病死率**

Gersh, 2012

图 12-5　病死率的降低和救助时间的关系

示意图说明再灌注前缺血持续时间,病死率的降低(粗的黑线)和挽救心肌(曲线下面积)之间的关系。在最初的 2~3h(浅红色的阴影),潜在的好处是巨大的,治疗时间至关重要,时间越短,获益越大。之后曲线的"平坦"部分,时间是次要因素,首要的是打开梗死动脉。在这期间使用器械的方法是可取的。图标 A~D 部分提示预后取决于缩短再灌注时间的策略。曲线的陡峭部分提示问题的关键是获得最佳治疗的延误(经皮冠状动脉介入治疗),这一延误可能会被早期使用溶栓药物再灌注的治疗所抵消(D~C)。这些关系可能会被心肌耗氧量、侧支循环和预处理而调整

否有益。明显肺充血或动脉血氧饱和度降低($SaO_2$,0.90)的患者应当给予氧气。

**表 12-2　急性心肌梗死早起的治疗原则**

(1)紧急住院,尽量缩短疼痛到球囊时间,吗啡缓解疼痛

(2)使用阿司匹林仍有怀疑,加用氯吡格雷 75mg/d(ⅠA 类),持续至少14d(ⅠB类)

(3)抗凝:从最初的48h至8d,如果超过48h避免使用普通肝素(ⅠA
类)

(4)疼痛持续时间:如果时间为3h则应快速转运行急诊 PCI,如果疼痛时
间为2~3h,或到球囊的延误时间>90min,则紧急溶栓,同时使用普
通肝素、低分子肝素或比伐卢定抗凝(图12-3)

(5)有指征的患者在有专业经验的中心行急性血管成形术和支架置入术
有良好的效果(见之前讨论延迟时间部分)

(6)持续性疼痛:检查血压,静脉注射硝酸酯类、β受体阻滞药。考虑加用
地尔硫䓬(见第3章)或雷诺嗪。如果患者有 PCI 指征则行急诊血管
造影或 IABP

(7)应考虑早期使用β受体阻滞药、ACEI。糖尿病患者使用 ACEI 或
ARB 存在争议

(8)并发症的处理

　　a.左心衰竭:积极治疗;利尿药、硝酸酯类、ACEI 或 ARB(考虑
　　　Swan-Ganz 导管)

　　b.症状性室性心律失常:利多卡因;若为难治性选用胺碘酮

　　c.阵发性室上性心动过速:腺苷;可考虑艾司洛尔;如存在左心衰竭应
　　　避免使用维拉帕米和地尔硫䓬

　　d.心源性休克:急性血管成形术、主动脉内球囊反搏术,旁路手术

　　e.右心室梗死:补液,避免使用硝酸酯类

　　f.游离壁、二尖瓣、室间隔破裂,心脏外科手术

　　g.高血糖:无论患者有无糖尿病,使用胰岛素

　　h.ACE 抑制药或 ARB 强烈推荐应用于所有糖尿病患者

　　**2.心动过缓性心律失常**　阿托品(0.3~0.5mg 静脉注射,最
多2mg)具有降低迷走神经张力的作用,对合并房室传导阻滞的
心动过缓(特别是下壁心肌梗死),合并低血压的窦性或房室结性
心动过缓和心室异位心律相关的心动过缓有效。小剂量给药,仔

细监测,因为消除迷走神经的抑制可能使潜在的交感神经过度兴奋暴露,从而产生窦性心动过速,甚至产生少见的室性心动过速(VT)或心室颤动(VF)。单纯的心动过缓患者,预防性使用阿托品的作用仍是可疑。

3.窦性心动过速  窦性心动过速是一种早期交感神经过度兴奋的常见表现,这种过度兴奋可以增加 $MVO_2$ 并诱发快速性心律失常。第一步治疗基本的诱因,如疼痛、焦虑、血容量不足或泵衰竭,若无禁忌,仔细观察下,使用 β 受体阻滞药,是安全有效的。如果血流动力学处于边缘状态,则可选择极短效的艾司洛尔(见下节)。

4.急性高血压  所有考虑溶栓的患者,急性高血压必须得到严格的控制,因为升高的血压增加出血的风险,特别是脑出血。目标血压是<17.3/10.7kPa(130/80mmHg),但没有确凿的数据来支持这些目标。降压应缓慢,特别是老年患者。在 STEMI 中,高血压管理的原则与非 ST 段抬高 ACS 类似。在血流动力学稳定的患者中,短效 β 受体阻滞药联合硝酸酯类,通常是静脉内给药。ACE 抑制药推荐给予有持续性高血压的稳定患者,特别是存在大面积梗死,前壁心肌梗死和左心室功能不全的情况下。不能耐受 ACEI 患者,可选用 ARB 类药物。CCBs 在急性心肌梗死患者中的应用没有得到验证。

(一)急性心肌梗死紧急再灌注治疗

1.紧急  再灌注疗法彻底改变了 STEMI 患者的治疗和预后。这样做的好处是可以挽救由缺血引起死亡的心肌细胞,其益处大于再灌注损伤。在前 3h,缺血的持续时间、病死率的降低和挽救的心肌陡峭关系(图 12-5)。因此,治疗的时间窗较窄,及时治疗是关键。时间和挽救心肌的关系可能受以下因素影响:心肌氧气需求,缺血性预处理,侧支循环的程度,年龄和心肌梗死的位置。此后,在曲线的"平台期",治疗措施时间依赖性与初期开通罪犯血管的目标相比并不那么紧迫。这可能是因为随着时间的增长,血栓可溶解性降低,而 PCI 开通血管的能力不受影响,这支持在心肌梗死的此阶段进行器械治疗。在美国,约有 60% 的医院有直接 PCI(PPCI)的设施,器械治疗是优先措施,这使得器械治疗可随时进行,每天 24h,1 周 7d 均可。

2.社区管理 在没有导管室的社区医院,出现症状 2~3h 的治疗措施存在争议(图 12-6)。关键问题是现在这样的患者是否应该接受常规纤溶治疗,而不是在转运到有 PPCI 设施医院而导致治疗延迟。可接受的延迟程度仍存在争议。2~3h 后,当治疗时间不成问题时,转运 PPCI 是合理的和广泛使用。

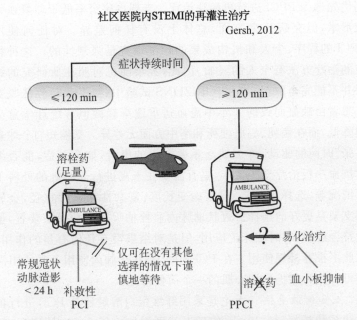

**图 12-6 社区医院根据症状持续时间对 STEMI 再灌注治疗**

如果时间<120~180min,则开始溶栓并且通过救护车或直升机将患者转运至有经皮冠状动脉介入(PCI)治疗能力的中心,随后常规血管造影,如果需要的话,行补救 PCI。如果超过 120~180min,则患者直接转运到有经皮冠状动脉介入治疗能力的中心,经静脉溶栓治疗无获益。长远来看,解决方案是在周边医院的发展 PCI 设施,甚至无须现场手术(图© B.J.Gersh,2012.)

**3.急性心肌梗死机械血运重建** 早期纤维蛋白溶解的成功,特别是在 2～3h 是无可争议的。当前可用的溶栓药实现"最佳"灌注方面存在相当多的限制。这使应用包含血管成形术和支架的 PPCI 过一器械方法的理由更充分。几个荟萃分析比较了 PPCI 和溶栓治疗,结果显示,30d 至 1 年在病死、特别是再梗死和卒中方面、PPCI 有更多获益。值得注意的是这些分析没有阐述在首发症状出现后的每个时期转运对 PPCI 所造成延迟的影响。因此现有共识是,如果球囊扩张和溶栓药物之间的延迟<90min,则优先选择 PPCI 进行再灌注治疗。支架再狭窄率低于球囊血管成形术,但在病死率方面,总体上没有任何差异。对任何使用 PPCI 的程序、个人和机构成果的标准审查是强制性的。这种特定的治疗方法有个人的经验,因此,大型随机对照注册研究的结果并不能完全取信。在 HORIZONS 试验中,接受紫杉醇洗脱支架患者由缺血而致的 3 年中需血运重建率轻微但有统计学意义的降低,而在病死、心肌梗死和卒中方面无差异。受缩短"门-球囊扩张"时间的驱动,许多缺乏重要资讯的患者,如合并症,能否继续抗血小板治疗至少 1 年,是否需要在未来进行非心脏的外科手术情况等,选择 PPCI。根据病变长度、复杂性和血管直径,金属裸支架是更好的选择。冠状动脉内血栓抽吸和远端保护装置,虽然符合逻辑,有时临床上应用,但是对结果没有任何有益的作用,因此不推荐常规使用。在 PCI 期间,冠状动脉内使用 β 受体阻滞药可以作为保护远端心肌的一个简便措施。

**4.如何做更快** 无论是采用纤维蛋白溶解还是 PCI,进行再灌注越快越好:仅 30min 的延迟就可增加 1 年 7.5% 的病死率。时间延迟的 3 个主要点是①患者疼痛发病到首次医疗接触;②家到医院的时间;③医院里门-溶栓或者门-球囊扩张时间。最大延迟是从症状发作到急诊室,在过去 10 年中变化不大,基本在 85min 的范围内。另一延迟是门-球囊扩张时间,其基准时间应<90min。在美国和其他一些地方,门-球囊扩张时间已经得到了显著改善,但再灌注治疗致命弱点仍是症状发作到首次医疗接触的延迟和转运患者至有 PCI 能力的医院发生的延迟。

转运再灌注治疗取得的主要进步是由于院外措施的采取,而且这一改进的系统已经在应用。在大城市,最佳的方法是通过医务人员对患者进行分类并直接运输至指定的 PPCI 中心来实现的。

**5.区域医疗服务系统**  在无 PCI 能力的医院为了尽快实现患者的再灌注治疗,快速转移至有 PPCI 能力医院的过程可以精简。为了减少总体的"缺血时间"(症状发作到再灌注)和有效综合的院前系统可以显著减少院前延误。另一种早期再灌注,在一些国家是有效的,特别是在欧洲,这种再灌注方法是院前溶栓。这需要严密的受过医疗培训的社区组织,使医务人员能及时到达现场。建立成功的 STEMI 网络的关键是要因地制宜,了解"一个尺寸不适合所有人",而诸多因素,如天气、距离(农村或城市)、资源和救护车服务的组织都发挥着决定性的作用。法国最近的注册研究指出,关键是要保持简单,避免太多人参与。

**6.易化 PCI 或药物介入方法**  易化 PCI 的定义是首先使用纤溶药物,然后转运到有 PCI 能力的机构立即进行常规 PCI。"药物介入治疗"特点是使用足量的溶栓治疗,然后转运进行救援 PCI,如果患者情况稳定,并有再灌注成功的证据,普遍的共识是在入院 3～24h 进行造影以决定是否需行 PCI 治疗(所谓的"治疗和转运"法)。基于 FINESSE 和 ASSENT-4 研究的结果,易化 PCI 现在不被推荐。尽管药物介入策略目前仍是一个正在进行的试验的研究目标,但是这种方法被广泛应用,当转运导致门-球囊扩张时间>90min 时,ESC 指南推荐易化 PCI 。

**7.溶栓药的选择**  在世界范围内,大多数急性心肌梗死是给予溶栓治疗的。第一次的 GUSTO 试验证实组织纤溶酶原激活物(tPA,阿替普酶)的快速给药方案优于链激酶。尽管如此,有两个代价:成本增加(表 9-8)和少数风险更大的颅内出血(表 9-9),特别是超过 75 岁的老年女性。单静脉注射替奈普酶(TNK)是目前在北美和欧洲最广泛使用的,因为有效性和易于管理。TNK 与阿替普酶相比 30d 的病死率无差异,但非脑出血和输血较少。TNK 的剂量要根据体重调整,并且快速静脉注射 5s 以上(相对于 90min 可变输注速率的 tPA)。瑞替普酶(RPA)是一个纤溶性更强的药物,用法为 10U 间隔 30min,再给 10U 弹丸式给药。阿替普酶和 rPA 的病死率和出血风险相当。总体而言,我们似乎到达了新型溶栓药不增加再灌注率和降低病死率的稳态。弹丸式给药的药物(TNK,RPA)主要优势在于其易管理性,从而减少给药错误。

8.糖蛋白Ⅱb/Ⅲa 抑制药加再灌注治疗益处有限  急性 STEMI 患者给予糖蛋白Ⅱb/Ⅲa 抑制药没有转化为长期临床获益。在早期试验共计 22 000 多例患者中,再梗死率中度降低,但是病死率并无获益,而出血显著增加,尤其是加用阿昔单抗的病例。一项纳入了 6 个随机试验,研究 PPCI 的荟萃分析显示,在使用 UFH 的患者中早给予糖蛋白Ⅱb/Ⅲa 受体抑制药阿昔单抗或替罗非班病死率减少 28%,但并没有统计学意义,与安慰剂相比显著改进 TIMI 血流分级。然而这些研究并没有使用比伐卢定,而且 4 项研究中的两项仅参考了摘要。不包括在此荟萃分析的另一最大的研究,显示阿昔单抗和支架置入未有获益。在 HO-RIZON 的 AMI 试验中,进行 PPCI 之前,比伐卢定和糖蛋白Ⅱb/Ⅲa 受体拮抗药合用在疗效上与肝素联合糖蛋白Ⅱb/Ⅲa 受体拮抗药相当,但主要的非 CABG 相关出血减少。尽管缺乏决定性的数据,但在目前的实践中,通常在抵达导管室或传输过程中给予糖蛋白Ⅱb/Ⅲa 抑制药,除非使用比伐卢定。

9.再灌注损伤和微血管功能障碍  相当多的试验证据指出缺血再灌注事件状况,包括室性心律失常、心肌顿抑和微血管损伤。再灌注诱导的细胞凋亡现也已列入。再灌注损伤发生在再灌注时,而不是之后。而微血管功能障碍,可能发生在动脉再灌注之前或之后。现在越来越认识到,尽管心外膜梗死相关动脉恢复血流,但仍然有持续的心肌再灌注损伤和微血管的功能障碍。这刺激了许多广泛应用不同药物的试验旨在改变这些冠状动脉闭塞和再灌注病理生理学结果。最初乐观预期的心肌降温,使用水氧、促红细胞生成素、δ蛋白激酶 C 抑制药,抗炎药及许多其他的办法,辅助再灌注的治疗来达到增强挽救心肌的作用,然而均未实现。虽然远端机械保护装置已被证明是无效的,但使用辅助手动血栓摘除设备可使心外膜和心肌灌注更好,减少远端血栓病,降低病死率。近来,一些新的策略,如缺血预处理,人心房利钠肽,环孢素和远程缺血预处理在小型试验中显示出可以降低缺血体积。这些例子证明了缺血再灌注损伤概念可以修改。最近发现治疗再灌注损伤有前景的药物是艾塞那肽,它被用来控制血糖。这种药物是否可以增加挽救心肌,和改善临床结局的作用仍待验证。这是一个相当令人沮丧的领域,未能使动物模型适用于临床情况。可能是由于多种因素,包括动物模型不适当,物种差异,实验性闭塞与再灌注不同于人的自然病史及不断变化的心肌梗死的动态性质以及临床设计的不完善有关。问题在于,即使这些方法是有效的,通常无法及时采用以改变疾病的进展。相反,如果使用在非常早期的心肌梗死,其低病死率和救助的高速率将使其难以"证明"有何差别。真正的"两难"状况。

10.阿司匹林和氯吡格雷  所有的急性心肌梗死患者都需要同时服用阿司匹林和氯吡格雷。对于初始剂量的阿司匹林,在1988 年大型 AMI 试验中,使用的是 160mg,这也得到了最近回顾性分析也支持这个剂量,虽然有些指南推荐 160~325mg 的初始剂量。第一次给药应咀嚼或压碎,作为长期维持治疗,剂量应为75~162mg/d。AMI 无论是采取溶栓或 PPCI 治疗,都应给予氯吡格雷,前提是额外的出血风险是可以接受的(表 12-1 和表 12-2;参见第 9 章)。接受纤溶药的患者,2007 年更新了 2004 年ACC-AHA 指南,主张给予 300mg 负荷剂量的氯吡格雷并且随后 75mg/d,连服 14d,年龄超过 75 岁的患者无须负荷剂量。虽然在接受 PCI 的 STEMI 患者中没有专门的试验比较氯吡格雷加阿司匹林与单用阿司匹林之间疗效的差别,但是在其他试验的亚组分析中,倾向于使用氯吡格雷,并且大多数主张给予 600mg 的负荷剂量。首次前瞻性随机试验比较了 300mg 和 600mg 负荷剂量的氯吡格雷在行 PPCI 治疗的 STEMI 患者 30d 中减少梗死体积和临床事件,并支持最新的 ESC 指南在 STEMI 行 PPCI 方面所作出 600mg 的推荐。

11.普拉格雷和替格瑞洛 取决于出血的风险,出现症状后尽早给予普拉格雷60mg可能优于氯吡格雷,特别是在糖尿病患者Triton-TIMI试验中证明了这一点。替格瑞洛在STEMI患者中的作用还有待确定。

12.预防性使用肝素 "再闭塞"发生在溶栓后的早期和晚期(数周或数月),仍然是再灌注治疗的"软肋"。在包含20 000多例患者的荟萃分析中,住院期间再发症状性心肌梗死4.2%,30d的病死率增加2~3倍。不管何时发生,再闭塞对左心室功能和长期预后显著有害。这有许多促成因素,包括严重的潜在剩余狭窄,初始血栓形成基质(斑块破裂)的持续存在,以及血小板的活化和凝血的级联反应。静脉UFH在纤溶确立的地位仅次于tPA,TNK和rPA,并且应在最初24~48h应用,防止进一步凝血酶生成和减少再闭塞的危险性。肝素的剂量应注意调整,以保持aPTT在60~80s,注意避免aPTT值的大幅波动。aPTT应在肝素静脉注射4~6h测量,然后每6~8小时复查。

(1)肝素治疗的持续时间:肝素治疗恰当的时间不确定,但Ⅰ类建议是长达48h,肝素应用的限制是其诱导的血小板减少症的风险(参见第9章);如发生则推荐其他抗凝治疗方案。接受长期华法林治疗的急性心肌梗死患者静脉注射肝素治疗与不使用华法林的患者推荐类似。在接受链激酶的患者,静脉补充肝素是有争议的(我们积极建议,见链激酶部分,第9章)。

(2)低分子肝素:由于肝素作为抗血栓剂的某些不足,所以依诺肝素被越来越多的使用。在急性心肌梗死的溶栓治疗中,调整依诺肝素剂量持续使用8d为ⅠA类的证据。对于那些年龄在75岁以上或肾功能不全的患者应减少剂量(表9-5)。对于PCI,单剂量依诺肝素比肝素出血少(第9章)。在随机ATOLL试验中,静脉注射依诺肝素与UFH相比显著减少临床缺血事件,而在910例患者中出血和行PPCI手术成功率方面没有差异。

13.直接凝血酶和Ⅹa因子抑制药 戊糖和比伐卢定(图9-10的作用位点)导致的出血都比肝素少,磺达肝素的溶栓治疗测试结果最佳,比伐卢定在早期PCI测试效果最佳(表9-5)。比伐卢定在介入治疗(PCI)中的应用有优异的数据,尤其是要避免发生出血的时候(第9章)。在 OASIS-6 试验中,对于溶栓或无再灌注治疗的 STEMI 患者,磺达肝素优于安慰剂和 UFH。然而,当选择 PPCI 时,磺达肝素增加导引导管血栓的形成,而没有总体的获益。因此,我们不推荐采取 PPCI 治疗措施的 STEMI 患者使用磺达肝素。

**(二)保护缺血的心肌**

1.早期预防性使用 β 受体阻滞药　　汇总约 29 000 名 AMI 患者早期给予 β 受体阻滞药的试验数据显示急性期病死率减少13%。然而,几乎所有这些研究都集中在无溶栓剂的时代。有了溶栓治疗后,并没有充分的证据证明在接受再灌注治疗的患者中使用 β 受体阻滞药在早期病死方面有益。此外,46 000 名患者的COMMIT 研究中,其中 50% 接受了溶栓药物,常规的静脉使用 β 受体阻滞药暴露了严重的问题。在血流动力学不稳定的患者中病死率增加,而在稳定患者则有一个平衡的趋势。此外,在唯一的比较了早期静脉使用 β 受体阻滞药和延迟口服使用 β 受体阻滞药(6d 后)的研究中,早期使用 β 受体阻滞药患者早期再梗死下降,但1年的病死率保持不变。总体而言,早期静脉应用 β 受体阻滞药应该选择性的针对合并窦性心动过速,快速性心律失常如心房颤动、高血压和缺血复发的患者。尽管缺乏明确的临床试验证据,从各种数据库提出的一些研究表明,β 受体阻滞药在再灌注时仍可以降低病死率,而在老年患者中这种获益相似或甚至更大。对于接受直接 PCI 的患者,观察分析(但没有前瞻性研究)表明,早期静脉应用 β 受体阻滞药治疗可能是有益的,可以降低6个月的病死率。虽然没有 β 受体阻滞药在 NSTEMI 患者中应用的随机研究,但是基于病理生理的考虑,以及合并 ACS 和慢性冠状动脉疾病的非选择患者应用 β 受体阻滞药有效性的证据,2011 年ACC-AHA 重点更新了不稳定型心绞痛和非 ST 段抬高 ACS 患者的管理,推荐在所有没有禁忌的 ACS 患者中应用 β 受体阻滞药。β 受体阻滞药尤其应该用于合并进行性胸痛、高血压和心动过速的患者。理想的情况是 β 受体阻滞药在后期更容易应用,当血流动力学稳定(后期干预,25 项研究 24 000 例患者)应用 β 受体阻滞药可以使后期阶段病死率降低 23%。在美国有许可证的是美托洛尔和阿替洛尔,而当血流动力学的情况可能不稳定时,短效的艾司洛尔是首选。

2.在 AMI 早期使用 ACE 抑制药或 ARB 类药物　高风险的患者(高血压、糖尿病、慢性肾病、临床左心功能衰竭或左心室射血分数<0.40)早期口服 ACE 抑制药并无限期的持续下去是强烈推荐(ⅠA 类)。合理的政策是如果患者血流动力学稳定,应尽快启动 ACE 抑制药治疗,并注意有无低血压或新的肾功能损害。如果 ACE 抑制药不能耐受,可选择 ARB,不建议静脉注射 ACE 抑制药,因为有低血压的风险。

3.限制梗死面积　MI 根本上是心肌需氧和供氧严重失衡的结果,因此,采取措施纠正这种失衡是合理和明智的。这些措施包括治疗心律失常、缺氧、心力衰竭、高血压和心动过速。应警惕并治疗低钾血症。尽管有大量的实验室证据表明,许多药物如 β 受体阻滞药、硝酸酯类、代谢药和自由基清除剂会缩小梗死面积,但是临床上的益处难以被证明。这可能是因为这种疗法不可避免在第一个 2~3h 后才被启动,而此后梗死大小是相对固定的(参照图 12-5)。

(1)PCI 前的早期干预:逻辑上讲时机是非常重要,如实验研究所示越早越好,患者早期使用艾塞那肽或极化液进行代谢干预而获益。艾塞那肽、胰高血糖素样肽-1 激动药(图 11-6),使梗死面积减少 30%。在 IMMEDIATE 的试验中,871 例疑似 ACS 患者在救护车上给予 GIK,减少了心脏骤停或院内病死率的复合终点,尽管主要终点没有实现。治疗的时机至关重要。从第一次医疗接触到第一次球囊开通时间≤132min 内给予艾塞那肽使再灌注后心肌梗死面积减少 30%。在另一个早期关于救护车的研究,进行遥控调节(调控袖带血压),使再灌注心肌挽救指数从 0.55 提高了几乎 1/3 到 0.75(P=0.33)。因此,在未来会更多强调在救护车进行理想治疗措施,无论是通过代谢治疗还是调节治疗。

代谢治疗时机非常关键。最近一个包含 9 个随机对照试验，涉及 28 000 多例患者的荟萃分析，未发现 ST 段抬高 AMI 患者给予 GIK 对降低病死率有益。然而，所有的研究是 AMI 出现症状≥3h 后，除了 GIPS-1，其病例仅占总研究病例的 3%，相对风险值（RR）为 0.83。而在一个大型的 CREATE-ECLA 试验中患者超过 20 000，占到了总人数的 70%，其平均延迟时间为 4.7h。

（2）静脉使用镁剂：静脉使用镁剂仍然推荐用于尖端扭转型室性心动过速和那些长期利尿治疗相关的低血镁和低血钾。

（3）静脉注射促红细胞生成素：实验数据表明，使用促红细胞生成素有多种潜在的心脏保护机制。包含 222 名患者的 REVEAL 试验，使用促红细胞生成素 10～14 周时心肌梗死面积无明显差异，但显著增加病死、再发心肌梗死、卒中或支架内血栓形成风险。

**（三）AMI 中的心律失常**

1.AMI 中室性心律失常的治疗　原发性室性心动过速和心室颤动病死率可增加 6 倍。尽管复发性室性心律失常少见，但可造成治疗的困难。利多卡因不应预防性给药，而只给予记录到严重室性心律失常的患者。包含 14 项试验的荟萃分析显示，预防性的给予利多卡因可以减少大约 1/3 的心室颤动，但同时也可能增加几乎同等百分比的病死率。当利多卡无效时，胺碘酮是目前首选的治疗危及生命室性心动过速的静脉抗心律失常药物。介入技术，如心房或心室起搏、星状神经节阻滞或射频消融有时可挽救生命。治疗左心衰竭是重要的抗心律失常的辅助疗法。药物或低钾血症可诱发室性心动过速，应随时牢记。

2.AMI 中的室上性心动过速　心房颤动、心房扑动或阵发性室上性心动过速（PSVT）通常是短暂的，但有可能复发和棘手。这种心律失常可能会增加心肌的氧耗而导致不良的预后。需要治疗的促发因素包括合并心房扩大的心力衰竭、缺氧、酸中毒和心包炎。AF 复发最好使用胺碘酮处理，特别是在血流动力学受损的情况下。但部分患者谨慎使用 β 受体阻滞药可达到足够的减慢心率作用。在血流动力学不稳定的情况下，可以选用超短效

β受体阻滞药艾司洛尔。

在心力衰竭患者中静脉应用地高辛有作用，ⅠC类抗心律失常药物应避免应用于室上性心动过速的患者。初选治疗应该是颈动脉窦按摩、刺激迷走神经和静脉注射腺苷。如果这些方法失效，可以尝试静脉注射美托洛尔、胺碘酮，如血流动力学不稳定，行电复律。如果没有左心衰竭，静脉使用地尔硫䓬或维拉帕米控制心室率方面是有效的。虽然静脉注射地尔硫䓬对室上性心动过速进行急速复律在美国是许可的，但在 AMI 中使用经验有限，同时静脉注射 β 受体阻滞药是禁忌。存在左心衰竭的情况下，可以尝试静脉使用注射腺苷或谨慎使用艾司洛尔。因为其超短效的作用，腺苷不能用于心房颤动或心房扑动。在血流动力学受损或严重缺血的情况下可以从低能量开始使用电复律。为了避免心房颤动转复后，系统血栓的形成，应重新启动或继续应用肝素。

### (四)AMI 中的左心衰竭和休克

第一步是要纠正可逆病因诸如容量不足，乳头肌或室间隔破裂，或短暂左心室心尖气球样变。急性心理应激可诱发急性左心衰竭。Swan-Ganz 导管测量左心室充盈压和心排血量可以使我们在 4 类不同药物中选择最合理者来降低前后负荷或主要降低前负荷。虽然由于各种原因 Swan-Ganz 导管的使用减少了，但是降低前后负荷的概念仍然很重要。

1.AMI 中降低负荷的药物　在重症监护室中静脉注射硝酸甘油是最合适的降低前负荷的药物，尤其是在急性梗死最初的几个小时，那时缺血可能导致左心室功能障碍。对于肺水肿，必须避免过度利尿导致前负荷过度降低而引起相对血容量不足。因为心室的顺应性下降，需要更高的充盈压来维持心排血量。在没有监护设施的地方，静脉降低负荷药如硝普钠和硝酸酯类最好避免应用。降低前负荷的舌下含服药物(短效硝酸酯类)应该有用。利尿药呋塞米，尽管是标准疗法并通过快速扩张血管和利尿起作用，可能会反常的引起血管收缩。

2.AMI 中硝酸酯类的使用　目前 AMI 硝酸酯类的适应证包

括复发或正在进行的心绞痛或心肌缺血、高血压和需减轻负荷的合并二尖瓣反流的心力衰竭患者。硝酸酯类不应该用于收缩压<12kPa(90mmHg)和右心室心肌梗死的患者，或那些在过去的24h内使用西地那非(或类似药物)的患者。

3.AMI 中低心排量　侵入性方法测血流动力学反应是必不可少的。当没有肺楔压升高或没有左心衰竭临床和影像学证据的情况下出现低心排血量，排除低血容量(可能药物诱发的)或右心室心肌梗死是至关重要的。如果没有这些情况，使用急性强心药物如去甲肾上腺素、多巴胺、多巴酚丁胺或(参照图 6-3)使收缩压升高至10.7kPa(80mmHg)。然而，人们常常忘记多巴酚丁胺，它通过刺激外周 $\beta_2$ 受体，能降低舒张压。硝酸酯类通常是禁忌的，因为他们的主要作用是降低前负荷。主动脉内球囊反搏在暂时稳定患者方面可能是非常有帮助的，特别是如果考虑行血管造影和血管重建术。

地高辛在急性心肌梗死中应用的利弊值得怀疑。所以，它仅限用于快速房性心律失常，而地尔硫草或维拉帕米或艾司洛尔无效或禁忌。

4.心源性休克　心源性休克是急性心肌梗死的主要死因。心源性休克管理的一个重要方面是诊断和及时治疗潜在而可逆的机械并发症，比如破裂(游离壁、隔膜或乳头状肌肉)，心脏压塞和二尖瓣关闭不全。潜在的低血压和显著的右心室梗死也需要排除。另一种推测是细胞炎症因子的激活导致诱导型一氧化氮合成酶的活性增加而产生过量的 NO 和有毒的过氧亚硝酸盐。不幸的是，大型的 TRIUMPH 试验检测了一氧化氮合成酶抑制药 tilarginine，发现其并没有降低病死率，尽管出现了梗死动脉的开通。也许心源性休克最好的策略是主动脉内球囊反搏之后迅速的血运重建。不管是 PCI 还是某些患者进行旁路移植术，多支血管急诊 PPCI 的适应证之一，是那些接受了多支罪犯血管 PCI 后并没有显著改善的血流动力学不稳定或休克的患者。正性肌力药和升压药经常需要使用，并且药物的选择可能要根据肺动脉(PA)导管测定的血流动力学参数进行调整。偶尔会使用左心室和双心室辅助装置或者经皮体外循环支持。在一个小型的试验中,与标准的主动脉内球囊反搏疗法比较,虽然心室辅助装置使血流动力学和代谢参数更有效的逆转,但在病死率和出血方面没有差异,而使用心室辅助装置后肢体缺血性事件更多见。

5.STEMI后胸痛复发　复发性缺血性疼痛和心包炎的区分依赖于临床病史、心电图,通常需要血管造影。心包炎可能是令人非常苦恼的,如果心包积液进展,初始建议是使用阿司匹林和终止抗凝。如果阿司匹林无效,尝试秋水仙碱或对乙酰氨基酚。非类固醇消炎药(NSAID),单剂量给药可能极其有效。如果可能,应尽量避免应用,因为它们的使用可能会促成心脏破裂和梗死扩展。心脏压塞在 AMI 中是一个罕见的,危及生命的并发症。亚急性破裂适合进行手术,所有复发性心包样疼痛和心包积液的患者都应怀疑存在破裂。

# 五、急性心肌梗死后的长期治疗

1.综合管理　当早期急性期心肌梗死过渡到慢性期(表12-3),治疗方法也发生了演变(图12-7)。长期预后主要取决于梗死后左心室功能、左心室容积、没有缺血、冠状动脉解剖和心电稳定性。主要目标是最大限度地减少不良的重构,特别是通过减轻负荷和肾素-血管紧张素-醛固酮系统(RAAS)抑制药(图12-8)。在此背景下,控制危险因素,包括血脂和血压,仍然是至关重要的。谨慎选择长期保护性药物,要给出足够的理由,同时消除忧虑。例如,接受他汀类药物的患者会觉得更好。人们越来越认识到心理社会因素,比如心肌梗死后的抑郁、社会孤立、愤怒、婚姻压力等会造成不良预后。虽然用药物进行心理干预来改善抑郁症状是合乎逻辑的,但是心血管的收益仍不清楚。舍曲林是至少安全的,不像三环抗抑郁药,可引起直立性低血压,还有潜在的致心律失常作用。心理社会因素是影响心脏康复和心肌梗死后预后的一个重要的组成部分。

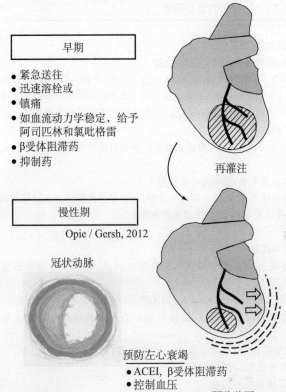

**早期**

- 紧急送往
- 迅速溶栓或
- 镇痛
- 如血流动力学稳定，给予阿司匹林和氯吡格雷
- β受体阻滞药
- 抑制药

再灌注

**慢性期**

Opie / Gersh, 2012

冠状动脉

预防左心衰竭
- ACEI，β受体阻滞药
- 控制血压

控制CAD
- 他汀类药
- 阿司匹林/氯吡格雷
- ACE抑制药
- PCI/旁路移植术（需要时）

预防猝死
- β受体阻滞药
- EF＜0.35或2~3级心力衰竭时给予ICD
- EF＜0.30或再发严重的室性心律失常时给予ICD

**图 12-7　急性心肌梗死急性期和慢性期管理的比较**

在急性期，主要目标是通过快速溶栓或经皮冠状动脉介入治疗(PCI)达到再灌注,同时使患者免受疼痛和启动心血管保护药物如阿司匹林加氯吡格雷,当血流动力学稳定时加用 β 受体阻滞药和血管紧张素转换酶抑制药(ACEI)。慢性期,为二级预防阶段,3 个主要目标是控制冠状动脉疾病,抑制心肌重构(心力衰竭),并预防心脏性猝死。ACEI 被推荐用于所有患者或筛选出的高风险患者(有争议)。[置入型心律转复除颤器(ICD)治疗,见 8 章,图 8-16]BP.血压;EF.射血分数;ICU.重症监护室;PCI.经皮冠状动脉介入治疗(图© L.H.Opie 和 B.J.Gersh,2012)

**表 12-3　心肌梗死后的随访:治疗原则**

1.危险因素纠正

- 戒烟,控制高血压,有氧运动,心理支持
- 糖尿病患者:控制体重、血压、血糖、血脂
- 所有患者:强烈推荐他汀类药物治疗,应积极使 LDL 降至 1.83～2.6mmol/L(70～100mg/dl);如果甘油三酯>2.26mmol/L(200mg/dl);改变生活方式,更强烈的降低低密度脂蛋白(ⅠB),然后考虑贝特类或烟酸

2.评估冠状动脉病变程度

- 剩余缺血(症状、运动试验):根据缺血的范围和可能性评估决定是否行血运重建

3.评估左心室功能和大小,避免左心室扩张

- 如果左心室功能不全、前壁心肌梗死或糖尿病:推荐血管紧张素转换酶抑制药或 ARB,考虑醛固酮拮抗药(视血钾水平)

4.再梗死的预防

- 终身使用阿司匹林
- 加用氯吡格雷 14d(无支架置入),1 个月或更长(BMS),12 个月或更长(DES)(均为ⅠB类)
- β受体阻滞药也可预防心源性猝死,如无禁忌(例如严重呼吸系统疾病)
- 如果β受体阻滞药存在禁忌,且没有左心力衰竭使用维拉帕米或地尔硫䓬
- ACE 抑制药或 ARB(应考虑应用于所有患者,尤其是高风险患者)
- 有指征的患者选用口服抗凝药

5.可能需要血运重建的并发症

- 心肌梗死后心绞痛:心导管检查;硝酸酯类,在β受体阻滞药的基础上添加 CCB,考虑血运重建
- 严重的左心室功能受损:识别冬眠心肌——可行性评估;多巴酚丁胺负荷超声心动图或正电子发射断层显像检查后考虑血运重建

6.复杂室性心律失常(VA)

- 排除严重冠心病;评估左心室功能
- 左心室压力:压力测试,运动康复
- 有症状的复杂 VA:考虑 ICD(同时使用胺碘酮或β受体阻滞药);EF<0.35

7.心力衰竭的进一步治疗

- 最佳药物治疗(图 6-8)
- SCD 一级预防:对心肌梗死 40d 后,心功能仍为Ⅱ级或Ⅲ级且 EF<0.35 的患者,强烈推荐 ICD;如果 QRS 增宽>120ms 则加用 CRT(CRT-D)

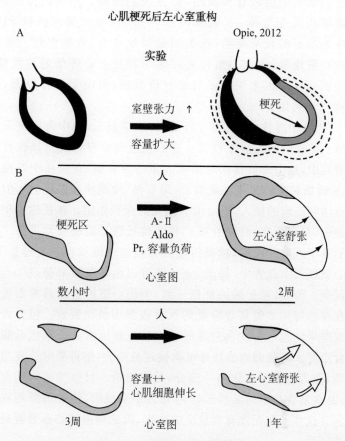

**图 12-8 心肌梗死后重构模式**

A.基于动物模式(卡通式)的简化的整体模式,黑色部分代表左心室(LV)非梗死心肌而红色区域代表梗死心肌。重视潜在的梗死区重构,从而增加非梗死区的体积。B.压力或容量负荷、血管紧张素Ⅱ(A-Ⅱ)和醛固酮(aldo)在心肌梗死急性期对心脏室间隔心内膜壁运动产生不利影响。C.慢性期,采用心室造影。与动物模型的心肌重构一致,重点在进行性左室容积增加

2.生活方式的改变  生活方式的改变往往非常需要。康复锻炼计划结合社会支持的有特殊益处的锻炼方法。戒烟,患者需要足够的教育和鼓励,使其决心戒烟。如果需要的话,抗抑郁药安非他酮(丁氨苯丙酮)可以帮助戒烟。新被 FDA 批准的酒石酸伐尼克兰(在美国是伐尼克兰)效果更好。多因素的心脏康复,强调心肌梗死在医学和社会心理学的并发症,运动训练危险因素纠正证明是有价值的,但由于种种原因,仍未被充分利用。

(1)地中海饮食、酒和可可:流行病学显示,地中海国家冠状动脉心脏疾病的发病率较低。在心肌梗死幸存者的里昂饮食心脏研究中,地中海饮食同时摄入大量的亚麻酸(在鱼油中发现的 $\omega 3$ 长链脂肪酸的前体)、蔬菜、水果和油(橄榄油和菜籽油),但减少黄油和红肉的摄入,显示出了惊人的保护作用。在长达 4 年的随访中,总病死率、心源性死亡和非致死性心肌梗死均下降。在希腊基于人群的研究,越坚持接近传统地中海饮食的人越长寿。在心肌梗死幸存者中,每天 1g 鱼油可以给心脏带来超过 3.5 年的保护。与 $\omega 3$ 脂肪酸的证据一致,美国心脏协会的营养委员会现在推荐每周 2 餐富含鱼类的饮食或服用鱼油胶囊。包含橄榄油或坚果的地中海饮食对降低心血管危险因素的效果比低脂肪饮食更好。红葡萄酒的好处可能被过分夸大,但进餐时适度摄入红酒,作为地中海文化的一部分,是有益的。目前的流行饮食可可,是在富含黄酮的某些苦味巧克力中发现的,传统的黑巧克力不包含这些。然而没有剂量反应数据,因此确凿的心血管益处仍有待证明。

(2)β 胡萝卜素和维生素 E 无效:β 胡萝卜素和维生素 E 都没有经受住时间的考验。在 HOPE 研究中,经过 7 年的随访,发现维生素 E 没有增加心血管益处,反而增加了心力衰竭。尽管间接证据显示升高的血浆半胱氨酸水平与心血管疾病相关,但是最近的几项试验都没有显示出补充叶酸、维生素 $B_6$ 或维生素 $B_{12}$ 有任何好处。

(3)激素替代治疗对人体有害:大型里程碑式的临床试验提

供了有力的证据表明,联合使用雌激素和孕激素替代疗法不应作为罹患心血管疾病妇女的一级或二级预防。已经采取激素替代治疗的绝经后妇女在心肌梗死期间不宜继续服用;也不应起始给予激素替代疗法。雷洛昔芬,选择性雌激素受体调节药,当给予有冠心病或多种危险因素的绝经后女性,与安慰剂组相比没有减少主要冠状动脉事件。雷洛昔芬使雌激素受体阳性的浸润性乳腺癌和脊椎骨折的风险降低,但增加了致命性卒中和静脉血栓栓塞的风险。类似于雌激素和孕激素替代疗法的雷洛昔芬,不应被用作患有心血管疾病妇女的一级和二级预防。

## 六、心肌梗死后的心脏保护药物

1.心肌梗死后他汀类药物　他汀类药物降低冠心病患者硬终点的作用不再有任何疑问。在急性住院期间开始使用他汀类药物可提高出院患者继续使用他汀类药物。剩下的唯一问题是,在积极降低低密度胆固醇的趋势下,降低低密度脂蛋白胆固醇(表10-2,表 10-3 和表 12-3;见第 10 章)。一项使用了血管内超声的出色研究提示 1.95mmol/L(75mg/dl),这一水平使斑块的进展和逆转达到平衡。

2.心肌梗死后 β 受体阻滞药的应用　确凿的证据表明,β 受体阻滞药在心肌梗死后提供益处。在一个超过 200 000 名患者的大型研究中,β 受体阻滞药的应用使晚期病死率下降了约 40%。目前的趋势是继续使用 β 受体阻滞药,并联用阿司匹林和他汀类药物,如有左心室功能不全或糖尿病,需加用 ACEI 或 ARB。β 受体阻滞药可以降低儿茶酚胺激增的不利影响,这或许可以解释其在 SCD 中的作用。在包含 4 项血管内超声临床试验的汇总分析中,β 受体阻滞药减缓了冠状动脉粥样硬化的进展。存在严重的呼吸系统问题,但没有心力衰竭的情况时,可用维拉帕米替代 β 受体阻滞药(参见下一部分)。哪些亚群患者最有可能受益? 矛盾的是,那些风险较高的患者受益较多。例如,在心力衰竭的患者中 β 受体阻滞药可能疗效最佳,使全因死亡率降低了 23%。

ACEI,ARB 类和阿司匹林联用的疗法也使病死率降低。明显的β受体阻滞药禁忌证仍然是心功能Ⅳ级,严重的心动过缓、低血压、明显哮喘和一度以上的心脏传导阻滞。

3.ACEI 适用于所有的冠心病 正如在第 5 章已争辩的那样,预防性 ACEI 应考虑用于所有冠心病患者即使有保留的左心室功能,并应积极地用于那些有心绞痛合并高血压、外周血管病、糖尿病或左心室功能障碍的患者。

4.醛固酮拮抗药 醛固酮拮抗药应遵医嘱应用于正在接受ACEI,射血分数 < 0.40,血清肌酐 ≤ (2.5mg/dl),血钾 < 5mmol/L 的所有 STEMI 患者,并根据基线血钾水平和肾功能应用于那些无论是否有症状性心力衰竭或是糖尿病的患者(见第 5 章)。高钾血症的风险是巨大的,患者需要进行谨慎的血钾检测。这些 2006 年指南治疗推荐在 2009 年指南更新中没有变化。

5.何时使用钙通道阻滞药 CCBs 类药物,对心肌梗死后的患者没有保护作用。没有 CCBs 被证明降低 STEMI 患者的病死率,而且它们可能对合并心力衰竭、显著左心室功能不全和传导性疾病的患者有害。CCBs 主要用于已使用 β受体阻滞药仍有复发性缺血和没有进行血管重建的患者。在没有左心衰竭的情况下可以使用维拉帕米或地尔硫䓬,特别当 β受体阻滞药是禁忌时。在大型的丹麦心肌梗死后试验(DAVIT-2)中,排除明显的左心衰,每天 2 次维拉帕米 120mg 减少了再梗死的心源性病死率。对于血压控制,加用长效硝苯地平(或氨氯地平)可能是有帮助的。

6.阿司匹林和氯吡格雷 阿司匹林是最简单、最安全的药物,已确立了疗法。急性心肌梗死的症状出现后尽快口服,然后无限期的继续服用下去(条件是 BP 充分控制)。众多试验显示它可以防止再梗死,卒中和血管源性死亡。阿司匹林长期的服用剂量是每天 75～162 mg。更新的 ACC-AHA 建议是,对所有急性心肌梗死 PCI 支架置入术后的患者,只要没有阿司匹林抵抗、过敏、增加出血风险,均需每天服用阿司匹林 162～325mg。裸支架至少服用 1 个月,西罗莫司洗脱支架 3 个月,紫杉醇洗脱支架 6 个月,

之后每天剂量为 75～325mg（ⅠB 类）。低剂量阿司匹林的不良
反应很少。氯吡格雷应该用于阿司匹林不耐受或抵抗的情况，并
需与阿司匹林合用 14d（无支架），1 个月以上（BMS），或至少 12
个月（药物洗脱支架，所有均为ⅠB 类）。关于长期使用氯吡格雷
和阿司匹林的联合疗法，只有针对 PCI 和支架置入的患者，没有
试验专门针对以前的 STEMI 患者如何应用，许多理论上的好处
被出血的风险所抵消。

7.阿司匹林联用 ACEI 血管紧张素转换酶抑药联合阿司匹
林使用，其降低风险的比值为 0.80 而不加用阿司匹林为 0.71。

8.非甾体类抗炎药（NSAIDS） 无论是环氧化酶 2 选择性抑
制药还是传统的非甾体类抗炎药都与心血管事件的增加有关。
在一项荟萃分析和系统回顾中，低剂量萘普生和布洛芬似乎是最
安全的非甾体抗炎药。双氯芬酸和吲哚美辛最为有害。每天
200mg 或更多的塞来昔布与心血管事件增加有关。阿司匹林和
NSAID 的联用可降低阿司匹林的药效。两个体外研究已经证
明，布洛芬可能和萘普生有潜在的相互作用，双氯芬酸或罗非昔
布与阿司匹林合用时却无相互作用。美国 FDA 目前建议布洛芬
应在阿司匹林 30min 后给予或至少 8h 前给予，以除外与阿司匹
林潜在的相互作用。在个别的患者中，药物的选择要仔细的评估
消化系统的潜在风险和心血管系统的预测风险。美国心脏协会
推荐阶梯疗法使用这些药物。

9.华法林抗凝治疗 华法林通常用于之前有栓塞史（左心室
血栓，超声心动图证明大面积前壁梗死，易发生血栓，已确诊的心
房颤动患者和那些阿司匹林禁忌或过敏）的心肌梗死后 3～6 个
月的患者。2 个相对较小研究数据显示，国际标准化比率（INR）
约 2.5 的中等抗凝强度似乎有效。反之，在一项最大的研究中，
INR1.8 的低强度抗凝是不足的。在另一个大型研究中，平均
INR 值为 2.2～2.8，降低非致死性心肌梗死和非致死性血栓性卒
中。这些适度的获益要权衡出血的风险，增加成本和患者的不
便。年龄＞75 岁的患者尚未进行充分的研究。有一些证据表明，
长期抗凝可以减少 ACS 后不良的心血管事件。但这些试验通常

都是在氯吡格雷广泛应用前和 ST 段抬高型和非 ST 段抬高型 AMI 进行早期血运重建之前进行的。先前已广泛推荐,无论是普通肝素还是低分子肝素应该用来降低深静脉血栓形成的风险,直到患者可以活动。尽管如此,基于 2008 年美国胸科医师协会指南,认为复杂的可能卧床休息不超过 24h 的 STEMI 患者,用药预防静脉血栓栓塞是不必要的(除非是有其他适应证)。如果卧床休息较长时间则是必需的,与预防性使用普通肝素相比,低分子肝素或磺达肝素更值得推荐。

10.心肌梗死后抗心律失常药物的应用　心肌梗死住院后期发生复杂性室性心律失常和室速是出院后续发生猝死的预测因子,无论它们的频率和是否合并左心室功能障碍。然而,抗心律失常治疗对心肌梗死后的病死率是否有益仍不明确,β 受体阻滞药是唯一显示出可以明确降低病死率的药物。由于胺碘酮不良反应和在临床试验中未能明确降低病死率,人们已关注置入式心脏除颤器的效益(ICD,见下一节)。然而,胺碘酮可缓解症状明显的室性期前收缩和非持续性室性心动过速的发生。

11.植入式心脏除颤器　在心肌梗心后合并心力衰竭患者中,ICDs 在心源性猝死的一级预防方面的作用非常确定(参见后面章节严重稳定性左心室功能障碍的干预,也可参照图 8-16)。动态心电图监测及侵入性电生理测试应用均减少,但主要标准是射血分数,尽管测量不精确。

12.未来　现在迫切需要新方法来对心律失常进行危险分层。微伏 T 波交替似乎是最有希望的新方法,但其最终作用还需要进一步验证。

# 七、心房颤动

心律失常的一般治疗方法已经从广泛使用抗心律失常药物过渡到增加干预(图 12-9)。随着人口老龄化,心房颤动的发病率和患病率正在迅速增加,"日益流行"严重低估。AF 的治疗方法主要强调 3 个方面:①抗凝;②复律:通过抗心律失常药物或者是

心律失常的治疗

Opie, 2012

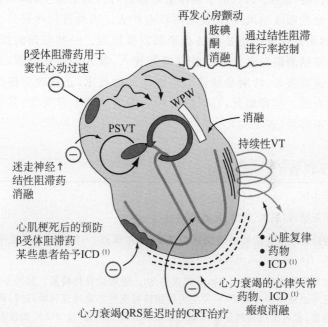

**图 12-9 抗心律失常的治疗原则**

从窦房结(左上)到左心室.①窦性心动过速,例如在(MI)或焦虑的患者中,使用β受体阻滞药治疗(除外 MI 导致的低血容量或发热);②心房颤动(简称房颤)预防复发选用胺碘酮(Amio),或索他洛尔和ⅠC类药物,或消融,或通过阻断房室结的药物控制心室率;③阵发性室上性心动过速(PSVT)存在房室结折返路径,容易通过房室结阻断的方法来终止,如刺激迷走神经、钙通道阻滞药、β受体阻滞药或房室消融;④预激综合征旁道引起的室上性心动过速可以通过房室结抑制药或旁路的导管消融治疗;⑤持续性室性心动过速(VT),特别是存在梗死或缺血心肌,其发生基于电传导的折返,如果持续存在需药物复律,如胺碘酮,有指征的患者可选择置入式心脏除颤器(ICD);⑥充血性心力衰竭的心律失常可能需要药物治疗,有指征的患者可行 ICD 治疗;⑦在宽 QRS 波的心力衰竭患者中,心脏再同步治疗(CRT)在预防心源性猝死方面显示出很好的结果;⑧心肌梗死后最好的预防药物是 β受体阻滞药[胺碘酮对肺静脉作用的相关提议部分,见图 8-5。[1].ICD 管理,见图 8-16(图© L.H.Opie,2012)]

用导管消融疗法来转复和维持窦性心律都具有潜在的严重不良反应；③控制心率:接受慢性心房颤动并把重点放在心率控制和长期抗凝(表 12-4)。由于复律会导致暂时性的心房"顿抑",有一定的血栓形成的风险,即使心房没有扩大。因此任何时候只要有可能,无论是复律还是控制心率都需要抗凝。一些较新的技术,如房室结消融加永久性心脏起搏器置入,置入心房除颤器,心脏外科迷宫手术,特别是导管心房颤动消融技术,正在改变传统的管理方法。尽管如此,心房颤动作为最常见的心律失常,其管理往往不容易(表 12-4)。

**表 12-4 急性发作的心房颤动治疗原则**

急性发作

- 纠正诱因(脱水、饮酒、发热等)

- 静脉应用房室结抑制药控制心室率(地尔硫䓬、*维拉帕米或艾司洛尔;有时使用地高辛或联合用药)

- 如果心房颤动发作<48h,首先观察 8h。通常会自行转复。如果不能,可考虑使用伊布利特(有发生尖端扭转型室性心动过速风险)进行药物转复,也可选用高剂量胺碘酮(125mg/h,最高剂量 3g/24h),如没有器质性心脏病可选用普罗帕酮、氟卡尼

- 之后通常需要电复律

- 根据具体情况,可首选电复律

紧急复律

- 如果存在心肌缺血,症状性低血压和心力衰竭的快速心室率对药物反应不佳(ⅠC 类)

- 合并预激的快速心律失常或血流动力学不稳定(ⅠB 类)

- 如果心房颤动>48h,有血栓栓塞风险,需启用肝素和华法林

<7d 的复律

- 静脉注射伊布利特或口服多非利特(两者都用扭转性室性心动过速的风险)

- 无器质性心脏疾病时可以使用氟卡尼或普罗帕酮,同时使用 β 受体阻滞药或维拉帕米,以避免快速心室率。如果心房颤动>48h,需启用肝素和华法林

>7d,择期电复律

- 复律前至少口服 4 周抗凝药,并保证 INR 2~3;任意 1 次 INR 不达标,则需要重现开始抗凝 4 周。备选:TEE 指导的治疗方法(见正文),消除甲状腺疾病

- 药理治疗:第 4 周时,考虑胺碘酮 800~1600mg/d,连用 1 周,然后 200~400mg/d

- 其他选择:索他洛尔或伊布利特或氟卡尼或普罗帕酮[如果没有结构性心脏疾病(ⅠC 类)]

- 可供选择的策略:通过房室结抑制药控制心室率

复律后

寻找病因,如果存在充血性心力衰竭或高血压的话,则必须积极处理。3 种心律失常的处理策略:

(1)节律控制:通过长期治疗维持窦性心律,附用法见图 8-3。抗凝持续至少 3~6 个月,但通常需长期抗凝,因为许多时候无症状

(2)备选策略:不使用药物,尝试"随身带药",复发时控制心室率(如有心力衰竭使用如地高辛,否则使用 β 受体阻滞药和维拉帕米或地尔硫䓬)。口服抗凝是必不可少的

(3)第 3 种策略:复律,观察抗凝,在第二阶段开始抗心律失常药物

反复发作的症状性 AF:肺静脉消融或左心房隔离;外科迷宫手术

根据调查:双心房起搏;置入式心房复律除颤器

## (一)急性发作性心房颤动

详尽的病史是必要的,评估潜在的促发因素,症状的严重程度和对心房颤动的治疗有影响的合并症。

如果需要紧急控制心室速率(表 12-4),可以使用房室结抑制药实现,如①维拉帕米或地尔硫䓬;②静脉注射 β 受体阻滞药艾司洛尔;③地高辛;④联合应用。其他可静脉内给予的药物包括

氟卡尼、普罗帕酮、索他洛尔、伊布利特和大剂量胺碘酮。这些药物中,只有伊布利特注册使用于急性心房颤动,只有胺碘酮在缺血性心脏疾病或心力衰竭患者中是安全的。伊布利特有引起扭转性室性心动过速的风险,尤其是存在心力衰竭的患者。在选择的无器质性心脏疾病的患者中,单次负荷量普罗帕酮或氟卡尼也可以使用,尽管他们有致心律失常作用。

维那卡兰最近已在欧洲得到了批准。如果仍然需要,在药物输注结束时进行电复律是合理和有效的,或当患者已经开始抗凝时可以立刻选择复律。心房颤动的促发因素也要得到治疗(表12-4)。

1.直流电复律 无论通过食管超声心动图(TEE)指引还是经过 3~4 周的抗凝治疗后,进行直流电复律被广泛用于新发生的 AF。双向波除颤所需要的能量最低。标准的做法是当初发心房颤动可以精确的确定并且持续时间少于 40h 时可以不抗凝。如果存在疑虑,行 TEE(见下节)。在心房颤动患者中使用低分子肝素替代 UFH 从许多观点看具有理论上的吸引力,但是这种建议在很大程度是基于静脉血栓栓塞性疾病状态而推断。复律出院后,低分子肝素的自我管理与足够剂量抗凝强度的华法林相比可能成本效益好,但需要进一步的研究。低钾血症存在下,洋地黄中毒或不恰当的同步,可能会出现严重的室性心律失常。

2.心房顿抑 电复律或药物复律后,可能有心房的"暂时性顿抑",这可能是心房颤动持续时间造成的反应,只是引起这个反应的时限变化不定。即使心房不大或超声心动图没有提示任何心耳血栓,仍有血栓形成的风险。系统性血栓栓塞的概率是1%~2%,而抗凝治疗可使其减少。因此,只要有可能,在选择复律前开始抗凝,并在复律后持续至少 3~4 周。对于紧急复律,理论上但没有试验数据支持静脉应用肝素覆盖这一过程。为了减少心房顿抑,可以在复律前后口服维拉帕米。

3.食管超声心动图的作用 TEE 可直接视察左心房和左心耳的血栓,如果发现血栓,紧急复律前需延长继续抗凝治疗。在 TEE 引导下的复律前先使用 24h 肝素,并且在复律后继续使用肝素至少 4 周,以避免在复律后心房顿抑期间左心房新发血栓形成。TEE 引导的方法其优点之一是便捷,而且理论上它应该更安全,减少患者暴露于抗凝的总体时间和出血的风险。专业技术和经验是这种疗法的关键,因为左心耳的解剖学是复杂的而且小血栓很容易被忽略。

4.手术后心房颤动　秋水仙碱用于预防术后心包综合征(COPPS)的试验显示,在行心脏外科手术的患者中,秋水仙碱几乎减少一半术后心房颤动的发生。

**(二)慢性心房颤动**

1.速率控制与节律控制　与通过抗心律失常药物维持窦性心律的目标不同,另一个主要的策略是接受心房颤动存在,并通过房室结抑制药来控制心室率,并给予口服抗凝药(见第 8 章)。这种疗法的基本理论是所有可用于维持窦性心律(氟卡尼、普罗帕酮、索他洛尔、胺碘酮、多非利特和决奈达隆)的药物都具有潜在的严重的不良反应。

节律控制的潜在优势是改善生活质量和提高运动耐力,并在理论上对血管内皮功能和血小板活化有作用。然而,在 4060 名高危脑卒中患者的 AFFIRM 试验中,节律的控制对脑卒中危险因素或年龄＞65 岁或两者都有的患者没有任何优势。节律控制有更多脑卒中的趋势,需住院者更多。在两个小型的欧洲试验中,心率控制和节律控制的结果类似。在最近的一次大型的多国注册研究(RECORD AF)中,多元分析显示,节律的控制有更高的临床成功率和较低的心房颤动进展可能性。心率和节律控制之间的选择并不总是容易的。可行的策略是首次发病的心房颤动患者试图复律。如果心房颤动复发并且没有症状,则进行心率控制。

2.心室率控制　抑制房室结的药物可以应用地高辛和 β 受体阻滞药,尤其是合并心力衰竭时。没有心力衰竭时可以用 CCBs,如维拉帕米和地尔硫草。其他可能对心率控制有益的药物包括决奈达隆和胺碘酮。在合并 CHF 的急症患者,胺碘酮可能会有所帮助,但由于它的不良反应,不宜长期用来控制心率。通常这些药需要联合使用。严格速率控制使休息时心率<80次/分和轻微锻炼时心率<110次/分。在RACE2试验中,对614例进行严格和宽松速率控制的患者进行比较,后者是由于被分配到严格的速率控制组的患者出现了较高的不良的药物反应而集为一组。至于心血管事件,宽松的速率控制的策略并不差,提示我们应该倾向于治疗患者而不是控制速度的策略。RACE 2推测排除了那些快速心室率而有严重症状的患者,许多患者在静息心率<110次/分时会觉得不舒服,而静息心率<110次/分是速率控制策略的治疗目标。在这方面需要更多信息。当率控制并不理想时,心动过速性心功能不全值得关注。在这种情况下,房室结的射频消融引起完全心脏传导阻滞,同时置入永久性起搏器,可显著改善症状,并改善某些患者的心室功能。

3.选择性复律和控制节律 在慢性心房颤动中,通过房室结抑制取得心室速率的控制,患者接受华法林抗凝并通过药物维持心室率,这种药物通常是胺碘酮(表12-4)。持续性心房颤动,一旦心室率控制通过房室结抑制药实现,患者进行抗凝的同时给予负荷和维持剂量的药物,最广泛使用的是胺碘酮(表12-4)。有利于药物复律的因素包括左心房直径小和心房颤动的持续时间<6个月。复律时血栓栓塞的风险是1%~2%,预防性地使用抗凝药使INR>2至少连续3周。由于在复律后的前3~6个月心房颤动的复发率相当高,许多心脏病专家主张复律后抗凝的时间要更长。在电复律之前,未接受胺碘酮的患者尝试复律时静脉注射普鲁卡因胺或伊布利特,少数情况下也可口服普罗帕酮或氟卡尼。后两种药物,应避免用于存在结构性心脏疾病患者,特别是存在显著左心室功能障碍的情况。对于复律失败的,在添加预防性药物后再次复律。

4.鱼油 为了减少复律后心房颤动复发,加用长链ω3多不饱和脂肪酸(PUFAs)。在使用胺碘酮和RAAS抑制药的持续性AF患者,加服1年富含ω3多不饱和脂肪酸的鱼油,2g/d,85%或更多的二十碳五烯酸加二十二碳六烯酸,提高了直流电复律后窦性心律的维持[危险比(HR)0.62;可信区间0.52~0.72]。

5.复发性心房颤动　一两次尝试复律后或者已知心房颤动会复发,药物的选择见图 8-3。并且依据是否存在结构性心脏病来选择。最终的药物通常是胺碘酮,如果失败则选择导管消融。决奈达隆是一种多通道阻滞药,没有胺碘酮的不良反应,也不如胺碘酮有效。在 ATHENA 试验中,出人意料的是决奈达隆降低心血管疾病的病死率,并且在事后分析中有减少卒中的作用。鉴于ANDRONEDA 试验的负面结果,决奈达隆不用于心功能Ⅲ～Ⅳ的患者。决奈达隆目前已被批准用于治疗阵发性、持续性心房颤动或心房扑动。但最近关于永久性心房颤动患者使用决奈达隆的 PALLAS 试验因为其在病死、卒中和住院率显著增加而被提前终止。FDA 和欧洲医药局目前正在对此进行审查。决奈达隆是在胺碘酮的结构的基础上设计出来的,为了减少毒性,亲脂性降低,而且引起甲状腺功能低下的碘基团被淘汰。肾素-血管紧张素阻断药有助于减少复发,有很好的理论解释,对心力衰竭和高血压等合并症有益。然而,这些药物只可能发挥辅助作用。有用的治疗阵发性或持续性心房颤动的药物包括多非利特(Ⅲ类抗心律失常药物,$I_{kr}$阻断药,在欧洲未上市)。多非利特在充血性心力衰竭的患者中有很好的表现和良好的长期耐受性,但有增加扭转性室性心动过速的风险,用药期间需要住院监测。另外,许多药物的相互作用可能阻止多非利特的使用。

6.维持窦性心律可选择的新型药物　维纳卡兰已经进行了药物复律的初步测试,基于单剂量二期研究和它的药理学特性,可能预防复发性心房颤动有效。该药物在欧洲被批准而在美国未获批准。在 MERLIN TIMI-36 试验中,抗心绞痛药雷诺嗪与减少非持续性室性心动过速和 AF 有关。它具有心房选择性、钠通道阻断和抑制晚期 $I_{Na}$ 通道的特性,并在多个实验模型中具有抑制心房颤动的能力。仍在评估中的阿齐利特可以阻断钾通道的快速 $I_{kr}$ 和慢 $I_{ks}$ 通道,广泛的心房选择性钾通道阻滞药在积极的研发中。

7.预防卒中的抗血小板和抗凝治疗　推荐抗血小板和抗凝治疗的基本驱动力是根据患者的出血和卒中进行风险分层。这导致发表了几个不同的风险分层方案,最明智的是根据心力衰竭、高血压、年龄、糖尿病、卒中(加倍)进行风险分层(CHADS2),在欧洲是 CHA2DS-VASC 评分。

心房颤动脑卒中工作组分析了 12 项已经发表的风险分层方案。得出的结论是不同的方案之间没有实质差异,且都不理想。ESC 指南的建议是根据 CHA2DS-VASC 得分,而在美国则采用 CHADS2 评分。治疗关键是个体化和平衡卒中与出血风险。CHA2DS2-VASC 评分可以很好的预测高危的卒中。对于出血,已研发出 HAS-BLED 评分,并且一般那些增加卒中的风险因素对出血有类似的影响(HAS-BLED 评分:高血压、肾功能/肝功能异常各 1 分,卒中、出血史或出血倾向,不稳定 INR,老年人、吸毒/酗酒各 1 分,最高 9 分)。

在一项包括 2000 多例缺血性卒中病例的研究中,在前 60d,有 5.2% 患者停用抗血栓或抗血小板药。一项正在进行的试验的研究主题是桥接治疗。随机对照试验表明,在心房颤动患者中,阿司匹林比安慰剂效果好,阿司匹林和氯吡格雷联用比单用阿司匹林效果好。尽管华法林有其局限性,但一项纳入 29 个试验涉及约 28 000 患者的荟萃分析显示与安慰剂或抗血小板药相比华法林使脑卒中减少 64%。此外,在 ACTIVE-W 试验中华法林优于阿司匹林和氯吡格雷。

8.华法林的替代品新时代 维生素 K 拮抗药的局限众所周知,包括窄的治疗窗,药效"开始"和"消失"均缓慢,与众多食物和药物相互作用,遗传变异和清除及伴发疾病对药动学和药效学的影响。这就要求不断和频繁的监测抗凝效果并且频繁调整剂量。寻求不需要监测 INR 的华法林的替代品是当前的一个极其活跃的研究领域。直接凝血酶抑制药达比加群酯(Pradaxa)已在美国应用,剂量为 150mg,2 次/日,在肾小球率过滤估计<30ml/min 的患者中为 75mg,2 次/日,但在欧洲和加拿大 110mg,2 次/日。在 RE-LY 试验中,150mg 的达比加群全身性栓塞和脑卒中较低,但主要出血发生率与华法林相似。110mg 的剂量表现出类似的卒中风险,但出血更少;两种剂量颅内出血发生率却较低。但是值得关注的是,一个随后的报告证明 75 岁以上的患者接收每日

2 次 150mg 的剂量有较高的出血率。达比加群的优势包括便利和可能的有效性和安全性。而每天 2 次的给药是其缺点,这在依从性不好的患者也许是一个问题。它的缺点还包括有严重慢性肾衰竭的情况下和而年龄>75 岁以上者其剂量的不确定性,发生消化道不良反应的病例约为 10%,价格高和出血时缺少拮抗药。

9.利伐沙班　Ⅹa 因子抑制药,在 ROCKET AF 试验中不劣于华法林。在卒中或非中枢神经系统栓塞的主要复合终点中的非劣效性已被证明($P=0.001$)。优势只在于"已治疗"患者比较分析中,而未显示在 intention-2-3 的分析中。该药物不久将接受 FDA 的审查。另一种 Ⅹa 因子抑制药阿哌沙班,在 ARISTOTLE 试验中,与华法林相比在卒中和系统性栓塞的复合终点中达到非劣性这一主要疗效目标。此外,该药物减少严重出血、颅内出血,初步报告表明在功效方面有优越性。研究中不能接受华法林的患者而采用替代疗法,包括左心耳结扎、经静脉左心耳封堵、或在手术时切除或关闭。然而,这些方法成功的前提是卒中的 AF 患者绝大部分血栓来自左心耳。反对的论点强调 AF 的概念是一个更广义的血管疾病,特别是在老年患者中。

10.外科手术或经皮射频消融控制节律　用外科手术和射频消融这种侵入性的方法来控制节律是很重要的进展。迷宫手术的主要指征是在患者因为其他适应证接受心脏手术。采用经皮射频消融来进行局部消融,肺静脉电隔离或宽心房环周消融是重要的进展并仍在继续发展。随着经验的增加,新的成像技术和电生理测绘的进步可能使该手术总体成功率进一步提高。并发症发生率正在下降。但潜在的严重并发症,如血栓栓塞包括卒中、心脏压塞、肺静脉狭窄、膈神经损伤和心房食管瘘,发生率 2%~3%。值得关注的是 4.3%~37.5% 的患者中出现磁共振成像证明的无症状的术后颅内栓塞病变,这取决于肺静脉隔离技术。这是一个需要进一步研究和改进的领域。操作者的经验可能是整体成功和安全性的重要因素。对多个 30~245 例患者的小型单中心随机对照试验和另一些多中心前瞻性研究的荟萃分析已清楚地表明与抗心律失常药物相比,射频消融后更多的患者可以免于心房颤动复发,其中许多研究包括已经证实心律失常药物抵抗的患者。与抗心律失常药物治疗相比消融术作为一线治疗方法的数据仍稀缺,但是一项大型的 NHLBI 资助的病死率试验正在进行中。至于射频消融的晚期结果,在一定程度上令人失望的是前 5 年的复发率看上去有些高,需要再次消融。

理想的候选人是阵发性心房颤动的年轻患者,没有器质性心脏疾病和严重左心房扩大,有明显的症状而药物不耐受或无效。尽管如此,该操作已经延伸到合并结构性心脏病和持续性心房颤动的高风险群体,但成功率较低。需要在特定的亚组患者中做进一步的试验。

# 八、其他室上性心律失常

1.心房扑动　满意的心室率控制可能极难实现,但心房扑动容易低能量电击转复。虽然左心房仍然收缩,但确实可以发生潜在的血栓。心房扑动的治疗原则与心房颤动一样,电复律时抗凝,并预防血栓栓塞和变成慢性心房扑动。此外,心房颤动和心房扑动可以共存于同一患者。对于耐药或复发的患者,越来越多应用房室结导管消融同时置入起搏器。"典型的心房扑动"的患者行心房扑动射频消融治疗有非常高的成功率。一些心房扑动患者在其他时间记录到心房颤动,则成功心房扑动消融可能仍然导致心房颤动的复发。心房颤动合并心房扑动可以通过药物进行治疗,如果耐药,可能会对肺静脉与左心房隔离的消融方法有反应(详见第 8 章)。

2.多源性房性心动过速　多源性房性心动过速是一种不常见但并不罕见心律失常通常与肺部疾病、呼吸衰竭和肺动脉高压相关。它可能对维拉帕米或 β 受体阻滞药有反应,但似乎没有正式药物试验,而且在临床印象中这是一个非常难控制的心律失常。排除潜在的茶碱的毒性。无论是否测血镁水平,静脉使用镁剂在速率控制上可能有效,而且有助于在患者窦性心律的恢复。

3.室上性心动过速 在房室结折返的标准阵发性室上性心动过速(PSVT)中,刺激迷走神经的方法(Valsalva 动作,脸部浸入冷水中或颈动脉窦按摩)可终止心动过速(表 12-5)。进行颈动脉窦按摩之前,务必听诊颈动脉。如果这些措施失败,下一个步骤是静脉使用腺苷,随后静脉使用地尔硫䓬、维拉帕米或艾司洛尔(见第 8 章)。由于其超短的药效,腺苷是最安全的,尤其是差异传导的 PSVT 和宽而复杂的 VT 之间的诊断不确定时。如果这些步骤失败,刺激迷走神经的方法值得重复。此后的方法有赖于静脉注射洋地黄或胺碘酮或者直接电复律,需要根据患者的临床情况选择(此外,在美国以外的国家,静脉注射氟卡尼,在无结构性心脏疾病的患者中可能是一种选择)。

**表 12-5  PSVT 治疗原则**

切入点

- 窄 QRS 波心动过速;无论是 AV 结折返或预激(图 8-14)。如果是心房扑动,直接直流电复律(可考虑伊布利特但有扭转性室性心动过速的风险)

紧急治疗:血流动力学稳定

- 刺激迷走神经
- 静脉使用房室结阻滞药(腺苷[1]、维拉帕米、地尔硫䓬、艾司洛尔,成功率很高)
- 有时可选择静脉注射普罗帕酮
- 同步直流电复律
- 在合适的情况下选择超速起搏(例如旁路移植术后)

紧急治疗:血流动力学不稳定

- 静脉注射腺苷(而不是其他具有负性肌力的房室结阻滞药)
- 如果腺苷不成功,必须复律

房室结折返性 PSVT 的后续治疗

- 刺激迷走神经的自我疗法
- 通过长效房室结阻滞药(维拉帕米、地尔硫䓬、标准的 β 受体阻滞药、地高辛)预防

- 如果反复发作,行消融以消除折返通道。损伤房室结需置入永久性起搏器的风险很小

预激(WPW,窦性心律时 delta 波)的后续治疗

- 旁道射频消融

- 极少数情况下,手术需视具体情况而定(幼儿存在多条相关的异常通路)

- 有时药物治疗:ⅠC 类或Ⅲ类药物[(2)]。地高辛是禁忌,避免使用其他房室结阻滞药

心房扑动的后续治疗

- 可使用索他洛尔、胺碘酮、多非利特,扑动环路的射频消融治疗来预防

- 通过房室结抑制剂(维拉帕米、地尔硫䓬、β 受体阻滞药、地高辛控制心率,或联合用药)

- 考虑房室结消融加永久性起搏器

导管消融

- 复发性 PVST 的治疗首选

[(1)].优选腺苷(超短效);虽然艾司洛尔半衰期相对较短,但仍能保证随后应用维拉帕米或地尔硫䓬的安全性

[(2)].分级参考抗心律失常药的分级(图 8-1)而非美国心脏协会的分级建议

　　(1)难治性阵发性室上性心动过速:室上性心律失常的患者如果心率非常快或标准药物无效,或在标准心电图中有宽的 QRS 波群(这意味着差异传导,顺行预激或室性心动过速),可行有创电生理检查。对大多数其他类患者,药物治疗是成功的。尽管如此,射频消融术由于其便利性和极高的成功率,以及并发症较低,使其日益成为一线治疗,尤其是年轻不愿终身服药的患者,即使药物是有效的。

　　(2)阵发性室上性心动过速的预防:最好的措施通常是导管消融。另外,引发的异位搏动可通过 β 受体阻滞药、维拉帕米、地尔硫䓬或胺碘酮抑制。后者对室上性心律失常是非常有效的,包括阵发性心房颤动和涉及旁路的心律失常。潜在的严重不良反

应可通过降低剂量来限制(见第 8 章)。ⅠC 类药(普罗帕酮和氟卡尼)是可行的替代方案,但不应该用于有结构性心脏病的患者。

4.预激综合征 如果患者存在血流动力学障碍,预激综合征紧急治疗应行电复律。如果表现为窄波形的 PSVT,可以使用与标准 PVST 一样的静脉用药疗法(见表 12-5)。对于后续治疗,由于顺行预激通过旁道前传的风险,地高辛是绝对禁忌(因为它缩短了旁道的不应期)。维拉帕米、地尔硫䓬和 β 受体阻滞药通过阻断房室结而导致冲动沿旁道下传,同样可能是危险的。预防 PSVT 发生,包括心房颤动,旁道的射频消融通常是非常成功的,现在是标准治疗。除此以外,低剂量胺碘酮可能是最好的,其次是索他洛尔或普罗帕酮。在无症状但高风险的个体预防性消融可能是最好的办法。例如在那些≤35 岁的患者,有快速传导的通路伴短不应期,或电生理检查诱发出的快速性心律失常,或基于患者的职业和其他生活情况需求者。这些均仍有争议。

## 九、缓慢性心律失常

无症状的窦性心动过缓可能是正常的不需要治疗,尤其是运动员。对于有症状的窦性心动过缓、病窦综合征和窦房结疾病,溴丙胺太林和长效阿托品不能令人满意,通常需要起搏治疗。首先应排除药物所致窦性心动过缓,如 β 受体阻滞药、洋地黄、维拉帕米、地尔硫䓬、奎尼丁、普鲁卡因胺、胺碘酮、利多卡因、甲基多巴、可乐定、碳酸锂等。在接受 β 受体阻滞药、维拉帕米或地尔硫䓬治疗的患者中"确实由药物引起"的房室传导阻滞约 15% 。在这项研究中停药后房室传导阻滞消失的患者中,56% 的人在停药随访期间房室传导阻滞复发。在这方面,药物如 β 受体阻滞药和维拉帕米构成了一个"药理负荷测试"。停用 β 受体阻滞药、维拉帕米或地尔硫䓬后二度或三度房室传导阻滞消失者中,56% 的患者在停药后房室传导阻滞复发。心动过速/心动过缓综合征,固有的窦房结功能障碍难以治疗,可能需要永久性起搏。β 受体阻滞药加重病态窦房结综合征的心动过缓。通常患者需要永久起搏器加抗心律失常药物联合治疗。然而,在许多患者中房室结射频消融术结合永久性心脏起搏器置入术是一种非常有效的控制难治性心动过速的方法。对于房室传导阻滞或十分缓慢的心率导致的晕厥,阿托品、异丙肾上腺素或经胸起搏可以作为一项紧急措施,等待心脏起搏器置入术。在无症状的先天性心脏传导阻滞的患者中,永久起搏值得商榷。目前的趋势是趋向于在早期进行积极的治疗。

# 十、室性心律失常和致心律失常的问题

尽管患者为持续性室性心动过速,但药物治疗室性心律失常的标准尚不明确(表 12-6)。以前发生过心律失常相关的心脏骤停的幸存者,以及那些有严重症状的心律失常都需要治疗。完整的心脏评估是必要的。抗心律失常重要的辅助性治疗包括潜在疾病的管理,如左心室衰竭、缺血、贫血、甲状腺功能亢进或电解质紊乱。CAST 研究强调了抗心律失常治疗的潜在危害,并警告一些 I 类抗心律失常药物的致心律失常作用,实际上会增加缺血性心脏病患者发生心源性猝死(SCD)。安装 ICD 的患者,同时使用 β 受体阻滞药和胺碘酮的药物治疗来减少不适当的放电通常是合适的。而 ICD 可以在药物性心律失常的事件中提供"后援"。为了防止冠状动脉疾病患者发生 SCD,最有效的方式是通过冠状动脉血运重建、消除缺血及改善左心室功能。在那些经历过心脏骤停或血流动力学不稳定的室性心动过速幸存患者,单进行冠状动脉血运重建通常是不够的,应该推荐 ICD。

**表 12-6　急性持续性室性心动过速**

切入点:宽 QRS 波群心动过速

- 约 90% 的宽 QRS 波都是复杂性室性心动过速;其他包括 PSVT 合并差异传导,或预激前传

- 直流电复律(ACC/AHA/ESC 类 I C[(1)]),通常是有效的

续表

- 如果直流电复律失败或患者血流动力学稳定

  - 通常静脉使用胺碘酮（ⅡA 类/B）

  - 静脉使用普鲁卡因胺［更有效,但安全性较差（ⅡA 类/C）］

  - 利多卡因［安全,但只有少数有效（ⅡB 类/C）］

  - 如果是尖端扭转型室性心动过速,使用硫酸镁;考虑心房起搏;在紧急情况下使用异丙肾上腺素

  - 如果复律后不久发生室性心动过速,重复使用利多卡因或其他静脉注射药品

- （只有当 PSVT 表现为可疑 VT 时,可静推腺苷诊断,但禁用维拉帕米或地尔硫䓬）

急性发作后的随访

- 如果是 PSVT,见表 12-5

- 如果是 VT（大多数）

  - 需要彻底评估心脏

  - 需要准确诊断心律、心脏结构异常和 LV 功能（长 QT 综合征）;致心律失常性右心室发育不良

- 经验性药物治疗（胺碘酮）,如果患者没有 ICD 适应证

- 各种试验都没有解决诊断,最好选择抗室性心律失常药物治疗

- 总体趋势是选用 ICD,避免 EPS 引导的药物选择

- 有时需手术治疗（左心室瘤）

- 如果是特发性室性心动过速,尤其是右心室流出道来源,可选择导管射频消融,但维拉帕米治疗 RVOT 室性心动过速和运动诱导的无心脏结构疾病的 VT 均有效

- 如果猝死风险高,ICD 是一线治疗:包括在心脏骤停幸存者,有症状的室性心动过速,射血分数低而无症状者

- 反复发生室性心动过速而造成 ICD 电击的患者,考虑胺碘酮加 β 受体阻滞药,如果需要的话可选择射频消融术

(1).建议分级（1～3）,证据分组（A～C）

ACC.美国心脏研究院;AHA.美国心脏协会;ESC.欧洲心脏学会;ICD.置入式心脏除颤器;EPS.电生理刺激

1.室性心律失常的药物选择    慢性治疗的选择,理想的方法是选择以前急性和慢性动态心电图或电生理检查展示确实起作用药物,并且研究了潜在的毒性。遗憾的是,无论是动态心电图还是电生理学检查都不是一个可靠的指导长期治疗的方法。Ⅰ类药物,包括奎尼丁、丙吡胺、美西律等,用得越来越少。普罗帕酮可能是最有效和危害最小的ⅠC类药物,虽然在 CASH 研究中不如 β 受体阻滞药或胺碘酮,其中普罗帕酮组已经停止试验。无器质性心脏疾病的患者,普罗帕酮和氟卡尼致心律失常的风险很低。β 受体阻滞药单药治疗 VT 令人印象深刻,据报道和电生理指导的药物选择一样好。与其他药物相比,胺碘酮似乎是最有效的抗心律失常药物,尽管它有相当大的不良反应。索他洛尔、β 受体阻滞药,兼具Ⅲ抗心律失常活性(表 1-3),减量用于肾功能不全的患者中,是一种替代治疗。它应该只在医院监测下给药,因为它能延长 QT 间期,1%～4%的患者发生尖端扭转型室性心动过速。

β 受体阻滞药对心肌梗死后患者有积极的长期有利影响。β 受体阻滞药无反应或禁忌时,越来越多地使用低剂量胺碘酮,尽管有潜在的严重不良反应。与 β 受体阻滞药一样,胺碘酮也对心肌梗死后患者有保护作用。这些药物的抉择在一定程度上是个人的选择,而不是完全基于证据。然而,在与其他药物相比,胺碘酮是最有效的抗心律失常药,尽管其有相当大的不良反应,然而,减量时不良反应也减少。

2.植入式心脏除颤器    复发持续性室性心动过速和心室颤动的治疗是困难的。总的来讲,药物治疗令人失望。这种失败刺激了替代方法的出现,如外科手术或导管消融室性心动过速病灶,或使用 ICD。ICD 现在已经规定用于所有 SCD 的幸存者和顽固性室性心律失常者,并且越来越多的用于心肌梗死后心力衰竭患者 SCD 的一级预防。ICD 的出现几乎排除了像心内膜切除术这样的外科手术。除了 β 受体阻滞药,预防性抗心律失常药物治疗是禁止的。β 受体阻滞药可能非常有帮助,尤其是在接受 ICD 治疗的冠状动脉相关的充血性心力衰竭。对这类患者来说 β 受体阻滞药是标准疗法,常与胺碘酮联用,以减少患者电击的不适。导管射频消融治疗特发性或右心室流出道室性心动过速非常成功。对绝大多数继发于冠脉疾病或左心室舒张功能障碍的室性心动过速患者,导管消融仍是一个选择,新的标测技术提高了成功率。

植入 ICD 的患者,反复放电是抑郁和焦虑发病的主要原因。有 ICD 提供后援,尽管左心室功能不全,抗心律失常药物的使用有了新的地位,而这在没有 ICD 的患者中可能是禁忌的。ICD 不适当放电的主要原因包括包含心房颤动的室上性心律失常、电子噪声、不恰当的感知和设备故障。减少放电频率可通过重新编程、使用双室装置和抗心律失常起搏。由反复室性心动过速引起的恰当的放电可以用抗心律失常药物治疗,以防止这种心律失常或减慢心率,因而对抗心动过速起搏有更好的反应。射频消融可以有效地减少放电频率,在两个试验中,室性心律失常基质的预防性消融可以减少随后的 ICD 放电的频率。

# 十一、充血性心力衰竭

1.一般策略   尽管有强效的保护药物(ACEI,ARB 类、β 受体阻滞药、螺内酯、依普利酮),充血性心力衰竭的长期预后仍然很差,除非找到可逆的原因。心力衰竭患者的初始处理步骤包括调查和针对性处理诱因,包括局部缺血、高血压、瓣膜性心脏疾病、未控制的糖尿病、甲状腺毒症、酗酒、可卡因、阻塞性睡眠呼吸暂停和贫血。排除其他可能会加剧心力衰竭的药物非常重要,包括 NSAIDs,CCBs,噻唑烷二酮和抗心律失常药物,这些药物中很多都具有负性肌力作用。随着家族性和遗传因素导致的特发性扩张型心肌病被认知,仔细获得家族史变得同样重要。尽管在 CHD 患者中生活方式改变的影响未在随机试验中进行测试,但是非常有意义,包括戒烟、限制盐和乙醇、肥胖患者减重和定期监测液体积聚。强烈推荐接种肺炎球菌疫苗和每年的流感疫苗。以前的策略是初始治疗使用襻利尿药、限盐,然后使用地高辛过渡到血管扩张药。但现在 ACEI 和 β 受体阻滞药是治疗的基石，越来越多地在出现症状初开始给药(使用利尿药)，甚至是在左心室功能不全出现症状之前(无利尿药)给药。关键是最大剂量的 ACEI 和 β 受体阻滞药逐步滴定。虽然心力衰竭合并心房颤动患者较少使用地高辛，一定要注意新的安全血药浓度范围(图 6-12)；旧"治疗"血药浓度范围也可能致命。鉴于地高辛不降低病死率，目前的趋势是强调使用能降低病死率的药物(ACEI, ARB 类、β 受体阻滞药、醛固酮拮抗药)，对仍存在症状的患者，再考虑其他治疗如硝酸酯类-肼屈嗪和地高辛(图 6-10)。先前的"三联疗法"包括利尿药、血管紧张素转换酶抑制药和地高辛，现在换成了四联疗法(ACEI 或 ARB 类、β 受体阻滞药、利尿药和螺内酯或依普利酮)。临床如何辅助判断？血浆 B 型(脑)利尿钠肽(BNP)是一种快速、灵敏的反映升高的左心室充盈压力的指标，而且在有呼吸困难的患者中有助于心力衰竭的诊断。一些试验正在进行，以评估 BNP 在指导有症状和无症状患者的治疗中的地位。

2.ACEI 与 ARBs　ACE 抑制药获得的经验，使它们成为抑制肾素-血管紧张素的"金标准"(表 5-5)。当 ACEI 不能耐受(咳嗽)，ARBs 的成为合适的替换药，而也有倡导这些药物联合用于心力衰竭。虽然 CHARM-Added 试验提示在 ACEI 基础上添加一种 ARB 从改善症状的观点来看可能是有帮助的。但这对服用醛固酮拮抗药的患者不适当，在联合使用醛固酮拮抗药和 ACEI 的患者中，ARB 不推荐使用。

3.β 受体阻滞药　血流动力学稳定的患者，在 ACEI 和利尿药的基础上小心的加用 β 受体阻滞药，可以稳定地少约 30% 的病死率甚至更多。患者在初始滴定过程中应密切监测，因为存在短暂恶化的风险。试验数据赞成使用卡维地洛、美托洛尔、比索洛尔(见第 1 章)。其中，只有卡维地洛和长效美托洛尔缓释片批准在美国使用(见第 6 章这些药物的评价)。只有卡维地洛被批准用于心功能Ⅳ级。美托洛尔缓释片仅被批准用于心功能Ⅱ级和Ⅲ级，但是在美国被批准用于心绞痛，而卡维地洛没有。β 受体阻滞药通常在患者使用 ACEI 以后稳定了开始，当时的目标是低剂量应用并在能耐受的情况下慢慢滴定。然而,CIBIS-3 试验表明 β 受体阻滞药应在 ACEI 之前使用。在实践中,许多情况下首先使用低剂量的 ACEI,间隔 1～2 周后增加剂量并开始非常低剂量的 β 受体阻滞药并在数周期间逐步滴定。

4.充血性心力衰竭 关于 β 受体阻滞药应用于心力衰竭患者的双盲安慰剂对照试验的荟萃分析显示,美国入选的患者其生存益处较世界上其他地区低。这是否是由于人口差异、遗传、文化和社会差异还是由于疾病管理或仅是误差所致尚无定论。

5.利尿药治疗 剂量和药物不应固定,但通常选襻利尿药用于治疗肺水肿或外周水肿。ACEI 加用或加量时利尿药可能需要减量,对难治性水肿需加强利尿药。特别是严重右心衰竭的患者,口服药物的吸收受损,短期应用静脉注射呋塞米可能是非常有帮助的。为了改善肾灌注并增加利尿效果,服用利尿药后患者可能要回到床上平卧休息 1～2h。肾单位顺序阻滞(封锁)提示,指出不同类型的利尿药可以协同地加入,如在襻利尿药基础上加用噻嗪类。

6.醛固酮拮抗药 利尿药治疗的不良神经体液特性常常被忽视,需要由 ACEI 或 ARB 来平衡,经常合用螺内酯。然而,在肾功能不好的患者中,这种组合可能会促成高钾血症。

尽管如此,RALES 研究表明,平均每天添加 25mg 螺内酯,同时监测血钾可有实质性的临床改善和挽救心功能Ⅲ级和Ⅳ级患者的生命。EPHESUS 试验进一步补充了 RALES 试验,这项试验使用了依普利酮,一种选择性醛固酮受体阻滞药,用于 MI 后有短暂心力衰竭、糖尿病和射血分数<0.40 的患者。这项试验也得出了很强的正面结果。随后,EPHESUS-HF 试验在症状较轻和射血分数≤0.35 的患者中也得到了阳性结果。现在醛固酮拮抗药被认为是标准治疗。认真监测血钾仍然有必要,特别是应用 ACEI 或 ARB 类也是治疗的一部分。ACC-AHA 指南警示,同时使用 ACEI 和 ARB 治疗的患者,不应该使用醛固酮拮抗药。醛固酮拮抗药治疗心力衰竭不同凡响,有实验证据表明醛固酮可介导心肌纤维化重构,与此同时临床资料显示,醛固酮拮抗作用可

改善左心室功能、质量和容量(抑制重构)。

7.血管扩张药　当在 ACEI、利尿药和地高辛的基础上加用高剂量的硝酸酯类可以改善运动耐量和左心室体积及功能。肺淤血的患者,在夜间给予硝酸酯类可以有效改善睡眠。作为长期使用,硝酸酯类加肼屈嗪的组合是合理的,因为肼屈嗪似乎可以抵消硝酸酯类耐药(见第 2 章)。尽管如此,仍需要谨慎保持硝酸酯类 8～10h 的无药期。这取决于症状主要发生在夜间还是白天劳累时。因为在早期试验中黑种人患者似乎对 ACEI 反应不够好,非洲裔美国人心力衰竭试验发现硝酸异山梨酯加肼屈嗪作为标准治疗,可以提高存活率。这项试验引发了一场关于种族和种族划分在临床试验中作用的争论,但解决了如何防止硝酸酯类在治疗心力衰竭中的耐受性问题。这个试验的另一个次要成果是进行了一系列的研究旨在理解白种人和黑种人心力衰竭患者药物基因组学差异的问题。

8.充血性心力衰竭中的心房颤动　心房颤动不仅增加病死率而且是疾病严重的一个标志。心房颤动和心力衰竭都必须积极治疗。选择的患者在抗凝的基础上复律或行新的心房起搏技术或者心内复律,可能是合适的。但是对大多数人来说,24h 严格速率控制和华法林抗凝"仍然是治疗的支柱"。心率控制失败,下一步是通过胺碘酮转复和维持窦性心律,这在 CHF 中的到了很好的测试,尽管在美国未批准用于治疗心房颤动。索他洛尔是一种替代药物。多非利特,被批准用于症状性心房颤动,但只有约12% 的 CHF 患者转复为窦性心律。一旦窦性心律得到恢复,多非利特减少了 65% 的 AF 复发。在肾衰竭的患者中需要仔细调整剂量。另一个主要的缺点是早期尖端扭转型 VT 的风险(3.3%)。虽然在 ATHENA 试验中,决奈达隆可减少心力衰竭和住院率,但是 ANDROMEDA 试验的结果显示,在严重左心室收缩功能障碍患者中,决奈达隆组病死率增加。决奈达隆不应该用于心功能Ⅲ～Ⅳ级的心力衰竭患者。如果需要给予心力衰竭程度不是特别重的患者时应十分小心。

9.心率控制与心律控制　在收缩功能不全和心力衰竭患者中

心率控制还是心律控制的争论有望很快得到解决。AFCHF 试验中发现,在超过 2 年的时间里,这些策略的结局没有差异。虽然心力衰竭患者肺静脉电隔离和广泛的心房周线性消融可以成功,但成功率降低而房室结消融加单腔或双心室起搏是常用的方法。房室结消融的患者接受双心室起搏的一个优点是它确保了 100% 起搏心律,因此,在理论上增加了心脏再同步化治疗(CRT)效果。关于在心房颤动和心力衰竭的患者中使用华法林的适应证缺乏证据,美国胸科医师学会的指南推荐对合并非缺血原因导致心力衰竭的患者反对常规使用华法林或阿司匹林。然而,许多人认为,在这种情况下华法林有适应证,并且在任何有全身性或肺动脉栓塞病史的患者中应强制使用。WATCH 试验包含了 1587 例窦性心律有症状性心力衰竭的患者,提示服用阿司匹林对包括病死、非致死性心肌梗死和非致死性卒中的主要终点没有益处。WARCEF 试验初步结果显示,在 LVEF 降低并维持窦性心律的患者中,使用华法林和阿司匹林治疗总体上没有显著差异。华法林降低缺血性卒中的风险被严重出血风险的增加而抵消。华法林和阿司匹林的选择应个体化。

10. 充血性心力衰竭中的室性心律失常 自从广泛引进 ACEI 和 β 受体阻滞药之后猝死的发生率似乎在下降。对于那些有严重症状的室性心律失常患者,首先的要点是找出促发因素,比如低钾血症、低镁血症,使用拟交感神经药、磷酸二酯酶抑制药或地高辛等。心肌的血流动力学状态必须做到最优,因为增加左心室壁压力是致心律失常的。胺碘酮是预防 AF 和复杂性室性心律失常或短阵室性心动过速最有效的药物,但对 SCD 或总病死率并没有益处。心功能Ⅳ级的患者很可能死于充血性心力衰竭,但是 ICD 没有适应证,除非患者适合 CRT 治疗。ICD 适用于高风险的有危及生命心律失常的患者,特别是那些射血分数<0.30 的患者(图 8-16)。预防性使用Ⅰ类抗心律失常药物是禁忌。相比之下,预防性使用 β 受体阻滞药是非常有帮助的,特别是与冠心病相关的心力衰竭患者。

11. 严重的顽固性心力衰竭 第一确保氧合和通气;评估容量

状态和血流动力学稳定性,经常需要使用肺动脉导管。处理促发因素如感染、不合理的膳食和非甾体类抗炎药管理,并缓解症状。"突发"肺水肿的患者,应该警惕急性高血压和潜在的肾动脉狭窄。然后静脉给予利尿药(视容量状态);使用硝普钠、酸酸甘油或奈西立肽优化静脉血管扩张治疗,并使用正性肌力药(通常为米力农或多巴酚丁胺)优化血流力学。在 DOSE 试验中,呋塞米推注与持续静脉滴注在疗效和安全性方面没有显著差异,高剂量呋塞米(以前口服剂量的 2.5 倍)与低剂量呋塞米相比,利尿效果更好、体重减轻和缓解呼吸困难,然而也更容易出现暂时性肾功能恶化。在这种背景下,多巴酚丁胺有 3 个潜在危害:使 β 受体进一步下调,增加心律失常和低血压发生率。在患者使用 β 受体阻滞药的时代,米力农可能是一个更好的选择。多巴胺仍然是一个有用的药物(参照图 6-4)。

12.奈西立肽　　奈西立肽是重组人 BNP,可减少肺毛细血管楔压和改善症状。一个最近的大型试验涉及 7000 多例急性失代偿心力衰竭患者,奈西立肽不影响死亡和再住院率,并且在与其他疗法合用时轻微改善呼吸困难。它不影响肾功能,但和增加低血压发生率有关。基于这些结果,奈西立肽不应推荐常规用于急性心力衰竭患者。与多巴酚丁胺相比,奈西立肽用药时间更短,且 6 个月病死率较低。因此,在整体上节约医疗费用。2005 年的一个包含 5 项研究的荟萃分析提示有增加肾功能恶化的风险。然而,这一结果被最近的两个研究否认。

13.其他治疗充血性心力衰竭的新药　　在随机对照试验中未能通过严格审查的治疗 CHF 有前景的药物和疗法,需要进一步解读,包括左西孟旦(钙增敏剂)、rolofylline(一种腺苷 $A_1$ 受体拮抗药)、托伐普坦、内皮素受体阻滞药、中央交感神经阻滞药、磷酸二酯酶-3 抑制药、免疫调节药、促红细胞生成素、达贝泊汀和血管肽酶抑制药。免疫调节药、促红细胞生成素、达贝泊汀、血管肽酶抑制药和左心室重建手术在 STITCH 试验中得到了研究,在非随机对照试验中这些措施有较好的结果。伊伐布雷定,选择性 $I_f$ 通道阻滞药减慢心率(图 8-4)。基于随机的 SHIFT 试验显示了显著的益处,但是尚不能在美国应用。正在进行的研究包括直接肾素抑制试验,结合中性内肽酶抑制药-血管紧张素Ⅱ受体阻滞药,减少尿酸与别嘌醇及在射血分数减低的患者中比较华法林和阿司匹林疗效。神经调节蛋白-1,它在心脏中表达并发挥维持成年人心脏功能完整性的作用,神经调节蛋白在最近的一个随机双盲的 2 期试验中显示出了前景,但是需要更大的试验。

Omecamtiv mecarbil 是一种新型的临床试用的需静脉注射的肌球蛋白活化剂。通过延长心脏收缩,提高收缩效率而增加心排血量,不是靠增加收缩力。以一种安全的方式改善心排血量需要进一步的评估。应警惕心力衰竭药物引起的并发症和药物不良反应风险。

## 十二、严重稳定型左心室功能障碍的介入治疗

1.植入式心脏除颤器　ICD 在 SCD 一级预防中的地位已得到公认。对于心肌梗死后和非缺血性扩张型心肌病患者,相关指南和专家共识均一致推荐:心功能Ⅱ级和Ⅲ级而射血分数<0.35和心功能Ⅰ级而射血分数<0.30 的患者应当应用 ICD 行 SCD 的一级预防。心功能Ⅳ级的患者很可能死于充血性心力衰竭本身而不是恶性室性心律失常,故不是 ICD 的适应证,除非患者也是CRT 的适应证者。DINAMIT 和 IRIS 研究显示,心肌梗死后 6～40d 的高危患者置入 ICD 的结果为中性,故支持延缓到 40d后行 ICD 置入作为心肌梗死后一级预防的推荐。此外,心肌梗死后 24～48h,伴血流动力学显著障碍的持续性室性心律失常的患者,存在着心律失常发生的基质,是 ICD 置入或行有创性电生理检查指征。但前提是可逆的原因如缺血已得到改善。因为射血分数可能随时改变,MI 后的几周可能会改善或恶化,目前建议认为,在做出置入 ICD 作为心肌梗死后患者一级预防的决定前,至少要等待到 MI40d 后。自动体外除颤器(AED)的作用在该等待期间令人失望。梗死后前 18 个月的主要死因可能是再次心肌梗死、缺血事件和心力衰竭,在这期间,虽然 ICD 可以有效地终止心

律失常,但却不影响患者的长期预后。动态心电图监测和有创电生理检查筛选需要行 SCD 一级预防患者的作用已经下降,目前一级预防的主要指征是射血分数严重降低。风险分层需要重复评估,因为过渡时期发生的事件,如复发缺血和心力衰竭是发生SCD 的独立危险因素。

2.心脏再同步化治疗(Cardiac resynchronization therapy, CRT) 缺血性或非缺血性心肌病患者伴有以下情况应考虑 CRT治疗:左心室射血分数≤0.35,心功能 Ⅲ 或 Ⅳ 级,QRS 波时限≥120ms。最新的 RAFT 循证研究结果将 CRT 治疗适应证扩大至症状轻微的心力衰竭,左室射血分数≤0.30(平均 0.22)及 QRS 波≥120ms 的(平均 158ms)患者。获益最大者为 QRS波>150ms(不是由于右束支传导阻滞),窄 QRS 波(120~149ms)患者的获益程度存在争议。CRT 治疗令人沮丧的是不能预测哪些心力衰竭患者将对 CRT 有反应,尽管有一些心脏超声和其他指标,但 QRS 波的宽度似乎仍是最好的预测指标。

3.心肌活力测试和血运重建 对中重度缺血性心肌病患者,某些节段的心肌可能是处于无功能冬眠状态,但心肌仍存活,有代谢。因此,血运重建可以提高代谢活力恢复功能。利用多种现代影像学技术,包括多巴酚丁胺磁共振成像和正电子发射断层扫描,可以识别心肌活力并根据检查结果考虑血管重建术。最近公布的 STITCH 研究结果,对冠心病合并心力衰竭患者进行冠状动脉旁路移植和药物治疗进行对比,但并没有一个明确的指标得出CABG 治疗更佳的阳性结果。该研究结果表明,有生存活力的心肌比无生存活力的心肌更好,手术带来的益处也强于无生存活力的心肌。

4.其他介入治疗的选择 对传统药物治疗有耐受的严重心力衰竭患者还可用体外超滤法去除血管内多余液体而获益。左心室或双心室辅助装置可能是进行心脏移植的"桥梁",甚至可能通过心肌细胞减负而达到"逆重构"作用。各种支持衰竭心脏装置的发展已改善了这些技术的治疗结果,机械辅助循环装置的使用,可作为"桥梁"而过渡治疗,也可作为终极目的疗法。最近一项随机试验显示,与搏动血流循环的 Heart Mate XVE 装置相比,持续推进血流的 Heart Mate Ⅱ装置在 2 年中更显著改善了无卒中和无设备故障患者的存活率,这两种设备都显著改善了心力衰竭患者的生活质量和心功能。这是一个充满活力和不断发展的领域,尽管治疗结果改善了,但并发症的发生率如感染、出血、周边栓子及设备故障仍十分严峻。大多数合并心力衰竭和功能性二尖瓣反流的二尖瓣手术修复患者经其治疗没有显示获益。然而,人们对经皮的技术如二尖瓣钳类(Mitra Clip)系统产生了更大兴趣。

5.充血性心力衰竭的一般治疗 限制钠摄入,并且在严重心力衰竭时,限制水的摄入也是重要的辅助措施。人们常忽视严重心力衰竭有延迟水利尿现象。减肥和运动康复及心理支持都是积极措施。家庭护理可以帮助运动严重受限的患者。短期的高糖类饮食,可使肌糖原的分解速度减慢,能增加运动耐力,在特殊情况下,对需要额外能量的心力衰竭患者有潜在的作用。CHF管理的一个重要进步是更多的护士为门诊心力衰竭患者服务,这有助于患者教育和患者与医务人员之间的定期沟通。伴有的贫血越来越受重视并成为治疗目标。小规模的研究已显示使用促红细胞生成素和达贝泊汀纠正贫血治疗的结果喜人,但最后的结论还要等待正在进行的 RED-HF 研究。至于应用静脉铁治疗,需要更多的研究,但 FAIR-HF 研究显示其能改善症状和纽约心功能分级,生活质量和运动耐量。

6.总结 对于无症状的左心室功能不全患者,初始治疗是 ACEI 或 ARB。应用 β 受体阻滞药要从非常低的剂量起始并向上滴定,这有着决定性的益处。有症状的 CHF 患者利尿药是必需的。螺内酯或依普利特应更早的加用。应当指出,ACEI,β受体阻滞药、螺内酯和依普利特都有延长患者寿命的作用。地高辛可用于心房颤动或缓解症状,同时仔细控制血药浓度。ACEI 或ARB 类、β 受体阻滞药、利尿药和螺内酯的组合应用当今越来越普遍,随后加入血管扩张药如肼屈嗪和硝酸酯类。一个重要的进展是 SCD 的一级预防概念,预防性置入的 ICD,要选择射血分数<0.35 且心功能Ⅱ级或Ⅲ级或射血分数<0.30 的患者,这些为Ⅰ类推荐(见第 8 章,图 8-16)。很多严重心力衰竭患者在找到潜在的病因并适当治疗后心力衰竭得到改善,通过利尿药协同作用,确保获得最大的 RAAS 抑制,检查血清钾和镁及一般管理,包括限盐、运动康复、心理支持和加强以护理为基础的门诊等。团队管理可使患者减少住院时间和更好的预后。

7.未来的发展方向 最近公布的 NHLBI 工作组意见确定了急诊室处理心力衰竭的挑战和探索,包括血流动力学监测和生物标志物检测技术的发展。过去 20 年被定义为从血流动力学改善变化为改善神经内分泌调节的时代。辅助性非药物的方法包括 ICD,心脏再同步化疗法、心室辅助装置、睡眠呼吸暂停的识别和治疗。心脏移植仍在继续,但由于供体而受限。未来的治疗方法将依赖于阐明 CHF 的分子网络,基础的肌动蛋白功能的改变,心肌能量学,信号和钙转运等,并希望将能确定新的治疗靶点。此外,药物基因组学分析领域变得越来越复杂,但发展很迅速。正在开发的其他非药物领域包括生物标志物和远距离、无线血流动力学监测,心室辅助装置的设计小型化与改进,以及全人工心脏技术的提高,未来可能涉及异种心脏移植和心脏细胞修复。

## 十三、舒张性心力衰竭

1.收缩功能保留和舒张功能障碍 舒张功能障碍的心力衰竭和收缩功能保留的心力衰竭(依据收缩期射血分数<0.40~0.50)概括和定义见第 6 章。主要是年龄增大和左心室肥厚。类似于收缩性心力衰竭。治疗试验很少,目标是使左心室肥厚逆转,因为左心室肥厚通常是根本原因。有效的治疗基础高血压和主动脉瓣狭窄是必要的。临床心力衰竭合并高血压,必须严格控制 24h 血压。其他措施有利尿药减少血容量,抑制心动过速,积极治疗心房颤动及伴随的冠状动脉疾病和局部缺血性心脏舒张功能障碍,包括血运重建。

2.RAAS 阻滞是否带来特殊益处　血管紧张素Ⅱ在肥厚心脏中具有强大的促纤维化和凋亡特性。关于 ARB 类药物,坎地沙坦在 CHARM 研究的一个部分显示,左心室功能保留的心力衰竭患者中只得到了少量的益处。ACEI 培哚普利也只给临床心力衰竭的老年患者带来了少量益处,这些患者中 79% 有高血压,这种疗法降低了血压和住院率。CCBs 是否通过增强心室舒张发挥了"松弛"的作用,这与减缓心率带来的潜在益处很难区分。醛固酮与心肌肥厚和纤维化的发展相关,一项大型的 TOPCAT 研究目前正在评估螺内酯可能对收缩功能保留的 CHF 是有益的假说(Clinical Trials.gov/ct2/show/NCT00094302)。其他提示有益但没有被证明的疗法包括他汀类和运动训练。

目前我们承认对舒张性心力衰竭缺乏特定疗法,且治疗措施与收缩性 CHF 类似。此外,心脏收缩功能障碍的患者,舒张功能障碍常常共存。特定的治疗有待于我们更好地理解其病理生理,尤其是理解心脏疾病及心脏与血管不平衡的程度。

3.无临床心力衰竭的舒张功能障碍　对 RAAS 抑制已经进行了研究。在年轻的高血压合并舒张功能障碍的患者,但没有左心室肥厚或心力衰竭,通过 ARB 降低血压达到 <18/10.7kPa(135/80 mmHg)的目标,改善了舒张功能障碍,但是没有特别的临床获益。在高血压心脏疾病早期有舒张期功能障碍但平均射血分数 0.67 并且没有运动限制,醛固酮拮抗药改善舒张功能,并适度减少左心室后壁厚度而不改变左心室质量。临床上,这些研究中虽然不完美,但仍建议大力降低存在舒张功能障碍的高血压患者的血压,即使没有心力衰竭。

## 十四、急性肺水肿

心源性急性肺水肿,最初的治疗保持患者处于直立姿势和输氧。标准的三联药物疗法是吗啡、呋塞米和硝酸酯类,现在必须加用 ACEI。如果根本原因是快速性心律失常,优先恢复窦性心律。

硫酸吗啡有舒张静脉和中枢镇静的作用,在缓解症状方面非常有效。静脉注射呋塞米,同时具有利尿和血管扩张的作用,是另一基本治疗。鉴于当时的致心律失常环境,紧急使用地高辛是不可取的,除非有不能控制的心房颤动。β受体阻滞药在急性期是禁忌的,而是应该在出院前启动。

1.硝酸酯类 硝酸酯类减轻左心负荷和缓解肺淤血是非常好的药物。重复使用呋塞米或重复静脉注射硝酸酯类,哪一个更好? 在给予单次低剂量利尿药后(40mg),静脉反复推注高剂量的异山梨酯(3mg每5分钟)比反复给予大剂量呋塞米和低剂量异山梨酯更好,前者减少了机械通气的需要和心肌梗死的发生率。

2.ACEI ACEI如卡托普利舌下含服或静脉注射依那普利(1mg超过2h)是合理的,并且当加入氧气、硝酸酯类、吗啡和呋塞米的标准治疗方案后可以减轻负荷。在实践中,只要超急性阶段结束就应立刻开始口服这些药物(或ARBs)。

3.其他扩血管药物 继发于严重的急性或慢性二尖瓣或主动脉瓣关闭不全的肺水肿患者,静脉使用硝普钠(见第6章)可能是首选。考虑血管扩张药时,收缩压<12kPa(90mmHg)的患者需要特别谨慎。在急性心肌梗死患者中,氨茶碱和米力农等最好避免,因为它们有潜在的致心律失常作用。在小型试验中奈西立肽优于硝酸甘油,但其对肾功能的影响是有争议的。最近一个涉及7000多患者的大型试验缓解了奈西立肽安全性的担忧,其对呼吸困难的影响是只是稍许有利,对30d病死率和住院率没有作用。看上去,在标准治疗改善症状无效时,奈西立肽是一个退而求其次的二线药物。

4.严重高血压 小心使用静脉滴定的尼卡地平或硝普钠或硝酸酯类或依那普利拉,同时监测血压。尽早口服ACEI,同时注意防止低血压。支气管痉挛通常对利尿和负荷减少有反应。β受体阻滞药应保留,直到血流动力学达到稳定。

5.静脉正性肌力药物 如果没有持续性低血压、心源性休克、严重的终末器官功能障碍或对标准治疗无反应,大部分患者不需要正性肌力药物。

6.难治性病例　在难治性病例中,气管插管机械通气:"如果有疑问插管。"适量的证据支持心源性肺水肿患者使用面罩给予持续正压通气。虽然无创通气较迅速地改善呼吸窘迫和代谢紊乱,但对总体病死率无影响。推荐常规使用气道增压前还需要进一步研究。

## 十五、肥厚型心肌病

肥厚型心肌病(HCM),加上二叶主动脉瓣病变是常见的遗传性心脏病,其管理的第一个 ACC-AHA 指南发布于 2011 年。管理的原则是对直系亲属筛选 HCM,避免竞争性的运动,血容量不足和等长收缩运动。控制症状主要使用 β 受体阻滞药,如果有必要加用非二氢吡啶类 CCB(通常维拉帕米),如果药物治疗失败,可考虑外科切除或者乙醇室间隔消融。SCD 的危险分层和使用 ICD 进行预防也是管理的基石。老年无症状患者需要安慰和定期监测,并排除高血压。

1.药物治疗的原则　药物疗法的原则是:①通过负性肌力药如 β 受体阻滞药或与非二氢吡啶类 CCB 的组合来减轻过度收缩的状态;②通过负性肌力药或室间隔减厚疗法来减轻流出道梗阻。ACE 抑制药和醛固酮拮抗药的作用未经证明,目前正在评估中。改善舒张功能的一个方法是延长舒张充盈期来减慢心率。这也有助于降低心肌氧气的需求,改善供应和需求之间的平衡。在没有流出道梗阻的患者中,ACEI,ARB 和醛固酮拮抗药的作用是未经证实的,但在症状严重的患者值得尝试。利用代谢调节的一新型疗法在哌克昔林的一个小型试验中得到了证明,它提高了 46 位非梗阻性肥厚型心肌病患者的运动耐量和心肌能量学。

2.预防　可以预防肥厚型心肌病的发展吗?所有患者都携带可以导致这种疾病的基因基质,但是外显率是不同的,并且肥厚型心肌病很多时候可能要推迟到青春期或更迟才表现出来,一些患者,可能永远不表现出来。这意味着这种疾病可以预防,并且在动物模型中发现他汀类药物改善心脏肥大和纤维化是吸引人和意想不到的,但距离转化为临床实践还很遥远。同样是令人印象深刻的数据是 CCB 地尔硫草在动物模型中的表现,前瞻性试验已经在规划阶段。

3.负性肌力药 负性肌力药物包括β受体阻滞药、非二氢吡啶类 CCBs 和丙吡胺。推测获益的机制是降低左心室射血的加速度,从而降低作用二尖瓣突出部的压力,延缓二尖瓣室间隔接触并减少流出道压力差。此外,减少心室后负荷和流出道压力阶差可能导致继发性的舒张功能改善。高剂量的β受体阻滞药,如每天 200～400mg 普萘洛尔或其等价药物可以有效缓解50%～70%患者的症状如呼吸困难、疲劳或心绞痛。所需的高剂量反过来可以导致限制剂量的不良反应。钙通道阻滞药,通常维拉帕米推荐剂量为 240～320mg/d,尤其是哮喘和存在其他β受体阻滞药禁忌的患者,也可以与β受体阻滞药合用于有持续症状的患者。虽然 CCBs 通常有很好的耐受性,但使用时要注意,因为其周围血管扩张作用可导致血流动力学障碍加重和临床恶化。其效果难预测,而后果可能快速和严重。在一般情况下,β受体阻滞药与维拉帕米联合使用可最大程度的改善症状。硝苯地平和其他二氢吡啶类禁用于静息性阻塞的患者。从逻辑上讲,维拉帕米和地尔硫草在非梗阻的类型中对舒张松弛可能有帮助,但临床证据稀缺。Ⅰ类抗心律失常药丙吡胺有负性肌力特性,可以在显著流出道梗阻的患者中使用,其抗胆碱能的不良反应,特别尿潴留、青光眼和口干常见。

4.缓解流出道梗阻 随着用药时间延长,药物的疗效可能会逐渐下降,或者不良反应会成为一个主要问题,在这类患者中其他治疗方案是侵入性的,如手术切除、双腔起搏或乙醇室间隔消融。双腔起搏,设定一个短的 AV 延迟,最初给出了令人鼓舞的结果,但是除了少部分患者可能受益外,感觉上的功能改善在很大程度上是一种安慰剂效应。无论如何,双腔起搏器联合房室结消融联合治疗难治性心房颤动式符合逻辑的。乙醇室间隔消融术是一个非常有前途的技术,但需要时间考验。结果可能取决于术者,似乎有一个陡峭的学习曲线。适应证和外科手术相同,即症状严重而对药物治疗无反应。乙醇被注入左前降支的第一室间隔穿入支,产生"控制性梗死"。急性期和中期的血流动力学研究显示,显著但可变的流出道压差的减小和极好的症状改善。短期效果和外科切除术非常相似。最常见的并发症是完全性心脏传导阻滞,需要永久性心脏起搏器。主张要谨慎,直到获取长期结果。由此造成区域性的完全性透壁心肌梗死而引起的潜在心律失常容易理解。

5.梗阻性心肌病的手术治疗　当标准治疗失败,手术心肌切开术或切除术是最好的选择。手术可缓解症状和显著降低压力阶差及降低二尖瓣反流程度,但用于有明显梗阻和症状的患者。虽然没有试验数据表明手术可以延长寿命,但总生存率极好,与年龄和性别匹配的普通人群的预期生存率一致。此外,SCD 的发生率和 ICD 放电率显著降低。然而,关键是这种极好的手术效果是一个有经验和专业技术的中心资料,<60 岁患者中病死率<1%。二尖瓣收缩期前向运动是动态的左心室流出道梗阻的一个重要组成部分,且二尖瓣关闭不全是常见的。因此,手术同时可进行二尖瓣修复而很少置换。二尖瓣修复是选择那些显著拉长的二尖瓣瓣叶。一种新的修复术式是移植心包片到二尖瓣前叶的中心打补丁。乳头肌肥大移位而加重梗阻的那些患者可能需要乳头肌复位。

6.乙醇室间隔消融还是手术　乙醇消融术避免了体外循环的并发症,相关费用少和住院时间短。相反,手术似乎是更直接和完全缓解流出道梗阻的方法,需要起搏器置入的心脏传导阻滞的发病率较低,手术还提供了处理相关的二尖瓣装置异常的能力,且在长达 20 年的随访中证明手术效果坚固耐久。对那些因为并发症而不合适手术的患者或因老龄置入起搏器成问题的患者,乙醇室间隔消融术是首选,但手术仍是金标准。这一观点在最近ACC-AHA 指南得到了重申,该指南推荐手术膈肌切除术作为初始治疗,除非外科手术是禁忌,或由于严重的合并症而认为风险不可接受。肥厚型心肌病最优决策的实质是深入的讨论患者的风险和获益,而手术是由有经验的在综合性的肥厚型心肌病临床中心工作的操作者进行。随机试验是需要的,但由于多种原因可能永远都无法执行。

7.肥厚型心肌病心律失常的管理 有SCD高风险的患者,通常是室性心动过速或心室颤动,包括那些有记录的室性心律失常、有晕厥病史和心源性猝死家族史的年轻患者。或者,高度争议的某些特定基因型。记录到室性心动过速或发生院外心脏骤停的患者,最有效的治疗措施是ICD。其适应证已扩大到有心源性猝死家族史的无症状患者。同时存在冠状动脉疾病严重影响预后。置入ICD的主要并发症是不适当的高放电率和随之而来的心理疾病患病率,尤其是年轻患者和心房颤动患者。心房颤动可以是肥厚型心肌病一个灾难性的并发症。治疗方法包括胺碘酮、丙吡胺、β受体阻滞药和钙离子拮抗药对心率的控制,以及房室结消融加永久性心脏起搏器置入。华法林抗凝必不可少。

# 十六、其他心肌病

1.扩张型心肌病 特发性心肌病CHF患者的药物、设备和移植的基础管理与缺血性心肌病患者相同(见之前讨论)。特发性扩张型心肌病和完全性左束支传导阻滞的患者可能对CRT的反应十分明显。

2.炎症和免疫因素 心肌炎和扩张型心肌病的炎症和免疫类型的特殊疗法没有取得临床成功。利巴韦林和干扰素已经被用于实验模型,但临床数据非常有限。β-干扰素临床应用的试验正在进行中。免疫抑制治疗心肌炎的随机试验无效,除了一个包括84名时间>6个月活检为慢性炎症的扩张型心肌病患者的试验,3个月的免疫抑制治疗对射血分数和2年的临床症状改善显示有益。在一个关于近期发生扩张型心肌病射血分数<0.40患者的试验中,静脉注射免疫球蛋白不优于安慰剂。细胞因子抑制药,

如肿瘤坏死因子-α 也是令人失望。与扩张型心肌病和淋巴细胞性心肌炎的情况不同,巨细胞心肌炎可能会对免疫抑制治疗有反应。对于免疫抑制治疗失败的患者,心脏移植是一个合理地选择,并且已经有长期生存而无复发的报道。免疫抑制治疗的另一个作用可以用于特定疾病如肉状瘤和脂泻病,它们可能和扩张型心肌病相关。

3.美洲锥虫心脏病　　世界卫生组织指出,有 1500 万～2000 万人感染了南美锥虫病(一种克氏锥虫感染),主要在拉丁美洲。在急性期,除了 CHF 及心律失常和传导阻滞的支持治疗外,抗锥体虫药(硝呋替莫和苄硝唑)对控制症状有帮助。20%～30% 的受感染患者继续发展为疾病的慢性阶段,其中心脏型占 40%。急性治疗是否可以预防慢性器官损害?苄硝唑的一项小型试验表明,特定的治疗可能对美洲锥虫病的慢性期有良好的效果。一项大型的非双盲、非随机的试验表明,苄硝唑可能会减缓疾病进展和左心室功能恶化。因此,南美锥虫病主要仍是治疗支持。心脏移植可能在特定的情况下需要。

4.限制型心肌病　　限制型心脏病尚未得到很好的理解。它可以是特发性的或与其他疾病相关,例如淀粉样变和伴有或者不伴有嗜酸性粒细胞增多的心内膜心肌炎。首先要排除缩窄性心包炎,该病可能治愈,而限制型心肌病的治疗既困难又极不理想。在老年人中,限制可能反映心肌纤维化增加,这或许能通过 ACEI,ARB 类或醛固酮受体阻滞药拮抗(图 5-5)。一旦纤维化进展,治疗中最重要的是避免脱水和过度利尿(这会损害左心房充盈压),再者是控制心房颤动患者的心率。限制型心脏病的药物治疗极其困难。事实上,淀粉样变变患者可能会同时使用地高辛及硝苯地平,这可能会增加洋地黄中毒的敏感性,使用硝苯地平可能导致血流动力学恶化,但也有可能发生于使用维拉帕米时。血管紧张素转换酶抑制药可能会导致低血压。胺碘酮在发展为心房颤动的患者中应用是合理的而且耐受性良好。在心肌淀粉样变的患者中心腔内血栓和栓塞是极为常见的,但在抗凝的同时出血的风险也会增加。传导性疾病可能需要永久性起搏器。心脏移植治疗同时行或者不行骨髓移植目前正在调查研究中,某些原发性淀粉样变累及心脏需化学治疗。在没有心脏淀粉样变性的患者中,大剂量应用美法仑和接受自体干细胞移植的蛋白轻链淀粉样变性的患者显示,对生存率有显著的好处。虽然不能提供长期的随访数据,心脏移植后通过高剂量化疗和自体造血细胞移植已经显示改善症状,虽然有较高的复发率。尽管有许多治疗策略,但是没有一个是基于随机对照数据或者随机试验。

# 十七、心脏瓣膜病

1.风湿热的预防 链球菌感染已确诊的患者应尽快启动治疗,疗法可以是单剂量苄星青霉素(成年人 120 万 U,儿童半量)或口服 10d 疗程的青霉素 V(儿童,每次 250mg,2 次/日或 3次/日,成年人剂量翻倍)。此后,在所选择的担忧复发的患者中,青霉素每月 1 次重复注射,或继续每日给予 2 次 125～250mg 的青霉素 V。最好途径是使用连续 5 年的注射,随后口服预防,可能终身预防。对青霉素过敏者,用磺胺嘧啶、红霉素或头孢菌素类。

2.心脏瓣膜病的一般治疗 随着瓣膜修复手术的进步和人工瓣膜性能的改善,使手术指征变得不那么严格。现在大多数伴有左心室功能不全的患者即使没有症状都进行手术。因此治疗趋势变得更有侵入性,尤其是二尖瓣关闭不全,在无症状的中度二尖瓣反流的患者中有很强的理由行手术治疗,即使在左心室功能保留良好的情况下。此策略的一个重要组成部分是关于二尖瓣修复与二尖瓣置换术局部结果。心脏瓣膜病患者的辅助治疗不是基于试验数据,可以包括利尿药、ACEI,尤其是某些狭窄病,使用血管扩张药。需要注意心律失常,尤其是心房颤动,且必须考虑控制心率和抗凝。

## (一)主动脉瓣狭窄

瓣膜狭窄的基本问题是阻塞,并且需要手术解除。所了解的 4 项进展如下。

(1)增加的左心室压力启动了一系列信号传导通路,这不仅导致心肌肥大,而且导致了纤维化和进行性的心肌细胞死亡。后者促进代偿性肥大的心肌恶化导致心力衰竭。主张在左心室功能仍然相对保留时行主动脉瓣置换。

(2)手术技术的提高甚至在使主动脉瓣压差很低的严重心力衰竭患者进行瓣膜置换。在低流速主动脉瓣区域的计算会高估其狭窄程度,这种假性主动脉瓣狭窄必须被排除。

(3)外周血管收缩会加重急性重度心力衰竭,当小心扩血管治疗时可以改善血流动力学状态,使主动脉瓣置换术变得可行。

(4)具有潜力但未被证明其效果的药物治疗包括他汀和其他药物是基于以下假设,主动脉瓣狭窄的老年患者有类似的患冠心病的风险,并且高胆固醇血症与疾病进展相关。在 SEAS 研究中,轻中度主动脉瓣狭窄的患者,辛伐他汀和依折麦布联用在防止发展到主动脉瓣置换方面不优于安慰剂。

降低后负荷一般来说仍是禁忌的,除非高度选择的患者,因为它增加狭窄瓣膜的跨瓣压差。因而 CCBs 不应用于治疗任何伴随高血压的患者,除非是轻度狭窄。由于收缩功能不全和重度主动脉瓣狭窄引起失代偿心力衰竭的患者,静脉注射硝普钠可发挥桥接作用直至瓣膜置换,但必须细致监测。

1.无症状的主动脉瓣狭窄　真正无症状的主动脉瓣狭窄仍然存在显著的血流动力学异常,管理的关键是小心和定期监测,并在症状出现时尽早干预。然而,对于存在左心室功能障碍而无症状心力衰竭证据或重度主动脉狭窄的患者,以及那些表现出对运动反应异常的患者(如低血压)仍有强烈的理由行手术治疗。手术指征包括无症状的患者合并有记录的室性心动过速、瓣口面积 0.6cm 和左心室肥厚非常明显或厚度≥15mm。主动脉瓣狭窄的恶化是不可预测的,并且可以迅速发展,因此,在治疗过程中仔细监测是必不可少的。运动试验应该有助于筛选无症状但在不远的将来发展为有症状的患者。

2.主动脉瓣置换术　心绞痛、劳力性晕厥或者症状性 LV 衰竭的患者需要手术治疗(即使是早期)。手术可缓解肥厚,改善冠状动脉灌注压,而且往往还会纠正伴随的冠状动脉疾病。主动脉瓣狭窄合并胃肠道出血提示 2A 型血管性血友病,主动脉瓣置换后可改善。主动脉置换结果显示,老年和青年患者手术效果都很好,围术期无心力衰竭,尽管心力衰竭并不是主动脉置换的禁忌。经皮瓣膜置换术现在引起了人们的兴趣,对那些经过选择的症状性显著主动脉狭窄的高危人群,而外科手术风险过高,可能成为传统开胸手术的一种替代方法。

3.经导管主动脉瓣植入术　经导管主动脉瓣植入术(TAVI)是一个令人兴奋和不断发展的技术,在随机试验中表现良好。这是最大的经导管主动脉瓣膜手术的连续登记注册试验,在高风险和不能手术的患者中显示出了极佳的 1 年生存率。它提供了一个基准使得未来 TAVI 手术和设备可以被评估。在 PARTNER试验中,使用 Edwards-Sapien 瓣膜的 TAVI 手术和药物治疗相比,提高了生存率和功能状态。在 699 位的高风险患者中,TAVI(无论是经股动脉或经心尖)与外科主动脉瓣置换术比较,30d 和1 年的病死率和严重卒中是类似的,并且 1 年期的症状改善也是一样的。围术期并发症包括血管通路问题、卒中、亚临床性脑损伤和常发生的心脏传导阻滞,但技术持续发展和充满希望,会改善。最近发布的 PARTNER 试验的 2 年数据也鼓舞人心。

4.主动脉瓣狭窄成形术　经皮主动脉内球囊成形术最初的热情被令人失望的长期效果所冲淡,但它确实提供了外科手术禁忌患者的替代方法,在某些患者中如果由于某种原因直接的外科手术不可取,它起到了主动脉瓣置换术前的桥接作用。经皮球囊瓣膜分开术在 TAVI 之前的经验是有限的。还有一部分亚组患者有较低的压差和很差的心室功能,这部分患者的对球囊瓣膜成形术的症状改善可能会为未来手术的成功提供指引。球囊瓣膜成形术在老年患者中的结果令人沮丧和先天性主动脉瓣狭窄的年轻患者正面的结果形成了对比。

5.二叶式主动脉瓣　人们日益认识到二叶式主动脉瓣是一种遗传的主动脉疾病,因此,一级亲属都应做超声心动图进行全面胸筛查。

### (二)二尖瓣狭窄

在窦性心律的二尖瓣狭窄患者,β受体阻滞药可以改善运动耐量并减少可能出现的肺部症状。这可能对妊娠期间有症状性二尖瓣狭窄的患者尤其有帮助。预防性的地高辛疗法有时仍然使用,以避免阵发性房颤时心室率过快,但这种做法并没有良好的数据支持。经皮球囊二尖瓣分离术是现在公认的缓解症状的方法。已有报道长达15年的良好的长期结果,瓣膜超声心动图评分和年龄是无事件生存的预测因子。怀孕期间症状严重的患者,球囊瓣膜成形术可能非常有效且母亲或胎儿的并发症很少。阵发性心房颤动会促发左心衰竭,特别是存在左心室功能障碍或有与左心室功能障碍相关的二尖瓣反流的患者,可能需要静脉滴注地尔硫䓬、维拉帕米或艾司洛尔。在确诊的心房颤动患者中,洋地黄疗法不足以防止运动时心室率过快,因此如果使用洋地黄,应加用地尔硫䓬、维拉帕米或β受体阻滞药来增强疗效。抗凝治疗对心房颤动患者是必要的,而且对那些很可能发生心房颤动的高风险的窦性心律患者要优先考虑抗凝治疗(显著的左心房扩大或频发房性期前收缩)。

二尖瓣球囊扩张术在风湿性心脏病二尖瓣狭窄的患者治疗中有优异的早期和晚期结果。所有症状性二尖瓣狭窄的患者都应考虑此方法。合缝处的开合度使二尖瓣口面积越大,则球囊瓣膜成形术之后患者的结果就越好。可使用三维超声心动图进行评估。禁忌证包括左心房血栓、严重的瓣膜纤维化或钙化和显著的二尖瓣关闭不全,这可以通过TEE提前确定。手术方案可选择二尖瓣分离术或二尖瓣置换术。经皮技术可以与更具侵入性的手术治疗媲美。

### (三)主动脉瓣反流

在主动脉瓣反流中,手术的适应证是症状的发展,或者没有症状,但左心室功能障碍进展或即将发生受损,如射血分数<0.55或左心室舒张末内径增加。然而"共同的看法是数据太少",没有严格的试验,运用这样的指标支持生存率提高。慢性主动脉瓣反流合并重度左心功能不全的患者手术是否禁忌仍有争议,在

轻度左心室功能障碍(射血分数 0.45～0.50)和那些射血分数<0.45 中的患者中射血分数、容量和症状长期的改善都已有描述。尽管主动脉瓣置换术仍然是治疗标准,但主动脉瓣修复在一些中心越来越多地进行着。在收缩压高的患者中,长效硝苯地平降低后负荷是合理的,且有益于那些无症状的主动脉瓣反流患者。实验数据表明,ACEI 或 ARB 类药物减少后负荷,尽管增加了左心室射血分数,但可能对心肌收缩力产生不利影响,因此并没有批准它们的应用。使用 ACEI、硝苯地平或安慰剂治疗的无症状患者,7 年的结果没有差异。尽管如此,指南仍认为对那些由于额外的心脏或者非心脏因素而不推荐外科手术的患者,缓解症状的扩血管治疗仍有一席之地。β受体阻滞药在窦性心律患者中是相对禁忌,因为心率减慢会增加反流量。

**(四)马方综合征**

对合并主动脉根部扩张的马方综合征的患者,治疗趋势越来越倾向于行积极手术包括保留主动脉瓣的主动脉置换术。人工瓣膜旁反流瓣周漏,尤其是人工瓣膜的患者,正越来越多地使用经皮导管封堵治疗。

**(五)二尖瓣反流**

合并二尖瓣反流,则病情更为严重,因为它影响 3 个主要器官:左心室、左心房和右心室。因此,手术指征更为严格,左心室射血分数<0.60 是预测预后的最佳因素。其他的手术指征是持续性心房颤动,右心室射血分低于正常和左心室内径增加。目前的趋势是尽早进行手术以防止心室扩张和"保护心房"并希望避免心房颤动。很显然,症状的发展是强制性的手术指征,那些无症状的患者在发展为轻度左心室收缩功能不全之前接收手术效果最好。因此,手术的治疗方法变得越来越积极,尤其是当瓣膜修复可能性高于置换术时。行二尖瓣修补的能力是基于手术的技巧和经验,以及引起反流的二尖瓣疾病的类型和位置。与风湿和缺血导致二尖瓣受累相比,退化性二尖瓣疾病患者进行修补更多。TEE 是术前和术中决策的一个十分重要的检查。在美国,孤立二尖瓣关闭不全的修复率稳步增加,伴随着手术死亡率的降

低。技术高超的术者再次手术率低。EVEREST 试验表明,重度二尖瓣狭窄的患者使用钳夹进行经皮修复,在二尖瓣反流的起点钳夹住接近二尖瓣叶边缘部分,在减少二尖瓣反流方面效果不如传统手术,但安全性是更好,并且临床结局相似。右手外科二尖瓣修复是一个极好的操作,手术的结果不同于经皮,但经皮的设备将会用于严重心力衰竭和功能性二尖瓣反流患者,未来的这方面的试验将会令人关注。目前从主动脉到左心室的逆行导管行直接成形术正在进行测试以减少反流孔。

## 十八、肺源性心脏病

首先要排除潜在的导致肺源性心脏病或肺动脉高压的可逆原因(如阻塞性睡眠呼吸暂停)。许多临床试验证明,缺血性心脏疾病是导致但未被意识到的引起慢性阻塞性肺病的原因。回顾性分析表明,即使低危患者接受 ACEI 或 ARB 加上他汀类药物大幅减少病死或心肌梗死及病死。因此,现在需要前瞻性研究来测试这个组合。右心衰竭的治疗类似于左心衰竭,所不同的是地高辛似乎并不那么有效,因为合并的低氧血症、电解质紊乱和肾上腺素释放的增强。因此当发展为心房颤动时,倾向于小心使用维拉帕米或地尔硫草来降低心室率。多灶性房性心动过速多伴慢性肺疾病,是一种治疗较困难的心律失常,尽管已有应用维拉帕米成功的报道。在一般情况下,为避免支气管痉挛的风险,所有 β 受体阻滞药都不用。支气管扩张药应为 $\beta_2$ 选择性。例如,沙丁胺醇(舒喘宁)对心率的影响相对较小,同时通过周围扩张血管减轻左心负荷。在慢性阻塞性肺疾病并发肺源性心脏病的患者中,氧气的管理已被证明可以适度减少肺动脉压力和肺血管阻力。

## 十九、特发性肺动脉高血压

在所有的肺动脉高压(PAH)的分型中,特发性 PAH,家族性

PAH 和食欲抑制药物引起的肺动脉高压被认为是经典的疾病表现,因为患者通常是年轻的,无合并症,他们的临床疾病表现非常相似。

原发性肺动脉高压这一术语已被特发性肺动脉高压所取代,散发性和家族性,包括继发于慢性肺部疾病、先天性心脏疾病或左心疾病的肺动脉高压。基因突变包括转化生长因子 B 细胞信号家族的基因。可能影响治疗的三大发病机制为肺循环血管扩张和收缩的失衡,血管平滑肌和内皮细胞增殖,以及可能导致原位血栓形成的凝血异常。肺动脉高压的特点是不同的临床类型享有相似的组织病理学,即使行肺活检,确切发病机制仍可能不明确。长期抗凝药通常用于那些推测有血栓栓塞或原位血栓形成的患者。大量的研究(但没有随机试验)表明,用华法林治疗的患者有更好的生存率。吸氧以确保所有时间氧饱和度达 0.90,液体潴留时使用利尿药,如果右心室出现衰竭时使用地高辛。

PAH 治疗应在专业中心开始。当前的治疗是基于血管收缩的病理生理概念,使用三类血管扩张药:前列环素、内皮素受体拮抗药和 5 磷酸二酯酶抑制药(图 6-14)。这些药物的随机试验主要涉及特发性肺动脉高压,但是也包括其他类型的 PAH,显示生活质量和生存率均提高。然而,越来越清楚的是,所谓的非 PAH 的肺动脉高压[左心疾病、间质性肺疾病、慢性阻塞性肺疾病性和慢性血栓栓塞性肺动脉高压(CTEPH)]患者,PAH 的治疗对患者整体并无好处。当务之急是要排除 CTEPH,可以进行外科肺动脉内膜血栓剥脱术,使肺动脉压力完全和持续的正常化。

1.钙通道阻滞药 CCBs 是针对那些对血流动力学有反应的患者,换言之,它们显示出强大的降压作用,至少降压 1.33kPa(10mmHg);降低平均动脉压的措施包括紧急使用吸入的 NO,静脉注射前列环素或腺苷,使平均 PA 压下降<5.3kPa(40mmHg)和心排血量稳定。有 10%～15%的患者会对高剂量的 CCBs 有相似的积极反应,而这些患者中只有 50%有持续的临床和血流动力学获益,但是如果他们有反应,则会有一个极好的 3 年生存率。全身性低血压可能限制使用足够剂量。

2.前列环素和前列环素类似物　前列环素（依前列醇钠）的持续输注改善血流动力学、症状和心功能Ⅳ级患者的生存率。然而，其使用受到不良反应限制，需要持续的静脉滴注、快速耐受和撤药后肺动脉高压反弹。treprostinol是美国批准的一个皮下和静脉内使用的前列环素类似物。缺乏严格的生存证据。备选方案包括口服前列环素类似物和吸入的伊洛前列素，但两者没有长期的有利数据。

3.内皮素受体拮抗药　内皮素-1在PAH患者中水平升高并通过两个亚型受体导致血管收缩和肌细胞肥大。口服双重内皮受体拮抗药波生坦可以改善血流动力学、临床状况和超声心动图变量。目前美国已批准用于心功能Ⅲ级和Ⅵ级的患者，而在欧洲被批准用于心功能Ⅱ级和Ⅲ级的患者。主要的不良反应是肝毒性（即转氨酶升高大于正常上限3倍），发生率约12%。

西他生坦是更具选择性的ETA受体，但最近因肝毒性而退市。安倍生坦，一种非磺胺类内皮素受体拮抗药，在成功的Ⅲ期试验后已在美国和欧洲得到批准。

4.磷酸二酯酶-5抑制药　理论上讲，是一类增加血管内环磷酸鸟苷（cGMP）水平的药物，可以使原发性肺动脉高压的血管舒张。西地那非，选择性的cGMP-特异性磷酸二酯酶-5抑制药，给药剂量为50mg/8h，在动物实验中降低肺动脉高压，改善临床状况超过3个月。西地那非比伊洛前列素和波生坦便宜得多。迄今为止最大的随机对照试验表明，12个月的治疗后可以提高6min步行路程，改善PA压力。他达拉非，更长效的药物，改善运动耐力和生活质量，在欧洲和美国已获得批准。

5.新出现的疗法　新兴模式转向血管重构过程，目标"逆向重构"。许多新出现的疗法包括伊马替尼（一种血小板衍生的生长因子受体拮抗药）和法舒地尔（一个参与钙增敏和血管收缩的Rho激酶抑制药）。伊马替尼的大型随机临床试验的数据整理仍在进行中。辛伐他汀的试验证明，通过成骨蛋白接受途径及内源性和血管活性肠肽来提高内皮功能已被否定。新的血管扩张药中的riociguat，一种可溶性鸟苷酸环化酶的催化剂,以及直接前列腺素受体拮抗药 selexipag 值得关注。两种药物目前正在进行第 3 阶段临床的随机评估。特麦角脲,多巴胺激动药,和内皮 NO 合成酶耦联剂 icletanine 正在招募受试人员。

6.双侧肺移植和其他外科手术 临床上心-肺和肺移植用于治疗特发性肺动脉高压 20 余年,但由于缺乏专业的中心、供体不足和等待时间过长而受限。最近明显趋向于双肺甚至是单肺移植来治疗肺动脉高压。但由于等待时间漫长,器官移植排斥反应和感染等并发症而造成了巨大阻碍,首次移植后 5 年的生存率约为 50%。右心室辅助装置的使用〔体外循环膜人工氧合法(EC-MO),人工膜肺〕正在增长。等待时使用 ECMO 和右心室辅助装已经获得了初步经验。

## 二十、感染性心内膜炎

如果不积极用抗生素治疗,不管有没有经过外科手术治疗,感染性心内膜炎仍然可能致命。新的危险因素已经取代了旧的危险因素。风湿性瓣膜病,是主要诱发因素,已经让位给更现代的危险因素,如静脉用药;老年人退行性瓣膜疾病;人工瓣膜,与医疗保健相关的因素,尤其是留置针。另外,越来越多的患者由于人类免疫缺陷病毒感染或后天免疫缺陷综合征或者是因为他们正在接受免疫抑制治疗而导致免疫力退化。耐药性心内膜炎正在增加,无论是由于"老致病菌""骗过"标准抗生素或者起因于更多的"外来生物",包括真菌。对于感染性心内膜炎的诊断,超声心动图和 TEE 是非常有益的,但阴性结果并不能排除诊断。血培养仍是诊断和治疗性心内膜炎的关键。最佳治疗需要鉴定致病微生物,以便开始有效的治疗,即使这可能使治疗开始的时间推迟几天。最终的抗生素治疗基于病原体鉴定和药敏试验,并需要听取感染性疾病专家的建议。在培养阴性的心内膜炎病例中,治疗是经验性的,需要感染的流行病学评价结果,以试图确定最佳治疗方案。

1.草绿色链球菌和牛链球菌　草绿色链球菌和牛链球菌都对青霉素敏感,也仍然是社区无瘾吸毒者获得性心内膜炎的常见致病微生物。可以加入庆大霉素来缩短治疗持续时间。如果怀疑是一种高度耐青霉素链球菌感染,即使不能证明,也建议氨苄西林或头孢曲松与庆大霉素联合用药。对于高度耐药的链球菌属或青霉素过敏者,使用万古霉素。一般情况下,自体瓣膜心内膜炎的治疗时间为 4 周,人工瓣膜性心内膜炎的治疗时间为 6 周。

2.金黄色葡萄球菌　金黄色葡萄球菌也是心内膜炎的常见病因,是静脉注射吸毒者心内膜炎的首要原因,静脉注射吸毒者感染革兰阴性杆菌、真菌和多重细菌的风险也逐步增加,其中有一些病死率高。金黄色葡萄球菌通常是耐青霉素的;如果感染菌株对甲氧西林敏感,就使用 naxoline 或头孢唑林。万古霉素是用于耐甲氧西林金黄色葡萄球菌感染。如果分离出的细菌是耐万古霉素或者患者是不能耐受万古霉素,则有几个选择方案,包括达托霉素或利奈唑胺和复方磺胺甲噁唑联用。尽管应用最佳的诊断技术和恰当的抗微生物治疗,感染了毒力最强的微生物如金黄色葡萄球菌的患者的病死率仍然很高。

3.凝固酶阴性葡萄球菌　凝固酶阴性葡萄球菌是人工瓣膜心内膜炎的重要病因,特别是在置换瓣膜的前 2 个月内。这些菌株很多是耐甲氧西林的,治疗需要联合使用万古霉素、利福平至少 6 周,并使用庆大霉素 2 周。肠球菌属,即使在完全对青霉素敏感情况下,为了能够治愈也需要加一种次要糖苷类药物如庆大霉素。越来越多的肠球菌获得了万古霉素和青霉素的抵抗性。

4.HACEK 微生物　革兰阴性杆菌流感嗜血杆菌、放线杆菌、心杆菌、艾肯菌和金氏杆菌(HACEK 微生物)可以导致培养阴性心内膜炎,无论革兰阳性和革兰阴性微生物都需要经验性治疗。美国心脏协会建议用氨苄西林-舒巴坦加庆大霉素治疗或用万古霉素加庆大霉素加环丙沙星治疗 4～6 周。ESC 建议联合应用万古霉素和庆大霉素治疗 4～6 周,庆大霉素用于最初 2 周的治疗。

5.感染性心内膜炎的手术指征 越来越积极进行早期心脏手术对感染性心内膜炎的治疗结果产生有利的影响。自身瓣膜心内膜炎的患者,手术指征是瓣膜功能障碍导致心力衰竭,新发现的瓣膜反流,重要器官的系统性栓塞,难治性感染,超声心动图可见赘生物。手术治疗与单用药物治疗相比降低了6个月内的病死率,也降低短期和长期病死率,提高生存率,但这也增加了瓣膜功能障碍复发和修复的风险。EASE试验含有134例确诊心内膜炎患者,是第一个前瞻性试验,以期证明早期手术治疗这些患者比用传统方法治疗结果更好。随机化6周内院内死亡人数和栓塞事件,主要终点手术治疗优于传统治疗(3% vs.23%,$P = 0.014$)。应更积极治疗人工瓣膜性心内膜炎,尤其是手术最初的3个月内出现的任何人工瓣膜功能不全迹象,或者任何有手术指征的原始瓣膜病。人工瓣膜感染金黄色葡萄球菌,革兰阴性杆菌或真菌是早期手术的指征。在面对血流动力学失代偿的情况下,手术不应该拖延到完成抗生素治疗后。早期手术干预的相对适应证包括明显的药物治疗无效,表现为长时间的菌血症或发热,或治疗期间的赘生物明显增大。食管超声对心内赘生物和其他并发症如瓣周扩展的检测非常有帮助。

6.抗凝和抗血小板治疗 关于抗凝和抗血小板治疗的话题是复杂的,缺乏可靠的数据。感染性心内膜炎的患者治疗过程中决定启动或继续抗凝治疗往往是困难的。在那些已经使用抗凝药的患者(例如:装有机械假肢的患者,或者那些有其他抗凝药使用指征的患者,如血栓性静脉炎),抗凝治疗应持续还是启动便是一个问题。在脑血栓并发症中,抗凝药引起的脑出血风险必须与再发脑血栓风险平衡。在一般情况下,阿司匹林在感染性心内膜炎的早期没有使用指征,对赘生物的分离和瓣膜功能不全没有影响。但是,一个大型回顾性研究发现,早期开始连续每日抗血小板治疗后(阿司匹林、双嘧达莫、氯吡格雷、噻氯匹定或任何这些药物的组合)可以减少血栓并发症。

7.使用抗生素预防感染性心内膜炎 AHA在2007年经历了重大争议后,于2008年更新了推荐(表12-7)采用了新的病理生理学原理,非常类似于英国抗微生物治疗学会。这个改编了的美国心脏协会指南反映了这样的原则,即使抗生素预防是完全有效的,但是没有任何证据,只有极少数病例能被预防。此外,不必要的抗生素使用可能会产生不良反应。相反,困难点是严格的持续预防性维护口腔卫生。预防性抗生素只用于极有可能产生不良后果的严重的潜在心脏疾病患者,如人工心脏瓣膜,严重先天性心脏疾病或心脏移植患者(表 12-8)。这些人在牙科手术中,只有涉及那些牙龈组织处理或口腔黏膜穿孔的操作时需要用抗生素保护。推荐使用的抗生素反映改变了微生物的敏感性(表 12-8和表 12-9)。

---

**表 12-7　具有感染性心内膜炎高风险的心脏情况**

美国心脏协会建议下述情况在牙科手术过程中预防性使用抗生素

1.人工心脏瓣膜或用人工材料修补心脏瓣膜(ⅠC 类)

2 曾有感染性心内膜炎(ⅠC 类)

3.先天性心脏疾病[1](ⅠC 类)

· 未修复的发绀型先天性心脏疾病,包括姑息分流和管导

· 不论是通过手术或通过导管介入治疗,用人工材料或者机械装置完全修复的先天性心脏缺损术后前 6 个月

· 冠状动脉心脏疾病修补的邻近人工补片或人工装置位点残余缺陷(其抑制内皮化)[2]

4.肥厚型心肌病,潜在的或静息梗阻(ⅠC 类)

5.没有二尖瓣反流或瓣叶增厚的二尖瓣脱垂(等级ⅠC)

这些患者在牙科手术过程中用抗生素预防心内膜炎是合理的:所有涉及牙龈组织处理或者牙尖部或口腔黏膜穿孔的牙科手术过程

---

[1].除了前面列出的条件,预防性使用抗生素不再推荐用于其他任何形式的先天性心脏疾病

[2].预防是合理的,因为人工材料在手术后 6 个月内会内皮化,根据美国心脏协会建议(2007 年)

**表 12-8　修订后的美国牙科手术的抗生素方案[1]**

| | | 方案:操作前 30～60min 单次给药剂量 | |
| --- | --- | --- | --- |
| 方式 | 药剂 | 成年人 | 儿童 |
| 口服 | 阿莫西林 | 2g | 50mg/kg |
| 无法口服药物 | 氨苄西林或头孢唑林 | 2g IM 或 IV | 50mg/kg IM 或 IV |
| 对青霉素类或氨苄西林过敏——口服 | 头孢氨苄[2][3] | 2g | 50mg/kg |
| | 克林霉素 | 600mg | 20mg/kg |
| | 阿奇霉素 | | |
| | 克拉霉素 | 500mg | 15mg/kg |
| 对青霉素类或氨苄西林过敏且无法口服药物 | 头孢唑林或头孢曲松[2] | 1g IM 或 IV | 50mg/kg IM 或 IV |
| | 克林霉素 | 600mg IM 或 IV | 20mg/kg IM 或 IV |

[1].仅适用于那些有风险的患者(表 12-7)

[2].或者其他第一或第二代口服头孢菌素类成年人或小儿用量相同

[3].头孢菌素类药物不应用于对青霉素或氨苄西林有过敏性反应史患者,血管神经性水肿或者荨麻疹的个体

IM.肌内注射;IV.静脉注射

**表 12-9　欧洲成年人牙科风险操作的预防指南**

| | | 操作前 30～60min 单次给药剂量 | |
| --- | --- | --- | --- |
| 方式 | 药剂 | 成年人 | 儿童 |
| 对青霉素或氨苄西林不过敏 | 阿莫西林或氨苄西林[1] | 2g PO 或 IV | 50mg/kg PO 或 IV |
| 对青霉素或氨苄西林素过敏 | 克林霉素 | 600mg PO 或 IV | 20mg/kg PO 或 IV |

头孢不应用于对青霉素和氨苄西林过敏反应、血管神经性水肿或者荨麻疹的患者

[1].二者选其一,头孢氨苄 2g 静脉注射,头孢唑林或头孢曲松 1g 静脉注射

IV.静脉注射;PO.口服

更新的美国指南建议,对于高风险患者,只使用阿莫西林一种抗生素,剂量为 2g,在牙科操作前 1h 口服,对于那些无法口服或者对青霉素或阿莫西林过敏的患者采用指定的抗生素疗法(表12-8)。总体而言,请注意,没有Ⅰ类证据和 A 级水平推荐使用抗生素。预防被推荐用于呼吸道或皮肤,皮肤的结构或在皮肌组织感染的治疗。新指南也简化了对患者胃肠道和泌尿生殖系统手术的预防性抗生素治疗。即使对于高风险患者也建议无抗生素保护,但是对于那些已存在胃肠道或者泌尿生殖道感染的患者,预防性抗生素是"合理的",尽管没有可支持的试验数据。

8.一级预防 尽管普遍的看法是绝大多数感染心内膜炎发生前都没有进行医疗手术或牙科干预,故真正的问题还在一级预防。所以诱发感染性心内膜炎的情况如牙齿卫生不良或泌尿生殖道病理情况都必须被消除。

## 二十一、周围血管疾病

Burns 等写道:"外周血管疾病是全身性动脉粥样硬化的一个标志;患肢风险低,但生命风险高。"治疗的基础是专注于消除主要危险因素,包括控制血脂、糖尿病和血压;戒烟和锻炼。血运重建,无论是经皮或经手术,适用于顽固性症状导致明显功能障碍或威胁肢体的缺血。大血管病变通常是用外科手术治疗,但基于导管使用支架和血管内移置物的治疗越来越多地作为替代疗法。严重肢体缺血,血管内和外科血管成形术(用静脉导管)都是合理的初期处理——ⅡA 类。

1.心血管疾病并发症的预防 医疗的基础是消除危险因素、体育锻炼和阿司匹林。指导下的运动方案可以带来大的改善,但如果患者停止运动,益处将失去。Ⅰ类建议包括一项声明,所有吸烟者或曾经吸烟者每次就医时应询问他们的吸烟情况,吸烟者应提供咨询辅导,制订戒烟计划及开展包括针对瓦仑尼克林、安非他酮药物疗法或尼古丁替代疗法。戒烟到何种程度能改善症状还不清楚,但已充分证明其对延缓疾病进展和降低截肢率有着良好的效果。减少截肢率和静息时缺血也已充分证明。此外,血管紧张素转换酶抑制药、氯吡格雷和他汀类药物都可以进行大型试验论证。虽然没有正式的证据显示氯吡格雷、阿司匹林、他汀类药物及血管紧张素转换酶抑制药有额外的保护作用,但不会彼此干扰,每种药剂有不同的作用机制,所以我们建议这样的联合用药方案。在 CHARISMA 试验中,一组先前有心肌梗死、或具有明显症状的周围血管疾病患者似乎受益于在阿司匹林里加氯吡格雷的疗法。抗血小板治疗对异常踝肱指数而目前无明显症状患者可能是有效的,虽然处于证据 C 的水平。他汀类药物正在进行大型临床试验。未来,抗血小板药物,基因重组生长因子和免疫调节药在周围血管疾病的医疗管理方面可能会带来新的临床进展,但是治疗性血管再生基因治疗试验已经令人失望。一项 500 多名严重缺血患者的随机安慰剂对照试验证明,成纤维细胞生长因子(NV1FGF)对截肢或者死亡与对照组没有差别。另一方面,自体骨髓单核干细胞在预实验中似乎是安全的,有希望的。

2.西洛他唑　西洛他唑,一种 3-磷酸二酯酶抑制药,2000 年在美国被批准用于间歇性跛行。它抑制血小板聚集,也是一种直接血管舒张药。在 2702 名患者的荟萃分析结果中表明,可以增加患者的步行距离。常用剂量是每次 100mg,2 次/日。它由细胞色素 P450 3A4 系统代谢,并由此可与酮康唑、红霉素和地尔硫草以及葡萄柚汁相互作用,这些都应该避免。

3.己酮可可碱　己酮可可碱(能泰)降低血液黏度,在红细胞挤压通过毛细血管床的时候维持红细胞的柔韧性。在美国它被批准用于间歇性跛行。然而,在己酮可可碱和西洛他唑的随机比对临床试验中,只有西洛他唑可以同时改善功能状态和步行损害。ACC-AHA 指南总结说己酮可可碱的任何益处都是边缘状态,并没有能很好的确定。

4.萘呋胺　萘呋胺是一种在欧洲可获得的 5-羟色胺-2 受体拮抗药。作用机制尚不清楚,但最近的共识声明建议将其加入西洛他唑治疗。在 4 项试验的荟萃分析中发现,显著改善了运动诱发疼痛发作时间,疗效能维持 3～6 个月以上。

5.其他制剂　左卡尼汀和 L-丙酰基肉碱有利于提高骨骼肌的代谢状态以延长步行距离。但在美国两者都没有获得使用许可证。银杏叶在治疗上取得了一定的成功,但机制并不清楚。丁咯地尔是一种具有血管活性和流变性质的 α 受体阻滞药,在欧洲允许使用,但在美国不允许。

无效的疗法包括雌激素替代疗法、螯合疗法、维生素 E 补充给药法应当阻止。银杏叶已被证明有一定的效果,但是研究也发现一些问题,ACC-AHA 指南得出的结论是效益尚未确定。其他调查研究的制剂包括维拉帕米、血管紧张素转换酶抑制药、抗衣原体疗法、L-丙酰基肉碱、前列腺素、去纤苷(一种刺激纤维蛋白溶解制剂)和谷胱甘肽。其他可能有效的药物包括前列腺素、间接血管扩张药如血清素摄取抑制药、磷酸二酯酶抑制药、交感神经阻滞药和弓形虫肌动蛋白素。

6.跛行合并高血压或心绞痛　在活动性周围血管疾病时 β 受体阻滞药仍是相对禁忌,尽管包含 11 组实验的荟萃分析表明对轻到中度患者的步行距离没有不良影响。维拉帕米增加了无痛行走时间,优于 β 受体阻滞药,尽管没有严格的对比研究。

# 二十二、雷诺现象

一旦继发性原因被排除(例如血管炎、硬皮病或红斑狼疮),那么钙离子通道拮抗药的使用便是合乎逻辑的。硝苯地平经受了最好的检验,在疾病发作开始就间歇服用 10mg 胶囊。β 受体阻滞药是传统禁忌药,尽管证据并不完善。持续稳定释放硝酸甘油的贴片可能对雷诺现象有效,常常发生头痛使其应用受限。一些报告证实了在这种情况下局部应用三硝酸酯类有效。常识性的措施如避免暴露于寒冷环境和快速温度变化;指(趾)保暖;避免拟交感神经药物如消肿药、安非他明和含麻黄碱的非处方药的应用;而戒烟是最重要的。对于难治性病症,脊髓电刺激或者胸部或局部交感神经切除术可以缓解症状。

## 二十三、脚气病性心脏病

脚气病性心脏病以维生素 $B_1$ 缺乏引起的高输出型充血性心力衰竭为特征。常见于非洲和亚洲，在西方国家易被漏诊，尤其是在酗酒和那些"时尚饮食"者中或者偶尔在患者接受肠外营养时发生。基础治疗是每日胃肠外补充维生素 $B_1$ 100mg，然后每日补充维生素 50～100mg，均衡饮食，禁酒。即使是伴有周围循环休克和严重代谢性酸中毒的 Shoshin 脚气病，由于酸中毒对治疗反应不良，维生素 $B_1$ 仍然是主要的治疗方法。维生素 $B_1$ 疗法中利尿延迟 48h 以上，根据需要使用利尿药。

## 二十四、妊娠期心血管药物

大多数心血管药物对妊娠的安全性都没有得到很好的研究。ACE 抑制药、ARB 类药物、华法林和他汀类药物都有明确禁忌（表 12-10）。对于妊娠高血压，甲基多巴是最有效的，而利尿药也不是通常认为的那么糟糕。

表 12-10　妊娠期心血管药物

| 药品类别 | 对胎儿潜在影响 | 妊娠安全性（分级）[1] | 3 个月风险（1,2,3） |
|---|---|---|---|
| β受体阻滞药 | 宫内发育迟缓；新生儿低血糖，心动过缓 | C 或 D | 1,3 |
| 硝酸酯类 | 无；可能有助于延迟早产儿产程收益 | C | 无 |
| 钙离子通道阻滞药 | 无；可能会延迟产程；实验性胚胎病 | C | 无 |
| 利尿药 | | | |

续表

| 药品类别 | 对胎儿潜在影响 | 妊娠安全性 (分级)[1] | 3 个月风险 (1,2,3) |
|---|---|---|---|
| 噻嗪类药物 | 可能会损害子宫血流量； 通常视为 C/I， 但荟萃分析表示安全[2] | B 或 C | 3 |
| 呋塞米 | 实验性缺陷胚胎 | C | 1 |
| 托拉塞米 | 无 | B | 无 |
| 吲达帕胺 | 无 | B | 无 |
| 血管紧张素转换 酶 抑 制 药； ARB 类药物 | 妊娠全期性缺陷胚胎[3]； 可能是致命的 | D 或 X | 1,2,3 |
| 地高辛 | 无 | C | 无 |
| 抗高血压药物 | | | |
| 甲基多巴 | 妊娠期完美测试 | B | 无 |
| 其 他 展 示 的 药物 | 一般无不良反应 | C | 无 |
| 抗心律失常药 | | | |
| 胺碘酮 | 甲状腺功能改变 | D | 2,3 |
| 索他洛尔 | 无 | B | 无 |
| 他汀类药物 | 严重 | X | 1,2,3 |
| 抗凝药 | | | |
| 华法林 | 缺陷胚胎；有透过胎盘引 起胎儿出血的风险 | X | 1,3 |
| 肝素 | 无；不能跨过胎盘屏障 | C[3] | 无 |
| 依诺肝素 | 没有人类实验 | B | 不知道 |
| GpⅡa/Ⅲb期阻滞药 | | | |
| 阿昔单抗 | 没有人类实验数据 | C | ? 无 |

续表

| 药品类别 | 对胎儿潜在影响 | 妊娠安全性<br>(分级)[1] | 3 个月风险<br>(1,2,3) |
|---|---|---|---|
| 依替巴肽 | 没有人类实验数据 | B | ? 无 |
| 替罗非班 | 没有人类实验数据 | B | ? 无 |
| 阿司匹林 | 大剂量:动脉导管有提早<br>关闭的风险 | 无 | 3 |

[1].美国食品和药品监督管理局定义妊娠类别范围从 A(完全安全的)到 D(相当大的风险)和 X(禁忌)

[2].监督来自 Cooper 等的数据。新英格兰医学杂志,2006,354:2443

[3].监督对于肝素

# 二十五、心肺复苏

2010 年,AHA 公布了心肺复苏(CPR)和急救心脏护理(图 12-10)的新指南。关键内容和主要变化如下。

· 简化了通用的成人基础生命支持做法。

· 对于单个救援人员来说,急救顺序从打开气道-人工呼吸-心脏按压 改为心脏按压-打开气道-人工呼吸,对于未经心肺复苏培训的救援人员来说,急救时只要求实行心脏按压。

· 继续强调教学救援人员提供的胸外按压有足够的速度(至少每分钟 100 次)和深度,至少 2in(5cm)。

需要强调的是,证据显示心脏骤停后通过胸外按压仅数分钟就可以提供充足的氧合,2010 年的指南建议普通救援人员和现场目击人员省略人工呼吸"援救"。此外,普通救援人员试图建立肺部的气道和通气非常困难,通过胸外按压来建立血流循环需要时间。因此心肺复苏,尽管仍适用于训练有素的医务人员,但对旁观者来说,应该施行连续胸部按压。

短语"用力压,压得快"鼓励救援人员心脏按压速率每分钟至少 100 次和在深度至少 5cm。

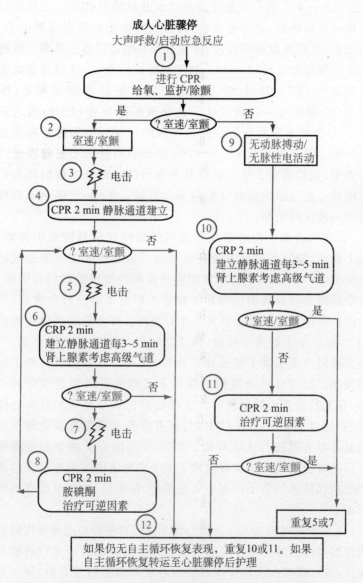

**图 12-10 成年人心脏骤停时心肺复苏（CPR）操作程序**

适用于有室性心动过速（VT）、心室颤动（VF）或无脉性电活动（PEA）时，由美国心脏协会指南推荐

1.第一步　第一步是呼救并立即开始胸外按压。一旦获得可用体外除颤仪,立即连接,在检测到需电击心律时立即电击。电击后,立即恢复胸外按压,除非患者在电击后迅速苏醒。单相波形除颤器建议使用360J。对于双相波除颤仪,这种设备的能量范围为120～200J,电击产生相同或更高的能量水平(图12-10)。最近有一项研究比较由急救医疗服务(EMS)的人员2min心肺复苏后的分析心脏节律和经过长时间心肺复苏并延迟分析心脏节律的结果。在9000多例没有院内心脏骤停史的患者中,实验确定了紧急医疗服务施行的心肺复苏短时间和长时期的心脏节律的最初分析结果没有什么不同,它强调了先按压用力按压的策略。

2.通气作用　胸部按压与通气的最佳比例目前尚不清楚,如上所述,通气不建议由旁观者采用。指南建议按压和通气的比例为30∶2,因人工呼吸可能会导致胸外按压长时间的中断。有争议内容涉及观测性的和实验性的研究支持这样的建议:认为由目击旁观者仅做心脏复苏是有效的。若由旁观者做标准的CPR,他们不喜欢人工呼吸,由于正压通气降低了心室充盈,气体交换时可能损害了按压冲击效果,以及延迟和插管打断了胸部按压。但这并不否定情况许可下清理气道或快速插管的价值,在无目击者心搏骤停时人工呼吸的优点或是在长时间心肺复苏(超过15min)。在CPR时,所有医务人员都需要能够在心肺复苏时有效施行人工呼吸。2009年美国心脏协会心脏骤停生存高峰会议的共识文件强调了关于实现美国院外心脏骤停救护的最佳体系的若干问题和实施策略,很明显,这些也具有国际影响。

3.正在进行的研究　反向心肺复苏是对俯卧位患者使用间歇式背部按压。另一种方法是使用有节奏的腹部挤压来代替肋骨按压,这可能潜在地增加血液流向心脏和避免肋骨骨折,但一直没有被广泛接受。一个重要进展是对院外心脏骤停患者使用体外除颤仪可以提高生存率。非专业人员和急救员可以训练操作这些设备,但关键还是社区教育。心肺复苏程序专注于早期除颤

改善了生存率,院外心脏骤停早期除颤治疗患者中,出院时 46%
患者神经功能完整。这些数据作为能实现的基准,特别是训练有
素的生命支持人员在有快速便利通道的较小社区。正在进行研
究的其他领域包括是否对心室颤动性停搏患者行心脏心肺复苏
一段时间后再电击除颤还是立即电击除颤? 以及电击后立即施
行胸外按压是否会诱发心室颤动的复发? 心脏节律的自动电子
分析决定是先电击除颤? 还是先提供心肺复苏等都还在积极调
查研究中。

4.辅助药物治疗  需除颤的患者(图 12-10),如果第二次电击
后未能恢复有效血流动力学的自主心律,无论是肾上腺素每 3~5
分钟 1mg,或用加压素 40 U 取代肾上腺素的第二剂量都应该应
用,当外周或经由中心静脉通路(颈静脉、股静脉或锁骨下静脉)
不能获得时,可骨髓内给药。肾上腺素与血管加压素对生存率影
响无任何差异。给药时不要中断心肺复苏过程。第三次电击后,
应考虑胺碘酮。胺碘酮的疗效已经被两项关于院外心脏骤停患
者的临床试验研究确定。利多卡因是合乎逻辑的,但没有证据支
持其疗效,不应单独用作一线抗心律失常药物。对于长 QT 间期
(尖端扭转型)的多形性室性心动过速,应当使用 1~2g 负荷剂量
的镁盐。碳酸氢钠仅用于呼吸已控制时间长的复苏患者,因为生
成的二氧化碳渗透到细胞内增加酸中毒。

5.无收缩性或无脉性电活动  急救医务人员所遇到的院外心
脏骤停患者无收缩性和无脉性电活动约高达 70%,预后差。院外
心脏停搏患者的心室颤动的发生率下降的同时伴无收缩性和无
脉性电活动发病率的升高。实行复苏的重点是尝试找出可逆的
原因或合并因素。美国心脏协会指南建议,肾上腺素每 3~5min
给药,而单剂垂体加压素取代第一或第二次肾上腺素。没有研究
表明,阿托品每 3~5min 使用 1mg,对无收缩性或缓慢无脉性电
活动的结果有什么影响。心肺复苏在药物使用过程中不应该中
断。在心肺复苏过程中应当检测心脏节律,持久性或再发性心室
颤动或每次电击后重新心肺复苏带来的室性心动过速都应使用
电击除颤。

6.其他干预措施  无结果证据支持的干预措施包括常规使用纤维蛋白溶解,尝试对心脏停搏患者心脏起搏,心室颤动或者无脉性室性心动过速患者使用普鲁卡因胺和常规液体负荷。既无建议支持对心前区重击也无反对,一些研究显示心前区锤击会导致心脏节律的恶化。

7.何时停止复苏  何时停止抢救,何时停止复苏的处理正变得越来越复杂。2010 年的指南做了详细的论述。在心脏骤停患者中越来越多地使用的"二氧化碳图"提供易于衡量的客观数据来指导决策制定。

8.自救咳嗽  那些独处患者当自觉心脏疾病发作并开始感到头晕时应当立即剧烈且频繁的咳嗽,这可能会挽救他们免于致命的心室颤动。

9.心脏骤停幸存者的护理  患者需立即送入医院治疗,中枢神经损伤和心源性休克是主要的风险。胺碘酮是心室颤动性停搏或发作性室性心律失常最常用的抗心律失常药物。心室颤动性心脏停搏复苏后有自主循环的昏迷患者,采用 32~34℃ 的轻度低温治疗改善了神经系统的结果和长期存活率。梅奥医院对心脏骤停幸存者的回顾性分析,那些采用人工低温治疗患者的存活率为 64%,相比之下,不用低体温治疗的患者的存活率为 24%。一旦患者情况稳定,就需要进行一套完整的心脏检查,包括超声心动图和冠状动脉造影。

10.长期护理  旁路移植术很少能消除持续性单形性室性心动过速的基质,因此,心脏手术根据本身需要而确定。然而,考虑这类患者的缺血性病因,积极治疗冠状动脉疾病和因急性左心衰竭而选择手术都是合理的。除非有禁忌证,经验性 β 受体阻滞药是首选的长期抗心律失常治疗药,胺碘酮是次选药物。ICD 被广泛认为作为最后处理,它无疑减少了心源性猝死。ICD 改变了恶性室性快速性心律失常的预后,但也仍有保留意见。合并有失代偿心力衰竭的心脏骤停患者,ICD 可以延缓心力衰竭导致的死亡。因此,ICD 应选择性地应用,特别是对具有严重 SCD 风险的患者,而其心脏整体状况尚好。

**致谢**

我们要感谢维也纳大学(肺动脉高压)的艾琳.朗教授的重要贡献,梅奥医院(感染性心内膜炎)的拉里·巴德博士和梅奥医院(心肺复苏术)罗杰·怀特博士的重要贡献。

(王炳银　译)

# 常用医学英语缩略语

| | | |
|---|---|---|
| AC | adenosine cyclase | 腺苷酸环化酶 |
| ACC | American College of Cardiology | 美国心脏病学会 |
| ACE | angiotensin converting enzyme | 血管紧张素转换酶 |
| ACEI | angiotensin converting enzyme inhibitor | 血管紧张素转换酶抑制药 |
| ACS | acute coronary syndrome | 急性冠脉综合征 |
| ACTH | adrenocorticotropic hormone | 促肾上腺皮质激素 |
| AD | adrenaline | 肾上腺素 |
| ADH | antidiuretic hormone | 抗利尿激素 |
| AED | automatic external defibrillator | 体外自动除颤器 |
| AF | atrial flutter | 心房扑动 |
| AF | atrial fibrillation | 心房颤动 |
| AFP | apha fetal protein | 甲胎蛋白 |
| AHA | American Heart Association | 美国心脏协会 |
| AHD | arteriosclerotic heart disease | 动脉硬化性心脏病 |
| ALD | aldosterone | 醛固酮 |
| ALDH | aldehyde dehydrogenase | 乙醛脱氢酶 |
| AMI | acute myocardial infarction | 急性心肌梗死 |
| AMP | cyclic adenosine monophosphate | 环磷酸腺苷 |
| AngI | angiotensin I | 血管紧张素 I |
| ARDS | acute respiratory distress syndrome | 急性呼吸窘迫综合征 |
| ARF | acute renal failure | 急性肾衰竭 |
| ATP | adenosine triphosphate | 三磷腺苷 |
| AV | atrioventricular | 房室 |
| AVB | atrioventricular block | 房室传导阻滞 |

| AVP | arginine arginine vasopressin | 精氨酸加压素 |
| BP | blood pressure | 血压 |
| CABG | coronary artery bypass grafting | 冠状动脉旁路移植术 |
| CAD | coronary artery disease | 冠心病 |
| CAG | coronary angiography | 冠状动脉造影术 |
| CCB | calcium channel blocker | 钙离子通道阻滞药 |
| cAMP | cyclic adenosine monophosphate | 环磷酸腺苷 |
| cGMP | cyclic guanosine monophosphate | 环磷酸鸟苷 |
| CHF | chronic heart failure | 慢性心力衰竭 |
| CHF | congestive heart failure | 充血性心力衰竭 |
| CI | contraindication | 禁忌证 |
| CO | cardiac output | 心排血量 |
| CPR | cardiopulmonary resuscitation | 心肺复苏 |
| CRF | chronic renal failure | 慢性肾衰竭 |
| CRT | cardiac resynchronization therapy | 心脏同步化治疗 |
| CTEPH | chronic thromboembolic pulmonary hypertension | 慢性血栓栓塞性肺动脉高压 |
| CV | cardiovascular | 心血管的 |
| DHP | dihydrogenpyridine | 二氢吡啶 |
| ECMO | extracorporeal membrane oxygenation | 体外循环膜人工氧合法 |
| ECG | electrocardiogram | 心电图 |
| EF | ejection fraction | 射血分数 |
| EPI | epinephrine | 肾上腺素 |
| ET | endothelin | 内皮素 |
| FDA | Food and Drug Administration | 美国食品药品监督管理局 |
| GF | growth factor | 生长因子 |
| GFR | glomerular filtration rate | 肾小球滤过率 |
| GI | gastrointestinal | 胃肠道 |
| GIT | gastrointestinal tract | 胃肠道 |
| GLU | glucose determination | 葡萄糖测定 |
| GMP | guanosine monophosphate | 鸟苷 |

| HDL | high density lipoprotein | 高密度脂蛋白 |
| HFrEF | | 射血分数降低 |
| HFpEF | | 射血分数保存 |
| HR | hazard ratio | 风险比 |
| HR | heart rate | 心率 |
| HRT | hormone therapy | 激素治疗 |
| HT | hypertension | 高血压 |
| ICD | implantable cardioverter defibrillator | 植入式心脏除颤器 |
| IM | intramuscular injection | 肌内注射 |
| IO | intraoral | 经口 |
| ISA | intrinsic sympathetic activity | 内在拟交感活性 |
| IV | intravenous injection | 静脉注射 |
| JNS | National Joint Committee of the United States | 美国全国联合委员会 |
| KD | kidney disease | 肾疾病 |
| LBBB | left bundle branch block | 左束支传导阻滞 |
| LDL | low density lipoprotein | 低密度脂蛋白 |
| LMWH | low molecular weight heparin | 低分子量肝素 |
| LVH | left ventricular hypertrophy | 左心室肥厚 |
| LVF | left ventricular failure | 左心衰竭 |
| MAO | monoamine oxidase | 单胺氧化酶 |
| MAP | mitogen-activated protein | 促分裂素原活化蛋白 |
| MI | myocardial infarction | 心肌梗死 |
| MLCK | myosin light chain kinase | 肌球蛋白轻链激酶 |
| MRI | magnetic resonance | 磁共振 |
| MVR | microvascular resistance | 微血管阻力 |
| NE | noradrenaline,norepinephrine | 去甲肾上腺素 |
| NO | nitric oxide | 一氧化氮 |
| NONSTEMI | non ST segment elevation myocardial infarction | 非 ST 段抬高型性心肌梗死 |
| NOS | nitric oxide synthase | 一氧化氮合成酶 |
| NSAIDS | nonsteroidal anti-inflammatory drugs | 非甾体抗炎类药 |
| NYHA | New York Heart Association | 纽约心脏病学会 |

| | | |
|---|---|---|
| OGTT | oral glucose tolerance test | 葡萄糖耐量试验 |
| P | phospholamban | 受磷蛋白 |
| PAH | pulmonary arterial hypertension | 肺动脉高压 |
| PCI | percutaneous coronary intervention | 经皮冠状动脉介入治疗 |
| PCWP | pulmonary capillary wedge pressure | 肺毛细血管楔压 |
| PDE | phosphodiesterase | 磷酸二酯酶 |
| PDGF | platelet derived growth factor | 血小板生长因子 |
| PE | phosphatase | 磷酸酯酶 |
| PEEP | positive end expiratory pressure ventilation | 呼气末正压通气 |
| PKC | protein kinase C | 蛋白激酶C |
| PPCM | perinatal cardiomyopathy | 围生期心肌病 |
| PRA | plasma renin activity | 血浆肾素活性 |
| PSVT | paroxysmal ventricular tachycardia | 室上性心动过速 |
| PVR | pulmonary vascular resistance | 肺血管阻力 |
| RAAS | renin angiotensin aldosterone system | 肾素-血管紧张素-醛固酮系统 |
| RAS | angiotensin system | 血管紧张素系统 |
| ROS | active oxygen | 活性氧 |
| ROSC | return of spontaneous circulation | 自主循环恢复 |
| SA | sinoatrial | 窦房 |
| SCD | sudden cardiac death | 心脏性猝死 |
| SH | sparse matrix | 巯基 |
| SLE | systemic lupus erythematosus | 系统性红斑狼疮 |
| SR | sarcoplasmic reticulum | 肌浆网 |
| SSS | sick sinus syndrome | 病态窦房结综合征 |
| STEMI | ST segment elevation myocardial infarction | ST段抬高型性心肌梗死 |
| SVR | systemic vascular resistance | 全身血管阻力 |
| SVTS | supraventricular tachycardia | 室上性心动过速 |
| TAVI | transcatheter aortic valve implantation | 经导管主动脉瓣植入术 |
| TEE | ultrasonic echocardiography | 超声心动图 |

| TGF | transfer growth factor | 转换生长因子 |
| TNFα | tumor necrosis factor-α | 肿瘤坏死因子 α |
| VT | ventricular tachycardia | 室性心动过速 |
| VF | ventricular fibrillation | 室性颤动 |
| VSM | vascular smooth muscle cell | 血管平滑肌细胞 |
| WPW | pre excitation syndrome | 预激综合征 |